KB265825

한약
독성학 I

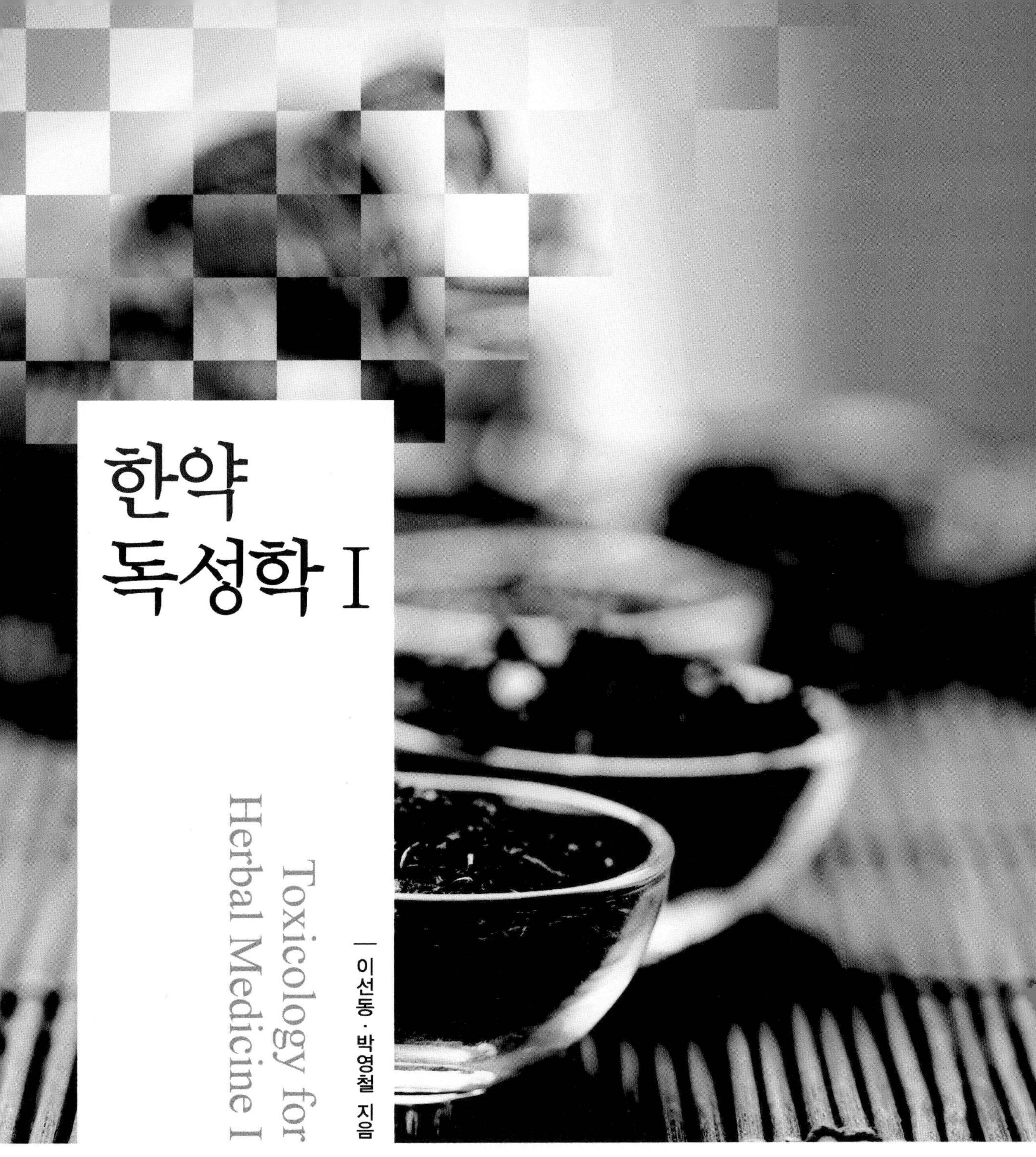

한국학술정보㈜

책을 발간하면서

　오늘날 모든 약물의 안전성이 강조되고 있다. 한약 역시 주요한 문제로 부각되고 있다. 특히 벨기에에서 1990년 초반에 광방기를 포함한 체중감량제 복용에 의한 신장독성발생과 더불어 한약의 안전성이 우리나라뿐 아니라 세계적으로 주목을 받는 계기가 되었다. 이러한 외부적인 요인과 함께 국내적으로도 '한약은 부작용이 없다'는 인식 또한 변화하고 있다. 수천 년의 역사를 가진 한의학에서 한약의 잠재적 독성에 대한 언급은 오래전 저서인 『신농본초경』과 『본초강목』에 나와 있다. 이후 한약의 안전성에 대한 한의학 분야의 내부적인 노력과 고심이 부족한 면이 있으며 사회적 환경의 변화에 따라 새로운 창방에 따른 한약의 안전성 또한 부각되고 있다. 실제적으로 많은 한방의료기관에서 고유의 질병에 대한 전통적인 처방보다 비만, 피부미용 그리고 키 성장 등의 생리기능 및 건강기능성 분야에 집중하는 경우가 많은 것이 현실이다. 이러한 현실은 오랫동안 지속되어 온 한방 처방전의 안전성이 무시되고 새로운 처방 개발과 투약을 통해 한약의 안전성이 염려되는 계기가 되었다. 수천 년에 걸친 임상적 경험에 의해 마련된 처방의 안전성이 허물어지고 새로운 처방은 부작용을 유발할 수 있는 현실을 맞이하고 있는 것이다.

　물론 약인성 부작용에 대한 대책이 서양의학에서도 부족하지만 한약의 안전성에 대해 무엇보다도 중요한 문제는 한약 부작용에 대한 한국한의계의 자체 해결 능력의 한계이다. 이는 더 이상 한방과 과학의 접목을 피하기 어려운 현실을 받아들여야 하는 주요 원인이다. 구체적으로 질병치료는 한의학적인 인체관을 바탕으로 이루어지더라도 한약의 부작용에 대해서는 좀 더 과학적 접근이 한방분야에서 필요하다. 이러한 한약의 부작용에 대한 과학적인 접근의 핵심이 독성학(toxicology)이다. 오늘날 독성학은 의학과 약학뿐 아니라 환경과 산업장 등 다양한 분야에 응용되고 있다.

　이는 모든 물질에 대한 사람의 안전성을 확보하기 위한 중요한 수단으로 작용하고 있다는 의미이다. 마찬가지로 한약이 중흥하던 시기와는 또 다른 오늘날 새로운 환경에서 인류의 안전성을 위해서는 반드시 독성학적 고찰과 접근이 필요할 것으로 사료된다.

　한약독성학은 단번에 모든 한약의 부작용을 막을 수 있거나, 한약의 부작용에 대해 자체 해결을 위한 대안을 제시하는 것은 아니다. 수많은 한약으로 이루어진 처방과 각각의 한약재가 포함하고 있는 수천, 수만 종류의 물질에 대한 독성학적 접근은 거의 불가능에 가깝다. 이러한 특징 때문에 한약의 안전사용을 위한 독성학 연구에 상당한 어려움이 있다.

　독성을 가지지 않는 것은 약이 될 수 없다는 파라셀수스의 주장이 의미하듯이 오늘날 독성학은 단순히 물질의 독성에 대한 판단을 넘어 새로운 약리효능을 찾는 구심점 역할을 한다. 문제는 한의학적인 본초와 방제의 원리에 어떻게 새로운 약리작용을 적용하여 새로운 처방을 얻을 것인가 하는 변화의 자세이다. 이는 새롭게 변경되는 '한의약이라 함은 한의학을 기초로 하거나 이를 과학적으로 응용 개발한 의료행위를 말한다'는 한의약육성법에도 부합한다. 이를 위해 『한약독성학 I』에서는 한약의 약리에 큰 비중을 두어 저술하였다. 특히 한약처방은 2~15가지의 한약재로 이루어진 복합제제이기 때문에 동일성분이 중복포함되어 독성을 유발할 수 있다는 측면에서 필수적으로 이해해야 할 부분이기도 하다. 또한 독성학의 출발은 독물동태학과 독물독력학이다. 이는 약물의 용량적인 측면에서 구분되는 약물동태학과 약물약력학과 연관하여 한약독성학에 대한 접근이 이루어졌다. 그리고 실험동물의 약리 및 독성작용의 연구뿐만 아니라 사람에 대한 임상결과 역시 서술하였다.

한약독성학은 한국한의계에서 받아들이기 어려운 환경이 존재하며 논쟁을 야기할 수 있다. 그만큼 한약의 부작용과 독성에 대해 첨예한 대립이 존재하며 또한 전혀 다른 문제를 유발할 수 있는 실마리를 제공할 수도 있다. 실제로 한의학과 독성학이라는 다른 학문의 기초를 가진 저자들은 치열한 논쟁을 거치면서 한약독성학을 공저하였다. 독성 가능성에 대한 근원적인 요인을 드러내지 않으면 보다 안전한 한약사용에 대한 답을 얻을 수 없기 때문이다. 『한약독성학 I』은 한약의 독성에 대해 어떻게 접근할 것인가에 대한 구체적 방법과 과학적인 모델을 제시하는 첫걸음이다. 그래서 한없이 부족하다는 인식을 가지고 있다. 이러한 측면에서 한약독성학의 II권, III권을 구상하고 있으며 이에 참고가 되도록 많은 조언을 부탁드린다.

끝으로 『한약독성학 I』이 나오는 데 도움 주신 상지대학교 한의과대학 예방의학교실과 대구가톨릭대학교 GLP센터의 여러 선생님들께 감사드리며 한약독성학 발전에 기여하신 학자들께 머리 숙여 경의를 표한다. 또한 출판에 여러 도움을 주신 한국학술정보(주)의 사장님과 선생님들께도 감사드린다.

한약독성학의 첫걸음을 내딛으면서
지은이 이선동 · 박영철

▌차 례

제5장 주요 한약재의 약리와 독성 / 257

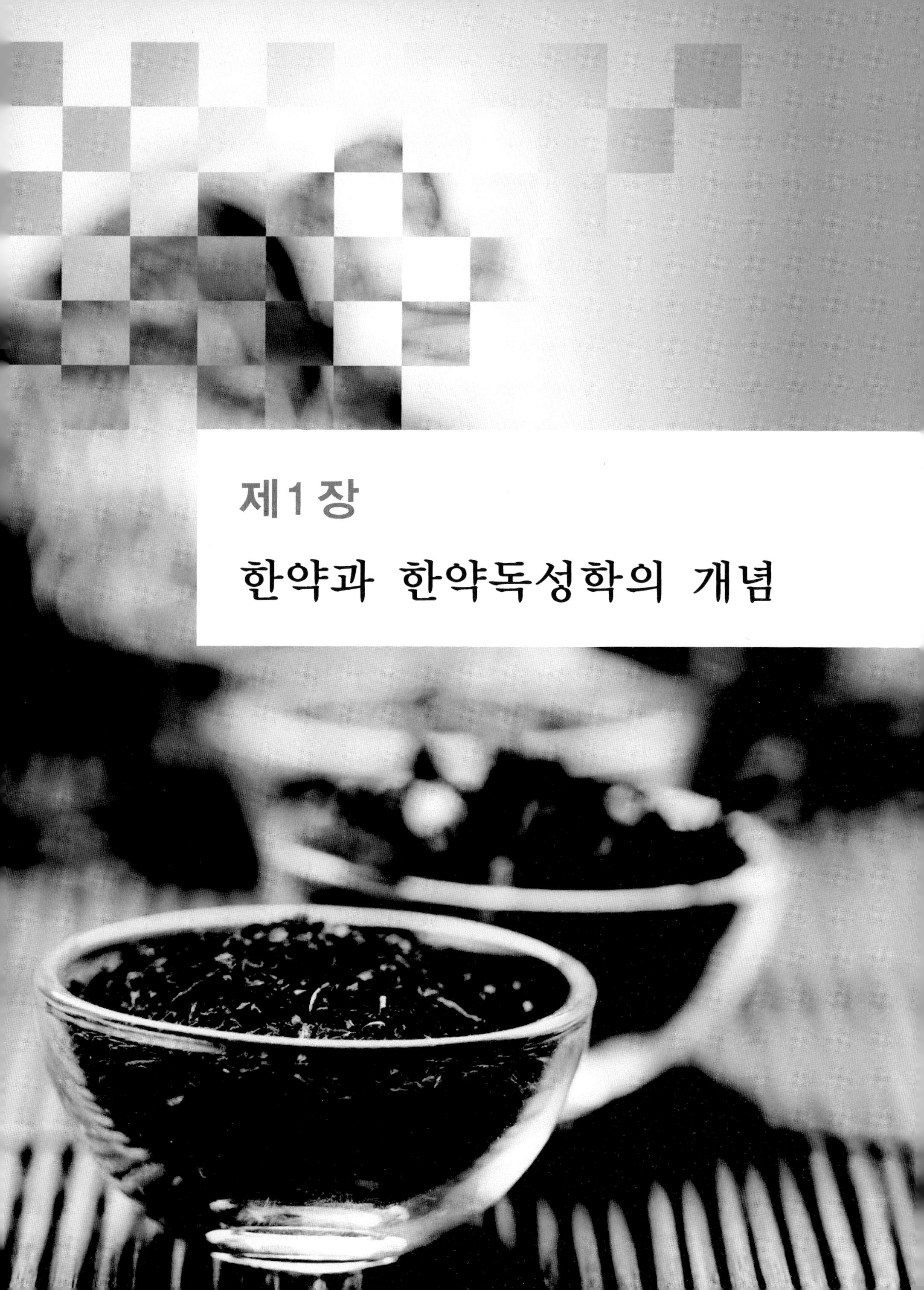

제1장

한약과 한약독성학의 개념

1. 한의학의 개념

◎ 주요 내용

> ● 한의학은 크게 전통한의학과 사상의학으로 구분한다.

● 한의학은 크게 전통한의학과 사상의학으로 구분한다.

한의학(韓醫學, Traditional Korean Medicine)은 한국에서 발달한 의학으로 중국의 의학을 수용하면서 독자적으로 연구, 개발된 전통의학이다. 예전에는 중국에서 전래된 의학이라 하여 한의학(漢醫學)이라 하였으나 한국 고유의 의학임을 자각하고 1986년 6월부터 의료법상 한의학(韓醫學)이라 규정하였다. 중국에서는 중의학(中醫學)이라 일컫는다. 일본에서는 한방의학(漢方醫學, Kampo medicine), 화한의학(和漢醫學), 동양의학(東洋醫學) 등으로 불린다.

질병치료의 원리측면에서 한의학 체계의 근본은 자연과 인간의 상관관계를 뒷받침하는 "천인합일설(天人合一設)"이다. 또한 모든 현상을 "기(氣)"의 운동으로 일원적으로 이해하려는 "기(氣)의 사상"이다. 실제로 질병을 다루는 데 있어 기(氣), 혈(血), 수(水: 체액)로 나누어 증상을 진단하는데 이것을 증(證)이라고 한다. 이러한 증의 결정이 곧 치료의 결정이 된다. 증을 결정하기 위한 전통적인 진찰 방법은 망진(望診), 문진(問診), 문진(聞診), 절진(切診)이 있다. 그중 절진은 맥을 손가락으로 짚어 보고 판단하는 맥진(脈診), 복부를 촉진(觸診)해 증상을 파악하는 복진(腹診)으로 나뉜다.

한의학에서는 인간의 질병을 인체내 장부나 기관의 기능과 작용의 부조화상태라고 말한다. 따라서 치료는 질병의 증후들을 관찰하여 이러한 부조화상태를 파악해 신체의 조화와 정상을 찾도록 바로잡아 주는 것이다. 이러한 측면에서 한의학이 서양의학과 크게 다른 점은 사람의 몸을 환원적인 기관의 모임으로 보는 것이 아니라 하나의 유기체로 본다는 것이다. 한의학에서 사람의 몸은 또 다른 우주라고 하여 서로 관계가 없어 보이는 기관 사이에도 연결이 존재하고 이것은 질병을 치료하는 데 중요한 요소가 된다. 질병을 치료하는데 천연물을 소재로 하는 한약, 침술, 물리치료요법 등이 있다.

한의학은 크게 전통한의학과 사상의학으로 구분된다. 전통한의학은 인체가 하늘과 땅을 본받아 구조와 기능이 이루어졌다는 천인상응이론(天人相應理論)과 자연계의 생성, 변화가 1일 또는 1년마다 규칙적으로 교대하면서 이루어짐을 강조하는 오운육 기론(五運六氣論), 오장육부론(五臟六腑論), 정신기혈론(精神氣血論), 병인론(病因論), 병기론(病機論), 전변론(傳變論), 사진론(四診論), 변증론(辨證論), 경락론(經絡論), 영 위론(營衛論), 본초론(本草論), 방제론(方劑論), 침구론(鍼灸論) 등의 세분된 생리, 병 리, 진단, 질병 및 치료이론으로 구성되어 있다. 사상의학은 19세기 후반에 이제마에 의해 창안된 것으로 인간론과 수양론을 중시하는 성리학적 입장에서 인간의 타고난 체질, 기(氣)의 강약과 심성을 설명하고 약물뿐만 아니라 개개인의 한쪽으로 기울어 진 성격과 감정의 수양, 조절을 통하여 질병을 예방, 치료하고 궁극적으로 사회의 교 화를 이루고자 하였다. 이것은 독특한 의철학체계이다. 즉 전통한의학의 핵심이 '병 증' 감별에 있다면, 사상의학의 핵심은 '체질' 감별에 있다. 따라서 현재의 한의학은 이러한 두 의학체계를 축으로 하여 동의보감(東醫寶鑑)과 향약, 사암의 침구이론, 이 규준의 부양론(扶陽論) 등에서 축적된 성과들을 바탕으로 새롭고 더욱 정확한 진단, 치료이론의 개발 및 치료 장비, 기술, 방법들을 혁신해야 하는 과제들을 안고 있다. (참고: Daum 백과사전, Naver 위키백과, Yahoo korea 백과사전)

2. 한약과 생약의 구분

◎ 주요 내용

> - 한약과 생약은 동·식물, 광물을 약용으로 사용하는 것은 동일하지만 한방의 원리가 적
>   용되느냐, 안 되느냐에 따라 한약과 생약으로 구별된다.

● 한약과 생약은 동·식물, 광물을 약용으로 사용하는 것은 동일하지만 한방의 원 리가 적용되느냐 안 되느냐에 따라 한약과 생약으로 구별된다.

1990년 중반 이후 천연물의약품에 대한 관심이 고조되면서 2000년 천연물신약연

구개발촉진법 제정의 제도적 기반이 마련되기 시작했다. 또한 천연물과 전통약물을 이용한 의약품 연구개발이 활발히 진행되고 있으며 생약 및 한약제제의 임상시험계획서 승인건수도 꾸준한 증가를 보이며 제약사들의 천연물 신약개발이 경쟁되고 있다. 천연물신약연구개발촉진법 규정에 의한 천연물이란 육상 및 해양에 생존하는 동·식물 등의 생물과 생물의 세포 또는 조직배양산물 등의 생물을 기원으로 하는 산물을 일컫는다. 천연물신약이란 천연물 성분을 이용하여 연구, 개발한 의약품으로서 생성성분, 효능 등이 새로운 의약품이다. 여기서 천연물성분은 천연물에 함유되어 있는 물질로서 생체에 직·간접적으로 영향을 미치는 생물활성을 가지는 물질을 의미한다. 이와 같이 한약은 한의학에서 질병 치료의 주요 약물인데 한약의 이해는 생약과 더불어 약물 구분을 통해 그 정의와 범위를 이해할 수 있다.

천연물신약의 원료는 크게 2가지 종류인 한약(韓藥, herbal drug)과 생약(生藥, crude drugs)이 있다.<표 1 – 1> 생약(대한약전의 통칙)은 동·식물, 광물의 약용으로 하는 세포내용물과 분비물 그리고 추출물 부분을 의미한다. 예를 들어 식물성 생약(백약, 작약, 감초 등), 동물성 생약(우황, 녹용 등), 광물성 생약(석고, 백반 등), 기타로 세포내용물, 분비물, 추출물 등이 있다. 반면에 한약(약사법 제2조 제5항)이란 동물/식물 또는 광물에서 채취된 것으로서 원형대로 건조 및 단절 또는 정제된 생약을 의미한다. 이들부터 개발된 약물을 생약제제 또는 한약제제이라고 한다. 생약제제는 서양의학적 입장에서 본 천연물제제로서 한의학 치료목적으로는 사용되지 않는 제제의 신약을 의미한다. 그래서 천연물을 기원으로 하되 특정성분을 추출, 정제하여 제제화한 것은 한약제제에 포함되지 않는다. 예를 들어 은행엽 엑스제제는 특정물질을 추출, 정제하여 만들어진 제제이기 때문에 한약제제로 분류되지 않는다. 한약제제(약사법 제2조 제6항)란 한약을 한방원리에 따라 배합하여 제조한 의약품을 의미한다. 특히 한약제제는 한약서에 포함되어 있는 한약으로 만든 제제이다. 한약서는 여기서의 "한약 처방의 종류 및 조제방법에 관한 규정(보건복지부고시 제1995 – 15호, 95. 03. 15.)으로 정한 한약조제지침서와 『동의보감』, 『방약합편』, 『향약집성방』, 『경악전서』, 『의학입문』, 『제중신편』, 『광제비급』, 『동의수세보원』, 『본초강목』, 『약성가』를 비롯하여 사상의학"을 말한다. 특히 생약제제와 한약제제의 신약개발에 있어서 가장 큰 차이점은 약물의 허가를 위한 안전성 및 유효성심사 유무이다. 생약제제이라도 한약서에 등재되지 않으면 이러한 안전성 및 유효성심사를 받아야 한다. 그러나 대한약전/대한약전외한약(생약)규격집 이외의 한약을 사용하는 경우에는 비록 한약 제제이일지라도 신약개발의 허가를 위해서는 안전성 검사를 하여야 한다.

〈표 1-1〉 한약과 생약의 개념과 관련 법규

용어	관련규정	정의
한약	약사법	동물, 식물 또는 광물에서 채취된 것으로 주로 원형대로 건조, 절단 또는 정제된 생약
생약	대한약전	동식물의 약용으로 하는 부분, 세포내용물, 분비물, 추출물 또는 광물
한약제제	약사법	한약을 한방원리에 따라 배합하여 제조한 의약품
생약제제	의약품 등 제조수입품목허가신청서 검토에 관한 규정	서양의학적 입장에서 본 천연물 제제로서 한방의학적 치료목적으로는 사용되지 않는 제제. 다만, 천연물을 기원으로 하되 특정성분을 추출, 정제하여 제제화한 것은 생약제제가 아님(예: 은행잎엑스).

아래의 식에서처럼 한약제제와 생약제제의 신약 개발의 법적인 측면에서 한약과 생약의 차이를 구별할 수 있다. 한약과 생약은 동·식물, 광물의 약용으로 부분을 한다는 측면은 동일하지만 한방의 원리가 적용되느냐 안 되느냐에 따라 한약과 생약이 구별된다. 물론 한방의 원리는 한약서에 포함된 원리를 의미한다.

한약제제=생약+한방원리
생약제제=생약+서양의학-한방의학적 치료목적

한약제제와 생약제제의 차이: 생약은 서양의학 원리에 따른 약물의 한약이며 한방원리 또는 한방의학적 치료목적이 적용되지 않는다는 측면에서 한약과 구분된다.

생약은 서양의학에서 계속 사용될 뿐만 아니라 그 이용이 증가되고 있는 추세이다. 왜냐하면 ① 유효성분이 이미 과학적으로 밝혀져 있더라도 복잡한 화학구조를 지니고 있어 아직 합성하는 방법이 개발되지 못하고 있는 경우, 또는 ② 합성법이 개발되었더라도 합성 비용이 엄청난 경우, ③ 이미 알려진 의약품으로는 치료법이 없는데 생약으로는 치료가 가능한 경우가 많기 때문이다. 한약 역시 한약육성법과 더불어 한방원리를 바탕으로 둔 한약제제가 많이 개발되고 있는 중이다. 생약은 주로 단일 약이며 한약의 경우에는 대체로 2가지에서 15가지 정도의 약재가 하나의 처방에 구성된다. 우리나라의 의약품 공정서인 대한약전에는 152종의 생약이 수재되어 있으며 생약에 관한 통칙조항 및 생약의 공정시험법이 규정되어 있다. 생약을 연구하는 학문을 생약학(pharmacognosy)이라고 하며 약학의 중요한 분과 중 하나이다. 반면에 한약은 일부 광물 등도 있지만 식물이 주종을 이루고 있기 때문에 본초(本草)라고 일컫는다. 그리고 한약의 재료인 본초에 관한 학문을 본초학(本草學)이라고 한다.

생약 및 한약의 일부는 식품공전에도 포함되어 있어 최근에는 기능성 식품(functional food)으로 개발되고 있다. 기능성(functionality)이란 인체의 구조 및 기능에 대하여 영양소를 조절하거나 생리학적 작용 등과 같은 보건용도에 유용한 효과를 의미한다. 따라서 기능성 식품은 인체에 유용한 기능성을 가진 원료나 성분을 사용하여 정제, 캡슐, 분말, 과립, 액상, 환(丸)의 형태로 제조·가공한 식품을 말한다. 2000년까지는 신약이라 함은 일반적으로 양약제제의 단일물질의 의미하여 단 1종만 식약청으로부터 허가되었다. 그러나 이후 천연물신약연구개발촉진법, 한약육성법과 건강기능성 식품법이 마련되어 한약, 생약, 식품 등으로부터 현재 18여 종의 신약과 200여 종의 건강기능성 식품이 허가를 받아 시판되고 있다.

3. 한약 및 생약으로 이용되는 재료

◎ 주요 내용

- 우리나라는 법적으로 518가지의 한약재가 있으며, 중국은 Chinese Materia Medica에 따르면 중의약의 식물종류는 약 8,980종으로 추정되고 있다.

- **우리나라는 법적으로 518가지의 한약재가 있으며, 중국은 Chinese Materia Medica에 따르면 중의약의 식물종류는 약 8,980종으로 추정되고 있다.**

우리나라에서 법적으로 인정하고 있는 한약재는 대한약전에 수록된 152종 중 130 품목과 대한약전외생약규격집에 수록된 388품목을 합쳐 총 518가지이다. 그러나 중국의 Chinese Materia Medica에 따르면 중의약의 약재는 약 8,980종이 있는 것으로 확인되고 있으나 실은 이보다 더 많은 12,807종으로 추정되고 있다. 이 중 식물이 11,146종, 식물 외 생물체 1,581종, 그리고 미량원소가 80종이 있다. 한약과 생약은 많이 겹치는 부분이 있는데 이는 결국 한방의 원리를 기초로 한 처방 유무에 따른 차이다. 따라서 대부분의 한약은 생약이지만 대부분의 생약이 한약이 될 수 없는 측면이 있다. 하지만 한약 또는 생약은 자연계의 물질 중에서 사람이나 동물에게 어떤 약효를 가진다는 측면에서 동일하며 이를 식물성 한약(또는 생약), 동물성 한약 및 광물성 한약으로 크게 나눈다..

1) 식물성 한약

① 전초류(全草類)

식물체의 전체 또는 지상부 부분을 약용하는 것으로 한약 또는 생약 중에서 가장 많다. 일반적으로 꽃이 피는 시기의 것을 채집하여 이용하는데 드물게는 열매가 달릴 때나 어릴 때의 것도 이용한다. 보통 한방에서는 그 자체를 건조하여 다른 한약과 배합하여 이용된다.

② 잎류

잎만을 약용하는 것으로 이용방법은 전초류 생약과 같으나 약쑥처럼 잎에 나는 털을 모아서 이용하는 것도 있다. 때로는 잎자루만이 약용되기도 한다.

③ 뿌리 및 뿌리줄기류

식물체의 땅속에 있는 부분을 약용하는 것으로 뿌리줄기와 뿌리의 구별이 명확한 것은 따로 이용하는 경우가 많다. 구별이 명확하지 않은 것은 지하부 전체가 이용된다.

④ 열매 및 종자류

일반적으로 성숙한 것이 약용으로 사용되나 미숙한 것도 이용된다. 열매인 경우 열매껍질만이 쓰일 때도 있다. 또한 대형의 종자는 보통 파쇄 또는 절단한 뒤 건조하여 사용되거나 소형의 종자는 그대로 달이거나 분말화하여 약용한다. 드물게 꽃턱잎이나 꽃받침, 열매자루를 함께 이용하는 외에 꽃받침(감나무)이나 열매꼭지(참외)만이 독립된 생약으로 쓰이는 경우도 있다.

⑤ 꽃류

꽃봉오리 또는 피기 시작한 꽃 전체를 이용하는 것이 일반적이다. 특수한 것으로는 암술의 암술머리만을 약용하는 것(옥수수), 수술만을 이용하는 것(연), 화분만을 이용하는 것(부들) 등이 있다.

⑥ 껍질류

수목이나 뿌리의 피층부(형성층의 바깥쪽)를 약용하는 것으로 보통은 코르크층을 제거하여 이용한다.

⑦ 줄기류

목질의 줄기, 덩굴 등을 약용하는 것으로 보통 피층과 함께 이용하나 물관부 또는 속 단독으로 쓰이는 것도 있다.

⑧ 수지류

식물체의 상처 시 나오는 수액이나 젖액을 약용하는 것으로 송진처럼 자연적으로 얻는 것과 아편처럼 인공적으로 얻는 것이 있다.

⑨ 엑스류

식물체의 수성추출물을 졸인 것으로 보통 말려 굳힌 것을 이용하나 유동엑스인 것도 있다.

⑩ 기타

식물체에 있는 가시모양의 것이나 덩굴손, 벌레혹 등이 포함된다.

2) 동물성 한약

일반적으로 대형 동물의 경우 몸의 일부 또는 소형 동물의 경우 전체를 약용한다. 대형 동물의 뿔, 가죽, 뼈, 내장, 이, 혀, 생식기 등이 약용으로 이용된다. 또한 특수한 것으로 척추동물의 태아, 태반, 결석과 교질이 있다. 곤충의 경우는 성충, 유충, 번데기, 집, 허물을 약용하는 외에 배설물이나 납질(蠟質)이 이용되는 것도 있다. 그 외에 조개껍데기, 산호도 약용된다.

 3) 광물성 한약

 암석류와 물(빗물, 우물물, 샘물 등), 동식물이 화석화한 것이 있다. 분말로 그대로 복용하거나 볶거나 열이나 산을 가하여 이용하는 방법이 있다.

4. 한약의 미세동정(Microscopic identification)과 거시적 동정 (Macroscopic identification)

◎ **주요 내용**

- 한약재의 정확한 품질에 대한 이해는 약리효능뿐 아니라 독성문제도 일부분 해결할 수 있다.

- **한약재의 정확한 품질에 대한 이해는 약리효능뿐 아니라 독성문제도 일부분 해결할 수 있다.**

 한방의 본초학(Korean Traditional Materia Medica)은 약초의 기원, 재배, 특성, 기능 그리고 임상적 응용에 대한 이론을 다루는 학문이다. 특히 우리나라에서 자생하는 고유의 약초에 근거한 본초학은 오랜 기간에 걸쳐 수집된 한의약의 귀중한 자산이다. 그러나 서구에서의 한의약 및 중의약에 대한 관심과 더불어 한약재의 수출입이 증가하고 있다. 우리나라에서 법적으로 인정하고 있는 한약 518가지 중 식물성 한약재 100여 종 이상이 국내 생산이 불가능하다. 또한 국내에서 유통되는 한약재 430여 종 중 국내에서 생산되는 것은 인삼을 비롯하여 당귀, 천궁, 백작약, 사삼, 백하수오, 백지, 강활, 독활, 익모초, 소엽, 길경, 산약, 지황, 고본, 시호, 황금, 두충, 황정, 결명자, 맥문동, 구기자, 생강, 목단피, 작약, 오미자, 의이인, 창출, 홍화 등 100여 종이고 나머지 330여종은 수입이 되고 있어 많은 양을 수입에 의존하고 있다.

이와 같이 한약재의 제한된 국내 생산 때문에 중국을 비롯하여 다른 나라의 생산지로부터 한약재를 수입할 수밖에 없는 실정이다. 이러한 한약재의 수출입과 더불어 근래에 들어 한약재에 대한 안전성과 약리효능 측면에서 관심이 높아지고 있다. 또한 올바르지 않은 한약재는 한약의 효능 저하와 독성을 유발할 수 있기 때문에 한약재의 품질과 정확한 동정에 대한 관심이 높아지고 있다. 이는 한약재 자체 성분에 의한 독성보다 또 다른 차원 독성학적 문제를 유발할 수 있다. 따라서 한약재의 정확한 품질의 이해는 약리효능뿐 아니라 독성문제도 일부분 해결할 수 있는 중요한 부분이다.

한약재 품질의 평가와 동정에 대한 가장 간단명료하고 편리한 방법은 약초전문가나 본초학자의 의견에 따르는 것이다. 이들의 올바른 한약재에 대한 검증 방법은 전통적으로 내려오는 미세동정 방법으로 이루어졌다. 미세동정(microscopic identification)이란 한약재 생장의 형태적 특성과 향미와 맛 등의 관능적 특성(organoleptic properties)을 통하여 올바른 한약을 입증하는 것을 의미한다. 전통적으로 미세검증은 물과 열을 가한 시험과 외견상 관찰, 감촉, 후각, 미각으로 수행된다. 즉 한약재의 형태, 크기, 색깔, 무늬, 횡절단, 후각, 미각 등의 특성이 품질을 평가하고 진위 여부를 확인하기 위해 이용되었다. 미세동정은 한약재의 원초적인 특성에 크게 의존하여 이루어지는데 이는 현대적인 분석방법보다 한약재의 진위 여부를 확인하는 데 간단하고 더 쉬운 방법이다.

과거 중의약에서 한약의 품질과 동정은 개인의 경험을 바탕으로 미세동정이 이루어졌다. 또한 특정 한약재의 품질 및 진위에 대해서는 형상적인 표현을 통해 묘사되기도 하였다. 예를 들어 옥죽(*Polygonati* Rhizoma)인 경우에는 닭머리(chicken head), 사삼(Codonopsis Radix)은 사자머리(lion head), 황련(*Coptidis* Rhizoma)은 닭발톱(chicken claw) 등의 표현이 있다. 어떤 경우에는 품질을 의미하는 특이한 표현도 있다. 횡단면에 얇은 코르크(cork) 피층이 있는 황백(Phellodendri cortex)의 경우에 최고의 품질로 횡단면이 노란색으로 표현된다. 단삼(*Salviae Miltiorrhizae* Radix)의 최고 품질인 경우에는 길고 연한 적자색의 뿌리로 표현된다. 실제적으로 한약재의 품질 결정에 있어서 이러한 표현들은 중요한 역할을 해 왔다. 현재에도 중국이나 한국의 약재 시

장에서 미세동정을 바탕으로 한약재의 품질과 진위 여부가 결정되고 있다. 그러나 미세동정은 너무 개인적 경험에 의존하기 때문에 유사한 형태적 특성과 같은 속(genus)의 약초들의 분류에 있어서 어려운 점이 있다. 특히 미세동정에 따른 경우에라도 오늘날 화학적 성분분석에 차이가 있어 진위 여부를 판가름하기에 어려움이 있다. 예를 들어 전통적인 경험에 따르면 인삼(Ginseng Radix)의 경우에 큰 것이 좋은 품질로 고려되어 왔다. 그러나 오늘날 화학적 성분분석을 통해 뿌리의 중심 줄기보다 가는 뿌리(fibrous root)에 ginsenoside가 더 많은 것으로 확인되고 있다. 특히 이러한 주요 유효성분의 차이에서는 재배된 토양과 가공 과정에 따른 한약재의 거시적 특성에 의해서도 큰 영향을 받는다.

그러나 오늘날은 분석기법의 발달로 한약재의 품질 평가는 전통적으로 내려오는 미세동정과 거시적 동정과는 많은 차이가 있다. 특히 핵자기공명기법과 질량분석법과 더불어 레이저 현미해부방법이 개발되어 한약재의 품질 평가 방법으로 새롭게 제시되고 있다. 따라서 한약재의 품질과 진위 여부에 대한 고대의 서술 및 표현은 한약재에 대한 현대적 분석방법을 통한 검증이 필요하다.

따라서 본 장에서는 한약재의 전통적인 미세동정의 소개와 더불어 이에 대한 현대적 방법을 비교해 볼 것이다.

1) 미세동정의 요소

(1) 한약재의 외형(Appearance)

고대부터 한약의 품질 및 구분이 어려울 경우에 대부분 외형 관찰에 의존하여 평가가 이루어져 왔기 때문에 한약재의 외형 관찰은 미세동정의 가장 주요한 요소이다. 구분이 어려운 한약재는 약 90쌍 정도 있는 것으로 추정되며 이에 대한 명확한 구분에 대해서는 Zhao와 Li의 『*Easily Confused Chinese Medicines in Hong Kong*』(Chinese Medicine Merchants Association Ltd., 2007. Hong Kong) 저서에 잘 서술되어 있다. 예를 들어 백전의 뿌리(root)와 뿌리줄기(Cynanchi Stauntonii Rhizoma et Radix), 백미의 뿌리와 뿌리줄기(Cynanchi Atrati Radix et Rhizoma)의 구분은 그림에서처럼 상당히 구분이 어렵다. 미세동정의 외형에 따른 구분에 의하면 <그림 1 - 1>의 A)처럼 백전의 경우에는 뿌리줄기가 수평적으로 성장하여 이의 횡단면에 내부 공간이 존재한다. 반면에 <그림 1 - 1> B)의 백미의 경우에는 뿌리가 수직적으로 성장하며 이의 횡단면에 빈 공간이 없는 것이 특징이다. 이는 미세동정의 외형 관찰에 따른 구분에 있어서 좋은 예라고 할 수 있다.

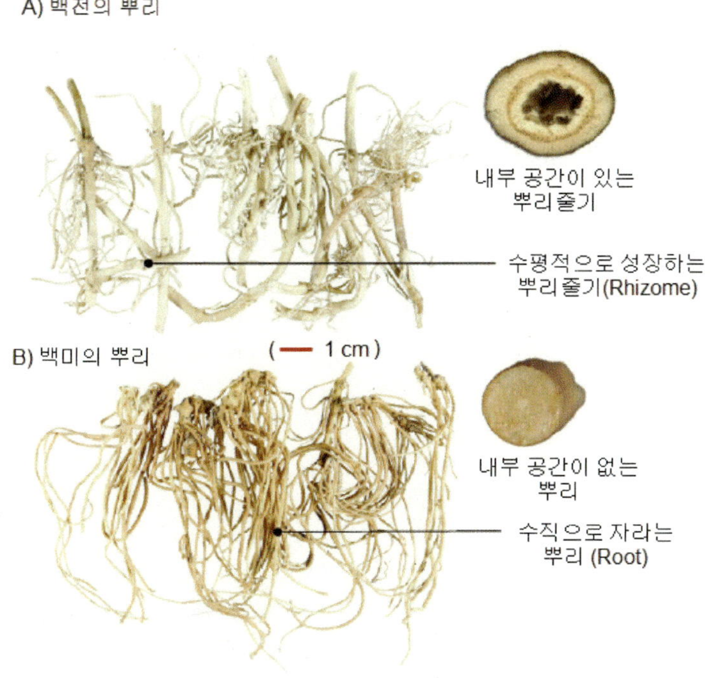

〈그림 1 - 1〉 백전과 백미뿌리의 구분

미세동정의 외형에 따른 구분에 의하면 백전의 경우에는 뿌리줄기가 수평적으로 성장하여 또한 이의 횡단면에 내부 공간이 존재한다. 반면에 백미의 경우에는 뿌리가 수직적으로 성장하며 이의 횡단면에 빈 공간이 없는 것이 특징이다(참고: Zhao).

또한 동일한 과(family)에 속하는 한약재 역시 유사한 외형의 부분이 있다. 즉 같은 과에 속하는 한약재는 한약재로 이용되지 않는 같은 과의 식물과 대단히 유사한 외형을 가진 식물 역지 존재한다. 따라서 한약재의 미세동정 관찰에 있어서 한약재로 이용되지 않는 식물에 대한 혼란을 피하기 위해 식물의 외형 관찰은 중요하다. 일반적으로 미세동정의 외형관찰에 대한 요소는 식물의 각 부분에 따라 차이가 있다. 예를 들어 뿌리인 경우에는 핵심관찰 요소가 모양(shape), 표면 무늬(texture), 횡단 또는 절단면의 특징 등이 있다. 줄기와 열매인 경우에는 모양, 크기, 표면, 무늬와 절단면이 외형 관찰의 핵심요소이다. 특히 열매인 경우에는 열매의 위쪽 및 기저 부분의 외형 역시 관찰요소이다. 씨앗(seed)인 경우에는 모양, 크기, 표면 무늬을 비롯하여 배꼽(hilum), 안배꼽(chalaza), 배꼽줄(raphe)의 형태학적 특성이 외형 관찰의 핵심요소이다.

전통적으로 한약재의 이름은 간단한데 품질과 진위를 의미하는 외형을 뜻하기도 한다. 예를 들어 인삼은 <그림 1-2>처럼 '여러 개의 확실한 마디를 가진 뿌리줄기(a long rhizome with multiple dense nodes)', '대추씨와 같이 불규칙한 위치에서 발생하는 뿌리(a jujube seedlike adventitious root)', '미세한 줄무늬를 가진 단단한 나무껍질(a tight bark with fine striations)', '아주 미세한 사마귀 모양의 돌기를 가진 긴 실뿌리(fine long rootlets with distinct small verruciform protuberances)'의 외형 특징이 미세동정에 응용된다.

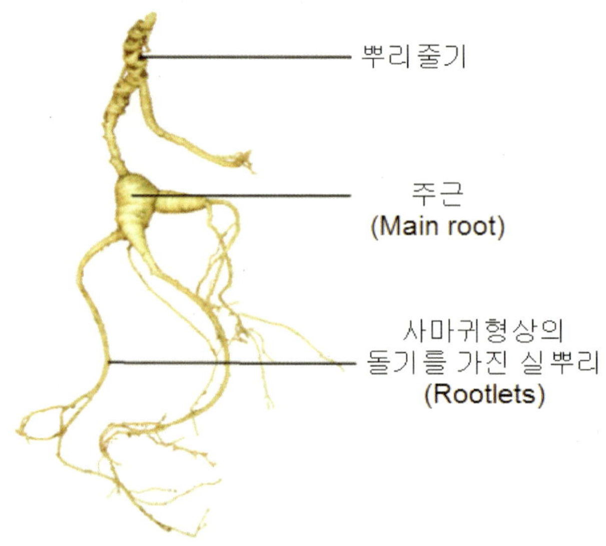

〈그림 1-2〉 인삼의 외형 특징
'여러 개의 확실한 마디를 가진 뿌리줄기', '대추씨와 같이 불규칙한 위치에서 발생하는 뿌리', '미세한 줄무늬를 가진 단단한 나무껍질', '아주 미세한 사마귀 모양의 돌기를 가진 긴 실뿌리' 등의 외형적 특징이 최고의 품질로 평가된다(참고: Zhao).

또한 천마(Gastrodiae Rhizoma)는 '앵무새의 입과 유사한 윗부분(a top similar to the mouth of an Aratinga bird)', '원반형의 밑부분(a disc-like bottom)', '몸통을 둘러

싼 점선(an oblate body with dotted-annulations)'과 '절단면의 각질 무늬(a horn-like texture at the fractured surface)' 등의 외형 특징이 미세동정에서 최고품질로 응용된다.<그림 1-3>

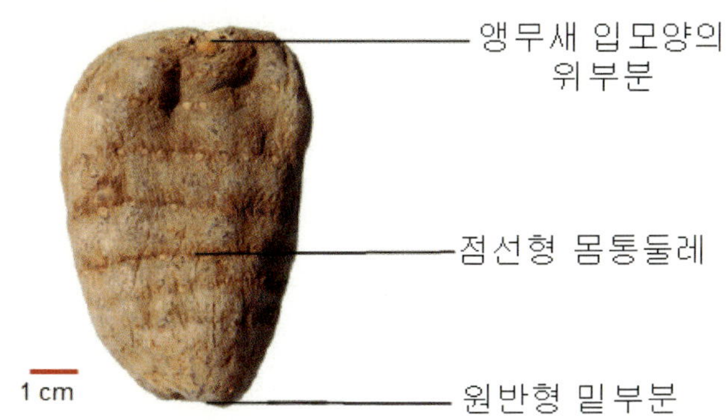

〈그림 1-3〉 천마의 외형적 특성
앵무새의 입과 유사한 윗부분, 원반형의 밑부분, 몸통을 둘러싼 점선 등이 외형 특징이 미세동정에서 최고품질로 응용된다(참고: Zhao).

미세동정에서 이러한 외형적 특징 외에도 특정 외형을 나타내는 전통적인 용어들이 이용된다. 예를 들어 <그림 1-4>처럼 '컴퍼스 줄무늬(compass striations)'는 동일한 중심을 가진 절취선(homocentric annulations) 타원의 절단면을 표현하는데 상륙(Phytolaccae Radix)이 대표적으로 이러한 횡단면을 가지고 있다.

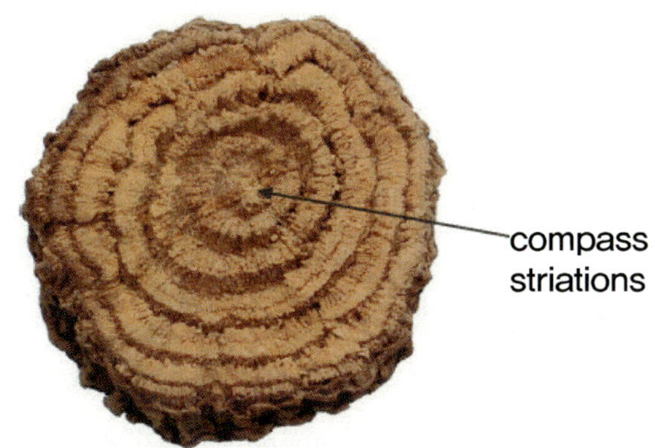

〈그림 1-4〉 상륙의 compass striations
컴퍼스 줄무늬(compass striations)로 동일한 중심을 가진 절취선의 타원이 있다(참고: Zhao).

(2) 한약재의 색깔

한약의 색깔 역시 미세동정을 통한 한약의 질 평가에 있어서 중요한 요소이다. 특히 현대적 실험연구를 통해 전통적으로 내려오는 색깔에 따른 미세동정의 한약재 품질평가는 어느 정도 일치한다. 예를 들어 황백(*Phellodendri* Cortex) 향기와 더불어 노란은 아주 좋은 품질이라는 것이 성분 분석을 통해 확인되었다. 오늘날 이러한 약초 향기의 강도는 휘발성 정유(volatile oil)의 함유 정도를 판단하는 데 중요한 요소이다.

(3) 한약재의 맛

한약재의 맛을 본다는 것은 입과 혀를 한약재에 접촉하는 것을 의미한다. 한약재의 맛은 대부분 신맛, 쓴맛, 단맛, 매캐한 맛(acrid), 짠맛, 상큼하지만 톡 쏘는 맛(astringent) 등으로 구분된다. 황연(*Coptidis* Rhizoma)의 쓴맛은 알칼로이드 성분과 관련이 있으며 감초의 단맛은 유효성분인 glycyrrhizin과 관련이 있다. 어떤 한약재는 다양한 성분을 함유하고 다양한 맛을 내기도 한다. 예를 들어 인삼은 다소 단맛과 쓴맛이 나타나기도 하는데 이는 saccharide와 saponin을 동시에 함유하고 있기 때문이다.

(4) 물을 이용한 한약재의 미세동정

한약재를 물에 담그면 독특하게 변화하는 특성 역시 미세동정에 응용된다. 한약재의 상대적 밀도에 따라 침전되거나 부양된다. 또한 물의 색깔이 변하거나 거품 및 점성 등이 한약재의 구성성분에 따라 나타나기도 한다. 삼릉(Sparganii Rhizoma)은 물에 부양 유무에 의해 흑삼릉(Scirpi Yagarae Rhizoma)고 구분된다. <그림 1 - 5>의 A)처럼 삼릉은 비교적 밀도가 높기 때문에 물에 가라앉고 흑삼릉은 상대적으로 밀도가 낮기 때문에 물에 뜬다. 벽오동의 씨(boat-fruited sterculia seed)인 경우에 초기에는 더운 물에 가라앉지만 시간이 지날수록 <그림 1 - 5>의 B)처럼 스펀지처럼 부풀어 올라 나중에는 실제보다 더 크게 변한다. 정향(Pepperweed seed 또는 Semen lepidii)인 경우에는 물에 담그면 부풀어 오르고 점액성으로 변한다. 또한 동물 - 유래 한약재인 경우에는 물에 의해 아주 특별하게 변한다. 예를 들어 섬수(두꺼비, toad venom)는 물에 노출되면 <그림 1 - 5>의 C)처럼 상아색으로 변한다.

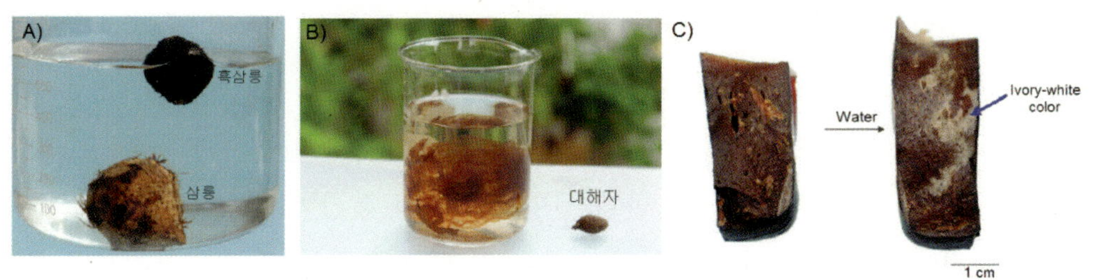

〈그림 1 - 5〉 물에 의한 삼릉, 대해자와 섬수의 미세동정

A) 밀도에 따라 삼릉과 흑삼릉이 물에 뜨고 가라앉는 특성이 있다. B) 대해자는 물에 의해 부풀어진다. C) 섬수는 물에 의해 상아색(ivory-white)으로 변한다(참고: Zhao).

(5) 불에 의한 한약재 미세동정

불에 의한 향기, 색깔, 연기, 소리의 변화와 더불어 부풀어 오름, 용융, 타는 형상의 물리적 특성을 통해 한약재의 미세동정이 이루어진다. 예를 들어 유향(frankincense)은 연소를 통해 아주 가벼운 향기를 내며 천천히 녹는다. 그러나 유향과 풍(sweetgum, 향기 좋은 액체 수지(樹脂))의 수지와 혼합되었을 때 유향은 강한 향기와 빠르게 연소되는 특징이 있다. 해금사(*Lygodii Spora*)는 불을 가하면 밝은 불꽃을 내면 어떤 재도 없이 연소된다.

이와 같이 다양한 외형, 색깔, 맛, 물, 불을 통해 한약재의 미세동정이 이루어지는 데 실제적으로 전문가들은 이러한 미세동정을 통해 한약재의 품질과 진위 여부를 빠르고 정확하게 평가한다. 최근에는 새로운 기술과 방법의 개발을 통해 한약재의 미세동정에 응용되고 있다. 예를 들어 전기 코(electronic nose)와 전기 혀(electronic tongue) 등이 한약재의 향기와 맛을 판단하기 위해 이용되어 미세동정에 응용되고 있다.

2) 한약재의 거시적 특성에 영향을 주는 요소

이와 같이 미세동정은 한약재 고유의 외형을 비롯하여 맛, 향기로 한약재의 품질을 평가한다. 그러나 이러한 미세동정은 한약재 그 자체보다 재배나 야생에 따라 다르며 어떻게 가공되느냐에 따라서도 영향을 받는다. 한약재의 거시적 특성(macroscopic characteristics)은 한약재가 수확되는 재배지와 재배조건의 영향에 의한 표현형 (phenotype) 변화를 의미한다. 또한 한약재의 생산지에 따라 한약의 절단, 가공 및 포장 등에서 차이가 있기 때문에 또한 표현형의 거시적 특성이 변화할 수 있다. 이와 같이 재배지에 따라 한약의 표현형의 변화에 기초하여 한약재의 품질 및 진위 여부를 평가하는 것을 거시적 동정(macroscopic identification)이라고 한다. 특히 한약재의 거시적 특성차이에 의한 효능과 독성은 한약의 새로운 문제가 부각되고 있다.

(1) 한약재의 종

한약재 원래의 종(original species)과 유사한 종, 특히 잡종이나 종간 교접을 통해 생성된 식물종은 형태학적으로 대단히 유사한다. 이러한 유사성에 대해 오늘날 분자 생물학적 연구를 통해 분류학적 차이가 존재하는 것이 확인되고 있다. 예를 들어 지각(*Aurantii Fructus* Linne, 탱자)인 경우에는 중국의 광동성에서 주로 재배되는 주종인 *Citrus aurantium* L과 더불어 다양한 품종인 *Citrus aurantium* 'Huangpi', *Citrus aurantium* 'Daidai', *Citrus aurantium* 'Chululan'과 *Citrus aurantium* 'Tangcheng' 들이 지각으로 재배되고 있다. 또한 오랫동안 동일한 품종을 재배하다 보면 인위적으로 종내 변이성이 발생할 수 있다. 또한 중국의 광동성에서 적어도 10종이상의 금은화(*Lonicera japonica Thunb.*)가 재배되는데 모양, 발아 양상, 줄기의 마디와 마디 사이의 모양, 꽃눈에서 상당한 차이가 확인되었다.

(2) 야생 한약재와 재배 한약재

전통적으로 한약재는 야생의 약초를 원료로 하지만 오늘날 수요에 따른 공급을 위해 대규모 인공재배가 이루어지고 있다. 한약재의 인공재배는 속성이 가능하고 특히 약재의 표준화에 있어서 좋은 점이 있다. 중국의 식의약품청(The State Food and Drug Administration)은 한약재의 우수농산물품질관리제도인 Good Agricultural Practice (GAP)를 시행하고 있다. 중국의 식의약품청에 의해 2010년 현재 51개 품목이 GAP 인가를 받았다. 우리나라에서는 한약재의 생산과 관련된 부서로 보건복지부(식품의약품안정청), 농림부(농촌진흥청ㆍ국립농산물품질관리원)에서 관리가 되고 있으며, 각각의 부처에서는 부처에 맞게 한약재의 재배와 관련하여 GAP가 시행되고 있다.

그러나 토양, 기후, 온도와 비료 등은 식물의 대사에 큰 영향을 줄 뿐 아니라 거시적 특징에도 영향을 준다. 예를 들어 단삼뿌리(*Salviae Miltiorrhizae* Radix)는 재배와 야생의 원료 비교에서 큰 차이가 있다. 야생 단삼은 쉽게 벗겨지는 거친 코르크껍질의 외형이며, 재배 단삼은 크고 단단하고 밀도가 높은 표피와 더불어 섬유성 뿌리가 적다. 과거에는 한약재 재배가 없었기 때문에 재배 한약재의 과거와의 차이는 비교할 수 없다. 재배에 의한 한약재의 거시적 특성에 있어서 다양한 차이에 대한 기록은 품질관리에 있어서 중요하다.<그림 1-6>

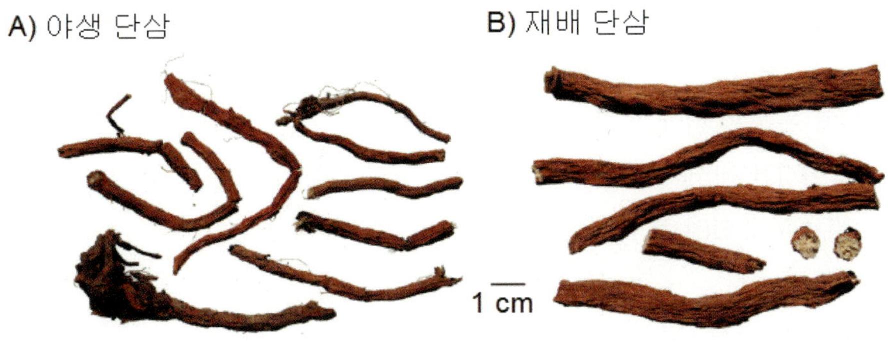

〈그림 1-6〉 야생과 재배한 단삼의 외형적 비교
야생 단삼은 쉽게 벗겨지는 거친 코르크껍질의 외형이며 재배 단삼은 크고 단단하고 밀도가 높은 표피와 더불어 섬유성 뿌리가 적다(참고: Zhao).

(3) 수확기ㆍ재배지ㆍ저장기간

다른 재배시기로부터 수확된 한약재들은 상호간 형태학적 측면에서 차이가 있다. 예를 들어 연교(*Forsythiae Fructus*)는 다소 이르게 수확되면 녹갈색 열매와 열매가 성숙한 후에도 뒤에도 과피가 벌어지지 않는 끝 부위를 가진다. 반면에 연교가 후기에 수확되면 황갈색이나 적갈색이 되며 열매가 두 부분으로 절개되며 씨 역시 질이 떨어진다. 한약재의 재배지에서의 차이 역시 거시적 특징에서 차이를 발생한다. 예를 들어 백지(*Angelicae Dahuricae* Radix)의 주요 재배지인 허난성의 우주市와 하북성의 안국市의 차이를 들 수 있다. 우주시에서 재배된 백지는 상대적으로 짧거나 작은 외형적 특성과 절개하면 분말이 있으며 또한 피층에 연한 갈색의 오일 통로가 존재한다. 반면에 안국시의 백지인 경우에는 절개 시 분말의 양은 상대적으로 적으며 피층에 연한 갈색의 오일 통로가 밀집하여 존재한다. 이러한 차이 때문에 탕제로 제조했을 경우에 우주시의 백지는 녹말성이며, 안국시의 백지는 유성으로 확인되고 있다.

한약재는 저장기간의 차이도 색깔, 향기와 맛의 변화를 발생한다. 예를 들어 오미자(*Schisandrae Chinensis* Fructus)와 구기자(*Lycii Fructus*)는 저장시간이 길거나 부적절한 저장에 의해 검은색으로 변하게 된다. 산수유(*Corni Fructus*)는 수확시기에는 보라색이 혼합된 적색으로 신맛의 향기가 나지만 저장 시간이 길면 갈색과 톡 쏘는 신맛과 쓴맛으로 변하게 된다. 진피(*Citri Reticulatae* Pericarpium)의 경우에는 수확시에 분홍색이나 적갈색의 표면과 방향족 향기가 나지만 저장 기간이 길면 검고 더 강한 방향족 향기를 나타낸다. 그러나 진피의 경우에는 후자가 더 좋은 상품(上品)으로 취급된다. 이와 같이 거시적 동정은 재배지, 저장기간에 의해 표현형이 변화되는 것을 의미하는데 특히 이러한 변화 때문에 약리작용 및 독성차이도 발생할 수 있다.

따라서 이러한 거시적 특성의 차이는 한약재의 변화에 따른 효능 및 독성측면에서 분석이 필요하며 이에 대한 가이드라인을 마련할 필요성이 있다.

(4) 한약재의 수치(가공)

거시적 차원에서 볼 때 한약재를 어떻게 수치(가공)하느냐 하는 문제는 한약재의 표준화와 관련하여 중요하다. 한약재의 수치는 한약 처방 원리를 기초로 하여 처방 및 치료를 수행할 수 있는 약물제제학적 기술이다. 수치하는 방법으로는 예를 들어 두충(*Eucommiae* Cortex)은 표면이 검게 탈 정도로 소금물과 더불어 열로 볶는 과정을 거쳐 처방된다. 그러나 마이크로 웨이브 등으로 가공할 경우에는 검게 탄 표면이 나타나지 않는다. 특히 외형의 유지와 부패를 방지하기 위해 건조과정에서 황을 쪼이기도 한다. 한약재중 백합(*Lilii Bulbus*), 패모(*Fritillariae Cirrhosae* Bulbus), 산약

(*Dioscoreae* Rhizoma), 국화(*Chrysanthemi* Flos), 당귀(*Angelicae Sinensis* Radix) 등이 해당된다. 이러한 볶고, 태우고, 쪼이는 과정에서 한약재 원래의 효과 뿐만아니라 독성이나 부작용이 변화한다.

3) 거시적 동정의 과학적 이해

대부분의 한약재는 기본적으로 식물 기원이다. 중국약전에는 616종의 한약재가 수록되어 있는데 이 중 87.5%가 식물 기원 한약재이다. 한약재의 거시적 동정은 외형 뿐 아니라 외형이 한약재의 화학적 성분과 해부학적 구조와 연관되어 있다. 따라서 한약재의 거시적 동정은 한약재의 진위 여부와 품질을 평가하는 데 중요하다.

(1) 형태적 특성과 해부학적 구조

형태적 특성(morphological features)은 한약재의 해부학적 구조를 대변하는 외부적 표현이다. <그림 1 - 7>은 한방기(Sinomenii Caulis)의 해부학적 구조와 형태학적 특성과의 관계를 나타낸 것이다. 해부학적 구조가 한약재의 횡단면에 나타난 형태를 반영하고 있다. 예를 들어 횡단면이 상대적으로 평편하다면 목단피(*Moutan* Cortex)에서처럼 유세포(parenchymatous cells)에서 조직이 풍부하다. 육계(*Cinnamomi* Cortex)와 같이 편평하지 않고 횡단면에 입자상 돌기(particle protuberances)가 있으면 석세포(stone cells)에 조직이 풍부한 경향이 있다. 후박(*Magnoliae Officinalis* Cortex)의 횡단면은 섬유성인데 이는 섬유다발에 조직이 많기 때문이다.

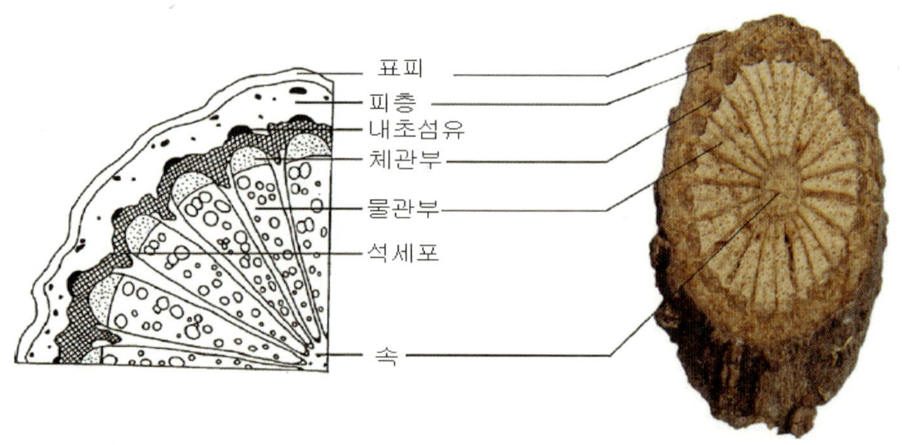

〈그림 1-7〉 한방기(Sinomenii Caulis)의 해부학적 구조와 횡단면
해부학적 구조가 한약재의 횡단면에 나타난 형태를 반영하고 있다(참고: Zhao).

(2) 거시적 특성과 화학성분

한약재의 맛은 화학적 성분에 의해 크게 영향을 받는다. 특히 한약재의 성분 중 약리작용을 나타내는 유효성분이 맛과 밀접한 관계가 있다. 예를들어 신맛의 한약재는 산사(*Crataegi Fructus*)와 산수유(*Corni Fructus*)로 유기산(organic acid)을 함유하고 있다. 쓴맛의 한약재인 황련(*Coptidis* Rhizoma)과 치자(*Gardeniae* Fructus)는 alkaloid, iridoid glycoside와 일부 saponin을 함유하고 있다. 단맛의 구기자와 사삼(*Codonopsis* Radix)는 saccharide를 함유하고 있다. 톡 쏘는 자극적인 맛을 가진 한약재는 후박(*Magnoliae Officinalis* Cortex)과 세신(Asari Radix Rhizoma)으로 휘발성 정유를 함유하고 있다. 짠맛을 가진 한약재인 모려(Ostreae Concha)와 오적골(Sepiae Endoconcha)은 무기염이 다소 포함되어 있다. 떫은 맛(astringency)의 오배자(*Galla Chinensis*)와 가자피(*Chebulae* Fructus)는 tannin성분을 함유하고 있다. 이와 같이 한약재의 맛은 함유되어 있는 성분과 밀접한 관계가 있는데 맛의 강도 역시 한약재의 품질을 결정하는 중요한 요소이다. 한약재의 향은 역시 한약재 성분을 나타내기도 한다. 어성초(*Houttuyniae* Herba)는 비린 냄새가 나는데 이는 houttuyninum이라는 성분에 기인한다. 계요등(*Paederiae* Herba)은 닭 배설물의 냄새가 나는데 이는 휘발성 정유의 성분에 기인한다. 이와 같이 한약재의 성분은 거시적 특성을 확인하는 데 중요한 요소로 때로는 거시적 특성은 화학적 변화로 나타나기도 한다. 예를 들어 백출(*Atractylodis* Rhizoma)은 장기간 저장 후 수정 물방울 구조(cinnabar dot)와 같은 서리모양이 발생하는데 이는 백출의 최상품을 구분하는 데 있어서 거시적 동정 방법으로 응용된다. 수정 물방울 구조는 지방세포이며 백출의 주요 성분인 **atractylol**이 결정구조화(crystallization)되어 서리모양을 나타낸다. 이러한 모양은 백출을 절단 후 장기간 일반 환경에 노출시키면 발생하게 된다.<그림 1 - 8>

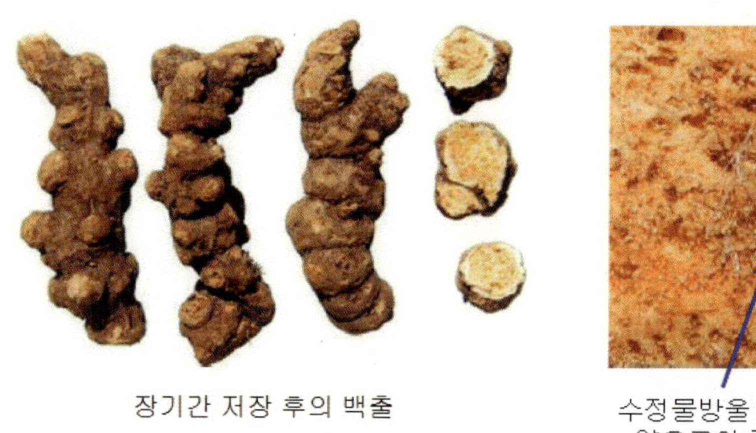

〈그림 1 - 8〉 **백출의 atractylol성분에 의한 결정구조화**
장기간 백출의 절단면을 일반 환경에 노출하게 되며 백출의 주요 성분인 atractylol의 결정구조화에 의해 서리가 내린 모양이 발생한다. 이러한 거시적 특성은 백출의 최상품으로 분류된다(참고: Zhao).

한약재의 거시적 동정에 응용되는 밝은 은색의 별무리(bright silver stars) 형상은 특정 화학물질의 유리체(educts)에 의해 형성된다. 예로 후박(*Magnoliae Officinalis* Cortex)의 주요 성분인 **magnolol**과 **honokiol**이 유리되어 은색의 별무리가 형성된다. 목단피(Moutan Cortex)에서도 이러한 별무리가 주요 성분인 **paeonol**에 의해 형성된다.<그림 1 - 9>

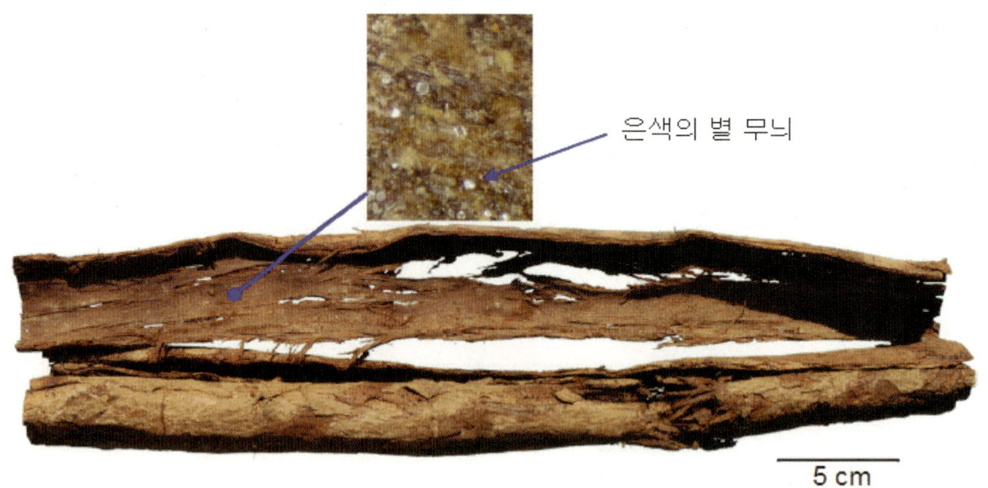

<그림 1-9> 후박의 은색 별무리

후박(*Magnoliae Officinalis* Cortex)에서는 주요 성분인 magnolol과 honokiol이 유리되어 은색의 별무리가 형성하는데 미시적 동정에 응용된다(참고: Zhao).

한방기(*Sinomenii Caulis*)는 sinomenine이 주요 유효성분으로 오랫동안 염증 및 관절염 치료에 처방되어 왔다. 그러나 품질을 평가할 수 있는 거시적 동정 측면에서 크기에 대한 설명이 많지 않았다. 그러나 최근 화학적 분석을 통해 줄기의 직경이 3cm 이상으로 한방기의 크기가 크면 클수록 유효성분인 sinomenine를 더 많이 함유되어 있는 것이 확인되었다. 또한 피층, 물관부, 체관부 그리고 속의 줄기에서 sinomenine함량의 차이가 많기 때문에 한방기의 품질을 결정하는 데 있어서 크기는 중요하다. 따라서 한방기의 크기는 최상품으로 분류되는 미시적 동정에 응용될 수 있다. 또한 다른 거시적 동정 방법의 개발을 위해 시호(*Bupleurum chinense* DC)의 뿌리에 존재하는 총 saikosaponin함량과 saikosaponin-a함량의 변화, 위치, 구조를 확인하기 위해 식물 해부학적, 조직학적, 식물성 천연화학물질 분석 방법이 활용되었다. 시호의 뿌리는 곁뿌리(lateral root)를 많이 가진 원뿔형의 직근(taproot)일수록 이들 saponin을 많이 함유한 최상품으로 확인되었다.

전통적으로 거시적 동정방법에 따르면 실뿌리의 잔여물이 없는 굵은 뿌리가 최상품으로 평가되었다. 그러나 최근 연구는 이러한 동정보다 좀 더 상세하게 이루어지고 있다. 고대 한의약 문헌에서 하수오(*Polygoni Multiflori* Radix)의 품질 평가가 논란이 되고 있다. 중국의 본초강목에는 뿌리줄기가 굵을수록 최상품으로 분류되었는데 본초비록에는 굵기가 가는 것이 최상품으로 평가되고 있다. 그러나 최근 조직학적 분석을 통해 유효성분인 anthraquinone은 주로 피층에 분포하며 또 다른 유효성분인 2,3,5,4 – tetrahydroxystilbene – 2 – O – β-D-glucopyranoside는 코르크, 피층, 비정상적인 유관속의 물관부, 중심유관속의 물관부 순으로 함유되어 있는 것으로 확인되었다. 이러한 결과는 넓은 피층과 소수의 유관속을 가진 하수오가 최상품으로 평가된다는 것을 의미한다. 이러한 구조는 결국 하수오의 줄기가 가는 것이 최상품이 되기 때문에 본초비록의 거시적 동정이 정확한 평가로 이해할 수 있다. 최근에는 레이저 현미해부법(laser microdissection)을 통해 표적 식물의 세포와 조직을 분리하여 품질을 평가하고 있다. 또한 핵자기공명기기, 질량분석기기(mass spectrometry), 레이저 현미해부가 이루어지고 있다. 이러한 분석은 식물 내에 존재하는 세포의 종류에 따라 화학물질의 분석이 가능하기 때문에 유효성분의 분포 유무와 정도에 따라 한약재의 품질을 평가하는 거시적 동정을 위해 좋은 방법이라고 할 수 있다.

따라서 전통적으로 내려오는 미시적 동정은 한약재의 품질을 평가하는 중요한 방법이지만 한약재는 결국 유효성분에 의한 약리작용이 이루어지기 때문에 한약재의 현미해부방법이 지속적으로 추진될 필요성이 있다.

5. 한약의 주요 성분과 식물성 천연화학물질

◎ 주요 내용

- 당, 단백질과 핵산을 비롯한 지질 등의 1차대사산물(primary metabolite)로부터 새롭게 합성되어 생리적 기능을 수행하는 물질을 2차대사산물(secondary metabolite) 또는 식물성 천연화학물질(phytochemicals)이라고 한다.

- 당, 단백질과 핵산을 비롯한 지질 등의 1차대사산물(primary metabolite)로부터 새롭게 합성되어 생리적 기능을 수행하는 물질을 2차대사산물(secondary metabolite) 또는 식물성 천연화학물질(phytochemicals)이라고 한다.

　한약은 식물성, 동물성, 광물성으로 구분되지만 사람에게 사용되는 한약은 99%가 식물성 한약이다. 따라서 여기서 다루는 한약은 식물성 한약이며 이를 구성하는 식물성 천연화학물질에 의한 독성이다. 식물성 천연화학물질은 독성뿐 아니라 한약의 효능을 나타내는 유효성분이기도 하다. 한국한의학연구원은 2006년 한약재인 후박으로부터 지표, 유효물질인 마그노롤(magnolol)을 대량으로 분리하는 기술을 개발하였다. 특히 해마다 50여 개씩 천연물질을 분리, 생물 분류학에 따라 소속을 정하는 동정작업을 진행하고 있으며 2015년까지 추가로 250개가량의 천연 물질을 분리, 동정할 계획이라고 한다. 한약으로부터 약리작용을 하는 물질을 분리하여 새로운 유효성과 질병치료에 도움이 되는 약물을 개발하기 위해 유효물질을 분리, 정제에 박차를 가하고 있다. 이러한 측면은 한약을 이용한 신약개발에 중요한 초석이 되고 있다.

　실제로 WHO에 따르면 오늘날 전 세계 인구의 80%가 식물-유래성 약재(herbal medicine)를 사용한다. 한약을 비롯한 식물에서의 분리, 추출은 수많은 성분이 포함되어 있는데 일반적으로 주성분, 유효성분, 지표성분, 기능성분으로 분류된다. 주성분(major ingredient)이란 인체에 의약품제조(수입)품목허가증에 명시되어 있는 주성분을 의미하며 이는 의약품의 제조 시에 사용되는 유효성분을 지칭한다. 유효성분(active pharmaceutical ingredient; API)은 인체의 내재된 약리작용에 의하여 그 의약품으로 효능과 효과를 직접 또는 간접적으로 발현된다고 기대되는 물질 또는 물질군(약리학적 활성성분 등이 밝혀지지 아니한 생약 등을 포함)을 의미하며 주성분이라고 한다. 지표성분(index ingredient)이란 화학적으로 규명된 성분 중에서 품질관리를 목적으로 설정한 성분을 말하며 반드시 유효성분이 아니어도 된다. 기능성분(functional ingredient)이란 기능성을 나타내는 성분으로 건강기능식품에서만 사용하는 용어이다.

　이와 같이 유효성분을 분리, 정제를 통해 탄생된 이러한 식물성-유래 약재는 약 35,000여 종이 있으며 양약의 약 7,000종이 이들로부터 분리 추출되었을 정도로 광범위하게 약리 효능이 확인되었다. 이들 약리효능이나 대사와 관련된 식물의 주요 물질인 유효성분 및 지표성분은 식물체 내 생성되는 2차대사산물(secondary metabolite)이다. 일반적으로 생체를 구성하는 4대 거대분자인 당, 단백질과 핵산을 비롯하여 지질을 1차대사산물(primary metabolite)이라고 한다. 반면에 1차대사산물로부터 새롭게 합성되어 생리적 기능을 수행하는 물질을 2차대사산물 또는 식물성 천연화학물질이라고 한다. 식물이 자외선과 외부 환경에 대항하여 자신을 보호하려는 목적에서 생성하는 물질, 즉 식물의 방어용 분비물질을 총칭하는 물질의 개념 역시 식물성 천연화학물질로 분류된다. 이러한 특성 때문에 식물성 천연화학물질은 의약품, 항생제 등의 개발을 위해 광범위하게 이루어져 왔고 특히 오랜 기간을 걸쳐 이용된 한방처방에 있어서 약효의 기본적 근원이 된다. 이들 식물성 천연화학물질은 구조에 따라 4가지, 즉 질소를 가진 환상구조인 알칼로이드화합물(alkaloids), phenol 환상구조를 가진 페놀화합물(phenolics), terpene구조의 테르페노이드(terpenoids), 비당골격(aglycone)에 glucose가 붙은 글리코시드(glycosides)로 구분된다. 대부분의 이들 물질은 한약에 포함되어 있어 체내에 노출되며 생체전환(biotransformation)을 통해 직간접적으로 영향을 주게 되어 효능뿐 아니라 독성학 측면에서 중요한 연구대상의 화학물질이다.

① 알칼로이드화합물(Akaloids)

알칼로이드는 일반적으로 질소원자를 가진 환상구조(heterocyclic ring)의 식물성 천연화학물질이다. 약 10,000가지가 있으며 기본적으로 식물에서만 발견된다고 보고되어 왔지만 최근에는 동물에서도 발견되고 있다. 알칼로이드는 개화식물에서 많이 발견되며 전체 식물 중 약 40%가 최소한 한 가지 정도는 함유하고 있다. 알칼로이드는 atropine, codeine, morphine과 vincristine 같이 다양한 효능이 확인되어 인간의 질병치료제로 연구가 많이 이루어지고 있다. 그러나 conine 및 strychnine은 독성을 나타내기도 하며 cocaine 및 muscimol은 환각효과(hallucinogenic effect)를 나타내기도 한다. 알칼로이드의 이러한 구조적 특성과 독성은 질소저장 역할 및 초식동물로부터 스스로를 보호하는 역할도 하는 것으로 추정되고 있으나 논란이 있다. 알칼로이드의 분류는 기본적으로 pyrrolidine 및 piperidine같이 환상구조의 형태에 따라 이루어지나 식물체 내에서 단백질의 아미노산으로부터의 생합성 기원에 따라 이루어지기도 한다.

② 페놀화합물(Phenolics)

페놀성 또는 polyphenol(다환페놀성) 물질은 하나 또는 그 이상의 수산기(hydroxyl groups)가 붙은 방향족 환상구조의 식물성 천연화학물질이다. 대부분의 페놀성 식물성 천연화학물질은 자연적으로 글리코시드 형태의 당과 결합하여 생성되며 친수성으로 식물세포의 내부 또는 액포에 존재한다. 그러나 메틸화(O-methylation)된 것은 친지질성을 나타내어 세포막이나 식물체 표면의 분비물에 존재한다. 식물-유래 페놀화합물은 자연에서 약 8,000여 종이 존재하며 이 중 약 절반 정도는 플라보노이드(flavonoid)이다. 플라보노이드 15개 탄소의 이질병상 구조인 플라본(flavone)을 기본골격으로 하는 유사 화학구조를 가진 물질들의 총칭이다. 페놀화합물은 구조와 기원에 따라 분류되나 명확한 기준은 아직 없다. 가장 간단한 페놀화합물은 페놀을 비롯하여 phenolic acid와 phenol ketone이 있다. Phenylpropanoid는 C_6-C_3 환구조를 기본 골격으로 하는데 coumarin, chromone과 chromene 등의 다양한 유도체가 상당히 많은 그룹이다. 기타 분류군으로는 xanthone(C_6-C_1-C_6 골격), stibenoid(C_6-C_2-C_6 골격), quinone이 있다. 식물성 기원 측면에서 페놀화합물은 크게 다섯 가지로 구분된다. 꽃의 색소 그룹인 anthocyanin와 anthochlor가 있으며, 비교적 유도체가 적은 플라보노이드인 flavanone, dihydroflavonol와 dihydrochalcone그룹이 있다. 또한 가장 많고 구조적으로 다양한 플라브노이드인 favone과 flavonol의 그룹과 주로 콩과식물(Leguminosae)에서만 발견되는 isoflavonoid, 단백질과 결합력을 가지고 있는 tannin으로 식물-유래 플라보노이드를 분류할 수 있다.

③ 테르페노이드(Terpenoid)

테르페노이드는 식물성 천연화학물질 중 가장 많은 종류가 있으며 약 20,000여 종이 존재한다. 테르페노이드는 두 개의 5-탄소 전구체인 isoprene으로부터 식물체 내에서 합성되기 때문에 isoprenoid라고도 한다. 두개의 5-탄소 전구체에서 합성된 후 또 다른 5-탄소와 또는 기타 중간체 등과 더불어 농축되면서 5배수의 더 많은 탄소를 가진 다양한 종류의 테르페노이드가 생성된다. 이러한 합성 과정에서 다양한 중간체가 생성되는데 C_{10} 중간체를 monoterpenoid, C_{15} 중간체를 sesquiterpenoid, C_{20} 중간체를 diterpenoid, C_{15} 중간체 2개의 농축으로 생성되는 C_{30} 중간체를 squalene이라고 한다. 특히 C_{30} 테르페노이드는 8개군으로 다시 나눌 수 있는데 triterpenoid와 steroid saponin군, phytosterol군, cardenolide와 bufadienolid군, cucurbitacin군, limonoid와 quassinoid군이 있다. 마지막으로 C_{20}의 두 분자가 농축되어 생성된 C_{40} 테르페노이드를 phytoene이라고 한다. 대표적인 식물-유래 테르페노이드는 camphor, limonene, abscisic aicd, aucubin, gossypol, gibberellic acid, digitalin, β-carotene이 있다.

④ 글리코시드(Glycosides, 배당체)

식물성 천연화학물질 중 glycoside는 약품개발에 많이 이용되고 있다. 글리코시드는 당에 유기활성화합물이 결합한 물질을 의미한다. 당의 아노머 탄소(anomeric carbon, 탄수화물에 있는 카르보닐기(C=O)의 탄소원자)에 다른 물질이 glycosidic bond로 결합된 물질을 말한다. 글리코시드 중 당 부분을 glycone, 비당부분을 aglycone이라 하는데 glycone은 단당(monosaccharide)과 다당(oligosaccharide)으로 구성된다. 인삼의 ginsenoside가 대표적인 glycoside의 일종이다.

한약 중에서 이들 식물성 천연화학물질은 약리효능뿐 아니라 일부 독성을 유발한다. <표 1－2>는 한약에서 주로 약리작용을 하는 식물성 천연화학물질이다. 알칼로이드는 213종, 테르페노이드 214종, 심근의 수축을 증가시키는 글리코시드 25종, 페놀성 화합물 243종이 한약으로부터 분리되었다.

〈표 1－2〉 한약으로부터 분리된 식물성 천연화학물질

식물성 천연화학물질의 종류	분리된 수
Akaloids	213
Terpenoid	
Sesquiterpenes	36
Diterpenes	39
Triterpenes	49
Cardiac glycoside	65
Penolic compounds	
Quinones	34
Chromones	9
Flavonoids	49
Coumarines	34
Lignans	42
Phenyl propanoids	25

(참고: Chan)

6. 한약독성학의 개념

◎ 주요 내용

- 양약은 임상응용 이전에 약물에 대해 독성시험이 법적으로 시행되는 반면에, 한약은 장기간의 임상경험을 통해서 확인된 안전성을 근거로 처방되고 있다.
- '한약은 부작용이 없다'라는 인식이 오늘날에는 변화되고 있다.
- 독성학(toxicology)이란 화학물질이 생물체 내에서 독성 또는 유해성을 유발하는 기전을 연구하는 학문이며 한약독성학은 한약의 개별 성분, 각각 한약재의 추출물(extracts)과 여러 한약재가 배합된 탕제에 대한 독성정보를 연구하는 분야이다.

1) 한약과 양약의 차이점

● 양약은 임상응용 이전에 약물에 대해 독성시험이 법적으로 시행되는 반면에, 한약은 장기간의 임상경험을 통해서 확인된 안전성을 근거로 처방되고 있다.

한약은 우리나라를 비롯하여 중국 등 아시아에서 5,000년 이상 임상적으로 응용되어 왔다. 천연의 원료이라는 측면에서 한약이 각광을 받으면서 과학적인 평가 역시 많이 이루어지고 있다. 그러나 <표 1 - 3>처럼 다양한 기원, 유효물질의 확인에 대한 어려움, 품질의 표준기준의 미비, 안전성 평가의 부재, 불명확한 생물학적 기전 등으로 인한 한약의 과학적인 접근이 쉽지 않다는 것이 일반전인 견해이다. 특히 한약은 다양한 측면에서 양약과 차이가 있다. 특히 독성측면에서 양약이 임상응용 이전에 거의 모든 약물에 대해 독성시험이 법적으로 시행되는 반면에 한약의 경우에는 임상에 의한 안전성 확인을 통해 처방되고 있다. 이외에도 한약은 양약과 다양한 측면에서 차이가 있으며 장단점이 존재한다. 약물을 지속적으로 투여하면 약물에 대한 내성이 점차 높아지는데 한약의 경우는 이러한 내성이 작지만 양약은 투여에 의한 내성이 상당히 크다. 적정 약물농도(therapeutic window)란 최적의 투여량의 범위와 부작용을 야기하는 약물의 투여량 사이를 결정하는 치료한계 범위를 말한다. 한약의 경우에는 적정 약물농도가 넓은 반면에 양약은 상당히 그 범위가 좁다. 이는 양약에 대한 개체군의 민감도가 그만큼 크다는 것을 의미한다.

〈표 1-3〉 한약과 양약의 차이

구분	한약	양약
유효성분	다수가 미확인	확인
원료의 질	다양함	순수물질
약리원리	다수 미확인	대부분 확인
독성시험	미약함	의무사항
경험자료	매우 중요	큰 의미 없음
특이 부작용	경험에 의한 평가	자주 발생
처방의 내성	일반적으로 작음	제한적이며 큼
적정약물농도	넓음	좁음
장기간 사용의 적절성	임상적 경험으로 확인	신약의 경우에는 부족
임상실험을 위한 위약	가능하지만 어려움	쉽게 가능
임상시험의 필요성	거의 없음	(법적으로)반드시 상시

일반적으로 약물이란 신체적 항상성이 깨진 상태에서 이를 회복하기 위해 투여되는 영양물질이 아닌 외인성 물질(xenobiotics)이다. 영양물질도 과잉 공급되면 독성으로 작용한다는 측면을 고려할 때 한약 역시 부작용을 유발할 수 있는 가능성 충분히 있다. 이러한 독성은 독성시험을 거친 양약이라도 부작용이 있어서 예외가 될 수 없다. 결국 한약이든 양약이든 투약은 현성 또는 불현성의 부작용보다 현재 진행되고 있는 질병의 치유가 더 큰 의미가 있을 때 이루어진다. 이러한 측면에서 볼 때 한약이 오랜 기간동안 사람들에게 복용되어 왔다는 이유로 독성이 없다는 주장은 독성학적 측면에서 설득력이 약하다. 일찍이 파라셀수스(Philippus Aureolus Paracelsus, 1493. 9. 24.~1541. 11. 10.)가 남긴 "모든 물질은 독이다. 독이 없는 것은 없다. 올바른 양이 독과 약을 결정한다."라는 말은 오늘날 한의학에서 바라보고 있는 한약독성에 대한 인식 변화의 필요성을 잘 대변하고 있다. 무엇보다도 중요한 것은 양약이나 한약같은 모든 약재는 부작용을 유발할 수 있다는 인식을 바탕으로 양적, 질적인 투약을 고려하여 어떻게 하면 독성이나 부작용의 최소화하여 질병치유를 할 수 있느냐 하는 문제이다. 단일성분인 양약의 경우에는 독성작용의 전반적 과정을 비교적 정확하게 그 기전에 대한 설명이 가능하다. 그러나 다양한 성분이 포함된 한약은 이들 성분간의 상호작용 문제로 정확하게 그 기전을 설명하는 데 큰 어려움이 있으며 사실

상은 불가능하다. 역설적으로 다양한 한약재의 복합처방이 단일처방보다 독성효과를 감소시키는 역할도 할 수 있는 것 역시 사실이다. 이러한 점은 한약의 독성학적 접근에 있어서 큰 장애이지만 독성학이란 개념의 이해와 더불어 한약독성학의 한 분야를 개척한다는 점에서 의미는 크다고 할 수 있다.

2) 한약독성학의 역사적 인식

- **'한약은 부작용이 없다'는 인식이 오늘날에는 변화되고 있다.**

한약의 독성은 한왕조(B.C. 202~A.D. 220)의 『신농본초경』에서 처음으로 기록된 것으로 추정되고 있다. 『신농본초경』은 365종의 약품을 상-중-하의 3품으로 나누어 각각 기미, 약효, 이명(異名)을 서술한 약물관련 책이다. 上品은 독이 없어서 항상 복용하여도 되는 약재이며, 中品은 독성이 있을 수도 있고 없을 수도 있으며 질병 치료의 목적으로 이용되는 약재이다. 그리고 下品은 독성이 강해서 사기(邪氣: 질병발생 요인)를 치료하는 데 사용하며 오랫동안 복용할 수 없는 약재로 분류된다. 下品에 속하는 125종의 약재가 독성이 있거나 부작용을 유발하는 것으로 분류되었다. 또한 下品의 한약재가 처방에 이용될 경우에는 다른 약물과 조합을 통한 처방, 강력한 독성을 피하기 위해 점차적으로 증가하는 방식으로 투약, 장기간 투약의 삼가 등이 권장되었다. 이후 16세기 명나라 이시진의 『본초강목』은 독성을 유발하는 약초를 따로 분류하여 한약의 독성에 대한 체계적인 접근으로 평가받고 있다. 특히 독성을 유발하는 약초와 독성을 감소시키는 방법 역시 제안하였다.

최근에 전통약재를 사용한 다양한 식물성 추출물이 유럽을 비롯하여 우리나라에서도 식이보조제나 건강기능성 식품으로 개발되어 독성이 보고되고 있다. 더불어 일반 한약재 역시 부작용에 대한 우려가 있다. 한약의 안전성과 독성에 대해 전 세계적으로 주목받은 계기는 벨기에에서 발표된 광방기에 의한 신장독성에 대한 보고이다. 1991년에서 1992년 사이에 체중감량제품을 복용한 1,700명 중 약 100여 명의 여성에게서 신장간질섬유증과 더불어 신부전(renal failure: 고도의 신장기능 장애로 생체 내부 환경의 항상성을 유지할 수 없게 된 상태)의 부작용이 1993년 확인되었다. 체중감량제품에 포함되어 있는 광방기의 **aristolochic acid**가 신장독성의 주요 원인물질로 추정되었다. 이러한 전통약물에 의한 신장독성은 전 세계적으로 기능성 식물추출물에 대한 안전성의 문제를 야기했을 뿐 아니라 우리나라에서도 한약의 독성문제와 더불어 이슈화되면서 점차적으로 한약사용이 위축되는 계기가 되었다. 이후 유효성분의 존재 유무 및 함량, 약물-약물 상호작용, 과용량, 선행질병의 유무, 과민반응 측면에서 한약의 독성에 대해 미비하지만 연구가 다소 이루어지고 있다.

이와 같이 한약의 독성 및 부작용에 대한 문제는 지난 20~30년 전부터 우리나라뿐 아니라 세계적으로 문제가 되어 왔다. 우리나라에서 한약의 독성문제는 유럽의 건강기능성 식품의 독성문제와는 다른 측면에서 이해할 필요성이 있다. 대부분의 한약의 처방은 전통적인 처방전에 따라 이루어져 왔으며 이는 임상적으로 대부분 안전성이 이미 확보된 상태이기 때문에 부작용에 대한 보고는 소수 건에 불과하였다. 그러나 이러한 전통적인 처방에 의한 안전성은 10~20년 전부터 새로운 처방의 사용과 건강기능성 식품이 개발되면서 한약의 부작용 역시 증가하고 있다. 새로운 처방과 건강기능성 식품은 다양한 원료에서 기원하지만 식물성 추출물이나 한약재로부터 만들어지는 경우가 대부분이다. 특히 이들 새로운 처방과 건강기능성 식품은 새로운 질병의 치료목적뿐만 아니라 비만, 피부미용, 탈모, 키 성장의 생리기능성 측면에서 응용되고 있다. 이러한 새로운 처방사용과 건강기능성 식품의 출현은 세계적으로 한약의 안전성 문제와 결부되어 한약시장이 더욱 위축되는 계기가 되었다.

한의계에서는 전통적인 분야의 질병치료뿐 만아니라 비만, 피부미용, 키 성장 등의 새로운 시장을 개척할 필요성이 있었다. 실제적으로 많은 한의원에서는 고유의 질병보다 생리기능성 및 건강기능을 위한 분야에 집중하고 있다. 이러한 현실은 오랫동안 질병에 대한 고유의 한방 처방전에 의한 안전성이 무시되고 한약재의 새로운 배합으로 이루어 처방전 개발과 투약을 통해 또 다른 부작용과 한약의 안전성이 염려되는 계기가 되었다. 즉 임상경험이 적거나 없는 새로운 처방은 부작용을 유발할 수 있다. 따라서 오늘날 발생하는 많은 한약 부작용은 새로운 처방에 의한 임상경험의 부족에 기인한다고 할 수 있다.

한약의 독성문제는 수천 년의 임상에 걸쳐 형성된 '한약은 부작용이 없다'는 인식은 이제 변화되야 한다는 것이다. 특히 고유의 처방보다 생리기능성 증진을 위한 새로운 처방이 오늘날 문제가 되고 있는 대부분의 한약 독성이나 부작용과 관련되어 있다. 이러한 인식에 대한 변화가 없다면 한약의 부작용과 의료사고에 대한 공포는 지속되어 더 큰 문제를 가져올 수 있다. 왜냐하면 새로운 질병과 새로운 생리기능성 식품은 앞으로도 지속적으로 개발될 것이며 한의학 분야 역시 이에 적용하기 위해 새로운 처방을 개발할 수밖에 없기 때문이다. 특히 대부분의 건강기능성 식품의 제품의 판매허가를 위해서는 독성자료 제출이 필수적이다. 이는 건강기능성 식품이 한약보다 더 안전하다는 인식을 줄 수도 있다.

따라서 수천 년의 임상에 걸쳐 형성된 '한약은 부작용이 없다'는 인식에 대한 변화와 이러한 변화를 위해서는 다양한 분야에서 어떻게 접근할 것인가에 대한 폭넓은 연구가 필요하다. 즉 한약의 부작용에 대한 적극적인 해결을 위해서 무엇보다도 임상적으로 구체적인 보고와 과학적인 분석이 진행되어야 하다. 즉 질병치료 처방은 인체를 바라보는 동양철학적인 바탕으로 이루어지더라도 한약의 부작용에 대해서는 과학적 접근이 필요하다는 것이다. 이러한 한약의 부작용에 대한 과학적인 접근의 핵심이 독성학(toxicology)이다. 오늘날 독성학은 의학과 약학뿐 아니라 환경과 산업장 등 다양한 분야 응용되고 있다. 이는 모든 물질에 대한 사람의 안전성을 확보하기 위한 중요한 수단으로 작용하고 있다는 의미이다. 마찬가지로 오늘날 새로운 환경에서 사람의 안전을 위해서는 반드시 독성학적 고찰과 접근이 필요할 것으로 사료된다.

여기서 논하는 한약독성학은 단번에 모든 한약의 부작용에 대한 예방을 막을 수 있는 대안을 제시하는 것은 아니다. 일부에서는 수많은 한약으로 이루어진 처방과 각각의 한약재에 포함되어 있는 수천, 수만 종류의 물질에 대한 독성학적 접근은 거의 불가능에 가깝다고 주장한다. 그렇다고 한약의 독성학적 측면을 외면할 수는 없다. 그러나 독성학과 한약의 접점을 찾기에는 그 근본 원리에서 큰 차이가 있기 때문에 상호 이해에 상당한 어려움 역시 있다. 따라서 한약독성학은 어떻게 한약독성학을 접근할 것인가에 대한 방법을 위해 구체적이고 과학적인 모델을 제시하는 첫 걸음이다. 또한 한약의 독성 및 부작용에 대한 패러다임 전환(paradime shift)을 위한 시작에 불과하다.

3) 독성학과 한약독성학의 개념

- 독성학(toxicology)이란 화학물질이 생물체 내에서 독성 또는 유해성을 유발하는 기전을 연구하는 학문이며 한약독성학은 한약의 개별 성분, 각각 한약재의 추출물(extracts)과 여러 한약재가 배합된 탕제에 대한 독성정보를 연구하는 분야이다.

독성학이란 화학물질이 생물체 내에서 독성 또는 유해성(Hazard: 유해작용을 야기하는 물질의 능력)을 유발하는 기전을 연구하는 학문이다. 또한 생물체에서 얻은 화학물질의 유해성에 대한 정보를 사람에게 응용하여 위해성(risk: 개인이나 인구집단이 특정 화학물질에 특정농도로 노출되었을 경우 유해한 결과가 발생할 가능성)을 평가하거나 이를 바탕으로 예방에 대한 대책을 제시하는 것 역시 오늘날 독성학의 중요한 분야이다. 독성학에서 화학물질이란 외인성 물질(xenobiotics: xenos=foreign, bios=life: 생명체에는 외인성이라는 뜻)을 의미하는데 체내에 들어오는 약물, 한약재, 환경오염물질 등의 인체 내에서 생성되지 않으면서 정상정인 식이(diet)에 포함되지 않는 모든 물질을 말한다.

한약 역시 이러한 외인성 물질로 분류되는데 한약에 대한 독성의 문제는 일반적으로 3가지측면이 있다. 첫 번째는 농약 및 중금속의 오염에 대한 문제, 두 번째는 유통과정에서 발생할 수 있는 있는 미생물 오염의 문제, 그리고 세 번째는 한약에 포함된 성분으로 인하여 발생하는 간독성 등의 부작용 문제이다. 농약, 중금속 및 미생물의 오염은 올바른 관리를 통해 충분히 문제를 제거시킬 수 있다. 또한 독성학은 독성물질의 노출에 의해 일정하게 유발할 수 있는 독성 영향을 밝히는 분야라는 측면에서 한약재오염에 의한 노출 영향은 한약의 독성문제가 아니라 위생의 문제이다. 따라서 한약에 의한 독성은 한약 그 자체가 가지고 있는 성분의 문제이다.

일반적으로 한약은 대부분 단일물질이 아니라 여러 종류의 한약 및 수천 가지의 식물성 화학물질이 포함된 추출물 형태로 이루어진다. 물론 여러 물질들의 상호작용을 통해 독성이 유발될 수 있지만 궁극적으로는 한약을 구성하고 있는 특정 식물성 천연화학물질에 의해 독성이 유발된다. 광방기에 의한 신장독성이 식물성 천연화학물질인 aristolochic acid에 기인하는 것은 이러한 예를 잘 보여 준다. 따라서 한약의 독성을 확인하기 위해서는 한약을 구성하고 있는 식물성 천연화학물질에 의한 독성

기전에 대한 확인이 우선적으로 이루어져야 하며 이를 통해 다른 물질이나 외인성 물질들과의 상호작용을 통한 독성을 확인하는 것이 바람직하다.

이와 같이 한약에 의한 독성은 한약재가 포함하고 있는 화학물질에 의해 유발되는 독성기전의 이해이다. 특히 한약재의 화학물질은 약물의 효능을 발휘하는 물질을 포함한 식물성 천연화학물질을 의미한다. 따라서 한약에 의한 독성은 식물성 천연화학물질에 기인하는 것으로 한약독성학(Toxicology for Herbal Medicine)이란 한약에 존재하는 식물성 천연화학물질의 유기화합물(organic compounds: 구조의 기본골격으로 탄소원자를 갖는 화합물)인 알칼로이드화합물, 페놀화합물, 테르페노이드, 글리코시드 등에 의해서 유발되는 독성기전에 대한 규명을 통해 독성정보를 연구하는 학문으로 정의된다. 물론 이러한 개별 성분에 대한 독성정보뿐 아니라 각각의 한약재의 추출물(extracts)과 여러 한약재의 배합인 탕제의 독성정보 역시 한약독성학에 포함된다.

외인성 물질의 독성강도와 기전에 대한 독성정보는 in vivo와 in vitro실험의 다양한 생명체 시스템을 통해 얻게 된다. 이러한 시스템을 통한 독성정보를 얻기 위해 기본적인 접근은 전형적으로 독성물질의 두 가지 측면인 독물동태학(toxicokinetics 또는 독동학)과 독물독력학(toxicodynamics 또는 독력학)을 통해 이루어진다. 독물동태학 및 독물독력학의 기원은 약물동태학(pharmacokinetics) 및 약물약력학(pharmacokinetics)에서 비롯되었다. 약물동태학 및 약물약력학은 약물의 효능과 적절한 투여농도 등에 대한 결정을 위해 수행되는 약물학 분야이다. 독물동태학 및 독물독력학은 이러한 약물학 분야로부터 독성의 출발 농도, 농도－의존성 독성반응과 효능, 그리고 최종독성물질 구조의 규명을 위해 응용되었다. 그러나 역설적으로 독성물질에 대한 독물동태학 및 독물독력학은 약물의 보다 높은 안전성을 위해 약물개발 분야에 응용되고 있다. 한약 역시 체내로의 흡수부터 배출 또는 독성대사체로의 전환과 체내 물질들과의 상호작용의 독물동태학 및 독물독력학을 통해 독성 정보를 얻는다. 따라서 한약에 대한 독성정보의 획득을 위한 출발점이 독물동태학 및 독물독력학이며 한약독성학도 이러한 두 가지 측면에서 접근한다.<그림 1－10>

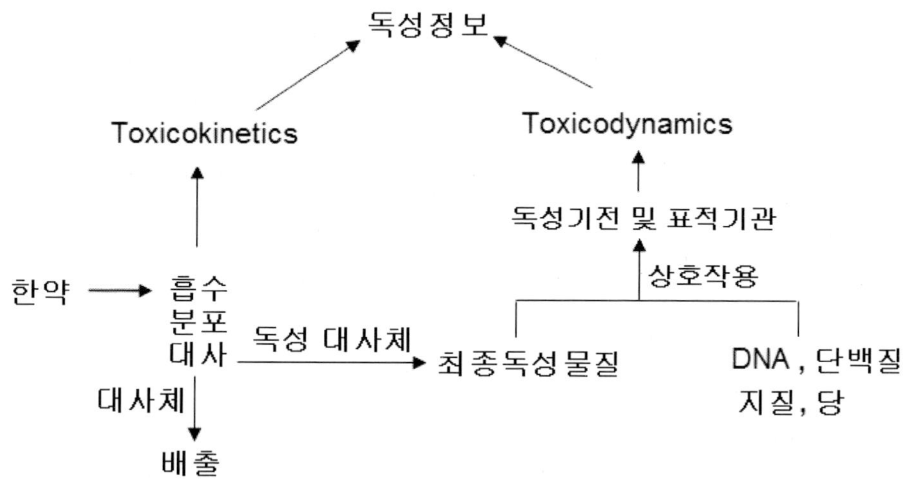

〈그림 1-10〉 한약의 독물동태학과 독물독력학

독물동태학은 생체 내에서 물질의 이동과 대사. 독물독력학은 독성작용의 형태와 그 결과에 대한 이해를 위한 분야이다. 따라서 한약에 독성정보 역시 이들 과정을 통해 독성정보를 얻게 된다. 한약을 포함한 모든 독성물질의 정보를 얻기 위한 출발점이 독물동태학 및 독물독력학이다.

7. 한약독성학의 접근방법과 범위

◎ **주요 내용**

- 한약독성은 한약의 독물동태학적 이해, 생체전환(biotransformation), 생체활성화(bioactivation), 독물독력학, 주요 한약재의 약리와 독성, 한약의 표적기관독성, 한약의 약물-약물상호작용분야를 포함한다.
- LD_{50}은 1회 경구투여를 통해 치사량을 나타내는 독성시험으로 한약재의 각각의 독성을 평가할 수 있는 가장 간단한 독성시험이다.
- 반복투여독성시험을 통해 얻은 비발암물질의 NOAEL은 한약제제의 신약개발을 위한 최대추천초기용량(MRSD) 결정에 응용된다.
- 비발암물질은 NOAEL이 있지만 발암물질은 risk로 독성을 평가한다.

- 한약독성학은 한약의 독물동태학적 이해, 생체전환(biotransformation)과 생체활성화(bioactivation), 독물독력학, 주요 한약재의 약리와 독성, 한약의 표적기관독성, 한약의 약물-약물상호작용분야를 포함한다.

아래는 한약독성학의 이해를 위하여 ① 한약의 독물동태학적 이해, ② 독성기전의 핵심원리인 생체전환(biotransformation)과 생체활성화(bioactivation), ③ 독성물질의 생체 내 4대 거대분자와 상호작용을 이해하는 독물독력학, ④ 주요 한약재의 약리와 독성, ⑤ 한약의 표적기관독성, ⑥ 한약의 약물 – 약물상호작용 순으로 설명할 것이다. 이러한 내용을 통해서 한약독성학의 접근방법과 범위를 추정할 수 있다.

1) 한약의 독물동태학

일반적으로 단일물질의 흡수, 대사, 분포, 배출의 동태학(kinetics)을 통해 독성학적 이해를 하는 분야가 독물동태학이며 이를 한약에 적용하면 한약의 독물동태학이 된다. 일반적으로 한약처방은 2~15가지의 한약재가 배합된 탕제로 이루어지며 그 속에는 수많은 유효성분이 존재한다. 이러한 이유로 단일성분을 위주로 접근되는 독물동태학과는 다르게 한약의 모든 성분에 대한 독성에 대한 접근은 거의 불가능하다. 따라서 여기에서 다루는 독물동태학은 한약탕제위주의 주요 유효성분에 국한하여 이루어질 수밖에 없다.

2) 독성기전의 핵심원리인 생체전환(Biotransformation)과 생체활성화(Bioactivation)

체내에 들어오는 한약, 양약을 포함한 모든 물질은 체내에 들어와 대사를 거쳐 친수성으로 전환되어 배출된다. 그러나 일부 물질은 대사과정에서 생체활성화되어 독성을 유발하게 된다. 여기에서는 이러한 물질들이 대사되는 기전을 논하고자 한다. 이는 모든 독성물질에 해당되어 독성기전의 기본 원리를 이해하는 데 있어서 대단히 중요한 부분이다.

3) 생체내 4대 거대분자와 독성물질 간의 상호작용

인체내에서 생체활성화를 통해 생성되어 독성을 나타내는 대사체를 활성중간대사체(reactive intermediates)라고 한다. 이들 대사체가 생체 또는 세포를 구성하는 4대 거대분자인 DNA, 지질, 단백질, 당과의 상호작용을 통해 독성을 유발한다. 예를 들어 활성중간대사체가 DNA와 상호작용을 하게 되면 돌연변이를 유발하게 되고 심지어는 암을 유발하게 된다. 따라서 독물독력학은 생체전환을 통해 생성되는 활성중간대사체의 4대 거대분자와 상호작용을 통해 독성기전을 이해는 분야이다.

4) 주요 한약재의 약리와 독성

한약은 여러 약재들의 혼합으로 처방된다. 이러한 혼합처방은 상가작용(synergism) 또는 독성을 감소시키는 역할을 한다. 그러나 오늘날 한약의 각 유효성분은 신약 개발을 위해 각각의 주요 성분들에 의한 과학적 약리작용이 서양의학적인 측면에서도 연구가 이루어져 왔다. 특히 이들 유효성분들은 한 가지 약재에만 포함되어 있는 것이 아니라 다른 한약재에도 포함되어 있다. 예를 들어 천궁의 주요 약리작용을 하는 ligustilide는 당귀에도 포함되어 당귀의 약리작용에 있어서도 역할을 하는 주요 유효성분이다. 당귀와 천궁이 동일한 처방에 포함된다면 약리작용을 더욱 높여 효능에서 한약의 상가작용을 유발할 수 있다. 그러나 독성학적 측면에서 볼 때 동일한 성분의 중복투약은 과용량에 의한 독성이 유발된다. 이는 독성의 상가작용을 유발할 수 있는 좋은 예이다. 따라서 한약독성을 이해하기 위해서는 각각의 유효성분에 대한 약리작용의 이해 역시 중요하다. 이러한 측면에서 한약재의 약리작용에 대해서 조사, 서술하였다. 그러나 인삼과 같이 너무나 많은 연구가 이루어진 약리효능에 대한 자료를 전부 서술한다는 것은 불가능하다. 또한 한약재 전부의 약리효능을 서술하는 것도 한계가 있다. 따라서 여기에서는 주요 한약재에 대하여 약리작용 및 효능에 대해서 조사를 하였다. 또한 주요 한약재의 독성은 한약재 자체 및 유효성분의 일반독성(general toxicity)과 부작용을 포함하고 있다. 일반독성은 한약재의 독성을 유발할 수 있는 활성중간대사체의 생성 여부와 이들 성분의 cytochrome P450에 대한 영향이 우선적으로 고려되었다. 이것은 한약재의 잠재적 독성의 가능성과 약물-약물 상호작용에 의한 독성에 대한 이해를 위하여 필수적이기 때문이다. 또한 한약의 일반 독성에는 한약 자체 또는 성분이 다른 한약 및 성분과의 상대적 독성 정도를 비교할 수 있는 반수치사량(LD$_{50}$, lethal dose 5O: 50%의 생물체를 치사할 수 있는 용량) 등에 대해서도 서술하였다.

① 주요 한약의 활성중간대사체(Reactive intermediates)의 생성 여부

독성을 유발하는 대부분의 유기물질은 생체전환을 통해 활성중간대사체로의 전환을 통해 이루어진다. 활성중간대사체는 활성이 높아 생체를 구성하는 4대 거대분자인 DNA, 당, 지질, 단백질과 상호작용으로 결합을 하여 독성을 유발한다. 광방기(aristolochia fangchi)의 알칼로이드 일종인 aristolochic acid성분은 활성중간대사체를 생성하는 한약재이다. 또한 양약의 acetaminophen 역시 간독성 문제가 대두되어 오늘날 용량조절의 문제가 제시되고 있다. 이것도 간독성의 핵심 기전인 활성중간대사체의 생성 때문이다. 일반적으로 한약 및 양약의 독성이 생체전환을 통한 활성중간대사체 생성에 기인하는데 모든 독성물질의 80%이상이 이에 의한 독성기전으로 설명된다. 물론 다이옥신과 같이 생체전환 없이도 직접적으로 독성을 유발하는 경우도 있다. 또한 4대 거대분자와의 결합을 통해 독성을 유발하기 이전에 활성중간대사체가 GSH(glutathione)에 포합되어 친수성으로 전환되어 체외로 배출된다. 한약의 성분 역시 활성중간대사체로 전환된 후 체내의 4대 거대분자와 상호작용을 통해 독성을 유발하거나 GSH에 의해 포합되어 체외로 배출될 수 있다. 따라서 한약의 활성중간대사체의 확인은 한약독성 이해를 위해서 가장 중요한 출발점이라고 할 수 있다. 그러나 한약은 양약처럼 단일제제가 아니라 수많은 식물성 천연화학물질이 포함되어 있기 때문에 모든 한약성분의 활성중간사체 생성 유무를 확인하는 것은 어렵다. 따라서 본 장에서는 일상적으로 많이 상용되는 한약을 중심으로 이들의 주요 유효성분의 활성중간대사체를 확인한다.

② 한약의 Cytochrome P45O영향과 상호작용

한약을 비롯하여 양약, 오염물질과 같은 대부분의 외인성 물질은 간에서 이루어지는데 특히 P450에 의해 대사된다. P450의 종류는 59종이 존재하지만 외인성 물질의 대사에 관여하는 P450은 15~20여 종의 동종효소가 있다. 한약은 P450효소들에 의해 대사되는 기질(substrate)이 되지만 이들은 P450 유전자, P450 단백질의 활성 증가와 저해를 통해 많은 영향을 받는다. 예를 들어 한약에 의해 특정 양약의 대사를 담당하

는 P450효소의 활성이 증가되면 약물의 대사가 촉진되어 효능이 감소될 수 있다. 반면에 P450효소의 활성을 감소시키면 약물의 분해를 저해하여 고농도의 원물질이 혈중에 존재하는 과용량에 의한 독성 및 부작용을 유발할 수 있다. 또한 한약은 P450효소의 활성을 유도하여 특정 양약의 활성중간대사체 생성을 증가하여 독성을 증가시킬 수 있다. 이와 같이 한약은 P450 영향을 통해서 양약의 효능 감소와 독성을 유발할 수 있는데 이를 약물상호작용(dug-drug interaction)이라고 한다. 오늘날 한약뿐 아니라 건강기능성 식품, 양약의 동시 투여에 의한 부작용이 증가되고 있다. 이러한 한약의 P450에 대한 영향은 약물 상호작용을 이해하는데 있어서 핵심이다.

③ 한약의 부작용과 일반 독성의 특성

독성(toxicity)이라 함은 사람을 포함하여 생명체에 상해를 유발할 수 있는 오염물질과 약물의 강도를 의미한다. 반면에 부작용(side effect 또는 adverse effect)은 사람에게 약물투여 후 원치 않은 신체적, 정신적으로 나타나는 부차적인 유해현상을 의미한다. 독성은 자발적 또는 비자발적 노출에 의해 나타나는 모든 유해한 현상을 의미하며, 부작용은 치료를 위해 자발적으로 투여한 약물에 의해 나타나는 유해한 현상을 말한다. 따라서 부작용이란 한약을 복용하고 난 후 발생하는 다양한 유해한 특성을 의미하며 독성은 다른 물질과의 독성 강도를 비교하기 위하거나 안전용량을 얻기 위하여 특히 동물실험으로부터 얻는 일반 독성의 시험자료를 말한다. 여기에서는 주요 한약재 각각에 대한 한약의 부작용과 동물실험으로부터 얻은 독성자료에 대해 서술하였다. 각각 한약재에 대한 대부분의 부작용 사례는 건강기능성 식품으로 개발된 유럽의 임상자료가 이용되었다. 한약의 일반독성 자료는 하나의 한약재를 전체 또는 추출물보다 일부 성분에 대한 자료가 많았다. 다음은 한약의 독성자료에 포함된 항목에 대한 설명이다. 특히 오늘날 한약재는 다양한 배합을 통해 한약제제의 신약으로 개발되고 있다. 이러한 측면에서 한약의 임상시험을 위해 용량설정이 포함되어 설명되었다.

- LD$_{50}$은 1회 경구투여를 통해 치사량을 나타내는 독성시험으로 한약재 각각의 독성을 상대평가를 할 수 있는 가장 간단한 독성시험이다.

한약의 일반독성은 동물시험에서 얻은 단회투여독성시험 또는 반복투여독성시험 등으로부터 얻는 자료와 안전용량(safe dose)을 논할 것이다. 한약이나 양약, 모든 화학물질에 대한 독성유무를 판단은 랫드 및 마우스를 이용한 **in vivo** 실험을 통한 단회투여독성시험, 반복투여독성시험, 유전과 발암성독성시험, 생식 및 국소독성시험, 면역 및 기타 독성시험 등을 근거로 한다. 또한 투여방법에 따라 경구, 흡입, 경피 독성시험으로 구분되기도 한다. 일반 독성시험은 특징적인 독성을 확인하는 생식 및 유전 등을 제외한 단회와 반복투여독성시험을 일컫는다. 단회투여독성시험은 일반적으로 안전영역이라고 고려되는 특정농도에서 1회 경구투여를 통해 개체의 생사 여부를 확인하는 개략치사량(approximate lethal dose; ALD)이나 투여된 개체집단의 50%의 사망을 유도하는 용량을 확인하는 LD_{50}(lethal dose 50%: 반수치사량)을 얻기 위한 개략치사량에 따라 물질의 독성 강도를 결정하는데 <표 1 - 4>와 같이 구분되고 있다. 또한 개략치사량은 의약품 및 건강기능성 식품의 허가를 위해 식의약품안전청에서 제출되는 독성자료인데 일반적으로 개략치사량이 동물에서 2,000 mg/kg이상이면 안전하다고 고려되고 있다.

〈표 1 - 4〉 독성강도와 독성 구분

Group	독성강도	사람의 개략치사량
1	사실상 무독	15g/kg 이상
2	독성 약함	5~15g/kg
3	비교적 강함	500mg~5g/kg
4	상당히 강함	50~500mg/kg
5	맹독	5~50mg/kg
6	초맹독	5mg/kg 이하

마찬가지로 단회투여독성시험의 LD_{50}은 강도에 따라 5종류의 **category**로 나눈다. **Category** 1은 가장 적은 양으로 LD_{50}을 초래할 수 있는 물질군이며 category 5는 가장 많은 양에 LD_{50}을 유도한 물질군이다.<표 1 - 5>

〈표 1 - 5〉 LD_{50}에 따른 5종류의 Category

Method of administration	Category 1	Category 2	Category 3	Category 4	Category 5
Oral: LD_{50} measured in mg/kg of bodyweight	5	50	300	2,000	5,000

이러한 category에 따라 확인된 LD_{50}은 시험물질의 상대적 독성 정도를 평가하고 분류할 수 있다. <표 1 - 6>는 일반적으로 식품인 설탕(sucrose) 및 카페인(caffein)을 비롯하여 에탄올, 아스피린, 복어독(tetrodotoxin), botulism 독소(toxin)에 대한 LD_{50}을 나타낸 것이다. 설탕의 LD_{50}은 30,000mg/kg인 반면에 술인 에탄올은 10,000mg/kg으로 독성에 있어서 3배 차이가 있다.

〈표 1-6〉 다양한 물질의 LD_{50}

물질	LD_{50}(mg/kg)
Sucrose	30,000
Ethanol	10,000
Aspirin	1,000
Phenobarbital	150
Caffeine	192
DDT	113
Strychine	16
Sodium cyanide	6
Nicotine	1
Tetrodotoxin	0.1
Dioxin	0.001
Botulism toxin	0.00001

<표 1 - 7>은 일부 한약 및 생약의 추출물 또는 주요 성분에 대한 LD_{50}을 나타낸 것이다. 또한 LD_{50}은 경구(oral), 정맥(intravenous; iv), 복강(intraperitoneal; ip), 피하(subcutaneous; sb)와 근육 내(intramuscular; im) 투여경로에 따라 구분되어 표시되었으며 그리고 주요 성분에 대한 LD_{50}이다. 따라서 실제적으로 한약이 성분별로 투여되는 것이 아니고 한약재추출물 또는 여러 한약재가 혼합된 탕제로 처방되기 때문에 한약재의 열수추출물(또는 탕제)에 대한 LD_{50}이 중요하다.

<표 1-7> 여러 생약 및 한약의 추출물과 유효성분의 LD$_{50}$

약재명 (학명)	유효성분 또는 시험물질	LD$_{50}$ (투입경로)	실험 동물
복수초 (*Adonis chrysocyathus*)	strophathin	0.75mg/kg (oral)	cat
영란 (*Convallarin keiskel*)	convallotoxin	1.61mg/kg (ip) Lethal dose	mice
부자 (*Radix aconiti praeparta*)	aconitine	0.3mg/kg (sc) 17.4g/kg (oral)	mice
견혈봉후 (*Antiaris toxicaris*)	α−antiarin	0.8mg/kg (iv)	cat
고삼 (*Sophora flavescens*)	several alkaloid	43g/kg (탕제) 1.18g/kg (alkaloid 분말) 72.1mg/kg for martine (iv)	mice
팔리마(노양화) (*Rhododendron molle*)	Rhomotoxin	0.52mg/kg (ip) 8.6g/kg (decoction)	mice
청목향 (*Aristolochia debilis*)	magnoflorine aristilochic acid	2mg/kg (iv) 48.7mg/kg (oral)	mice
라부목 (*Rauwolfia rerticillata*)	respine	500mg/kg (oral) 16mg/kg (ip)	
단삼 (*Salvia miltiorrhzia*)	열수추출물	80g/kg (ip)	mice
천궁 (*Ligustucum chuanxiang*)	tetramethylpyrazine	239mg/kg (iv) 66g/kg (im & ip) (탕제)	mice
갈근 (*Pueraria lobata*)	Daidzin	2g/kg/day: no pathological sign	mice
삼칠근 (*Panax zingiberensis*)	분말 Arasaponin A	3g/kg (iv) 7.5~10g/kg (ip) 5.~7.5g/kg (ip) 450mg/ kg	mice, rat
상기생 (*Loranthus parasiticus*)	분말 saponins (avicularin, quecetin)	11.24g/kg (ip) 1.17g/kg (ip)	mice
모동충 (*Ilex pubescens*)	분말	920mg/kg (iv)	mice
사계청 (*Ilex chinesis*)	분말 protocatechuic aldehyde	133g/kg (oral) 0.5g/kg (im)	mice
영지 (*Ganoderma lucidum*)	영지 syrup	70ml/kg (oral) 4ml/kg (oral)	mice
산사 (*Crataegus pinnatida*)	10% 열수추출물	33ml/kg (oral) 18.5ml/kg (iv)	rat, mice
오동 (*Alisma orientalis*)	열수추출물	8.3g/kg (iv)	mice

약재명 (학명)	유효 성분 또는 시험 물질	LD$_{50}$ (투입경로)	실험 동물
산랑탕 (*Scopolia tangutica*)	anisodine anisodamine	480mg/kg (iv) 130mg/kg (oral)	mice
섬서 (*Bufo bufo gargarizans*)	?	41mg/kg (iv) 96mg/kg (subcutaneous) 36.2mg/kg (ip)	mice
방기 (*Stephania tetrandra*)	metrandrine	1.3mg/kg (iv)	mice
목방기 (*Simomenium acutym*)	sinomenine	580mg/kg (oral)	mice
석생등 (*Cissampelles pareira*)	hayatine	0.446mg/kg (ip)	
구문 (*Zathoxylum nitidum*)	Gelsemicine	0.05mg/kg (iv) 0.5~1.0mg (iv)	rabbits, dogs
세신 (*Asarum heterotropoides*)	?	123.7mg/kg (oral) 7.78mg/kg (iv)	
백굴체 (*Chelidonium majus*)	akaloides	300mg/kg (ip)	mice
시호 (*Bupleurem chinense*)	?	47g/kg (oral) 1.9g/kg (subcutaneous) 112mg/kg (ip) 70mg/kg (iv)	mice
창이자 (*Xanthiumcibiricum*)	?	0.93ml/kg (ip)	mice
진범 (*Centiana macrophylla*)	akaloid	480ml/kg (oral) 250ml/kg (iv) 350mg/kg (ip)	mice
설상일지호 (*Aconitum brachypodum*)	?	1g/kg (iv)	mice
마전자 (*Strychnos pierriana*)	seed brucine	150mg/kg (oral) 3mg/kg (oral)	mice
일엽추 (*Securinega suffruticosa*)	securimine	19.3mg/kg (im) 31.8mg/kg (ip) 270mg/kg (oral)	mice
후박 (*Magnolia officinalis*)	?	6.12g/kg (ip) 4.25g/kg (iv)	mice, cats
정향 (*Eugenia caryophylata*)	정향 oil	1.6g/kg (oral)	mice,
과체 (*Cucumis melo*)	Cucurbitacin B	14mg/kg (oral) 1.0mg/kg (sb)	mouse
여로 (*Veratum nigrum*)	?	1.8mg/kg (iv) 0.5~1.0mg (iv)	rats
오미자 (*Schisandra chinensis*)	?	5g/kg (oral)	mice

약재명 (학명)	유효 성분 또는 시험 물질	LD$_{50}$ (투입경로)	실험 동물
길경 (*Platycodon grandiflorum*)	?	420mg/kg (oral) 22mg/kg (ip)	mice
홍화 (*Daphne genkwa*)	?	?	
지골피 (*Lycium chinense*)		12g/kg (ip) 120g/kg (oral) 30g/kg (ip)	mice, dogs
천실련 (*Andrographis paniculata*)	?	2.9ml/kg (iv)	mice
대산 (garlic; *Allium sativum*)	allium oil neoallicin	50.78mg/kg (iv) 70mg/kg (iv) 600mg/kg (oral)	mice
산두근 (*Sophora subprostrata*)	?	0.57g/kg (ip) 0.95g/kg (subcutaneous)	mice
진피 (*Fraxinus rhynchopylla*)	fraxetin	2.39g/kg (?)	mice
목단피 (*Paeonia suffruticosa*)	?	3.43g/kg (oral) 0.78g/kg (ip) 0.196g/kg (iv)	mice
비주화 (*Humulus lupulus*)	extract lupulone	175mg/kg (ip) 600mg/kg (im) 528mg/kg (stomach)	mice
아담자 (*Brucea javanica*)	water extract	2.16g/kg (iv)	mice
박낙히 (*Macleaya cordata*)	Sanguinarine Ethoxysanquinarine	19.4mg/kg (iv) 5mg/kg (ip)	rabbit
상산 (*Dichroa febrifuga*)	total alkaloid β-dichroine	7.8mg/kg (oral) 6.6mg/kg (oral)	mice
야백합 (*Crotalaria sessiliflora*)	Monocrotaline A	296mg/kg (ip) 134mg/kg (ip)	mice
아출 (*Curcuma zedoaria*)	crude extract curcumenol	16.75g/10g (?) 316.5mg/kg (ip)	mice
삼천삼 (*Ephalotoxus fortunei*)	total alkaloids harringtonine	110mg/kg (ip) 4.3mg/kg (ip)	mice
동릉초 (*Rabdosia rubescens*)	rubescensine B	56mg/kg (ip)	mice
반조 (*Mylabris phalerata*)	Cantharidine Methoxycanptothecine	1.71mg/kg (?) 104mg/kg (ip)	mice
장춘화 (*Catharanthus roseus*)	Vinblastine Vincristine Vindesine	6.3mg/kg (iv) 10mg/kg (iv) 2.1mg/kg (iv)	mice

-표의 ? 또는 빈칸은 연구의 미확인
-참고: 박영철

- 반복투여독성시험을 통해 얻은 비발암물질의 NOAEL은 한약제제의 신약개발을 위한 최대추천초기용량(MRSD)의 결정에 응용된다.

단 1회 투여 후 치사량으로 독성을 비교하는 단회투여독성시험과는 다르게 반복투여독성시험은 3개월 또는 그 이상 매일 일정용량을 투여하여 독성정보를 얻는 시험이다. 일반적으로 한약제제 개발을 위한 임상시험의 안전성 확보를 목적으로 이루어지는 독성시험이 반복투여독성시험이다. 다른 약물개발에 있어서 안전성을 확보하기 위해서는 다양한 독성시험이 이루어지지만 한약인 경우에는 오랫동안 임상적으로 응용되어 왔기 때문에 단회투여독성시험과 반복투여독성시험의 2가지 독성시험이 한약제제를 개발하는데 필요하다. 한약제제의 반복투여독성시험결과로 NOAEL(No observed adverse effect level: 최대무독성 용량)이 얻어지며 이것은 아래의 공식처럼 임상시험에서의 투여용량 설정인 최대추천초기용량(MRSD; maximum recommended starting dose)을 얻기 위해 응용된다.

$$MRSD(mg/kg/day) = \frac{NOAEL}{SF \times HED}$$

물론 반복투여독성시험에서 NOAEL뿐 아니라 NOEL(No observed effect level: 최대무영향용량)과 LOAEL(Lowest observed adverse effect level: 최소독성용량)을 얻어 MRSD를 얻을 수 있다. 이들에 대한 정의는 <표 1 - 8>과 같이 차이가 있으며 장단점이 있다. 이들 지표에서 가장 큰 차이는 adverse effect의 유무이다. NOAEL과 LOAEL에서는 adverse effect가 포함되지만 NOEL에서는 effect만 포함된다. 독성학에서 adverse effect는 독성(toxicity)와 동일한 개념의 부정적 영향으로 해석된다. 반면에 NOEL에서의 effect는 독성의 부정적 영향 및 약리작용의 긍정적 영향도 포함된다. NOEL은 독성이 유발되지 않는 최대용량과 약리작용이 시작되지 않는 최대용량을 동시에 의미한다. NOAEL과 LOAEL에서의 adverse effect는 사망, 질환, 체중변화, 식이량변화, 효소농도(저해 또는 활성), 기능상실, 현미경적 - 육안적 - 생리학적 수준에서 발견되는 병리학적 변화를 의미한다. 특히 이러한 변화는 투여된 용량에 의해 통계적 유의성(statistical significance)과 생물학적 유의성(biological significance)

을 가져야 한다. 생물학적 유의성이란 생체에서 특정지표의 정상범위 밖에서 통계적 유의성이 있는 것을 의미한다. 생물학적 유의성이 중요한 이유는 시험물질투여군과 대조군의 차이가 정상범위 내에서 통계적으로 유의하게 나타날 수 있기 때문이다. 이 러한 경우에는 시험물질에 의한 위양성(false positive)이 된다. Non-adverse effect란 시험물질에 의해 영향이 나타나지만 독성으로 판단하기에는 다소 약한 시험물질에 의한 반응으로 규정할 수 있다. 예를 들어 시험물질에 의해 간에서 조직병리학적 병 변 발생과 더불어 혈청 LDH 농도가 증가할 수 있다. 이러한 경우에는 adverse effect 로 분류할 수 있으나 단지 조직병리학적 병변이 없이 시험물질에 의해 LDH 농도가 정상범위보다 증가할 경우에는 non-adverse effect로 분류할 수 있다. 이와 같이 adverse effect와 non-adverse effect 모두 시험물질에 의해 유발되지만 여러 지표의 변화 정도에 따라 판별되어 명확한 기준이 없어 다소 추상적인 측면이 있다.

⟨표 1-8⟩ NOAEL, NOEL과 LOAEL의 정의

지표	정의
NOAEL	시험물질에 의해 adverse effect를 유발하지는 않지만, 다소 non-adverse effect를 유발하는 최대무독성용량
NOEL	시험물질에 의해 어떤 영향도 유발하지 않는 최대무영향용량
LOAEL	시험물질에 의해 adverse effect를 유발하는 최소독성용량

　　구체적으로 NOAEL, NOEL, LOAEL의 차이점은 <그림 1-11>에서 시험물질에 의한 용량-반응 곡선(dose-response curve)에서 확인할 수 있다. 이론적으로 NOEL 는 어떤 영향도 없다는 측면에서 반응이 시작되는 용량이 true NOEL(이론적 NOEL) 이 된다. True NOAEL(이론적 NOAEL)는 adverse와 non-adverse effect의 경계에 있는 용량이며 true LOAEL는 adverse effect가 나타난 용량을 의미한다. 그러나 실 제적으로 실험을 통해 이론적 지표를 얻기는 어렵고 다고 낮거나 높은 용량에서 measured(실측) NOEL, NOAEL과 LOAEL을 얻게 된다. 이러한 경우 NOEL과 NOAEL은 이론적 용량보다 실측 용량이 낮게 나타나며 LOAEL인 경우에는 이론적 용량보다 실측 용량이 높게 되는 경우가 일반적이다. 이러한 각 지표의 이론적 용량 과 실측 용량의 차이를 통해 NOEL과 LOAEL의 단점을 확인할 수 있다. NOEL의 경우에는 전혀 영향이 없다 측면에서 안전성이 높은 용량이라는 장점이 있다. 그러나

약리작용농도이하에 결정되는 경우가 많으며 독성시험에서 시험물질의 독성의 특성을 알 수 없다는 것이 단점이다. LOAEL인 경우에는 시험물질의 확실한 독성의 특성을 확인할 수 있다는 장점이 있지만 너무 높은 용량에서 설정되는 가능성 때문에 임상에서의 독성의 우려가 발생할 수 있는 단점이 있다. NOAEL은 어느 정도 시험물질의 독성의 특성을 확인 할 수 있을 뿐 아니라 독성의 우려가 없이 약리작용을 할 수 있는 용량의 범위를 넓힐 수 있다는 장점이 있다. 이러한 NOAEL의 장점으로 인하여 MRSD을 설정하는 데 대부분 NOAEL이 요구되며 NOEL과 LOAEL은 사용하지 않는 것이 오늘날의 흐름이다.

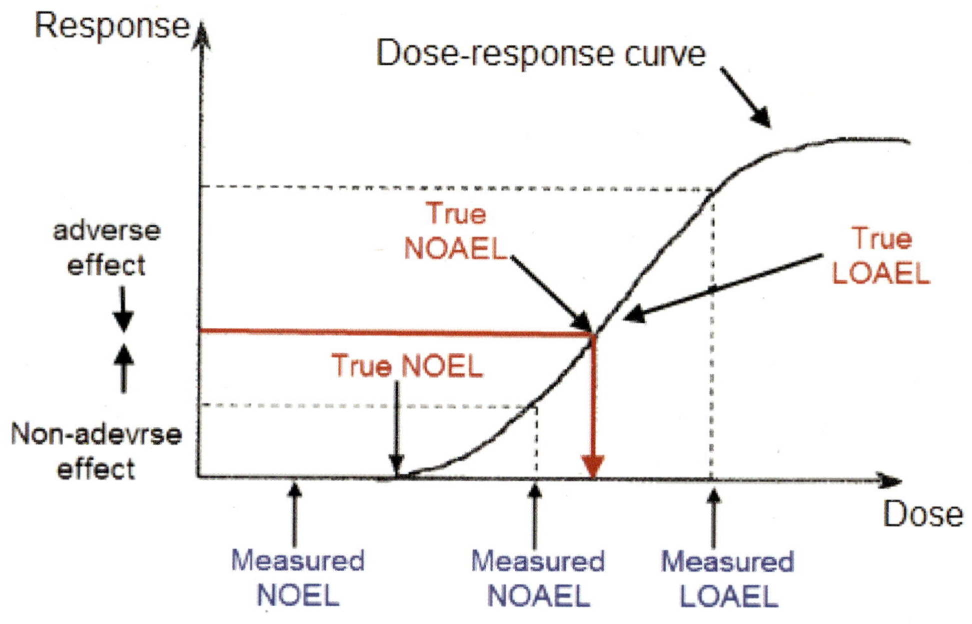

〈그림 1-11〉 NOAEL, NOEL과 LOAEL의 이론치와 실측치

NOEL과 NOAEL은 이론적 용량보다 실측 용량이 낮게 나타나며 LOAEL인 경우에는 이론적 용량보다 실측 용량이 높게 되는 경우가 일반적이다.

MRSD의 설정은 독성시험으로부터 계산되어진 NOAEL을 인체동등용량(HED; human equivalent dose)으로 전환된다. <표 1-9>의 "체표면적을 기초하여 인간등가 용량으로의 전환을 위한 동물용량의 전환(Conversion of animal dose to human equivalent doses based on body surface area)"은 동물에서 얻은 용량을 체표면적을 기초하여 사람에게 투여되는 용량으로 전환하는 공식을 나타낸 것이다. 동물용량을 동일한 인체

용량으로 전환되는데 동물과 인체는 물질의 작용에 대한 민감도가 다르다는 점을 고려한 것이다. 이러한 차이를 체중 또는 체표면적 단위당 물질의 작용에 대한 민감도를 반영한 것이 HED이다. 이러한 민감도를 반영하기 위해 동물체중에 대한 인간체중비 3/4 승한 값이 적용되어 HED로 나타낸다. HED는 사람이 다른 종보다 더욱 민감하다는 가정 하에 동물용량이 1보다 큰 수로 나누어져 전환되는 것을 알 수 있다. <표 1-9>

〈표 1-9〉 각 종의 인체동등용량(HED; human equivalent dose) 수치

독성시험 동물종	동물투여량(mg/kg)을 사람에게 적용하기 위한 동물투여량인 NOAEL를 나누어주는 수치: HED
Mouse	12.3
Hamster	7.4
Rat	6.2
Ferret	5.3
Guinea pig	4.6
Rabbit	3.1
Dog	1.8
Micro−pig	1.4
Mini−pig	1.1
Primates	
Monkeys	3.1
Marmoset	6.2
Squirrel monkey	5.3
Baboon	1.8

또한 MRSD를 결정하는 데 보다 안전을 위하여 동물용량인 NOAEL를 다시 SF(safety factor: 안전계수)로 나누어 준다. 일반적으로 MRSD에서는 SF는 10이 된다. 그러나 경우에 따라서 SF는 <표 1-10>에서처럼 10보다 증가할 수 있다. 예를 들어 NOAEL 대신에 LOAEL를 사용하는 경우와 인간의 다양성에서 오는 차이 등에 따라 SF가 증가된다. 또한 독성실험 방법이 GLP(good laboratory practice: 의약품, 화학품 등의 안전성 평가를 위하여 실시하는 각종 독성시험의 신뢰성을 보증하기 위하여 인구인력, 실험시설·장비, 시험방법 등 시험의 전 과정에 관련되는 모든 사항을 조직적, 체계적으로 관리하는 규정)에 따라 얼마나 잘 수행되었는가의 요인도 0~10의 범위를 안전계수에 곱하여 주는 보정계수(modifying factor; MF)도 이용할 수 있다. 즉 아주 잘된 실험일 경우

에는 SF에 0.1에서 1 미만, 디자인 등 문제가 있는 독성실험일 경우에는 1 이상에서 10까지 곱하면 MRSD는 증가되거나 감소된다.

〈표 1-10〉 안전계수(Safety factor)의 적용

안전계수	적용 상황
10 X	동물에서 인간으로 외삽할 경우
10 X	인간의 다양성에 대하여: 민감성과 내성의 차이, 종족의 차이
10 X	아만성, 만성자료가 아닌 것을 사용할 경우
10 X	NOAEL 대신 LOAEL을 사용한 경우
Modifying factor(MF: 보정계수)	실험의 디자인이 얼마나 잘 되었느냐에 따라 0~10 사이의 값을 취할 수 있음.

이와 같이 반복투여독성시험을 통해 얻는 NOAEL과 SF는 MRSD을 결정하는 데 중요한 역할을 하며 다음과 같이 계산되어 사람에게 응용될 수 있다. 랫드를 이용한 반복투여독성시험에서 NOAEL이 100mg/kg/day이라면 60kg 성인의 MRSD는 (100×60)/(10×6.2)이므로 96.8mg/60kg/day가 된다. 즉, 임상시험을 위해 초기에 사람에게 투여하는 최대임상용량은 60kg체중의 성인 기준으로 96.8mg/60kg/day이 된다. 일반적으로 이러한 MRSD는 단일물질의 양약을 개발할 때 임상에서 적용되는 방법이다. 우리나라에서처럼 한약이나 생약 신약이나 기능성식품을 개발하기 위해서는 용량 측면에서 맞지 않다. 예를 들어 한약은 몇 가지 한약의 혼합을 통해 약물 개발이 이루어지기 때문에 효능을 얻기 위해서는 많은 양이 투여된다. 그러나 약물(양약)인 경우에는 단일제제이기 때문에 많아야 60kg 성인에 투여되는 양은 500mg이다. 여러 약재가 혼합된 한약추출물 500mg으로 효능을 나타내기에는 불가능하다. 따라서 동물실험에서 가능한 NOAEL을 높이는 것이 임상에 적용하는 량의 범위를 넓게 할 수 있는 방법이다. 그러하지 않고서는 한약추출물로부터 유효성분으로 농축된 천연물신약 개발로 방향이 전환될 수밖에 없다.

- **비발암물질은 NOAEL이 있지만 발암물질은 risk로 독성을 평가한다.**

비발암물질은 NOAEL이 존재하지만 발암물질인 경우에는 NOAEL이 존재하지 않는다. 발암물질의 중요한 특성은 생체전환을 통해서 활성중간대사체로 전환되어

DNA에 돌연변이가 발생한다. 모든 돌연변이원(mutagen)이 발암물질(carcinogen)이 아니듯, 모든 활성중간대사체 역시 돌연변이원이나 발암물질은 아니다. 이들 활성중간대사체는 원물질(parent compound)이 생체전환을 통해 생성되어 4대 거대분자와 상호작용을 통해 독성을 유발할 수 있는 대사체이다. 그러나 발암물질의 70% 정도가 DNA와 결합 및 돌연변이를 유발할 수 있는 활성중간대사체로의 생체전환을 통해 발암성을 갖는다. 따라서 활성중간대사체는 DNA와 결합하여 비가역적 독성인 암을 유발할 수 있는 가능성이 있기 때문에 이에 대한 NOAEL이나 MRSD가 있을 수 없다. 즉 단 하나의 물질에 의해 돌연변이를 통해 암세포로의 전환이 가능하기 때문에 섭취를 위한 허용용량(allowable dose)이 있을 수 없다.

발암물질인 경우는 안전용량으로 '위험(risk)'이라는 개념이 이용된다. 이는 비발암물질(non-carcinogen)과는 달리 발암물질(carcinogen)인 경우에 양-반응 곡선에서 역치(threshold) 유무의 불확실성 때문이다. 특히 앞서 언급한 생체전환을 통해 생성되는 활성중간대사체는 발암물질과 밀접한 관계가 있다. 활성중간대사체가 생체를 구성하는 4대 거대분자와 결합의 결과는 가역적 또는 비가역적 독성 유발을 구분하는 데 중요한 역할을 한다. 여기서 가역적 또는 비가역 독성의 기준은 돌연변이에 의한 발암을 의미한다. 즉 비가역적 독성이란 DNA와 활성중간대사체와 돌연변이를 통한 발암을 유발할 수 있는 발암성을 가지고 있느냐하는 점이다. 이러한 활성중간대사체를 생성하는 발암물질은 노출 또는 섭취농도에 따라 발암의 위험성을 확률적으로 나타내며 이를 발암위해성 평가(cancer risk assessment)이라고 한다. 발암위해성 평가는 두 단계를 가진다. 첫 단계는 모든 역학연구, 동물실험, 생물학적 활성측정(예: 돌연변이원성)의 정성평가이다. 물질은 증거의 무게(weight of evidence)를 근거로 인간에 대한 발암위험성을 분류한다. 만약 증거가 풍부하다면 물질은 확실한(definite), 발암성이 추정되는(probable) 혹은 가능성이 있는(possible) 인체 발암원으로 분류된다. 두 번째 단계는 인간에게 확실한 혹은 잠재적인 발암원으로 분류되는 물질들에 대한 위해성을 정량평가를 하는 것이다. 높은 실험용량에서부터 낮은 환경용량으로 외삽하기 위해서 수학적 모델이 사용된다.

○ 발암성 정성평가: 두 가지의 주요 암분류표(cancer classification schemes)는 미국 EPA와 국제암연구원(International Agency for Research on Cancer; IARC)에서 제시하고 있다. EPA와 IARC 분류체계는 매우 비슷하다. <표 1 - 11>은 역학연구 및 동물실험 등의 근거를 통해 "확실한(definite)", "발암성이 추정되는(probable)" 또는 "가능성이 있는(possible)" 인체발암원(human carcinogen) 등으로 분류한 것이다.

〈표 1-11〉 IARC에 의한 발암원의 분류

Groups	발암강도	분류기준	종류
Group 1	인체 발암물질 (Definite human carcinogen)	노출과 암과의 원인관계에 대한 충분한 인체 증거가 있음	105종: 61종의 화학물질 9종의 바이러스 및 병원균, 16종의 혼합물, 19종의 노출환경
Group 2A	인체 발암 추정물질 (Probable human carcinogen)	인간에 대해서 제한적인 증거가 있음 - 인간에 있어서 발암작용의 기전에 대한 구체적 연구를 통한 설명	66종: 50종의 화학물질 2종의 바이러스 및 병원균, 7종의 혼합물, 7종의 노출환경
Group 2B	인체 발암 가능물질 (Possible human carcinogen)	동물에서는 충분한 증거가 있으나 인간에 대해서는 증거가 불충분함	248종: 224종의 화학물질 2종의 바이러스 및 병원균, 13종의 혼합물, 72종의 노출환경
Group 3	인체 발암성으로 분류되지 않음 (Not classifiable as to its car-cinogenecity)	동물에서 발암 증거가 불충분함	515종: 496 화학물질 11종의 혼합물, 8종의 노출환경

우리나라에서는 발암성물질이란 다음과 같은 2가지 사항에 해당되는 물질을 말하며 그 외는 비발암물질로 구분된다. 먼저 2종 이상의 발암성시험에서 암을 유발한다는 증거가 있거나 국제발암연구센터 등의 국제적인 전문기관에서 인간에 암을 유발하는 것으로 분류된 1급 발암물질 및 인간에 암을 유발할 우려가 있는 것으로 판정된 2A급 화학물질(group B1)이다. 두 번째로 1종 이상의 시험동물에 대하여 암을 유발한다는 증거가 있거나 국제발암연구센터에서 인간에 암을 유발할 가능성이 있다고 판정한 2B급 화학물질을 일컫는다.

○ 발암성 정량평가: 발암성의 정량평가란 발암물질의 용량에 대한 발암이라는 반응을 평가하는 것을 의미하며 발암력(cancer slope factor)과 단위위해도(unit risk level)에 의해 평가된다. 발암력이란 발암기울기인자이라고도 하며 70년의 일생 동안 화학물질에 노출되었을 경우에 개인이 암으로 발전할 가능성에 대한 평가를 의미한

다. 발암기울기는 <그림 1-12>에서처럼 제로역치용량(zero threshold dose)에서 동물실험이나 역학자료로부터 얻은 용량-반응 곡선의 암을 유발하는 최소용량의 상한값(lowest dose that caused cancer)과 연결하는 직선 내삽(linear intrapolation)을 통해 얻어진다. 제로역치용량에서의 역치(threshold)란 물질에 의해 유해작용이 시작하는 용량을 의미한다. 그러나 발암이란 단 하나의 화학물질로 돌연변이에 의해 암세포가 발생할 수 있다. 이는 비발암물질에서 사용되는 역치가 발암물질에서는 없다는 것을 의미하며 따라서 '0' 용량에서에서 역치가 시작하게 된다. 일반적으로 발암성 물질의 역치존재에 대한 논란이 있다. 찬성하는 쪽에서는 DNA 수선효소와 같이 돌연변이에 대한 방어기전이 세포내에 존재하기 때문에 발암물질에도 역치가 존재하는 것으로 주장한다. 반면에 반대하는 쪽에서는 단 하나의 물질에 의해 하나의 세포의 변화로 암 발생 가능성이 있기 때문에 발암물질에 대한 역치는 없다고 주장한다. 발암기울기인자의 단위는 mg/kg/day이며, 크면 클수록 발암 위험(cancer risk)이 크다는 것을 의미한다. 따라서 발암물질일 경우에는 비록 작은 양이라도 노출(폭로)되면 어떠한 위험(risk: 고유상태 하에 어떤 물질이 해를 일으킬 것이라는 확률)을 가지고 있다는 것을 의미한다.

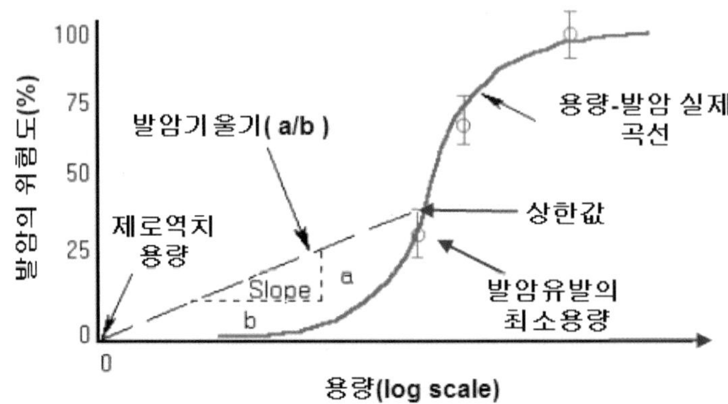

〈그림 1-12〉 발암기울기인자(cancer-slope factor)의 설정방법
제로역치용량(zero threshold dose)에서 동물실험이나 역학적 자료로부터 얻은 용량-반응 곡선의 암을 유발하는 최소용량의 상한값(lowest dose that caused cancer)과 연결하여 얻어진다.

단위위해도(unit risk level)는 발암물질로 인해 사람에게 나타나는 암의 발생 정도를 말하며 개인평생위해도(individual lifetime risk level) 또는 인구집단 위해도(population lifetime risk level)로 나타낸다. 개인평생위해도는 '섭취 또는 노출 용량(dose, mg/kg/day)×발암기울기인자'로 암이 걸릴 확률을 % 또는 $10^{(-)}$지수로 나타낸다. 이는 발암물질에 노출되었을 때 발암 영향을 받을 초과 확률, 개인의 평생 70년 동안 이 용량에 노출되었을 때 최대 위해의 정도를 의미한다. 인구집단위해도는 '평생개인위해도×노출인구수(population exposed)'로 나타낸다. 예를 들어 특정물질에 대한 개인평생위해도가 1%이며 노출인구수가 1,000명이라고 가정할 때 인구집단위해도는 1%×1,000명=1/100,000이다. 즉 이 용량으로 매일 폭로된다면 인구 10만 명당 1명씩 암을 증가시킨다는 것을 의미한다. 이 농도에 대한 발암물질의 허용위험도(acceptable risk)는 10^{-5}에서 10^{-7}risk라는 폭로 범위(exposure range)로 제시할 수 있다.

④ 한약의 표적기관독성

특정 한약재의 생체내 특정 기관에 대한 독성과 기전의 이해는 서양의학적인 측면을 바탕으로 하였다. 즉, 어떠한 한약재와 어떤 성분에 의해 어떤 특정기관의 독성이 유발되며 이러한 독성은 독물독력학적 측면에서 어떻게 발생하는가에 대해 서술하였다.

⑤ 한약의 약물상호작용

앞서 언급한 것처럼 한약과 양약은 간의 P450에 의해 대사가 이루어진다. P450에 대한 한약의 영향은 활성의 증가와 감소를 통해 이루어진다. 본 장에서는 P450에 따라 한약에 의한 양약의 잠재적 상호작용에 대하여 살펴보았다. 특히 이러한 한약-양약의 상호작용에 대한 이해는 한방-양방 협진과정에서 발생할 수 있는 약물투여 측면의 이해를 증가시킬 수 있다.

이와 같이 한약독성학의 이해를 위한 그 개념과 범위에 대해 요약하였다. 독성학의 기본원리는 어떤 물질이 체내를 구성하는 4대 거대분자와의 상호작용으로 시작된다. 특히 P450에 의한 생체전환을 통해 발생하는 활성중간대사체는 4대 거대분자와의 상호작용을 할 수 있는 대사체이다. 한약이 체내에 흡수되어 대사를 통해 생성되는 활성중간대사체 생성까지가 독물동태학분야라면, 활성중간대사체가 4대 거대분자

와의 상호작용 및 독성을 유발하는 기전까지가 독물독력학의 분야가 된다. 이러한 독
물동태학과 독물독력학을 통해 한약의 일반적인 독성 특성, 표적기관, 독성, 약물상
호작용 기전을 아는게 중요하며 또한 이 과정에서 P450과 활성중간대사체의 역할의
이해는 필수적이다.<그림 1-13>

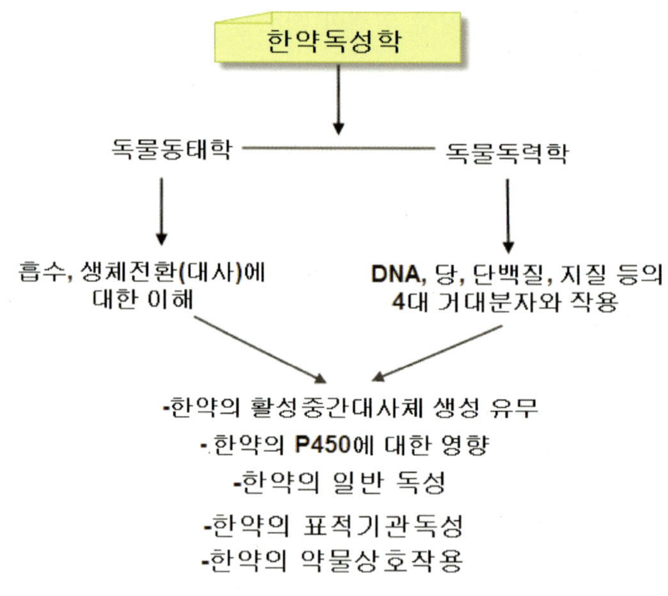

〈그림 1-13〉 한약독성학의 흐름도
한약을 비롯한 외인성 물질의 일반적인 생체전환(biotransformation)기전의 이해를
바탕으로 P450효소에 의한 활성중간대사체생성과 한약에 의한 독성기전을 이해
한다.

〈참고문헌〉

박영철 · 박경식 · 이선동, 서양의학 독성학의 기본적 개념과 한약의 LD50, 대한예방한의학회지, 1999, 3(2): 91 - 100.

Chan, K., Some aspects of toxic contaminants in herbal medicines, Chemosphere, 2003, 23: 1361 - 1371.

Zhao, Z, Zhitao Liang, and Ping Guo, Macroscopic identification of Chinese medicinal materials: Traditional experiences and modern understanding, Journal of Ethnopharmacology, 2011, 134: 556 - 564.

http://www.kr.dictionary.search.yahoo.com/search/dictionary: 한의학

http://directory.search.daum.net: 한의학

http://search.naver.com/search.naver: 한의학

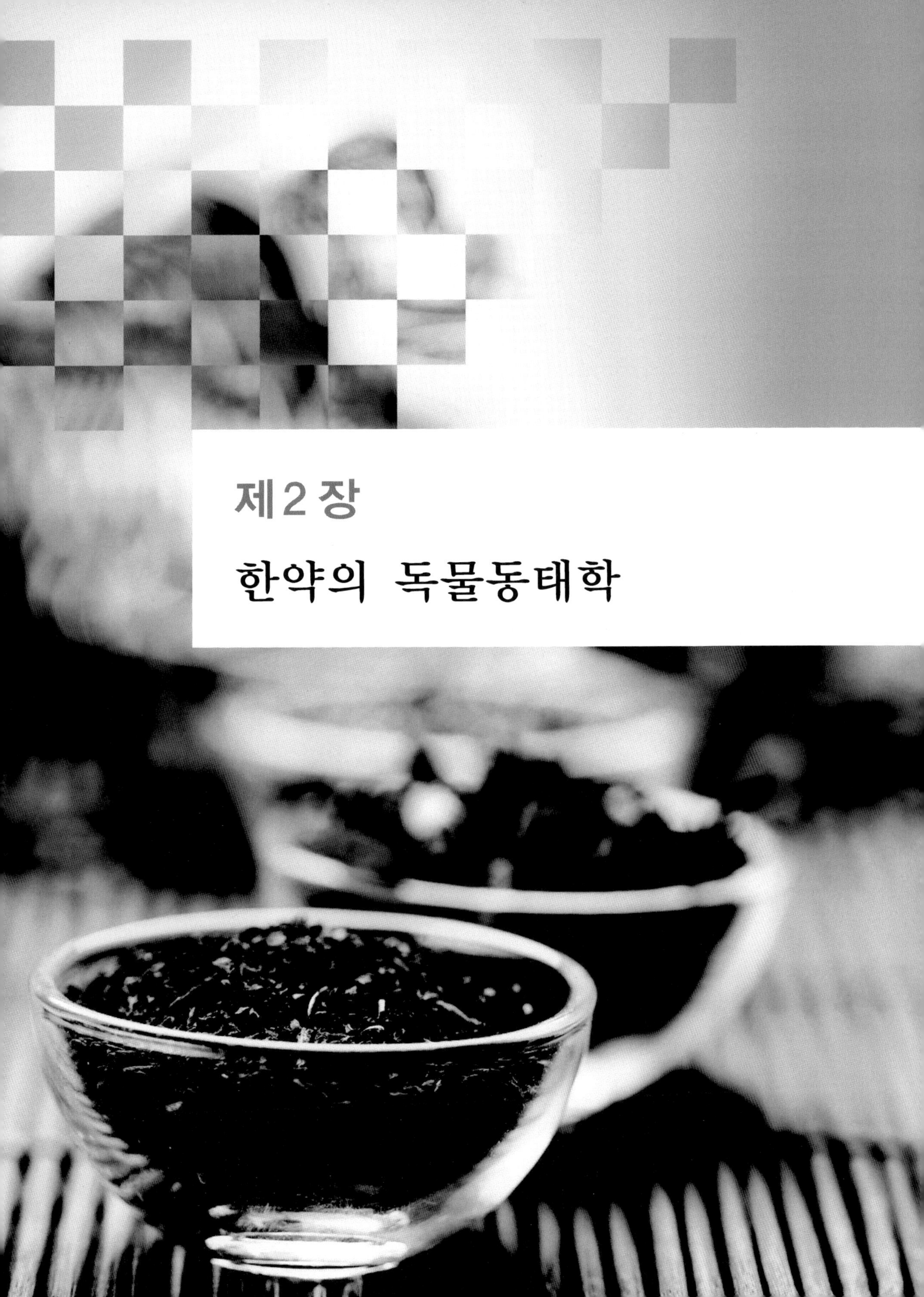

제 2 장
한약의 독물동태학

1. 독물동태학의 개념

◎ 주요 내용

> - 독물동태학은 흡수(absorption), 분포(distribution), 대사(metabolism), 배출(excretion)의 체내 이동(time-dependent movement)과정을 밝히는 분야이며 간단하게 "ADME"로 표현한다.

- **독물동태학은 흡수(absorption), 분포(distribution), 대사(metabolism), 배출(excretion)의 체내 이동(time-dependent movement)과정을 밝히는 분야이며 간단하게 "ADME"로 표현한다.**

독물동태학은 독성물질의 독성농도 및 무해농도를 이용하여 독성물질의 체내 흡수, 분포, 대사, 체외로 배출과정을 시간에 따라 물질의 체내 이동을 밝히는 분야이다. 독물동태학은 4개 분야의 첫 글자를 조합하여 간단히 'AMDE'라고 한다. 특히 독물동태학은 독성물질의 흡수부터 배출까지 전과정에 대한 이해를 통해 체내 지속성 및 농도에 대한 독성정보를 얻을 수 있는 중요한 분야이다. 한약 탕제에 대한 동태학적 특성 역시 대부분 경구로 흡수되어 체외 배출까지의 과정을 통해 얻게 된다. <그림 2-1>

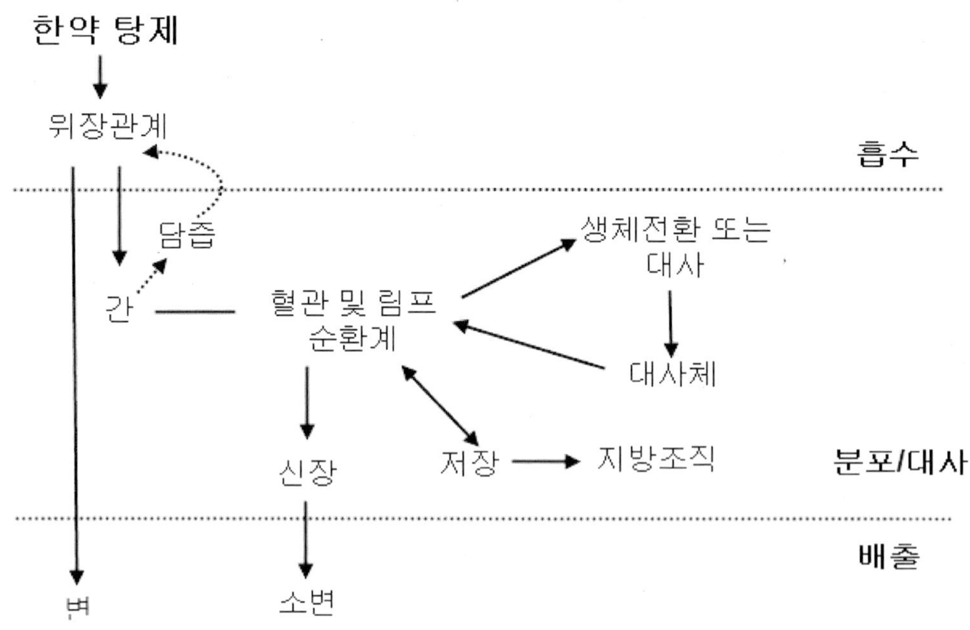

〈그림 2-1〉 한약 탕제의 AMDE

독물동태학은 체내 흡수(absorption), 분포(distribution), 대사(metabolism), 체외로 배출(excretion)을 다루며 네 과정의 첫 글자를 조합하여 간단히 AMDE라고 불리기도 한다. 한약 탕제 역시 이러한 독물통태학을 통해 독성정보를 얻게 된다.

흡수란 독성물질이 체외에서 체내에 들어가는 과정을 말한다. 독성물질의 흡수에 영향을 미치는 중요한 요인은 크게 노출경로(exposure route), 접촉부위에서의 독성물질의 농도 그리고 독성물질의 화학적, 물리적 성질로 요약된다. 독성물질이 체내에 흡수되는 경로는 일반적으로 위장관계, 호흡기계, 피부의 3분야이다. 분포는 체내에 흡수된 물질이 각 조직 또는 기관으로의 이동을 의미한다. 또한 분포는 독성물질의 화학적 특성 변화와 세포막 수용체 또는 운반체와의 결합에 의해 영향을 받는다. 따라서 원물질의 체내 분포는 물질의 화학적 특성을 변화시키는 대사에 의해 크게 영향을 받는다. 대사는 체내에 흡수된 원물질(parent compound)이 어떠한 효소에 의해 어떠한 형태로 전환되는가가 확인되는 생체내에서 원물질의 전환되는 과정을 의미한다. 일반적으로 생명체 유지를 위해 식이에 포함된 영양물질이 효소에 의해 생체 내에서 수행되는 화학적 반응을 대사라고 한다. 한약과 같은 외인성 물질인 경우에는 영양물질의 "대사"와 구분하여 체내에서 제1상반응 및 제2상반응의 효소를 통해 전환되는 과정을 생체전환(biotransformation)이라고 한다. 생체내에서 일어나는 화학적 반응이라는 측면에서 생체전환은 대사의 일부분이지만 외인성 물질의 대사라는 측면과 독성작용의 잠재성이 있기 때문에 영양물질의 대사와는 구별된다. 엄격한 의미에서 외인성 물질의 체내 전환을 생체전환이라는 용어를 사용해야 타당하나 일반적으로 대사라는 단어와 구분이 없이 독성학 분야에서도 혼용되고 있다. 독성학적인 측면에서 생체전환 또는 대사가 중요한 이유는 전환의 결과에 따라 생성된 최종 대사체의 화학적 특성이 독성화(intoxication) 및 무독화(detoxification) 경로를 결정하기 때문이다. 물론 대사에 의해 생성된 한약 특정 성분의 대사체가 약리작용을 하는 경우도 있지만 독성을 유발하는 중요한 원인이 되는 경우가 많다. AMDE에서 마지막 과정은 외인성 물질의 원물질 자체 및 대사체(metabolites)의 배출이다. 배출은 체내에 들어온 원물질 또는 생체전환을 통해 생성된 대사체가 체외로 빠져나가는 과정을 의미한다. 여기서 다루는 한약의 독물동태학 4대 요소인 흡수, 대사, 분포, 배출 중에서 대사가 한약독성학을 이해하는데 가장 중요하기 때문에 생체전환이라는 개념으로 다음 장에서 상세히 다룰 것이다. 그러나 단일물질로 구성된 양약과는 다르게 한약은 여러 약재와 여러 성분으로 구성되어 있어 독물동태학적으로 평가가 쉽지는 않다.

2. 한약의 흡수와 특성

◎ 주요 내용

- 한약은 소장 상피세포 세포막의 지질층과 채널을 통해 흡수될 수 있지만 대부분 지질층으로 흡수된다.
- 한약 탕제는 여러 한약재의 혼합으로 이루어지는데 이는 상호간의 흡수를 저해하거나 또는 한약의 생체이용률을 증가시키는 주요 원인이 된다.

● 한약은 소장 상피세포 세포막의 지질층과 채널을 통해 흡수될 수 있지만 대부분 지질층으로 흡수된다.

한약과 같은 유기성 외인성 물질이 효능이나 독성을 유발하는 표적기관(target organ)에 도달하기 위해서 먼저 혈액을 통해 여러 세포막을 통과하여야 한다. 특히 입(경구)를 통해 들어오는 한약을 비롯한 영양물질들은 소장을 통해 체내로 흡수된다. 소장 내에는 한층의 상피세포가 있으며 상피세포의 막에는 수많은 미세한 돌기인 미세융모(microvilli)가 있어 양분의 흡수 표면적을 넓혀 많은 양이 흡수가 가능한 구조이다. 결국 생체는 기본단위인 세포로 구성되어 있기 때문에 모든 물질은 세포막을 통과해야 한다. 따라서 세포막은 물질이 체내로 흡수하는데 중요하다.<그림 2-2>

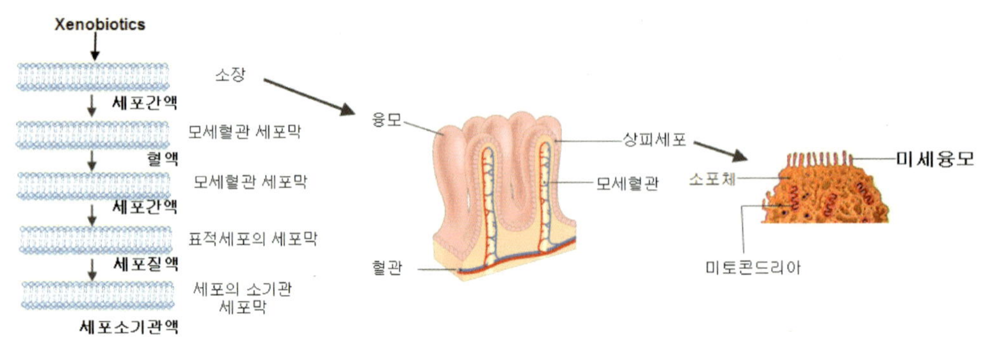

〈그림 2-2〉 세포막을 통한 외인성 물질의 이동과 소장의 구조
체내 흡수시에 외인성 물질은 결국 세포막을 통해 이동하게 된다.

세포나 세포소기관의 막은 단백질을 함유하고 있는 인지질 이중층(phosphlipid bilayer)이다. 특히 막을 구성하는 지질은 여러 종류가 있지만 인지질과 콜레스테롤 등이 주종을 이루며 적은 양의 스핑고지질(sphingolipid)이 있다. 외인성 물질이 막을 통과하는 데 중요한 막의 성분은 인지질분자이며 이들은 인산염으로 된 머리와 지질로 된 꼬리로 구성되어 있다. 인산염 머리는 극성을 띠며 친수성(hydrophilic)이며 반면에 지질 꼬리는 친지질성(lipophilic)이다. 세포막에는 단백질 역시 존재한다. <그림 2-3>처럼 세포막에 내재된 단백질은 막을 관통하는 채널(channel) 또는 운반체(carrier)를 형성하여 물질이동의 통로가 된다. 이러한 세포막 구조를 통한 물질이동 기전은 수동확산(passive diffusion), 선택적 수송(facilitated diffusion), 능동수송(active transport), 여과(filtration) 등이 있다. 생물체는 진화과정을 통해 생명유지를 위하여 필요한 영양물질을 빠르고 효율적으로 흡수하기 위해 단백질로 구성된 운반체를 가지고 있다. 이러한 운반체에 의한 물질이동을 운반체-매개성(carrier-mediated) 수송이라고 하는데 선택적 수송(facilitated diffusion)과 능동수송으로 구분된다. 선택적 수송은 막내외의 농도구배에 의한 운반체를 통한 확산을 통한 기전이다. 즉 물질농도가 낮은 곳으로 운반체를 통한 이동이다. 능동수송은 운반체를 통한 물질이동에 있어서 에너지가 소모되기 때문에 농도구배에 영향을 받지 않고 막의 운반체를 통과하는 기전이다. 반면에 수동확산은 막을 중심으로 농도가 높은 곳에서 낮은 곳으로 이동하는 방법을 의미한다.

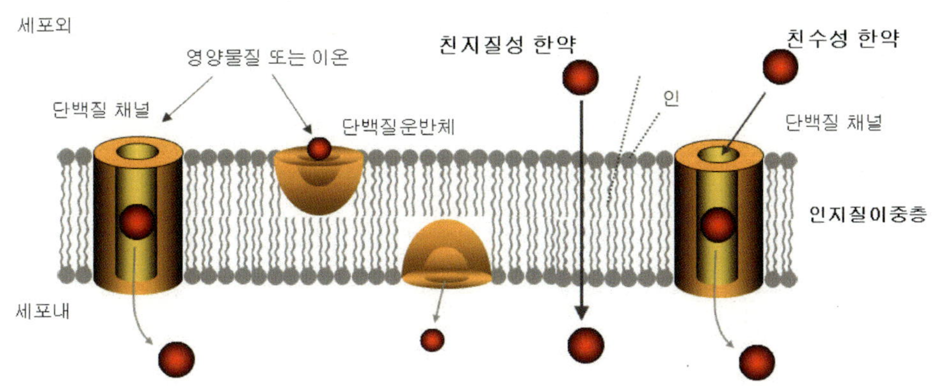

〈그림 2-3〉 세포막을 통한 물질이동 및 한약의 흡수기전

영양물질이 막의 운반체에 의해 이동하는 것과는 다르게 한약을 비롯한 대부분의 외인성 물질은 생명체의 항상성을 유지하기 위해 반드시 필요한 물질이 아니기 때문에 이들에 대한 막의 운반체는 없다. 한약의 단순확산에 의한 소장에서의 통과는 친지질성 한약과 친수성 한약으로 구분되어 흡수된다.

영양물질이 막의 운반체에 의해 이동하는 것과는 다르게 한약을 비롯한 대부분의 외인성 물질은 생명체의 항상성을 유지하기 위해 반드시 필요한 물질이 아니기 때문에 이들에 대한 막의 운반체는 없다. 따라서 소장을 통한 한약의 흡수는 막의 지질부분을 통해 단순확산에 의존한다. 그러나 단순확산에 의한 한약의 소장 통과는 친지질성 한약과 친수성 한약으로 구분되어 설명된다. 친지질성 한약은 소장 세포막의 지질이중층을 통과하여 체내로 들어온다. 친지질성 한약의 흡수 정도를 결정하는 가장 중요한 요인은 세포막의 지질과의 친화성(lipophilicity)이다. 지질막을 통과하는 한약은 지질용해도(lipid solubility)가 높고 이온화 강도(degree of ionizations)가 낮은 특성을 가지고 있다. 이러한 특성을 가진 한약재의 성분은 대부분 이온성이 없는 비이온화 형태(non-ionized form)이다. 지질용해도는 유지-물 분배계수(oil-water partition coefficient)로 계산되는데 물과 지질의 혼합 시 지질영역(lipid phase)과 수상영역(aqueous phase)에 분배되는 물질농도의 비율을 말한다. 한약의 분배계수가 높으면 막을 통과하거나 체내 축적될 수 있는 가능성이 크다는 것을 의미하다. 한약의 이온화 정도는 산의 해리상수에 음성로그를 취한 pK_a로 나타내는데 물질의 pK_a와 통과하는 막 주변의 pH에 따라 달라진다. 또한 물질의 이온화 강도는 일반적으로 Handerson-Hasselbach공식을 통해 확인할 수 있는데 주변의 pH와 물질의 pK_a가 같으면 절반은 이온화 형태이며 절반은 비이온화 형태를 의미한다. 주변 pH가 물질의 pK_a보다 높으면 높을수록 물질은 양성자(proton)를 상실하게 되어 이온화가 촉진된다.

반면에 친수성 한약은 <그림 2 - 3>처럼 막의 구멍 또는 물의 이동채널을 통해 이동하는 여과기전에 의존하여 세포막을 통과한다. 여과에서는 물질의 친수성과 크기가 외인성 물질의 막 통과를 결정하는 중요한 요인이다. 또한 농도구배보다 막 내외의 수압력 차이도 중요한 요인이다. 여과를 통한 물질이동은 분자량이 100이하가 적합하기 때문에 이보다 훨씬 큰 한약성분은 여과를 통해 체내 흡수가 되지 않는다. 그러나 친수성 한약은 거의 체내 흡수가 어렵고 체내에 유입이 되더라도 여러 세포막을 통과하여 표적기관에 도달하기 어렵다.

- **한약 탕제는 여러 한약재의 혼합으로 이루어지는데 이는 상호간의 흡수를 저해하거나 한약의 생체이용률을 증가시키는 주요 원인이 된다.**

일반적으로 한약은 여러 종류의 한약재를 혼합하여 탕제로 복용된다. 이들 한약들은 배합되는 종류에 따라 상호 흡수에 영향을 준다. <그림 2 - 4>은 바이러스, 세균에 의한 유행성 감기와 폐렴성 호흡기감염의 치료처방인 쌍황연구복액(雙黃連口服液, Shuang - Huang - Lian; SHL) 탕제가 랫드에서 장 관류를 통과하는 흡수 양상을 나타낸 것이다. 장 관류(intestinal perfusion)란 일정한 속노로 약물은 징을 통해 인위적으로 투여하는 것을 의미하기 때문에 실제 생체의 상황과는 다소 차이가 있다. SHL은 금은화(*Lonicerae japonicae* flos; LJF), 황금(*Scutellariae* Radix; SR)과 연교(*Forsythiae fructus*; FF) 등으로 배합되었다. Forsythoside A는 FF에만 존재하며 또한 SHL의 효능에 중요한 유효성분이다. Forsythoside A의 동일한 양을 SHL, FF+SR, FF+LJF, FF에 인위적으로 혼합한 후 랫드의 소장을 통해 흡수되는 양을 측정하였다. <그림 2 - 4>처럼 각 탕제에 동일한 forsythoid A의 함유에도 불구하고 원래 포함되는 있는 FF와 비교하여 SHL, FF+SR, FF+LJF 탕제군에서 흡수가 유의하게 감소되는 것을 확인할 수 있다. 이는 단일종류 탕제의 유효성분의 흡수가 다른 탕제의 혼합을 통해 감소되는 것으로 추정된다. 따라서 여러 한약재의 배합은 소장을 통해 각각의 성분 흡수를 저해한다.

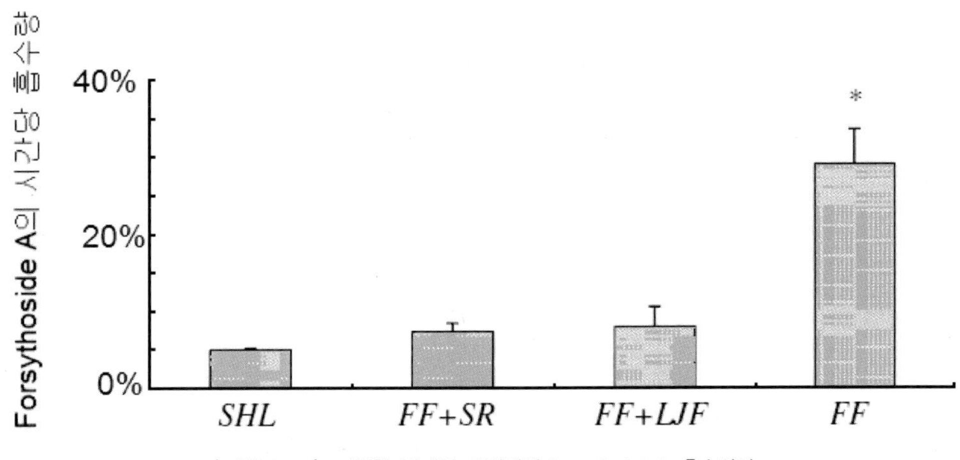

〈그림 2-4〉 다양한 탕제의 소장에서 forsythoid A 흡수차이

SHL: LJF+SR+FF, LJF: Lonicerae japonicae flos, SR: Scutellariae Radix, FF: Forsythiae fructus). 여러 한약재가 배합된 탕제는 동일한 forsythoid A의 함유에도 불구하고 원래 포함되는 있는 FF와 비교하여 SHL, FF+SR, FF+LJF 등의 탕제군에서 forsythoid A 흡수를 유의하게 감소시킨다(참고: Zhou).

그러나 소장을 통해서 흡수되면 혈액에서 forsythoid A 농도는 SHL를 비롯하여 FF+SR와 FF+LJF의 혼합탕제일수록 단일탕제의 FF보다 생체이용률(bioavailability: 탕제 또는 제제에 함유된 약물량에 대한 생체에 흡수된 약물량의 비율)이 높은 것으로 확인되었다. <표 2-1>는 SHL, FF+SR, FF+LJF, FF의 약물동태학적 지표를 나타낸 것이다. C_{max}(the maximum plasma concentration of the drug)는 혈장최고농도, T_{max}(the time after administration of a drug when the maximum plasma concentration is reached)는 C_{max}에 도달하는 시간, $T_{1/2}$(half-life)는 혈장에서의 흡수된 양의 50%가 감소되는 반감기, AUC(Area Under the Concentration-time curve)는 혈중농도-시간반응곡선하면적, 생체청소율(CL, body clearance)는 체중 및 시간당 체외로 빠져나가는 용량을 나타낸다. 일반적으로 AUC는 'AUC=투여용량/생체청소율'로 계산된다. 이 공식을 역으로 이용하여 생체청소율을 계산할 수 있는데 AUC는 시간 0에서 무한대의 AUC가 이용될 수 있다. 지표 중 CL를 제외한 C_{max}, T_{max}, $T_{1/2}$ 그리고 C_{max} 지표에서 SHL, FF+SR, FF+LJF의 혼합탕제가 FF 단일탕제보다 높은 것이 확인되었다. 반면에 CL에서는 혼합탕제보다 단일탕제가 높은 것을 알 수 있다. 이는 혼합탕제를 통해 흡수된 forsythoid A가 단일탕제를 통해 흡수된 것보다 생체 내에서 머무는 시간이 길다는 것을 의미한다. 또한 혼합탕제에서 forsythoid A가 단일탕제에서보다 생체이용률이 높다는 것을 의미한다.

〈표 2-1〉 한약재 혼합에 따른 forsythoid A의 약물동태적 측면

Parameters	SHL	FF+LJF	FF+SR	FF
C_{max}(ng mL^{-1})	30.559±4.403	15.97±2.033	24.339±3.393	9.830±3.113
T_{max}(min)	72±16	42±11	47±19	48±23
$T_{1/2}$(min)	602.198±129.311	583.043±236.826	499.932±6.631	199.063±1.897
$AUC_{0→∞}$(ug min mL^{-1})	7.705±2.396	5.780±2.114	4.351±0.034	1.219±0.087
CL (L min^{-1} kg^{-1})	0.562±0.013	1.112±0.318	1.149±0.009	4.118±0.306

(참고: Zhou)

<그림 2-5>는 동일한 양의 forsythoid A가 포함된 SHL, FF+SR, FF+LJF, FF의 여러 탕제가 소장을 통해 투여된 후 시간에 따른 혈장에서 forsythoid A 농도변화를 나타낸 것이다. 혼합탕제일수록 혈장에서 forsythoid A의 최고농도점이 단일탕제보다 지연되어 나타난다. 또한 대부분의 탕제는 소장을 통해 1시간 이내에 혈장에서 최고농도점에 도달하고 1~3시간 이내에 $T_{1/2}$가 발생하며 24시간 이내 대부분 대사되어 배출되는 것으로 추정된다.

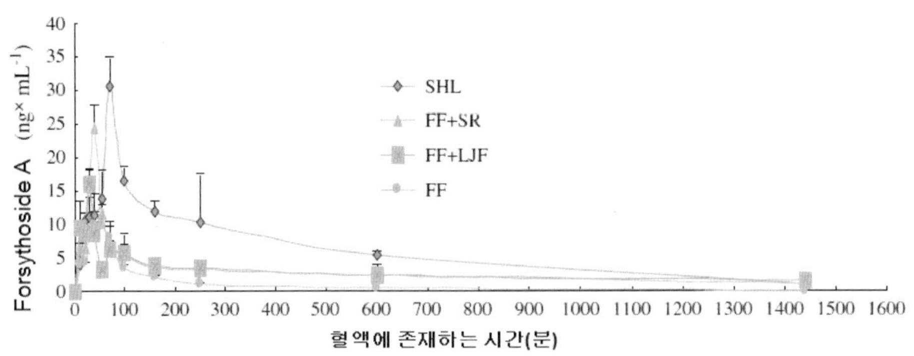

〈그림 2-5〉 시간에 따른 혈장에서 탕제 흡수량의 변화:
탕제는 소장을 통해 1시간 이내에 혈장에서 최고농도점에 도달하고 1~3시간 이내에 T1/2가 발생하며 24시간이내 대부분 대사되어 배출되는 것으로 추정된다(참고: Zhou).

이와 같이 한약 탕제는 소장에서 흡수되는데 각각의 성분흡수는 탕제를 구성하는 한약재의 수에 크게 영향을 받는다. 단일 한약재의 탕제보다 여러 한약재가 혼합된 탕제일수록 흡수에 크게 영향을 준다. 소장을 통한 한약 탕제의 흡수 특성은 혼합탕제일수록 유효성분의 흡수가 감소되지만 반면에 유효성분의 생체이용률은 증가된다. 유효성분의 흡수가 감소되는 이유는 혼합된 한약재의 다양한 성분에 의해 소장에서의 흡수 경쟁을 통한 저해 때문으로 추정된다. 또한 유효성분의 생체이용률 증가는 단일약재의 탕제에서보다 혼합탕제에서 대사되는 성분이 더 다양하고 많기 때문에 대사가 지연되기 때문이다. 일반적으로 체외배출을 위해서 한약재의 주요 성분은 생체전환을 통해 친지질성에서 친수성으로 전환되어야 한다. 그러나 혼합탕제에서의 다양한 성분이 유효성분과의 경쟁적 생체전환을 통해서 유효성분을 친수성으로 전환하는 것을 지연시킨다. 따라서 혼합탕제의 다양한 유효성분이 생체전환을 지연하는데 이러한 지연이 혼합탕제의 생체이용률을 증가시키는 원인으로 추정된다.

3. 한약의 생체전환 또는 대사 특성

◎ 주요 내용

- 한약의 대사는 장내세균에 의한 대사, 제1상반응의 P450에 의한 대사, 한약의 대사적 안정성과 개인의 대사능력 등의 이해가 중요하다.

- **한약의 대사는 장내세균에 의한 대사, 제1상반응의 P450에 의한 대사, 한약의 대사적 안정성과 개인의 대사능력 등의 이해가 중요하다.**

일반적으로 한약 및 양약과 같은 외인성 물질은 간에서 대사가 대부분 이루어진다. 한약의 경우도 대부분이 간에서 이루어지지만 한약재 성분 중 특히 glycoside는 위장관에서의 생체전환이 많이 일어나는 특성이 있다. 장에서의 생체전환은 대부분 장내세균에 의해 이루어지는데 한약재 성분의 다양한 변화를 유발한다. 예를 들어 특정 한약의 약리효능이 원료 자체의 성분보다 위장관에서 장내세균의 대사를 통해 생성된 대사체에 의해서 유발되는 경우도 있다. 따라서 장내세균은 한약의 약리기전에 매우 중요하다.

한약은 대부분 경구를 통해 섭취되는데 위장관은 한약의 생체전환을 위한 첫 번째 장소이다. 사람의 위장관에서 한약의 생체전환은 ① 장내세균에 의한 분해와 ② 장의 상피세포에 존재하는 제1상반응과 제2상반응의 효소에 의해 이루어진다. 이와 같이 장에서의 생체전환 후 간문맥을 통해 간으로 이동하게 되며 또한 간에서 대사되어 전신혈관계로 들어간다. 이와 같이 <그림 2-6>처럼 위장관으로 흡수된 약물이 간을 통해 전신혈관계로 나가기 전까지 장과 소장에서의 약물대사를 1차통과대사(first-pass metabolism)라고 한다. 특히 1차통과대사는 전신혈관계에서 약물의 농도를 결정하는 생체이용률에 중요한 역할을 한다. 소장과 간에서 1차통과대사가 크면 생체이용률은 감소하게 된다. 한약이나 양약 중에서 정맥주사로 투여되는 약물이 있는데 이는 1차통과대사가 크기 때문에 간과 소장을 통과하지 않고 바로 전신혈관계로 흡수되는 장점이 있다.

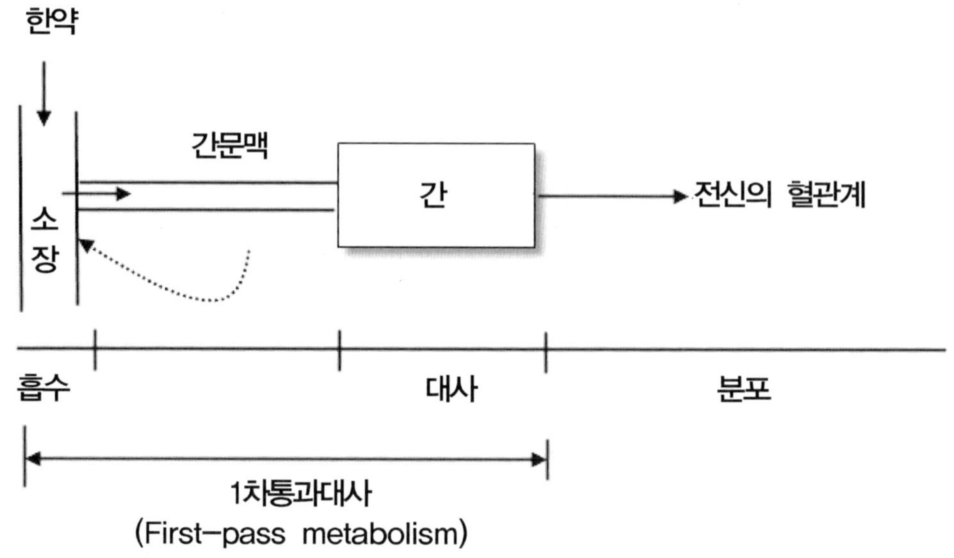

〈그림 2-6〉 한약의 1차통과대사

전신 혈관계를 들어가기 전까지 소장과 간에서의 한약의 대사를 1차통과대사라고 한다. 1차통과대사가 크면 클수록 전신혈관계로 들어가는 약물의 용량은 감소하게 된다.

따라서 생체전환효소의 기질이 되는 한약재의 성분은 전신혈관계로 유입되기 전에 장과 간에서 대사되는 제1통과대사의 영향을 받게 된다. 때로는 약리작용을 나타내는 대사체가 생성되기도 하지만 흡수된 한약성분의 대부분은 간에서 친수성으로 대사되어 배출된다. 또한 간에서의 대사를 통해 활성중간대사체가 생성되는 독성대사체로의 전환도 유발된다. 일부의 한약성분들은 간에서 생체전환에 영향을 주는 P450과 같은 제1상반응과 제2상반응 효소들의 활성에 영향을 주게 된다. 이러한 영향은 양약을 비롯한 다른 한약성분의 대사에 영향을 주는 약물-약물 상호작용(drug-drug interaction)을 유발하게 된다. 이와 같이 위장관 및 간에서 한약의 생체전환 또는 대사를 통해 볼 때 아래와 같은 점을 유의하게 이해해야 하는데 이는 한약의 체내 동태에 영향을 주는 주요 요인이기 때문이다.

- 장내세균에 의한 한약의 유효성분 생성과 분해에 대한 영향
- 소장의 상피세포와 간세포에 의한 제1상반응의 P450에 의한 한약재의 대사
- 소장과 간에서의 한약의 대사적 안정성
- 한약재에 대한 개인차: Polymorphism

1) 한약의 장내 생체전환과 유효성분의 생성

위장관은 경구복용으로 한약 대사 또는 생체전환이 일어나는 첫 번째 장소이지만 지금까지 한약의 대사에 있어서 장에서의 대사는 크게 주목을 받지 못해 많은 연구가 이루어지지 않았다. 사람의 장에는 피부에서 10^{12}, 입에서 10^{10}보다 더 많고 전체 무게가 1kg 이상의 세균 10^{14}개 정도가 존재한다. 장에서의 이들 세균은 대부분 혐기성이며 *Bacteroides, Clostridium, Lactobacillus, Escherichia* 와 *Bifidobacterium* 속(genera)의 종들이다. 그러나 이들 세균 종 이외에 약 1,000여 종의 장내세균 더 있기 때문에 한약에 대한 장내 대사를 이해하는데 어려움이 있다. 한약의 장내세균에 의한 생체전환은 제5장에서 설명되는 인삼의 유효성분인 ginsenoside가 대표적이다. Ginsenoside 이외에도 장내세균에 의해 생체전환되는 한약 성분은 sennoside, paeoniflorin, baicalin, glycyrrhizin와 geniposide 등이 있다.

한약의 특정 약리작용을 위해서는 이들 유효성분이 전신혈관을 통해 표적 조직, 세포나 또는 표적물질의 수용체에 결합하여야 한다. 이러한 한약의 약리작용을 위한

성분은 한약의 원래 성분이거나 장 및 간에서의 대사체일 수도 있다. 그러나 한약의 유효성분이 장에서 대사체로의 전환없이 흡수가 되지 않는 성분도 있다. 이러한 장내 대사는 한약의 약리작용을 위해서도 필요하다. 예를 들어 작약의 주요 유효성분인 paeoniflorin은 장에서 흡수가 잘되지 않는다. 그러나 paeoniflorin은 장내세균에 의한 생체전환을 통해 paeonimetabolin-I로 전환후 흡수되어 강력한 항경련효과를 나타낸다. 또한 인삼의 ginsenoside인 Rb1, Rb2와 Rg1 역시 장에서 흡수가 잘되지 않지만 <그림 2-7>처럼 장내세균에 의해 compound K(C-K)와 protopanaxadiol로 전환되어 쉽게 흡수되어 인삼의 주요 약리작용의 일부를 담당한다. 한약의 특정성분은 흡수가 잘되지 않는 경향이 있는데 이들은 장내세균에 의해 전환되어 쉽게 흡수되며 한약의 약리효능을 나타내는 데 주요한 역할을 한다. 따라서 장내세균에 의한 생체전환은 한약재의 새로운 유효성분 생성을 유도하며 또한 장을 통해 체내로의 흡수를 유도한다.

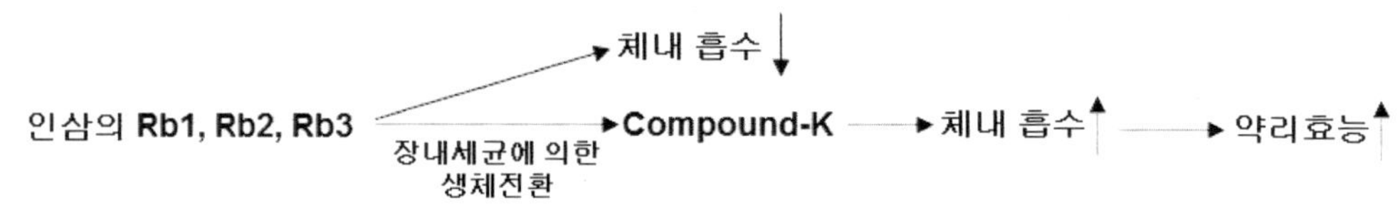

〈그림 2-7〉 장내세균을 통해 흡수가 증가되는 ginsenoside

인삼의 ginsenoside인 Rb1, Rb2와 Rg1은 장에서 흡수가 잘되지 않지만 장내세균에 의한 Compound K(C-K)와 protopanaxadiol로의 전환되어 장을 통해 쉽게 흡수된다.

2) 한약의 P450대사와 영향

장과 간에서의 한약 대사는 한약성분을 체외로 배출하는데 주요한 역할을 한다. 일반적으로 체내로 흡수되는 물질의 화학적 특성은 친지질성이다. 이러한 친지질성의 한약성분은 장의 세포막 지질부분을 통해 쉽게 체내로 흡수된다. 장내에서 세균에 의한 대사는 개체의 일부라기보다는 장내 환경에 기인하며, 반면에 소장의 상피세포와 간세포에서의 생체전환이 실질적인 생체전환의 기전이라고 할 수 있다. 이들 장과 간에서의 대사는 한약의 친지질성이라는 화학적 특성을 제1상반응을 통해 '극성', 그리고 제2상반응을 통해 '친수성'으로 전환을 유도하여 체외로 배출하는 중요한 역할을 한다. 제1상반응과 제2상반응은 모든 외인성 물질의 배출을 위한 중요한 생체전환 기전이며 한약의 성분 역시 이러한 반응에 의해 체외로 배출된다. 이와 같이 외인성 물질의 생체전환 기전은 흡수 후에 체외로 배출하는데 중요하기 때문에 제3장에서 상세히 다룰 것이다.

한약을 포함한 양약, 오염물질 농약, 발암물질 등의 모든 외인성 물질이 생체전환하는데 핵심적인 역할을 하는 것은 제1상반응의 P450 효소이다. P450 효소에 의해 친지질성의 외인성 물질은 극성으로 화학적 특성이 전환되며 제2상반응의 효소인 UDP-glucuronosyl transferase와 sulfotransferase 등의 효소에 의해 친수성으로 전환된 후에 배출된다. 이들 효소는 다른 어떤 조직 및 기관에서보다 간에서 전체의 약 80%이상 분포되어 있기 때문에 간이 모든 외인성 물질의 대사나 생체전환의 가장 중추적인 역할을 하는 중요한 이유가 된다. P450효소 중에서 특히 CYP1A2, CYP2A6, CYP2C9, CYP2C19, CYP2D6, CYP2E1와 CYP3A4의 P450 효소가 외인성 물질 대사의 핵심역할을 하기 때문에 "독물－약물 대사효소군(toxin-drug metabolism enzyme families)"이라고 한다. 한약 역시 이들 효소군에 의해서 생체전환이 된다. 또한 소장 상피세포(enterocytes)는 경구로 통해 들어오는 P450－의존성 대사가 일어날 수 있는 첫 번째 장소이다. 소장에서는 전체 P450 효소 중 CYP3A4와 CYP2C9 효소가 각각 70%, 15%의 비율로 가장 높은 활성을 나타낸다. 그러나 P450효소 중 CYP1A1, CYP1A2, CYP2A6과 CYP2E1 등은 발현에 개인차이가 크다.

그러나 한약은 간 및 소장의 세포에서 P450에 의해서 대사도 되지만 또한 각 성분들이 P450효소의 활성을 증가시킬 수도 있고 활성을 저해할 수도 있다. 이러한 영향은 다른 한약의 대사뿐 아니라 양약 대사에도 영향을 주는 약물상호작용을 유발하는 가장 중요한 요인이 된다. <그림 2－8>은 다양한 한약추출물로 인한 주요 P450활성 증가와 저해 정도를 나타낸 것이다. 대조군의 P450 활성을 100%기준으로 했을 때 한약 및 다른 식물의 추출물에 의해 활성이 증가 또는 감소되는 것을 확인할 수 있다. 이러한 P450활성의 차이는 한약의 대사 및 독성기전에 큰 영향을 주게 된다.

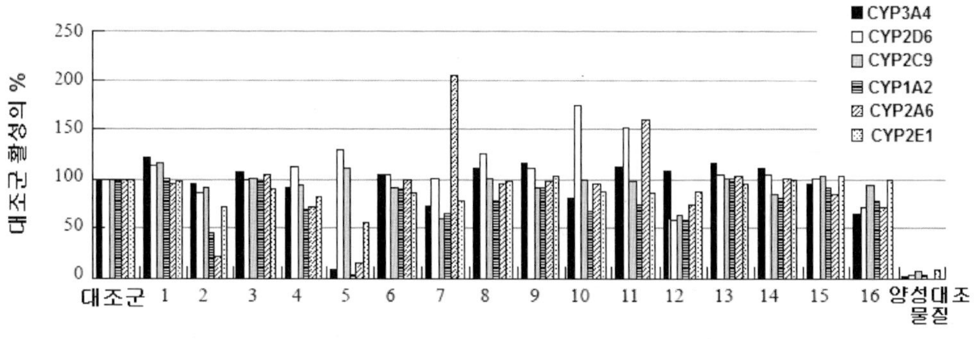

〈그림 2-8〉 한약과 다양한 식물의 P450 활성 증가와 저해

1: 천궁, 2: 단삼, 3: 홍화(Safflower), 4: 작약, 5: 장미목, 6: 시베리안 시호, 7: 유자, 8: 인도 Sanchi, 9: 창포, 10: 지실, 11: 계피, 12: 수엽나무의 가시, 13: *Spine Date*의 종자, 14: 학부(Xuefu), 15: 관심(Guanxin), 16: Corydalis glaucescens Regel (참고: Yong)

3) 한약의 소장 및 간에서 대사의 안정성

한약은 소장과 간에서 장내세균이나 효소군에 의해서 대사되는데 이들 효소군 및 장내세균에 의한 한약대사의 경향성을 대사적 또는 생체전환 안정성(metabolic stabilty)이라고 한다. 예를 들어 높은 친지질성 성분은 지방세포에 쉽게 흡수, 축적되어 오랜 시간이 지난 후 대사되기 때문에 대사적 안정성이 높다고 할 수 있다. 한약의 체내대사는 유효성분의 생성이나 독성물질로 전환되는 결과도 가져오지만 무엇보다도 가장 중요한 것은 물질의 친수성이라는 화학적 특성을 갖게 한다는 것이다. 이러한 친수성은 물에 녹아 체외로 배출되게 되는데 한약의 성분이 대사되는 정도를 대사적 안정성으로 나타낸다. 즉 체내에서 흡수된 한약의 잔류시간이 길면 그만큼 친수성으로의 전환이 쉽게 되지 않기 때문에 대사적 안정성이 높다고 할 수 있다. 반면에 체내 잔류시간이 짧으면 대사가 빠르게 이루어져 체외로 배출되는데 이는 대사적 안정성이 낮다고 할 수 있다. <그림 2-9>처럼 한약의 대사적 안정성 측면에서 체내 동태적인 측면을 이해할 수 있다. 경구로 투여되는 한약의 성분을 장에서의 흡수와 비흡수 성분으로 구분할 수 있다. 비흡수 성분의 대부분은 친수성 특성을 가지고 있기 때문에 장의 지질부분을 쉽게 통과하지 못한다. 반면에 친지질성의 한약성분은 쉽게 소장의 지질막을 통과한다. 장내에서 비흡수 성분은 장내세균 및 장의 상피세포에 의한 생체

전환을 통한 친지질성 전환을 통해 쉽게 통과할 수 있다. 반면에 소장에서 대사적 안정성이 높은 친수성 한약의 성분이 대사가 되지 않으면 친지질성으로 전환이 되지 않아 장내 흡수가 어렵다. 또한 한약은 다양한 성분이 존재하여 A라는 성분을 대사시키는 장내세균 및 상피세포의 효소군을 B라는 성분이 활성을 저해하면 흡수가 어렵게 된다. 소장 내에서의 이러한 한약의 흡수와 비흡수의 관계는 간에서도 유사하게 적용된다. 간에서 대사적 안정성이 높으면 전신혈관계를 통해 지속적으로 순환되면서 체내 잔류시간이 증가하게 된다. 반면에 대사적 안정성이 약해 간에서 대사되면 친수성으로의 전환되어 신장을 통해 배출되어 체내 잔류시간이 짧게 된다. 따라서 한약의 대사적 안정성과 생체전환과 관련된 효소의 활성 저해나 촉진은 한약의 흡수와 전신혈관계에서의 잔류시간에 크게 영향을 주게 된다. 따라서 대사적 안정성은 한약의 성분이 체내에서의 생체이용률과 체외로 배출되는 청소율을 결정하는 중요한 요인이 된다. 장 및 간에서의 대사양상(metabolic profile)은 한약의 주요 유효성분의 대사적 안정성의 특성에 따라 동태학적 특성을 이해하는 데 중요하다.<그림 2-9>

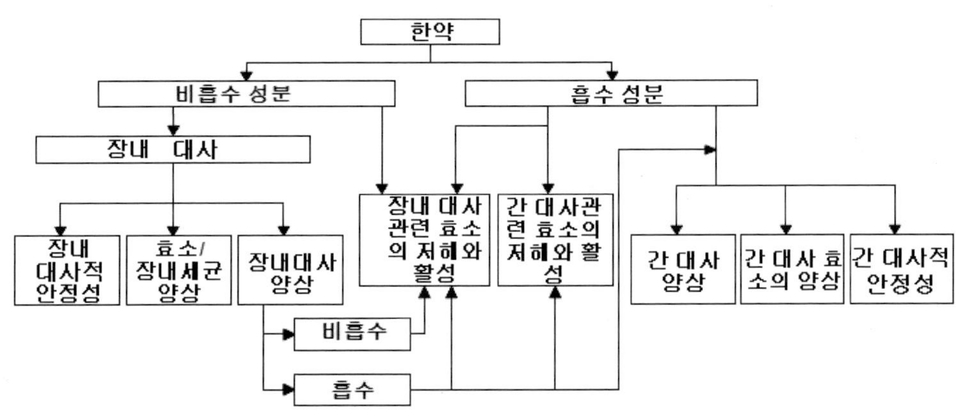

〈그림 2-9〉 한약의 대사적 안정성에 의한 흡수와 비흡수 기전

한약의 성분이 대사되는 정도를 대사적 안정성(metabolic stability)으로 나타낸다. 즉 체내에서 흡수된 한약이 잔류시간이 길면 그만큼 친수성으로의 전환이 쉽게 되지 않는 대사적 안정성이 높다고 할 수 있다. 반면에 체내 잔류시간이 짧으면 대사가 빠르게 이루어져 체외로 배출되는데 이는 대사적 안정성이 낮다고 할 수 있다(참고: Yong).

4) 한약대사의 개인차

이와 같이 간을 거쳐 혈관을 통해 들어가는 한약의 물질은 원물질을 포함하여 다양한 대사체에 의해 약리효능 및 독성을 발휘할 수 있다. 일반적으로 동일한 양의 약물이라도 사람들에게 사람에 따라 민감성이 다르다. <그림 2-10>처럼 한약을 비롯한 약물은 대사 능력에 따라 대사-능력 저하인(poor metabolizer), 대사-능력 우월인(extensive metabolizer), 대사-초능력인(ultra-rapid metabolizer)으로 구분되며 일반적인 인구에서 각각 7%, 90%, 3%의 비율로 존재한다. 일반적으로 대사능력이 왕성한 사람일수록 약물에 대한 효능이 약한 반면에, 대사-능력 저하인 경우에는 동일한 약물이라도 강하게 작용하는 특성이 있다.

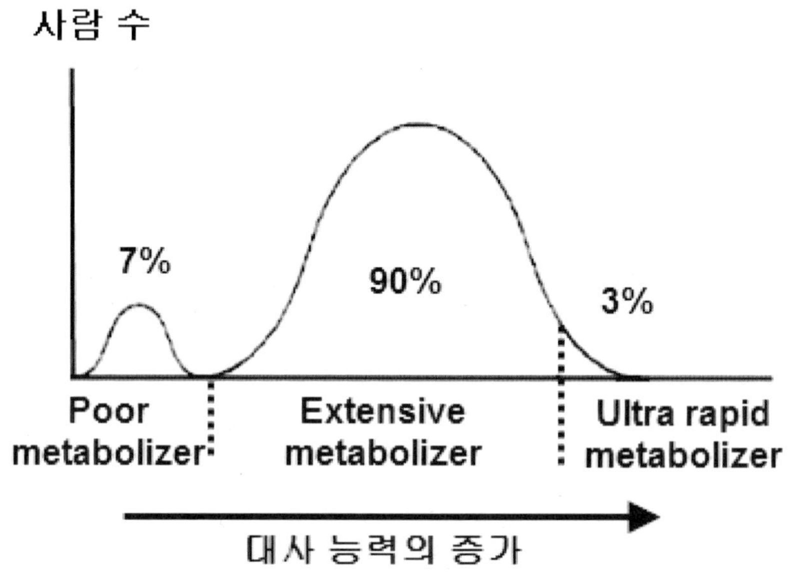

〈그림 2-10〉 약물에 대한 대사능력의 다형성(polymorphism)
약물의 대사능력에 따라 대사-능력 저하인(poor metabolizer), 대사-능력 우월인(extensive metabolizer), 대사-초능력인(ultra-rapid metabolizer)으로 구분된다.

　사람에 대한 약물의 대사능력 차이를 약물의 다형성(polymorphism)이라고 한다. 이러한 약물의 다형성은 연령과 영양적인 요소가 작용하지만 유전적 차이에 기인하는 것이 대부분이다. 특히 약물의 다형성과 관련된 가장 중요한 유전적 차이는 P450 효소를 발현하는 유전자의 차이이다. P450의 다형성은 유전자의 특성에 따라 약물 대사율이 거의 1,000정도 차이가 있는 것으로 확인되고 있다. 또한 장내세균의 활성역시 사람마다 큰 차이가 있다. 따라서 간과 장에서 효소의 개인적 특성은 한약의 대사에 가장 큰 영향을 주는 요인이라고 할 수 있다.

4. 한약의 분포(Distribution)와 배출(Excretion)

◎ 주요 내용

- 분포는 혈관을 통해 전신으로의 이동을 의미하는데 간 대사는 생체이용률에 큰 영향을 준다.
- 탕제의 각 유효성분은 경구투여량 및 조직에 따라 분포농도가 다르며, 탕제투여 후 약 6시간 동안 지속적으로 각 조직에서의 분포가 증가한다.
- 배출(excretion)은 체내에 들어온 원물질 또는 생체전환을 의해 생성된 대사체가 체외로 빠져나가는 과정을 의미하며 생체청소율과 반감기로 나타낸다.

- **분포는 혈관을 통해 전신으로의 이동을 의미하는데 간 대사는 생체이용률에 큰 영향을 준다.**

    한약이나 독성물질과 같은 외인성 물질은 소장을 통해 흡수되면 간문맥을 거쳐 간으로 간다. 간은 한약을 비롯한 외인성 물질의 주요 대사 장소이다. 대부분의 한약은 이곳에서 대사되는데 흡수된 한약은 한꺼번에 대사가 이루어지지 않으며 한약의 원물질 자체나 대사체 등이 혼합되어 간을 통과하여 전신혈관계로 이동하게 된다. 이와 같이 간을 통과한 한약이 전신으로 이동하는 과정을 분포(distribution)라고 한다. 간을 통해 한약이 분포되기 전에 흡수된 한약의 일부는 대사가 된다. 대사체가 약리작용을 하는 경우도 있으나 대부분의 약물은 원물질이 약리효능을 나타낸다. 따라서 간에서 대사가 많이 이루어지면 효능을 나타내는 유효물질의 혈중 농도가 감소되는데 이를 생체이용률(bioavailability)의 감소로 표현할 수 있다. 예를 들어 A라는 탕제가 약 50%가 대사되면 혈중의 생체이용률은 반으로 감소되어 50%가 된다. 이 경우에 대사율이 낮으며 생체이용률이 높은 좋은 약물이라고 할 수 있다. 이러한 생체이용률을 결정하는 중요한 요인이 1차통과대사이다.

    간을 통과한 한약은 한약의 원물질 및 대사체의 화학적 특성에 따라 알부민과 같은 혈장단백질과 결합을 하여 이동하거나 세포의 세포막에 존재하는 수용체와 결합하여 특정 세포나 조직에 축적된다. 이러한 한약의 결합은 효능측면의 약리작용으로 이해할 수 있으나, 오히려 독성을 유발할 수 있다. 이와 같이 약리작용이든 독성이든 한약의 특정성분이나 독성성분이 결합하여 독성 또는 효능을 나타내는 조직이나 기관을 표적기관(target organ)이라고 하며, 표적기관에서 독성을 나타내면 표적기관독성(target organ toxicity)이라고 한다.

- **탕제의 각 유효성분은 경구투여량 및 조직에 따라 분포농도가 다르며 탕제투여 후 약 6시간 동안 지속적으로 증가한다.**

한약재인 황련을 통해 유효성분이 각 조직에서의 분포양상을 확인할 수 있는 좋은 예이라고 할 수 있다. 황련은 이질, 부정맥, 당뇨병의 치료에 이용된다. 황련의 유효성분은 8가지의 알칼로이드인 berberine, coptisine, palmatine, jatrorrhizine, epiberberine, worenine, columbamine와 magnoflorine, 그리고 비－알칼로이드인 ferulic acid, chlorogenic acid, Berberine, coptisine, palmatine과 jatrorrhizine이 있다. <그림 2－11>은 마우스에 이들 유효성분이 포함된 황련의 탕제를 0.37, 1.11과 3.34 g/kg를 경구투여한 후 조직에서의 분포를 확인하였다. 황련탕제의 분포를 위해 확인된 유효성분은 4종류의 알칼로이드인 berberine(BER), coptisine(COP), jatrorrhizine(JAT), palmatine(PAL)이며 농도의 확인은 뇌, 심장, 폐에서 투여 후 2시간, 4시간과 6시간에 이루어졌다. 향련탕제투여 후 4종류의 알칼로이드는 심장에서 가장 많았으며 폐와 뇌의 순으로 분포하였다. 시간에 따른 분포는 6시간동안 증가하였다. 특히 berberine는 모든 조직에서 가장 많이 분포된 것으로 확인되었다. 그러나 각 알칼로이드가 시간과 더불어 증가하는 경향이 있지만 알칼로이드의 투여량에 따른 증가는 조직에 따라 차이가 있다. Berberine, coptisine과 palmatine는 심장에서 경구투여량 증가에 따라 농도가 증가하였다. 반면에 coptisine과 palmatine는 폐, palmatine는 뇌에서 경구투여량의 증가에 따라 농도가 증가하였다. 이와 같이 탕제의 각 유효성분은 경구투여량 및 조직에 따라 농도가 다르며 탕제투여 후 마우스에서 6시간 동안 지속적으로 각 조직에서의 분포가 증가한다는 것을 알 수 있다. 또한 각 유효성분은 조직에 따라 그 농도의 차이가 있다는 것을 알 수 있다. 물론 약물의 전체적인 영향을 통해 이해하여야 하지만 이는 약리작용 측면에서 한약의 효능부위와 독성작용 측면에서 독성부위가 어떤 물질에 의해 이루어지는가에 대한 추정이 가

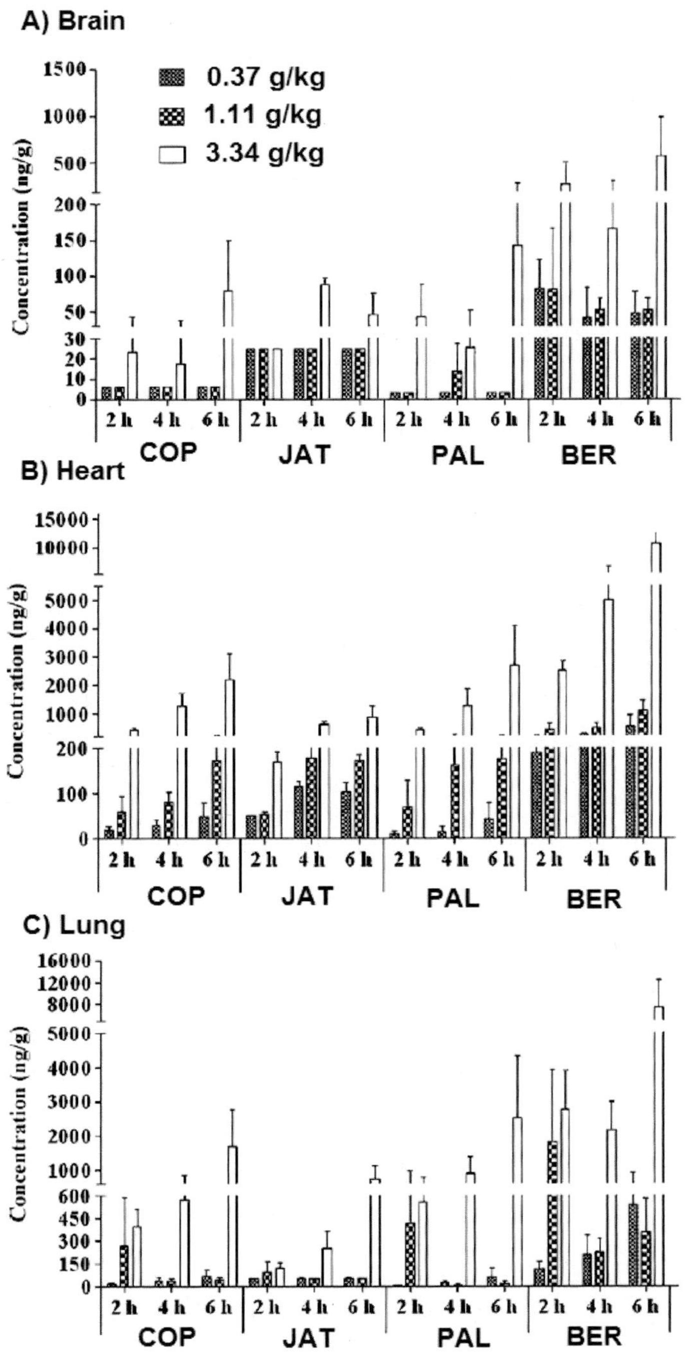

〈그림 2-11〉 황련 탕제의 성분에 따른 각 조직의 분포양상

BER: berberine, COP: coptisine, JAT: jatrorrhizine, PAL: palmatine. 탕제의 각 유효성
분은 경구투여량 및 조직에 따라 분포농도가 다르며 탕제 투여 후 마우스에서 6시간 동안
지속적으로 각 조직에서의 분포가 증가한다는 것을 알 수 있다(참고: Ma).

능하다. 예를 들어 심장기능의 향상과 독성이 유발되었다면 심장에 많이 축적된 황련의 4종류 알칼로이드에 기인하는 것으로 추정할 수 있다.

- 배출(excretion)은 체내에 들어온 원물질 또는 생체전환으로 생성된 대사체가 체외로 빠져나가는 과정을 말하며 생체청소율과 반감기로 나타낸다.

AMDE의 마지막 과정은 외인성 물질의 원물질 자체 및 대사체 형태로의 배출이다. 배출은 체내에 들어온 원물질 또는 생체전환을 통해 생성된 대사체가 체외로 빠져나가는 과정을 의미한다. 대부분 대사체가 친수성으로 전환되기 때문에 소변배출이 주를 이루지만 담즙배출, 배기호흡을 비롯하여 소수경로인 모유, 땀, 침샘의 기관 및 조직을 통해 배출될 수 있다. 그러나 대부분의 한약 탕제는 소변배출로 이루어진다. 배출은 체내 또는 혈액으로부터 사라지는 것을 의미하기 때문에 한약의 효능을 나타내는 시간과 관련이 있다. 즉 약물이 체내에 머무는 시간이 약리작용의 시간이다. 한약의 배출은 이미 언급한 생체청소율 및 반감기를 이용하여 대략적인 한약의 흡수에서 배출까지 소요되는 시간을 추정할 수 있다. 한약의 생체청소율과 반감기에 가장 큰 영향을 주는 요인은 한약의 친지질성이 친수성으로 전환되는 시간이다. 흡수되는 대부분의 한약은 친지질성을 가지고 있는데 이러한 친수성으로의 전환은 체내의 생체전환에 의해 결정된다. 따라서 생체전환의 이해는 한약의 약물동태학 또는 독물동태학적 특성에 있어서 아주 중요하다. 이와 같은 한약의 대사나 생체전환의 중요성 때문에 다음 장에서 좀 더 설명할 것이다.

〈참고문헌〉

박영철, 독성학의 분자 - 생화학적 원리, 한국학술정보(주), 2010(ISBN: 978 - 89 - 268 - 1259 - 4).

Asher, Gad, Orly Dym, Peter Tsvetkov, Julia Adler, Yosef Shaul, The Crystal Structure of NAD(P)H Quinone Oxidoreductase 1 in Complex with Its Potent Inhibitor Dicoumarol, Biochemistry, 2006, 45: 6372 - 6378.

Belous, Alexandra R., David L. Hachey, Sheila Dawling, Nady Roodi, and Fritz F. Parl, Cytochrome P450 1B1.Mediated Estrogen Metabolism Results in Estrogen - Deoxyribonucleoside Adduct Formation, Cancer Res., 2007, 67(2): 812 - 817.

Bolton, Judy L., Michael A. Trush, Trevor M. Penning, Glenn Dryhurst, Terrence J. Monks, Role of Quinones in Toxicology, Chemical Research in Toxicology, 2007, 13(3): 135 - 160.

Dickinson, Dale A. et al., Human glutamate cysteine ligase gene regulation through the electrophile response element, Free Radical Biology & Medicine, 2004, 37(8): 1152 - 1159.

Dickinson, Dale A., and Henry Jay Forman, Cellular glutathione and thiols metabolism, Biochemical Pharmacology, 2002, 64: 1019 - 1026.

Franklin, C.C., Backos, D.S., et al., Structure, function, and post-translational regulation of the catalytic and modifier subunits of glutamate cysteine ligase, Molecular Aspects of Medicine, 2009, 30: 86 - 98.

Gonzalez, Frank J. and Robert H. Tukey, Section I: General Principles, Chapter 3, DRUG METABOLISM Goodman & Gilman's The Pharmacological Basis of Therapeutics, 2005, 71 - 91.

Gross, Aaron, Ta Ren Ong, Rainer Grant, Todd Hoffmann, Daniel D. Gregory, and Lakshmaiah Sreerama, Human aldehyde dehydrogenase-catalyzed oxidation of ethylene glycol ether aldehydes, Chemico-Biological Interactions, 2009, 178: 56 - 63.

Higdon, JANE V., and BALZ FREI, Coffee and Health: A Review of Recent Human Research, Critical Reviews in Food Science and Nutrition, 2006, 46: 101 - 123.

Iles, Karen E., and Rui-Ming Liu, Mechanisms of glutamate cysteine ligase (GCL) induction by 4-hydroxynonenal, Free Radical Biology & Medicine, 2005, 38: 547 - 556.

Janosek, J., K. Hilscherova', L. Bla'ha, and I. Holoubek, Environmental xenobiotics and nuclear receptors interactions, effects and in vitro assessment, Toxicology in Vitro, 2006, 20: 18 - 37.

Jelski, Wojciech, and Maciej Szmitkowski., Alcohol dehydrogenase (ADH) and aldehyde dehydrogenase (ALDH) in the cancer diseases, Clinica Chimica Acta, 2008, 395: 1 - 5.

Kwak, Mi-Kyoung, Nobunao Wakabayashi, and Thomas W. Kensler, Chemoprevention through the Keap1-Nrf2 signaling pathway by phase 2 enzyme inducers, Mutation Research, 2004, 555: 133 - 148.

Kohle, Christoph, and Karl Walter Bock, Activation of coupled Ah receptor and Nrf2 gene batteries by dietary phytochemicals in relation to chemoprevention, Biochemical Pharmacology, 2006, 72: 795 - 805.

Kunitoh, Satoru, Susumu Imaoka, Toyoko Hiroi, Yoshuyasu, Takeyuki Monna, and Yoshihiko

Funae, Acetaldehyde as Well as Ethanol Is Metabolized by Human CYP2E1, The Journal of pharmacology and experiment therapeutics, 1997, 280(2): 527 – 532.

Lu, Shelly C., Regulation of glutathione synthesis, Curr. Topics Cell. Regulation, 2000, 36: 95 – 116.

Lu, Shelly C., Regulation of glutathione synthesis, Mol Aspects Med., 2009, 30(1 – 2): 42 – 59.

MA, Bing-Liang, Yue-Ming Ma, Rong Shi, Tian-Ming Wang, Ning Zhang, Chang-Hong Wang, and Yang Yang, Identification of the toxic constituents in Rhizoma Coptidis, Journal of Ethnopharmacology, 2010, 128: 357 – 364.

Maher, Pamela, The effects of stress and aging on glutathione metabolism, Ageing Research Reviews, 2005, 4: 288 – 314.

Phillips, Ian R., and Elizabeth A. Shephard, Flavin-containing monooxygenases: mutations, disease and drug response, Trends in Pharmacological Sciences, 2007, 29(6): 294 – 301.

Winterbourn, Christine C., and Mark B. Hampton, Thiol chemistry and specificity in redox signaling 2008, Free Radical Biology & Medicine, 2008, 45: 549 – 561.

Yamanaka, Hiroyuki., Miki Nakajima, Tatsuki Fukami, Haruko Sakai, Akiko Nakamura, Miki Katoh, Masataka Takamiya, Yasuhiro Aoki, and Tsuyoshi Yokoi, CYP2A6 and CYP2B6 are involved in nornicotine formation from nicotine in humans: Individual differences in these contributions, Drug metabolism and disposition, 2005, 33(12): 1811 – 1818.

Yong, LIU, YANG Ling Liu et al., Early metabolism evaluation making traditional Chinese medicine effective and safe therapeutics, SCIENCE B., 2006, 7(2): 99 – 106.

Zakhari, Samir, Overview: How Is Alcohol Metabolized by the Body?, 2006, 29(4): 245 – 254.

Zhou, Wei, Liu-qing Di , Jin-jun Shan, Xiao-lin Bi, Le-tian Chen, and Ling-chong Wang, Intestinal absorption of forsythoside A in different compositions of Shuang - Huang - Lian, Fitoterapia, 2011, 82(3): 375 – 382.

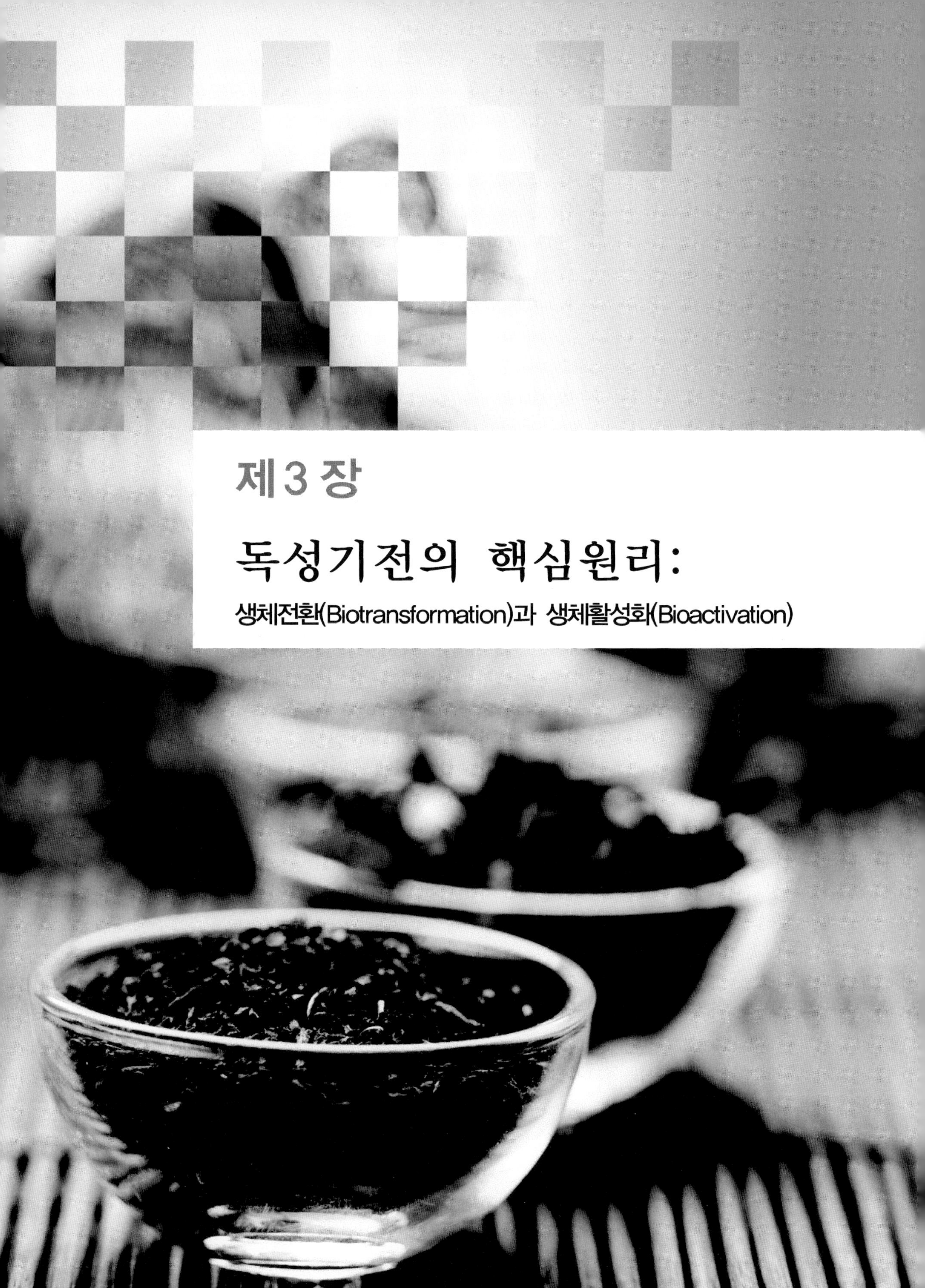

제 3 장

독성기전의 핵심원리:

생체전환(Biotransformation)과 생체활성화(Bioactivation)

한약은 여러 약재의 배합과 이들 각 약재의 수많은 성분으로 구성되어 있으며 대부분 열수추출(뜨거운 물로 끓여서 달임)을 통한 탕제의 형태로 복용된다. 이에 대한 독성의 유무는 사람에게 적용되는 용량을 실험동물에게 반복적으로 투여한 후 그 결과의 분석을 통해 확인한다. 그러나 어떤 물질이 작용하여 어떤 독성을 유발하는가의 독성기전에 대한 규명은 불가능에 가깝다. 특히 한약의 특정 성분이 독성을 가질 수 있다고 하더라도 이와 함께 투여된 수많은 성분에 의해 독성성분이 무독화가 될 수도 있으며, 또한 열수추출과정에서 제거될 수도 있기 때문에 독성기전을 규명하는데 더욱 어려움이 있다. 한약독성학에서 탕제의 독성 유무에 중점을 두어 한약의 독성을 서술하기에는 현재까지 연구된 자료가 너무 부족하다. 또한 정상적인 동물투여를 통해 얻어진 탕제의 독성 유무를 생체기능이 비정상적인 환자에게 투여하여 나타나는 독성 유무의 비교는 또한 해석의 차이를 유발할 수 있다. 이는 결국 한약독성에 대한 심층적 이해와 독성에 대한 대책을 마련하는 데 있어서 어려움을 가져올 수 있다.

따라서 단순히 독성의 유무가 아니라 독성기전의 측면에서 학문적 이해를 바탕으로 구성된 한약독성학이 되어야 한다. 여기서 논하는 독성기전의 핵심원리는 한약의 독성과 부작용의 기전을 이해하는 데 가장 중심적 이론이다. 이것은 한약독성학의 전반적인 이해뿐 아니라 다른 약물의 독성을 이해하는데 초석이 될 수 있다.

1. 생체전환의 개념

◎ 주요 내용

- 다양한 한약성분은 자체의 화학적 특성에 따라 흡수뿐만 아니라 생체전환 과정에 있어서 독물동태학적 차이가 있지만 생체전환을 통해서 화학적 특성이 친지질성 – 극성 – 친수성으로 전환된다.
- 제1상반응효소는 cytochrome P450, 제2상반응은 UGT효소에 의하여 한약은 가장 많은 촉매반응이 이루어진다.
- 생체전환은 제1상반응의 작용기화(또는 관능기화, 기능기화, functionalization)와 제2상반응의 포합반응(conjugation)을 통해 이루어진다.

● 다양한 한약성분은 자체의 화학적 특성에 따라 흡수뿐만 아니라 생체전환 과정에 있어서 독물동태학적 차이가 있지만 생체전환을 통해서 화학적 특성이 친지질성 – 극성 – 친수성으로 전환된다.

한약의 생체전환은 생체 내에서 제1상반응 및 제2상반응을 통해 전환되는 대사과정을 의미한다. 독물동태학의 흡수 – 대사 – 분포 – 배출로 이어지는 과정에서 가장 중요한 점은 외인성 물질의 화학적 특성과 변화이다. 체내에 유입되는 대부분의 외인성 물질은 지질로 구성된 생체막을 통과하기 위하여 '친지질성'의 화학적 특성을 가진다. 또한 신장배출을 위해서는 '친수성'으로 전환되어야 한다. 이러한 친지질성에서 친수성으로의 화학적 변화를 유도하는 과정이 외인성 물질의 생체전환이다. 생체전환은 각각 다른 효소의 촉매작용에 의하여 제1상반응과 제2상반응으로 구성된다. 그러나 체내에 들어온 외인성 물질은 생체전환 과정이 없이 가수분해와 같은 자연분해를 통해 친수성으로 전환되어 배출될 수도 있지만 외인성 물질의 90%는 생체전환을 통해 친수성으로 전환된다. 한약 역시 마찬가지로 친지질성으로 흡수되어 생체전환을 통해 친수성으로의 전환되어 배출된다.

<그림 3 – 1>은 한약의 화학적 특성에 따라 체내흡수와 배출과정에 대한 설명이다. 일반적으로 한약의 고친지질성 성분은 지방세포에 축적되는 경향이 있기 때문에 생체전환에 있어서 대사적 안정성(metabolic stability)이 높다. 이러한 특성의 물질은 장기간 지방세포에 축적되어 존재하는데 체중감량에 의해 지방세포의 크기가 감소되는 신체 환경의 변화가 있을 때 빠져나와 대사되어 친수성으로 전환된다. 한약의 친지질성 성분은 생체전환의 제1상반응과 제2상반응을 통해 친수성으로 전환되어 배출된다. 한약의 극성(polar: 극성은 전자를 끌러 당기는 힘을 의미하는데 원자와 원자가 결합할 때 원자의 핵이 다른 쪽 원자의 핵보다 상대 및 다른 원자의 전자를 끌어당기는 힘을 의미) 성분은 생체전환의 제1상반응을 거치지 않고 제2상반응을 통해 친수성으로 전환되어 배출된다. 반면에 한약의 친수성 성분은 장에서 흡수되지 않고 바로 대변을 통해 배출된다. 그러나 흡수가 잘 되지 않는 한약의 성분들은 장내세균에 의해 생체전환을 통해 쉽게 소장으로 흡수되어 약리작용의 유효성분으로 역할을 하기도 한다. 비록 2~30가지의 한약재 탕제로 인하여 수많은 성분이 혼합되어 서로 흡수저해를 하더라도 각각의 성분은 이러한 화학적 특성에 따라 흡수와 생체전환 과정을 거치게 된다.

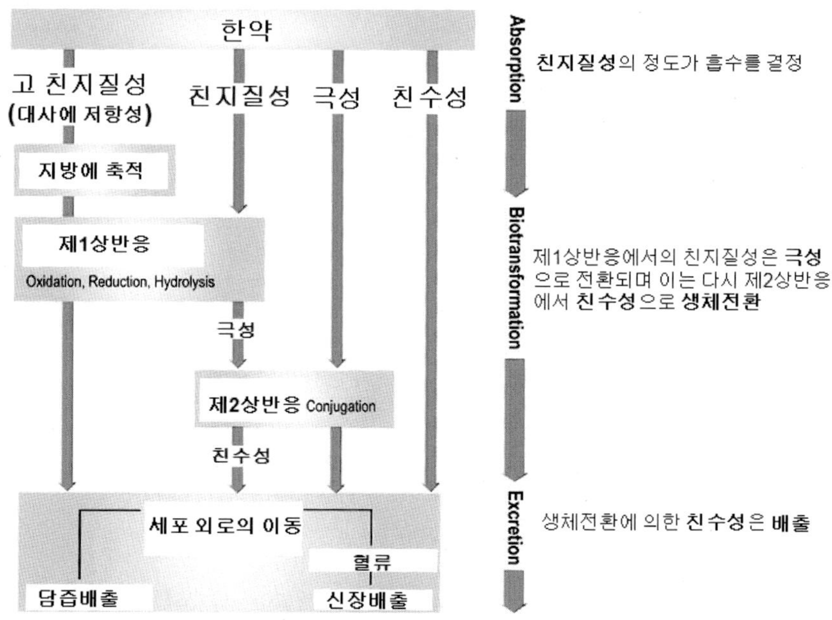

〈그림 3-1〉 한약의 화학적 특성에 따른 독물동태학적 차이

한약의 고친지질성(highly lipophilic)성분은 지방세포에 축적되며, 친지질성 성분은 생체전환의 제1상반응과 제1상반응을 통해 친수성으로 전환된다. 한약의 극성 성분은 생체전환의 제1상반응을 거치지 않고 제2상반응을 통해 친전자성으로 전환되며, 한약의 친수성 성분은 장에서 흡수되지 않고 바로 대변을 통해 배출된다.

이와 같이 한약의 다양한 성분은 자체의 화학적 특성에 따라 흡수뿐만 아니라 생체전환 과정 등의 독물동태학적 차이가 있다. 그러나 배출을 위해서는 화학적 특성이 생체전환을 통해서 친지질성 - 극성 - 친수성으로 전환된다. 이러한 생체전환을 통해 한약의 다양한 성분은 다음과 같은 독성학적인 측면의 중요성이 있다.

- 친수성으로의 전환은 세포막을 통한 다른 조직으로 이동 저해
- 빠른 체외 배출을 유도하여 생물학적 반감기 단축
- 한약성분의 독성 감소

● 제1상반응효소는 cytochrome P450, 제2상반응에서는 UGT 효소에 의하여 한약은 가장 많은 촉매반응이 이루어진다.

생체전환을 통한 외인성 물질이 친지질성에서 친수성으로 전환되기 위해서는 <표 3 - 1>

처럼 각각의 반응단계마다 다양한 효소의 촉매반응이 이루어진다. 한약을 극성으로 전환하는 제1상반응에서는 산화, 환원, 가수분해 등의 반응이 있으며, 제2상반응에서는 포합반응이 있다. 이들 효소의 활성은 다양한 기관에서 발생할 수 있으나 가장 활성이 높은 곳은 간이다. 위와 장의 모든 정맥혈이 간문맥과 연결되어 있기 때문에 위장관을 통해 들어오는 모든 한약성분은 간에서 대사되어 전신혈관계를 통해 분포된다. 따라서 간은 한약의 대사에 있어서 중심기관이 된다. 특히 한약복용으로 간독성이 발생하는데 이것은 한약의 90%이상이 간에서 대사되기 때문으로 추정된다.

간에는 간조직을 구성하는 전체 세포의 약 90% 이상으로 구성되어 있으며 간의 주요 기능을 실제적으로 수행하는 간실질 세포(parenchymal cell), 담즙상피 세포(cholangiocyte) 간혈관내피 세포(liver endotherial cell)와 이토세포(ito cell: 간위성 세포 또는 지방저장세포) 등이 있다. 그러나 간에서의 생체전환은 간실질세포와 동일하게 불리는 간세포(hepatocytes)에서 대부분 발생한다. 간세포에서의 제1상반응 및 제2상반응과 관련된 대부분의 효소는 마이크로솜(microsome)의 활면소포체(smooth endoplasmic reticulum; SER)와 세포질의 세포소기관에 집중적으로 위치한다. 특히 지질에 대한 용해성이 높은 경우, 한약은 세포질보다 활면소포체에서 생체전환이 더 잘 이루어진다.

<표 3 - 1>은 간세포에서 생체전환과 관련된 제1상반응과 제2상반응의 종류와 이와 관련된 효소들을 나타낸 것이다. 제1상반응(Phase I)은 산화(oxidation), 환원(reduction), 가수분해(hydrolysis)로 분류된다. 제1상반응의 산화반응에 관여하는 효소는 alcohol dehydrogenase, aldehyde dehydrogenase, aldehyde oxidase, xanthine oxidase, monoamine oxidase, diamine oxidase, prostaglandin H synthase, flavin-mono oxygenase와 cytochrome P450이 있다. 환원반응의 효소는 azo-and nitro-reduction, carbonyl reduction, disulfide reduction, sulfoxide reduction, quinone reductase와 reductive dehalogenation이 있다. 가수분해효소는 carboxylesterase, peptidase, epoxide hydrolase이 있다. 그러나 대부분의 유기성 외인성 물질이 cytochrome P450에 의해서 생체전환이 이루어지듯이 대부분 한약의 주요 성분도 역시 cytochrome P450에 의해 대사되는 것으로 추정된다.

제2상반응의 주요 포합반응으로는 글루쿠론산포합(glucuronidation), 황산포합(sulfate conjugation), 아세틸화(acetylation), 메틸화(methylation), 아미노산포합(amino acid conjugation)과 GSH포합(glutathione conjugation)의 6종이다. 제2상반응에서의 주

요 효소는 UDP-glucuronosyltransferase(UGT), sulfotransferase(SULT), N-acetyltransferase(NAT), methyltransferases(MT)와 glutathione-S-transferase(GST)가 있다. 일반적으로 제2상반응에서 UGT는 전체 제2상반응의 약 30% 정도로 가장 많은 약물의 대사에 관여한다. 이러한 근거를 바탕으로 한약의 생체전환에 관여하는 효소들 중 제1상반응에서는 P450, 제2상반응에서는 UGT 효소가 기질의 촉매반응에 가장 많이 참여할 것으로 추정된다.

〈표 3-1〉 제1상반응과 제2상반응의 화학반응 종류와 관련된 효소

화학반응	효소와 반응의 종류	세포내 위치
Phase I		
산화 (Oxidation)	Alcohol dehydrogenase	Cytosol
	Aldehyde dehydrogenase	Mitochondria, cytosol
	Aldehyde oxidase	Cytosol
	Xanthine oxidase	Cytosol
	Monoamine oxidase	Mitochondria
	Diamine oxidase	Cytosol
	Prostaglandin H synthase	Microsomes
	Flavin-mono oxygenase	Microsomes
	Cytochrome P450	Microsomes
환원 (Reduction)	Azo-and nitro-reduction	Microsomes
	Carbonyl reduction	Microflora,
	Disulfide reduction	Cytosol
	Sulfoxide reduction	Cytosol
	Quinone reductase	Cytosol, Microsomes
	Reductive dehalogenation	Microsomes
가수분해반응 (Hydrolysis)	Carboxylesterase	Microsomes, Cytosol
	Peptidase	Microsomes, Cytosol, Blood, Lysosomes
	Epoxide hydrolase	Microsomes, Cytosol
Phase II		
포합 (Conjugation)	Glucuronide conjugation	Microsomes
	Sulfate conjugation	Cytosol
	glutathione conjugation	Cytosol, Microsomes
	Amino acid conjugation	Mitochondria, Microsomes
	Acetylation	Mitochondria, Cytosol
	Methylation	Cytosol

• 생체전환은 제1상반응의 작용기화(또는 관능기화, 기능기화, functionalization)와 제2상반응의 포합반응(conjugation)을 통해 이루어진다.

생체전환은 두 반응단계인 제1상반응의 작용기화와 제2상반응의 포합반응을 통해 이루어진다. 제1상반응에서의 작용기화는 효소에 의한 산화, 환원과 가수분해의 반응을 통해 $-OH$, $-COOH$, $-SH$, $-O-$, NH_2의 작용기가 도입된다. 이는 한약의 친지질성에서 극성으로 전환을 유도한다. 이러한 작용기의 생성과정을 작용기화라고 하며 이들 새로운 원자단이 결합했을 경우에 대부분의 한약성분은 '극성'을 띠게 된다. 특히 생체전환의 제1상반응 과정에서 생성된 이들 극성부위는 제2상반응을 위한 부위로 이용된다. 즉 당유도체, 아미노산을 비롯한 메틸기의 다양한 내인성 물질들이 효소에 의해 한약성분의 극성부위에 포합되는 과정이 제2상반응이다. 한약의 성분은 제1상반응과 제2상반응을 거치면서 결과적으로 친지질성 → 극성 → 친수성으로 화학적 특성이 전환된다.<그림 3-2>

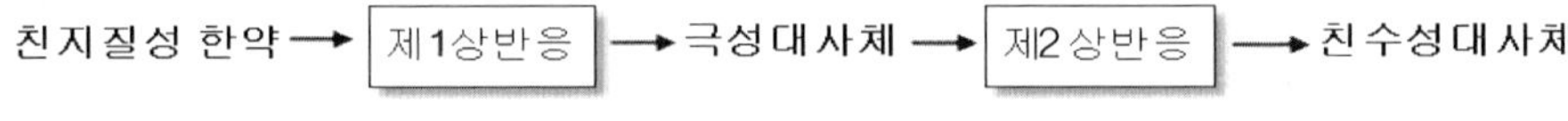

〈그림 3-2〉 한약의 생체전환 과정
친지질성을 가진 한약성분은 제1상반응과 제2상반응을 거치면서 친지질성 → 극성 → 친수성으로 화학적 특성이 전환된다.

이와 같이 제1상반응과 제2상반응은 다음과 같은 특성으로 요약된다.

- 제1상반응에서 $-OH$, $-COOH$, $-SH$, $-O-$, NH_2 등의 작용기가 친지질성의 한약성분에 도입되어 극성으로 전환
- 제2상반응에서 내인성 물질인 당유도체, 황산, 아세틸기, 메틸기, 아미노산과 glutathione이 제1상반응에서 생성된 극성부위에 포합반응을 통해 친수성으로 전환

2. 생체활성화(Bioactivation)의 개념

◎ 주요 내용

> - 생체전환의 제1상반응 결과는 외인성 물질을 극성으로 전환하는 생체불활성화 (bioinactivation)와 친전자성으로 전환하는 생체활성화(bioactivation)로 구분된다.
> - 모든 독성물질은 직접작용 및 간접작용 독성물질로 구분된다.
> - 독성학의 'Central Dogma'는 모든 독성물질의 생체내 독성기전을 이해하는 데 핵심이다.

- **생체전환의 제1상반응 결과는 외인성 물질을 극성으로 전환하는 생체불활성화 (bioinactivation)와 친전자성으로 전환하는 생체활성화(bioactivation)로 구분된다.**

일반적으로 생체전환의 제1, 2상반응을 통해 유기성 외인성 물질이 친수성 대사체로 전환되어 배출되는 과정을 무독화 과정 또는 생체불활성화(bioinactivation) 과정이라고 한다. 체내에 들어온 외인성 물질이 독성이 없다는 것은 대부분 이러한 생체불활성화 기전을 거치게 된다. 그러나 외인성 물질이 반드시 친지질성 – 극성 – 친수성의 화학적 특성의 변화를 통해 생체불활성화가 되는 것은 아니다. 생체전환의 두 반응단계 중 특히 제1상반응을 통해 외인성 물질이 활성중간대사체(reactive intermediates)가 생성되는 경우가 있다. 활성중간대사체 자체나 여기서 파생되는 물질을 통해 생체를 구성하는 4대 거대분자(macromolecules)인 단백질, 지질, 당, DNA 등과 결합하거나 상호작용하여 독성을 유발한다. 특히 활성중간대사체는 생체전환의 제1상반응과 제2상반응 중 대부분 제1상반응 과정에서 발생한다. 이와 같이 생체전환 중 제1상반응 과정에서 원물질(parent compound)보다 생체전환을 통해 더욱 독성이 강한 대사체가 생성될 수 있는데 이러한 과정을 생체활성화라고 한다. 대부분의 발암전구물질 (pro-carcinogen)을 비롯하여 독성물질은 이러한 생체활성화를 통해 생성되어 독성을 유발하기 때문에 이것을 독성화(toxication)라고 한다. 또한 활성중간대사체 역시 제2상반응을 통해 포합되어 친수성으로 전환되어 체외로 배출되기도 한다. 그러나 제2상반응의 글루쿠론산포합, 황산포합, 아세틸화, 메틸화, 아미노산포합과 GSH포합 중 활성중간대사체를 무독화 또는 생체불활성화를 유도할 수 있는 것은 GSH의 포합반응이 유일하다. 이와 같은 이유로 GSH는 한약 및 양약을 무독화하는데 대단히 중요하며 또한 독성을 예방하는 데 핵심물질이다. 이와 같이 생체전환을 통해 원물질보다 독성이 낮아지거나 높아지는 경우가 있지만 약물은 생체전환으로 효능이 더 좋아지는 경우도 있다. 예를 들어 제1세대 항암제들의 경우에는 생체전환에 의해 생성된 활성중간대사체가 암세포의 DNA에 결합하여 독성을 유발하는 항암기전으로 설명된다. 그러나 독성학 측면에서 볼 때 친지질성을 지닌 대부분의 한약성분은 <그림 3 - 3>처럼 제1, 2상반응을 통해 생체활성화와 생체불활성화의 경로를 통하게 된다.

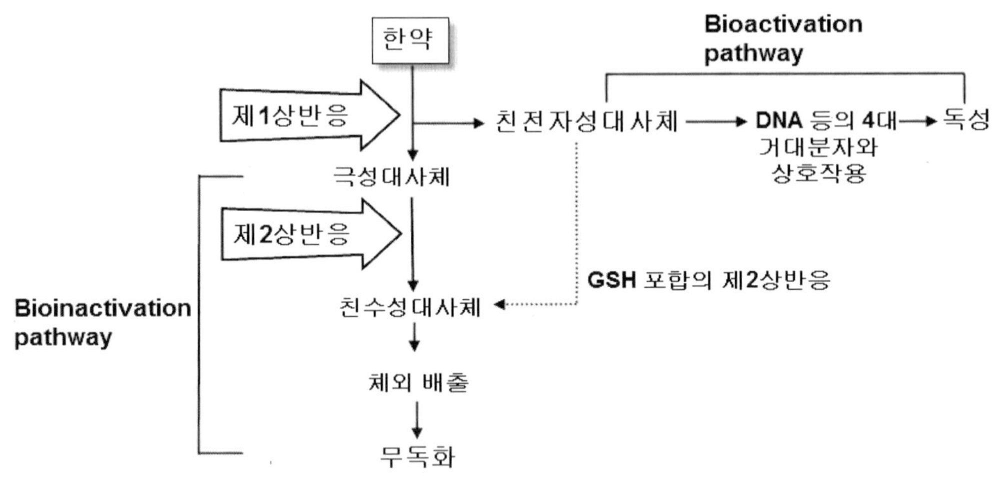

〈그림 3 - 3〉 외인성 물질의 생체불활성화 및 생체활성화

생체활성화 과정에서 생성된 활성중간대사체는 제2상반응의 GSH포합을 통해 체외로 배출될 수 있지만 생체전환은 친수성 대사체 형성을 통한 무독성기전인 생체불활성화(bioinactivation)와 활성중간대사체 생성의 독성기전인 생체활성화(bioactivation) 과정으로 구분된다.

생체활성화는 대부분의 외인성 물질 경우와 마찬가지로 한약의 독성 유발에 있어서 핵심 기전이다.

● **모든 독성물질은 직접작용 및 간접작용 독성물질로 구분된다.**

모든 양약이나 한약을 포함한 유기성 외인성 물질이 반드시 제1상반응과 제2상반응의 생체전환을 통해 독성을 유발하는 것은 아니다. 효소작용 등의 생체전환이 없이 직접적으로 독성을 유발하는 유기성 외인성 물질이나 한약성분 역시 존재한다. 외인성 물질의 독성기전은 생체전환 과정의 유무에 따라 <표 3-2>처럼 직접작용 독성물질(direct-acting toxicants)과 간접작용 독성물질(indirect-acting toxicants)로 구분된다. 직접작용 독성물질은 제1상반응과 제2상반응의 생체전환 과정이 없이 원물질 자체 또는 자연분해(natural decomposition)를 통해 독성을 유발하는 물질을 말한다. 이들에 의한 독성의 특성은 체내 호르몬과 같은 생리활성물질과 유사한 구조를 가졌거나 비특이적 독성 작용부위, 그리고 대사에 소요되는 시간이 없기 때문에 빠르게 독성을 유발한다. 특히 체내 호르몬과 같은 체내 생리활성물질과 유사한 구조를 제외한 대부분의 직접작용 독성물질은 체내에서 자연분해를 통해 4대 거대분자와 결합할 수 있는 활성을 갖는다. 이와 같이 자연분해에 의해 활성을 띠는 직접작용 독성물질의 전환형을 활성형 물질(active form 또는 reactive form)이라고 한다. 반면에 특히 제1상반응을 통해 활성을 띠는 대사체를 활성중간대사체라고 하는데 이러한 과정을 통해 독성을 유발하는 물질을 간접작용 독성물질이라고 한다. 물론 독성을 유발한다는 측면에서 직접 또는 간접작용 독성물질 모두 중요하다. 그러나 효소에 의해 촉매되는 생체전환은 외인성 물질 그 자체의 독성뿐 아니라 전환과정에서 발생하는 또 다른 독성이 발생되기 때문에 직접작용 독성물질보다 간접작용 독성물질에 대한 연구가 관심의 대상이 될 수밖에 없다.

〈표 3-2〉 직접작용 및 간접작용 독성물질의 예

직접작용 독성물질	간접작용 독성물질
gilvocarcin V, cisplatin, mitomycin C, formaldehyde, tetrodotoxin, TCDD, methylisocyanate, HCN 등	Polycyclic aromatic hydrocarbons (PAHS), cyclophosphamide, dibromochloropropane (DBCP) 등의 대부분의 유기성 외인성 물질

자연분해 또는 생체전환으로 생성된 활성형 물질은 대부분 친전자성(electrophilc: 전자가 부족하여 다른 화합물로부터 전자를 얻기 위해 반응 또는 결합을 하려는 특성)이지만 활성중간대사체인 경우에는 친전자성 대사체뿐 아니라 산화-환원 대사체(redox-reactive species; RAS)와 유기라디칼 대사체(탄소-중심 라디칼, carbon-centered radical)가 있다. 물론 이것들은 제1상반응을 통해 생성된다. 그렇다면 생체에 독성을 유발하는 주요 외인성 물질인 직접작용 독성물질과 간접작용 독성물질의 인체노출에 있어서 비율은 어느 정도인가? 체내에 유입되는 모든 외인성 물질의 80%이상은 제1상반응의 생

체전환 과정을 통해 전환되는 간접작용 독성물질이다. 특히 생체전환을 통해 독성을 나타내는 활성중간대사체는 대부분 제1상반응을 통해 생성된다. 또한 제1상반응에서 활성중간대사체의 생성은 크게 cytochrome P450 - dependent(P450 - 의존성) 기전과 cytochrome P450 - independent(P450 - 비의존성) 생체전환 기전으로 구분할 수 있다. 그러나 활성중간대사체 중 약 80%이상이 cytochrome p450효소에 의한 P450 - 의존성 생체전환 기전을 통해 생성되는 것으로 추정되고 있다. 따라서 유기성 외인성 물질의 체내 유입 후 독물통태학적 측면에서 직접작용 독성물질 경로는 소수경로(minor pathway)이며 간접작용 독성물질 경로는 다수경로(major pathway)라고 말할 수 있다. 또한 다수경로의 활성중간대사체 생성에 있어서도 P450 - 비의존성 생체전환기전보다 P450 - 의존성 생체전환기전이 다수경로이다.

　이와 같이 생체전환 또는 자연분해를 통해 생성된 활성중간대사체나 활성형 물질은 세포내 또는 생체내 4대 거대분자와 결합을 통해 독성유발이 가능한 최종독성물질(ultimate toxicants)이 된다. 대표적인 최종독성물질인 친전자성 대사체는 전자가 부족하여 전자가 풍부한 생체내 4대 거대분자의 친핵성 부위와의 공유결합 및 상호작용을 통해 가역적 또는 비가역적 독성을 유도한다. 대체적으로 4대 거대분자 중 DNA를 제외한 당, 지질, 단백질과 최종독성물질의 상호작용은 물질이 제거되면 원상태로 회복되는 가역적 독성을 유발하는 경향이 있다. 또한 가역적 또는 비가역적 독성 유발에 있어서 최종독성물질과 4대 거대분자와의 공유결합이나 비공유결합 등의 결합 방식 역시 독성기전을 이해하는 데 중요하다. 간접작용 독성물질의 친전자성 대사체와 DNA간의 결합은 공유결합의 대표적인 예이다. 마찬가지로 직접작용 독성물질인 활성형 물질 역시 친전자성을 띠며 거대분자와 공유결합을 통해 비가역적 독성을 유도한다. 반면에 생체전환이나 자연분해가 없는 원물질인 경우에는 4대 거대분자와 ionic bonds, hydrogen bond, Van der Waals force 결합이나 상호작용을 통해 가역적 독성을 유발할 수 있다.

- 독성학의 'Central Dogma'는 모든 독성물질의 생체내 독성기전을 이해하는 데 핵심이다.

유기성 독성물질은 생체전환 유무에 따라 직접작용 독성물질과 간접작용 독성물질과 구분되며 이러한 독성기전의 전반적인 과정이 독성학의 'Central Dogma'이다.<그림 3-4> 요약하면, 독성을 유발하는 대부분의 유기성 외인성 물질은 간접작용 독성물질에 해당하며 이를 다수경로, 직접작용 독성물질의 독성기전을 소수경로라고 한다. 또한 간접작용 독성물질은 제1상반응을 통해 활성중간대사체인 친전자성 대사체, 산화-환원 순환대사체, 유기라디칼 대사체가 있으며, 직접작용 독성물질은 자연분해에 의해 생성되는 활성형 물질과 원물질이 있다. 또한 다수경로는 대부분의 유기성 외인성 물질은 특히 제1상반응의 P450-의존성 생체전환기전에 의해 활성중간대사체로 전환되어 생체의 4대 거대분자와의 결합을 통해 독성을 유발한다. 특히 활성중간대사체 중 80%이상은 친전자성 대사체이며 이들은 전자가 부족하여 DNA의 친핵성 부위와 공유결합을 통해 돌연변이라는 비가역적 독성을 유발할 수 있다.

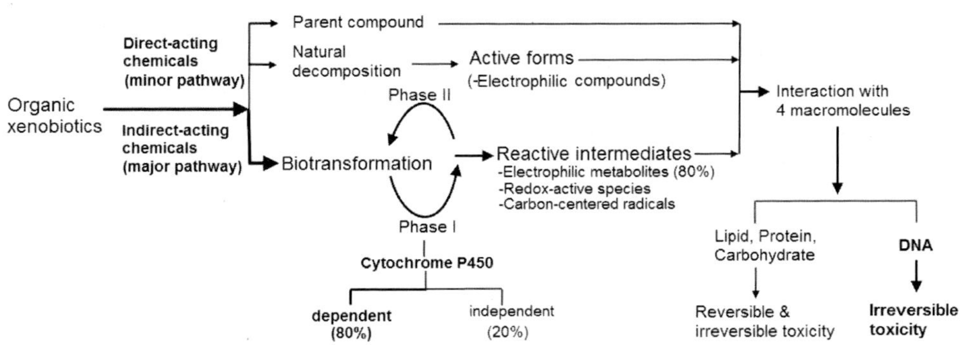

〈그림 3-4〉 독성학의 Central Dogma

유기독성물질은 생체전환 유무에 따라 직접작용 독성물질(direct-acting toxicants)과 간접작용 독성물질(indirect-acting toxicants)로 나누며, 직접작용 독성물질은 자연분해 유무에 따라 원물질(parent compound)과 활성형 물질(active form)로 구분된다. 간접작용 독성물질은 대부분 제1상반응의 생체전환(biotransformation)을 통해 독성을 유발하는 활성중간대사체(reactive intermediates)로 전환된다. 결국 이들 물질들은 체내 4대 거대분자인 당, 단백질, 지질과 상호작용을 통해 가역적 독성 및 비가역적 독성을 유발한다. 체내에 독성을 나타내는 모든 외인성 물질의 80%이상은 생체전환(biotransformation)을 통해 전환되는 간접작용물질이다. 또한 독성을 유발하는 활성중간대사체 중 80%이상은 cytochrome P450효소에 의해 생성되며 친전자성 대사체(electrophilic metabolites)이다. 따라서 유기성 외인성 물질의 체내 동태학적 측면에서 직접작용 독성물질 경로는 "소수경로(minor pathway)"이고, 간접작용 독성물질은 "다수경로(major pathway)"로 구분된다. 물론 최종독성물질과 4대거대분자간의 상호작용을 통한 가역적 또는 비가역적 독성이 반드시 이와 같이 거대분자의 종류에 따라 구분되어 나타지는 않지만 발암화의 가능성 때문에 DNA와 상호작용은 비가역적 독성으로 분류된다(참고: 박영철).

3. 제1상반응(Phase I)

◎ **주요 내용**

- Cytochrome P450의 P는 색소, 450(nm)은 최대흡광도를 나타낸다.
- P450의 분류는 효소의 염기서열 또는 아미노산서열의 동일성을 기준으로 이루어지며 현재까지 다양한 생물종에서 276군(family)의 약 5,500여 종이 확인되었다.
- 대부분의 P450 유전자는 family에 따라 gene family cluster region에 존재한다.
- P450은 독물-약물 대사효소군과 내인성 물질의 항상성 유지하는 군으로도 분류된다.
- P450의 활성부위는 heme prosthetic group이다.
- P450은 기질에 산소원자를 첨가하는데 이에 필요한 전자를 NADPH로부터 얻기 때문에 monooxygenase이라고 한다.
- P450의 촉매반응 사이클(catalytic cycle)은 9단계로 구분되는 다단계 반응과정이다.
- P450의 촉매반응에서는 속도조절단계(rate-limiting step)가 존재하며 우회경로(shunt pathway)에 의해 ROS가 생성될 수 있다.
- 대부분의 P450유전자는 nuclear receptor-mediated mechanism을 통해 전사가 이루어지며 한약의 성분은 이들 전사에 영향을 준다.
- CYP1, CYP2와 CYP3은 간조직 이외의 소장, 신장, 호흡기, 피부, 뇌 등에서도 P450이 발현된다.
- 유도물질의 생물학적 반감기가 짧을수록 P450의 유도는 빠르며 유도발현의 정도는 물질에 따라 차이가 있다.
- CYP1계열에서의 CYP1A2가 다른 P450의 효소보다 중요하다.
- CYP1B1에 의한 estradiol의 생체전환은 활성중간대사체 생성을 통해서 DNA adduct를 형성하는데 이는 유방암을 유발하는 기전으로 추정되고 있다.
- CYP2계열에 의한 nicotine대사는 약리기능 측면에서 대사장소 및 경로를 달리하는 좋은 예이다.
- CYP3계열 중 CYP3A4는 70%가 소장에서 발현되며 "first-pass metabolism"에서 특히 중요하다.
- CYP3A4는 외인성 물질뿐 아니라 호르몬의 생리활성물질 대사에도 관여하며 특히 P450 중 가장 많은 기질의 대사를 담당한다.
- 사람의 FMO하위군 유전자는 FMO1에서 FMO5까지 5종으로 약 532개의 아미노산으로 구성된 Flavin-containing monooxyganase이다.
- FMO3은 외인성 물질의 대사와 관련하여 가장 중요한 효소이다. 그러나 외인성 물질의 제2상반응을 통해 생성된 포합체가 FMO의 기질이 될 수도 있다.

- EH는 epoxide의 높은 반응성에서 친수성으로 전환을 유도하여 무독화에 중요한 역할을 한다.
- MAO는 동질효소인 MAO-A와 MAO-B가 있으며 뇌에서 MAO에 의한 신경전달물질의 deamination은 뇌질환의 직간접적 원인이 된다.
- 에탄올은 alcohol dehyderogenase, catalase, CYP2E1의 3가지 효소에 의해 산화된다.
- 정상적인 ADH유전자를 표준유전자라고 할 때 변이대립유전자를 가진 개체가 알코올대사율이 낮지만, 다른 변이대립유전자를 가진 개체에서는 알코올대사율이 높다. 따라서 변이대립유전자가 반드시 열성적 표현형이 아니라는 것이 ADH 유전자의 특이점이다.
- CYP2E1은 알코올 만성섭취에 의해 활성이 크게 증가되어 에탄올 및 아세트알데히드 산화에 중요한 역할을 한다.
- Acetaldehyde dehydrogenase는 아세트알데히드 산화를 촉매하는 주요 효소이지만 기타 외인성 물질의 대사에도 관여한다. 효소의 돌연변이는 아세트알데히드 축적을 통해서 발암 가능성을 증가시킨다.
- 아세트알데히드, ROS 생성은 에탄올에 의한 독성기전에 핵심대사체 및 부산물이다.
- 일반적으로 음주애호가는 한약 또는 약물에 내성이 있다.
- Quinone의 환원은 효소의 종류에 따라 전자-환원(one-electron reduction과 two-electron reduction)과 2전자-환원(two-electron reduction)이 있다. 2전자-환원을 촉매하는 DT-diaphorase를 일반적으로 QR로 정의된다.
- DT-diaphorase 유전자는 NQO1, NQO2, NQO3와 NQO4가 있으며 NQO1 유전자가 가장 많이 연구되었다.
- Xanthine oxidoreductase은 XO와 XDH의 두 효소를 의미하며 상호 전환이 가능하다.

1) Cytochrome P450 - 의존성 생체전환

(1) P450의 특성

- **Cytochrome P450의 P는 색소, 450(nm)은 최대흡광도를 나타낸다.**

Cytochrome P450은 Klingenberg에 의해 P450의 Fe^{2+}에 일산화탄소가 결합된 형태로 1958년에 최초로 확인되었다. 이후 P450은 마이크로솜(microsome: 세포를 파쇄 후 원심분리시 소포체가 포함되는 분획,) CO-결합 색소(**microsomal CO-binding pigment**)와 마이크로솜 막-결합 햄단백질(microsomal memebrane-bound hemoprotein)이라는 것이 밝혀졌으며 1962년에 이르러 Omura와 Sato에 의해 문헌상으로 "cytochrome P450"이라는 단어가 처음 언급되었다. 용어는 "pigment(색소)"에서 "P" 그리고 <그림 3-5>에서처럼 CO가 결합한 형태로 450nm에서 최대 흡광도를 나타낸다는 의미에서 "450"을 합친 "pigment 450" 또는 "P450"에서 유래했다. 또한 cytochrome P450에 대한 기능이 1963년 Estrabrook 등에 의해 확인된 후 다양한 동질효소(isozyme: 동일 촉매반응을 하는 다른 구조의 효소)가 발견되면서 P450, CYP, CYP450으로 약칭되고 있다.

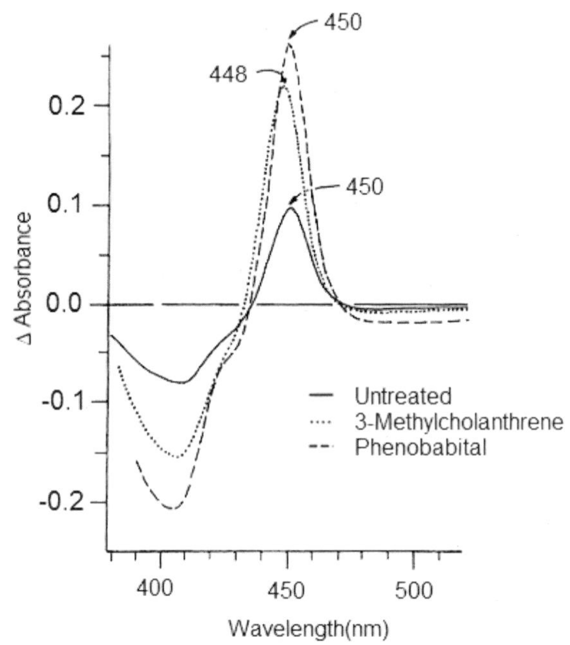

〈그림 3-5〉 Cytochrome P450의 분광광도분석(spectrophotometric analysis)
P450의 발현 유도물질인 phenobarbital와 3-methylcholanthrene처리 후 마이크로솜 분획에서 활성이 증가되는 파장 450 또는 448nm에서 증가되는 것을 확인할 수 있다(참고: Hasler).

 • P450의 분류는 효소의 염기서열 또는 아미노산서열의 동일성을 기준으로 이루어지며 현재까지 다양한 생물종에서 276군(family)의 약 5,500여 종이 확인되었다.

P450은 1968년에 Lu와 Coon이 간의 마이크로솜(microsome: 소포체를 포함하고 있는 원심분리기에서의 분획)에서 처음으로 분리된 후, 현재까지 식물·박테리아에서부터 사

람까지 276군(family)의 약 5,500여 종이 확인되었다. 이 중 포유류에서는 약 1,300여 종이 있으며 이것의 유전자 염기서열도 확인되었다. 수많은 종류의 P450에 대한 분류는 1987년 Nebert이 제안한 명명법에 따라 효소의 염기서열 또는 아미노산서열의 유사성을 기준으로 이루어지고 있다.<표 3-3> 일반적으로 염기서열의 동일성(identity)이 40%이상일 때 같은 "군"으로 분류되며 동일한 숫자로 표기된다. 염기서열 동일성이 60%이상일 때는 같은 "하위군(subfamily)"으로 분류하며 "군" 다음에 알파벳으로 표시한다. 마지막 3번째 분류는 각각의 개별 P450동질효소(isozyme)이며 숫자로 표시된다. 또한 동일한 종에서 하위군의 유전자들은 동일한 염색체내 유전자 집단(gene cluster)을 형성하여 존재한다. 지금까지 발견된 P450효소와 새롭게 발견되는 P450의 정보가 웹사이트(drnelson.utmem.edu/ cytochromeP450)에서 소개되고 있다. 종에 따른 P450의 분류에 따르면, family 1에서 family 49까지는 포유동물이나 곤충, 50에서 99까지는 식물이나 효모, 그리고 100이상에는 세균의 P450이 각각 해당된다. P450의 아미노산을 구성하는데 동일성이 약 40%이하로 차이가 있는 군을 형성하는 분기(divergence)까지는 약 2백만 년, 그리고 60%이하로 차이가 있는 하위군이 형성하기까지는 약 4억 년이 걸리는 것으로 추정되고 있다.

⟨표 3-3⟩ Cytochrome P450의 명명법

분류	염기서열의 동일성(identity)	명명 및 표기(예: CYP2E1)
군(family)	40% 이상	숫자(CYP2)
하위군(subfamily)	60% 이상	영문알파벳(CYP2E)
동질효소(isozyme)	각각의 P450	숫자(CYP2E1)

P450유전자는 사람의 경우에는 단백질발현의 능력이 없는 58개의 위유전자(pseudogene)와 발현되는 57개가 있다. 또한 57개의 유전자에서 발현되는 P450의 종류는 앞서 언급한 웹사이트 "CYP 명명법위원회(Cytochrome P450 Nomenclature Committee)"에 의해서 18군과 43하위군으로 분류된다.<표 3-4> 동물은 인간보다 P450 유전자가 더 많은 101개를 가지고 있다. 동물이 더 많은 이유는 P450의 기질이 되는 식물성 천연화학물질을 포함하고 있는 다양한 식물성 먹이에 기인하는 것으로 추정된다. 즉 사람보다 동물이 더 다양한 식물을 섭취하며 이를 대사하는 P450효소가 더 발달되었다는 것이다. 또한 식물성 먹이에 함유되어 있는 heterocyclic amine

및 **polyaromatic hydrocarbon**같은 독성물질의 대사에 관여하는 **P450** 역시 사람에게는 없지만 동물에 존재한다. 즉, 독성물질에 대한 **P450** 유전자의 수와 종류에 있어서 동물 상호 간 차이가 있으며 이러한 차이가 동물의 종에 따라 독성물질에 대한 감수성의 차이를 유발하는 주요 원인이 된다. **P450**에 의해 식물의 중요 성분이 친수성으로 전환되기도 하지만 활성중간대사체로 전환된다. 만약 특정 동물종이 식물의 특정 성분을 활성중간대사체로 전환되는 **P450**을 가지고 있고 사람에게는 없다면 동물에게는 독성을 유발할 수 있지만 사람에게는 유발되지 않는다. 또한 특정 발암물질의 생체전환과 관련된 **P450**효소의 존재 유무는 종에 따라 발암 유무를 결정을 지을 수도 있다. 따라서 이러한 **P450** 유무에 따른 종의 차이 때문에 동물시험에서 얻은 결과를 인간에게 적용하는 것은 문제가 될 수도 있다.

〈표 3-4〉 사람의 P450 분류

군(Families)	하위군(Subfamilies)	CYP 동질효소(isozymes)
CYP1	3 subfamilies, 3 genes, 1 pseudogene	CYP1A1, CYP1A2, CYP1B1
CYP2	13 subfamilies, 16 genes, 16 pseudogenes	CYP2A6, CYP2A7, CYP2A13, CYP2B6, CYP2C8, CYP2C9, CYP2C18, CYP2C19, CYP2D6, CYP2E1, CYP2F1, CYP2J2, CYP2R1, CYP2S1, CYP2U1, CYP2W1
CYP3	1 subfamily, 4 genes, 2 pseudogenes	CYP3A4, CYP3A5, CYP3A7, *CYP3A43*
CYP4	6 subfamilies, 11 genes, 10 pseudogenes	CYP4A11, CYP4A22, CYP4B1, CYP4F2, CYP4F3, CYP4F8, CYP4F11, CYP4F12, CYP4F22, CYP4V2, CYP4X1, CYP4Z1
CYP5	1 subfamily, 1 gene	CYP5A1
CYP7	2 subfamilies, 2 genes	CYP7A1, CYP7B1
CYP8	2 subfamilies, 2 genes	CYP8A1(prostacyclin synthase), CYP8B1(bile acid biosynthesis)
CYP11	2 subfamilies, 3 genes	CYP11A1, CYP11B1, CYP11B2
CYP17	1 subfamily, 1 gene	CYP17A1
CYP19	1 subfamily, 1 gene	CYP19A1
CYP20	1 subfamily, 1 gene	CYP20A1
CYP21	2 subfamilies, 2 genes, 1 pseudogene	CYP21A2
CYP24	1 subfamily, 1 gene	CYP24A1
CYP26	3 subfamilies, 3 genes	CYP26A1, CYP26B1, CYP26C1
CYP27	3 subfamilies, 3 genes	CYP27A1(bile acid biosynthesis), CYP27B1 (vitamin D3 1-alpha hydroxylase, activates vitamin D3), CYP27C1 (unknown function)
CYP39	1 subfamily, 1 gene	CYP39A1
CYP46	1 subfamily, 1 gene	CYP46A1

CYP51	1 subfamily, 1 gene, 3 pseudogenes	CYP51A1(lanosterol 14-alpha demethylase)

(참고: Cytochrome P450 Nomenclature Committee)

- **대부분의 P450 유전자는 family에 따라 gene family cluster region에 존재한다.**

동일한 종에서 하위군의 유전자들은 동일한 염색체내 유전자 하위군 집단지역(gene family cluster region)을 형성하여 존재한다. 사람에서도 P450 유전자의 하위군 역시 특정 염색체에 유전자 하위군 집단지역을 형성하여 위치한다. 예를 들어 사람의 CYP3A4, CYP3A5, CYP3A7, CYP3A43 같은 CYP3A계열의 4개유전자는 사람의 7번 염색체의 q21-q22.1에 집단으로 존재한다. P450 gene family의 집단으로 한 지역에 존재한다는 것은 이들 유전자가 오랜 시간을 통해 유전자 중복(gene duplication) 또는 유전체 중복(genome duplication)을 형성하였다는 증거가 된다. 특히 이러한 중복은 새로운 외인성 물질의 신속한 생체전환을 위해서는 필수적이다.<그림 3-6>

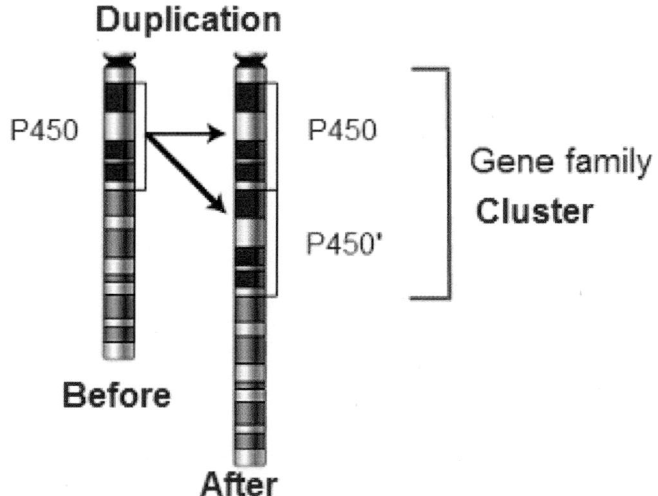

〈그림 3-6〉 염색체 중복의 gene family cluster형성

유전자중복에 의한 다른 P450 유전자의 생성은 새로운 식물을 먹이로 할 때 체내에 유입되는 새로운 외인성 물질대사를 위한 개체의 적응기전으로 이해할 수 있다.

- P450은 독물 - 약물 대사효소군과 내인성 물질의 항상성을 유지하는 군으로도 분류된다.

사람의 CYP1, 2, 3계열의 하위군은 <그림 3 - 7>처럼 약 19종이 있다. 이들 19종을 특별히 CYP1, 2, 3계열로 분류되는데 이들 효소군을 "독물 - 약물 대사효소군(toxin-drug metabolism enzyme families)"이라고 한다. 그러나 체내에 들어오는 한약 및 양약같은 외인성 물질 중 약 90%가 CYP1에 의해서, 그리고 2와 3계열 중 CYP1A2, CYP2A6, CYP2C9, CYP2C9, CYP2C19, CYP2D6, CYP2E1과 CYP3A4에 의해 생체전환이 이루어진다. 체내에 들어오는 대부분의 외인성 물질은 이들에 의해 친수성 물질로 생체전환되어 체외로 배출된다. 그러나 약물상호작용, 발암전구물질 및 돌연변이전구물질의 활성중간대사체에 의해서 독성을 유발하기도 하는 양면성을 가지고 있다. 따라서 이들에 대한 유전자발현의 유도나 억제 그리고 대사과정의 이해는 외인성 물질에 의한 독성기전을 확인하는 데 중요하다.

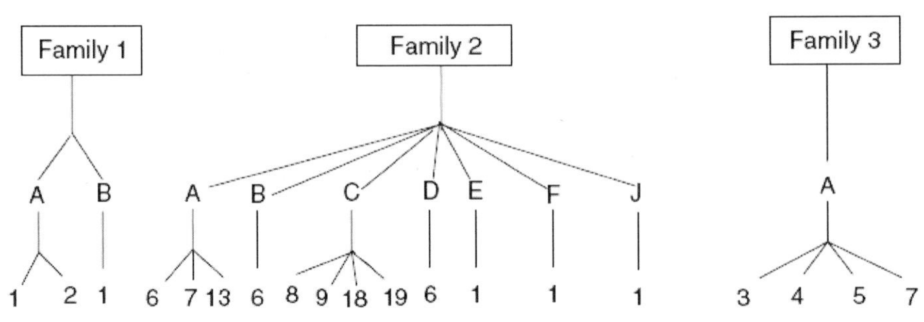

〈그림 3-7〉 독물 - 약물 대사효소군의 분류

대부분의 외인성 물질대사와 관련된 P450효소는 CYP1. 2, 3계열의 하위군이며 약 19종이 있다.

그러나 CYP4에서 CYP51의 하위군은 한약 및 양약 등의 외인성 물질보다 생체에 필요한 내인성 물질(endogenous compound: 생리활성에 필요하며 생체 내에서 합성되는 물질)의 대사에 관여한다. <그림 3 - 8>처럼 P450은 생체내에서 동화작용(anabolic reaction)을 통해 내인성 물질인 생리활성물질의 합성에도 관여하여 생체의 항상성(homeostasis)을 유지하는 데 중요한 역할을 한다. 이러한 생체의 항상성 유지기능으로는 호르몬 합성과 대사, 지방산 대사, 담즙산 생합성, thromboxane합성 등이 있다.

그러나 한약의 대사와는 관련이 없다.

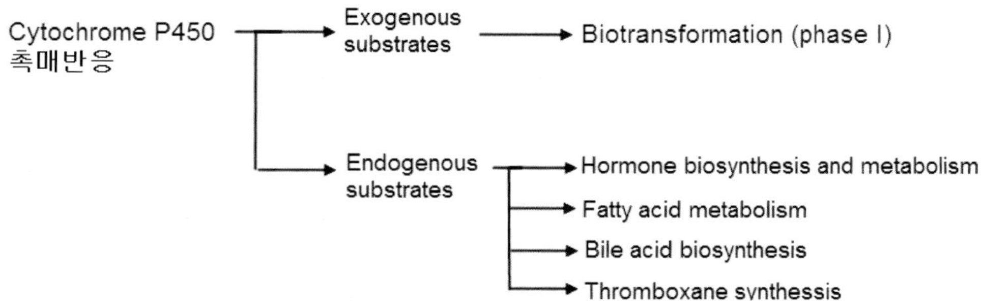

〈그림 3−8〉 Cytochrome P450의 내인성 물질에 대한 주요기능
외인성 물질의 생체전환뿐 아니라 P450은 생체의 항상성 유지에 대한 기능으로는 호르몬 합성과 대사, 지방산 대사, 담즙산 합성, thromboxane 합성 등의 중요한 역할을 한다. 그러나 한약의 대사와는 관련이 없다.

식물 및 하등생물군에서의 P450활성은 의학적으로 중요한 물질을 생성하는 생합성 반응과 관련되기도 한다. 테르페노이드(terpenoid)는 식물의 P450에 의해 생체전환을 통해서 생성되는 인체에 생리활성을 주는 대표적인 식물성 천연화학물질이며 2차대사물이다. 하등동물인 세균 *Saccharopolyspora erythraea*에서는 CYP107A1에 의한 macrolide 6−deoxyerythronolide B의 C_6−수산화를 통해 항생제 "erythromycin"이 생성된다. 이와 같이 P450은 사람과 동물을 비롯하여 식물, 그리고 하등 생물군인 박테리아, 효모, 곰팡이 등의 모든 생물종에 존재하며 물질대사를 담당하여 독성을 유발하는 원인도 되지만 새로운 생리활성을 합성하는 데 기여한다.

● **P450의 활성부위는 heme prosthetic group이다.**

P450의 heme prosthetic group(햄−보결분자단)은 I-helix와 L-helix사이에서 3가 철이온(Fe^{III})-protoporphyrin-IX으로 구성되어 있다. 철이온은 단백질 내부의 인접한 cysteine 리간드의 S와 공유결합으로 연결되어 있다. Heme prosthetic group의 철이온은 전자를 받아들이며 산소와 복합체를 형성하여 기질 산화를 촉매하는 활성부위이다. 활성부위의 cysteine 잔기를 비롯한 염기서열은 대부분의 P450에서 공통적으로 확인되고 있다.〈그림 3−9〉

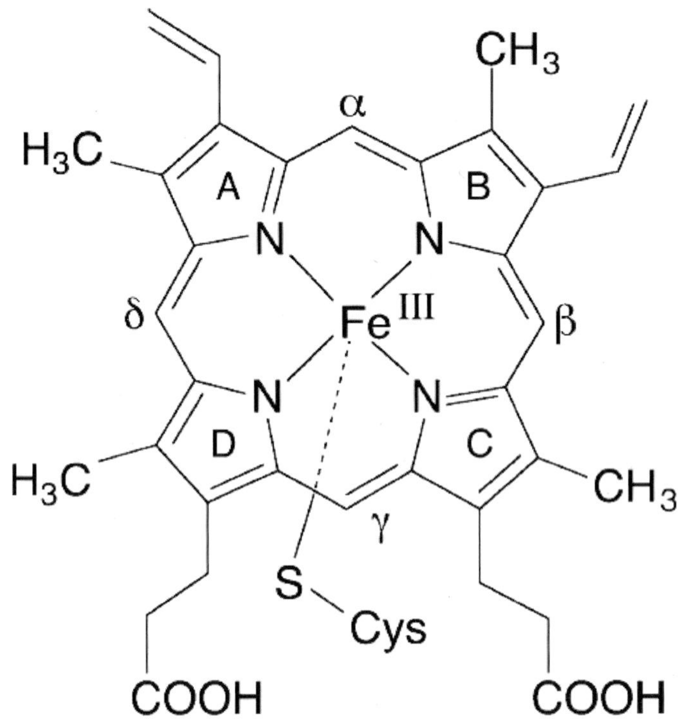

〈그림 3 - 9〉 P450의 햄 - 보결분자단
햄 - 보결분자단은 P450의 활성부위이며 3가철이온(FeIII)-protoporphyrin-IX가 단백질 내부의 인접한 cysteine 리간드의 S와 공유결합으로 연결되어 있다.

- P450은 기질에 산소원자를 첨가하는데 이에 필요한 전자를 NADPH로부터 얻기 때문에 monooxygenase이라고 한다.

일반적으로 P450의 촉매반응은 활면소포체(smooth endoplasmic reticulum)에서 이루어진다. P450의 대사는 산소분자의 원자 하나를 기질에 첨가하여 이루어지는 반응이기 때문에 일산소화반응(monooxygenation)이라고 하며, P450은 일산소화효소(monooxygenase)라고 한다. <그림 3 - 10>처럼 일산소화반응과정에서 NADH 또는 NADPH으로부터 P450을 통해 기질에 전자가 제공된다. 이와 같이 P450 및 기타 효소에 의해서 전자를 전달하는 효소체계를 전자전달계이라고 한다. P450의 기질 촉매반응과 관련하여 전자전달을 수행하는 대표적인 효소는 cytochrome P450 reductase이며 때에 따라 cytochrome b_5도 전달에 관여한다. 물론 전자전달에 관여하는 효소 역시 P450과 이웃하여 활면소포체의 막에 결합되어 있다. 이와 같이 기질에 산소를 추가하는 과정에서 P450뿐만 아니라 여러 효소가 관여하는 과정이기 때문에 혼합기능－산화반응(mixed-function oxidation)이라고 한다. 또한 여러 효소로 구성된 시스템 속에서 산화반응이 이루어지기 때문에 P450은 혼합기능산화효소(mixed-function oxidase; MFO)라고 불리기도 한다. 그러나 최근에는 P450의 명칭은 MFO보다 cytochrome P450 system(또는 P450 system)으로 불리고 있으며 기능적인 측면의 효소 분류에서 일산소화효소로 일반화되어 가고 있다. 특히 일산소화효소는 기질에 하나의 산소원자를 추가하는데 환원력(reducing power)의 전자를 어떻게 획득하느냐 따라 내인성 일산화효소(internal monooxidase)와 외인성 일산소화효소(external monooxidase)로 구분된다. 내인성 일산소화효소는 환원력을 위한 전자를 기질에서 발췌하며 외인성 일산소화효소는 NADPH와 같이 외부 환원제(external reductant)에서 전자를 얻는다. 따라서 P450인 경우에는 전자를 NADPH로부터 얻기 때문에 외인성 일산소화효소라고 할 수 있다.

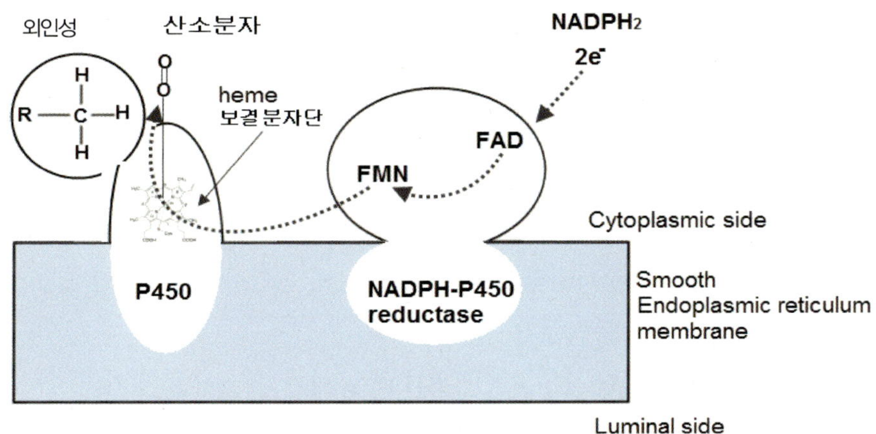

〈그림 3－10〉 P450 system과 cytochrome P450 reductase의 전자전달계
(┈→)는 전자의 이동경로를 나타내며 P450의 촉매반응에 필요한 2개의 전자가 활면소포체 막에 존재하는 cytochrome P450 reductase에 의해 NAD(P)H로부터 P450에 전달된다. 때론 cytochrome P450 reductase 에서 cytochrome b_5를 거쳐 전자가 P450에 전달되기도 한다. Cytochrome b_5에 의한 전자전달은 촉매반응을 지연시키는 rate-limiting 단계로 일컫는다.

● P450의 촉매반응 사이클(catalytic cycle)은 9단계로 구분되는 다단계 반응과정이다.

P450에 의한 기질촉매반응은 전자 두 개의 환원과 더불어 산소분자의 한 개 원자는 기질(R)에 전달되고 산소분자의 다른 원자는 물에 전달되면서 기질이 수산화(-OH)되는 과정이다. P450에 의한 전체적인 산화반응은 <그림 3 – 11>과 같으며 대략적으로 9단계로 아래와 같이 진행되며 반응식은 다음과 같다.

$$RH + O_2 + 2H^+ + 2e^- (\text{from 2 NADPH}) \rightarrow ROH + H_2O + (2\ NADP^+)$$

Step 1. **기질(RH)의 결합(Substrate binding)**: 기질이 P450의 활성부위에 결합하여 heme의 말단 가까이에 위치하게 된다. 이때 heme의 철이온은 3가(ferric iron, Fe^{3+})로 전환되어 Fe^{3+}-RH 복합체가 된다.

Step 2. **환원**: Heme의 Fe^{3+}(3가 철이온)이 NADPH-P450 reductase로부터 하나의 전자를 받아 2가 철이온(ferrous iron, Fe^{2+})으로 환원된다. 따라서 Fe^{3+}-RH 복합체는 전자 획득의 환원을 통해 Fe^{2+}-RH 복합체가 된다.

Step 3. **산소 결합(O_2 binding)**: 산소분자 O_2가 heme의 Fe^{2+}와 결합하여 Fe^{2+}-O_2-RH 복합체를 형성한다.

Step 4. **환원**: NADPH-P450 reductase에 의해 전자가 하나 Fe^{2+}-O_2-RH 복합체에 추가되어 Fe^{2+}-O_2^--RH 복합체가 된다. 때론 NADPH-P450 reductase로부터 나온 전자가 또 다른 전자전달계 효소인 cytochrome b_5를 통해 Fe^{2+}-O_2-RH 복합체로 전달되기도 한다.

Step 5. **수소이온(H^+, proton)의 첨가**: 수소이온이 Fe^{2+}-O_2^--RH 복합체에 첨가되어 Fe^{2+}-OOH-RH 복합체가 된다.

Step 6. **O-O 결합의 절단**: Fe^{2+}-OOH-RH 복합체는 수소이온 첨가와 동시에 산소분자의 O-O 결합이 절단되면서 산소원자는 분리되고 Fe-O^{3+}-RH 복합체가 형성된다. 복합체에서 분리된 산소원자는 2개의 수소이온과 결합하여 H_2O가 생성된다.

Step 7. **수소발췌(H-abstraction)**: 현 단계까지 P450 활성부위에 결합된 기질은 여전히 RH 상태인 Fe-O^{3+}-RH 복합체인데 복합체 자체는 전자가 부족하여 결합력이 높은 원자가(valence)가 상태이다. 이러한 상태는 기질 RH에서 수소원자 발췌를 유도하여 R · (유기 라디칼성 기질)을 가진 Fe-OH^{3+}-R · 복합체 생성을 유도할 수 있다.

Step 8. 산소 재결합(oxygen rebound): $Fe\text{-}OH^{3+}\text{-}R\cdot$ 복합체의 $R\cdot$ 에 $Fe\text{-}OH^{3+}$의 산소가 이동함으로써 일시적으로 $Fe^{3+}\text{-}ROH$ 복합체 형태가 된다.

Step 9. ROH의 분리: $Fe^{3+}\text{-}ROH$ 복합체에서 ROH가 분리되면서 기질의 수산화 (-OH)가 완성된다. P450의 heme 철이온은 Fe^{2+}로 환원되어 또 다른 기질 과 결합하는 새로운 P450의 촉매반응 사이클이 시작된다.

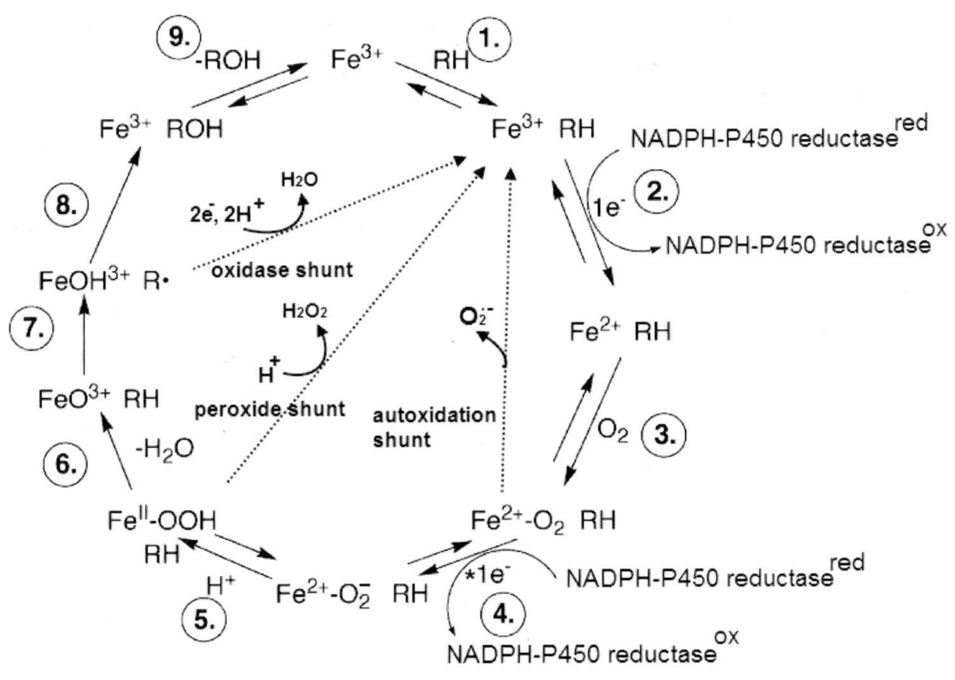

〈그림 3-11〉 P450의 일반적인 촉매반응사이클

R: 유기화합물 또는 유기원자단, H: 기질의 수소, ROH: RH에 산소가 결합하여 수산화된 기질, R·는 유리 라디칼성 기질을 나타낸다. *: ④에서는 때론 NADPH-P450 reductase로부터 나온 전자가 또 다른 전자전달계 효소인 cytochrome b5를 통해 $Fe^{2+}\text{-}O_2$ 복합체로 전달되기도 한다(참고: Isin, Grinkova, Denisov의 혼합).

- **P450의 촉매반응에서는 속도조절단계(rate-limiting step)가 존재하며 우회경로 (shunt pathway)에 의해 ROS가 생성될 수 있다.**

P450에 의한 산화촉매반응이 가장 일반적인 반응이지만 기질과 P450의 종류에 따라 좀 더 복잡하게 이루어지며 반응속도 역시 차이가 있다. 일반적으로 효소에 의한

촉매반응은 다양한 기전을 통해 반응속도가 조절되는 단계가 있는데 이를 속도조절단계(rate-limiting step)라고 한다. 속도조절단계에서 반응속도가 느려져 기질의 대사가 지연되는데 대부분 전자의 이동과 관련이 있다. P450 촉매반응에서의 속도조절단계는 Step 4에서 이해할 수 있다. 촉매과정에서 2개의 전자가 각각 전달되는 단계는 Step 2와 Step 4이지만 Step 2보다 Step 4에서 전자전달의 역학적 측면에서 더 어려움이 있다. Cytochrome b_5 효소는 Step 2에서는 관여되지 않고 Step 4에서만 P450의 종류에 따라 전자전달에 관여하게 된다. 이는 전자전달에 있어서 한 단계 더 추가되어 반응속도를 지연시키는 원인이 되어 P450 촉매반응의 속도조절단계에 해당된다. Step 4 외에도 속도조절단계는 P450 및 기질의 종류에 따라 더 존재하는데 전자가 전달되는 Step 2와 4 그리고 수소발췌와 생성물이 분리되는 Step 7과 9가 있다. 또한 이러한 일반적인 외인성 물질에 대한 P450의 촉매반응 외에도 그림 3-11처럼 촉매과정에서 3가지 우회경로(shunt pathway)를 통한 반응이 있다. 먼저 oxy-ferrous 효소의 자동산화에 의해 superoxide anion radical이 생성되는 기전으로 Fe^{2+}-O_2-RH 복합체가 산소결합 전의 Fe^{3+}-RH 복합체로 다시 되돌아가는 자동산화 우회경로(autoxidation shunt)가 있다. 두 번째로 Fe^{2+}-OOH-RH 복합체의 peroxide(-OOH)가 복합체에서 분리되면서 수소와 반응하여 peroxide를 발생하는 패록시드 우회경로(peroxide shunt)가 있다. 결과적으로 Fe^{2+}-OOH-RH 복합체는 Fe^{3+}-RH 복합체로 되돌아간다. 세 번째로는 Fe-OH^{3+}-R·복합체에서 산소가 기질의 산화를 유도하는 대신에 물로 전환되는 산화효소 우회경로(oxidase shunt)가 있다. 이와 같이 정상적인 P450 촉매반응 사이클이 아닌 이러한 우회경로의 결과로 ROS(유해활성산소: H_2O_2 <hydrogen peroxide>, HO.<hydroxyl radical>)와 O_2.-<superoxide anion radical> 등이 있음)를 생성하여 독성을 유발할 수 있다. 그러나 P450 활성으로 반드시 이러한 우회경로를 통해 ROS가 생성되는 것은 아니다. 우회경로에 의해 독성이 유발할 수 있는 가능성은 있지만 P450 활성이 반드시 이러한 우회경로를 유발하지는 않는다. P450 활성에 의한 ROS는 이 장의 후반부에서 다시 논의가 되는 미토콘드리아의 전자전달계에서 ROS가 생성되는 기전처럼 전자의 이동에서 부조화 반응(또는 비공역 반응, uncoupling reaction)의 조건하에서 발생될 수 있다.

- 대부분의 P450 유전자는 nuclear receptor-mediated mechanism을 통해 전사가 이루어지며 한약의 성분은 이들 전사에 영향을 준다.

대부분의 효소는 단백질로 이루어지며 단백질은 유전자의 전사로 만들어진다. P450 효소 역시 유전자의 전사를 통해 만들어진다. 일반적으로 P450 유전자 및 단백질의 활성은 전사기전(transcriptional mechanism)과 비전사기전(nontranscriptional mechanism)으로 이루어진다. 비전사기전에 의한 P450 단백질 활성은 전사에 의한 합성이 아니라 세포질에 존재하는 P450 단백질의 기능 저하를 감소시키는 기전이다. 비전사기전에 의한 P450의 대표적인 예는 항생제인 trolandomycin에 CYP3A4 단백질의 활성이 저하되는 것을 들 수 있다. 이러한 P450 활성의 감소는 효소의 구조적 변경으로 효소 안정화 때문으로 발생한다. 또한 효소의 안정화뿐 아니라 단백질의 정보를 최종적으로 번역하는 mRNA의 안정화 역시 P450 활성과 관련이 있다. P450의 mRNA 안정화가 높으면 높을수록 P450 효소의 번역이 높아지고 활성 역시 높아지게 된다. 특히 특정 물질에 의해 P450 단백질 자체와 P450 mRNA 안정화를 통해 활성이 유지되는 것을 '번역 후 기전'(posttranslational mechanism)이라고 한다. 그러나 대부분 P450 단백질의 활성 유도는 기존의 P450 단백질의 안정화보다 유전자 전사(gene transcription)를 촉진하는 핵수용체 - 매개 기전(nuclear receptor-mediated mechanism)을 통해 이루어진다. <그림 3 - 12>은 외인성 물질이 세포내의 핵수용체(nuclear receptor)와의 결합을 통해 P450 유전자의 전사기전을 나타낸 것이다. P450의 CYP1, 2, 3계열은 대부분 외인성 물질의 대사에 관여한다. 이들 유전자들은 한약이나 기타 약물이 체내에 들어올 경우에 P450효소를 발현한다. 따라서 이들 물질들은 P450유전자가 발현하는데 직접 또는 간접적인 영향을 주게 된다. 한약의 성분 및 양약이 체내에 들어와 직접적으로 P450 유전자 발현을 유도할 수도 있는데 이러한 물질을 유도물질(inducer 또는 ligand)이라고 한다. 유도물질은 세포내로 들어와 핵수용체와 결합한 복합체가 핵내로 진입한다. 복합체는 P450유전자의 프로모터(promoter) 지역에 결합하여 유전자의 전사를 유도한다. 이와 같이 핵수용체에 의해 P450유전자의 전사를 통해 P450단백질이 발현되는 기전을 '유전자 전사기전'이라고 한다. 한약의 성분은 다양한 P450유전자의 발현을 유도할 수도 있지만 유전자의 발현과 활성을 저해할 수 있다. 이러한 한약의 특성은 P450에 의한 대사 및 영향 그리고 다른 약물과의 상호작용 독성기전을 이해하는 데 중요한 요소이다.

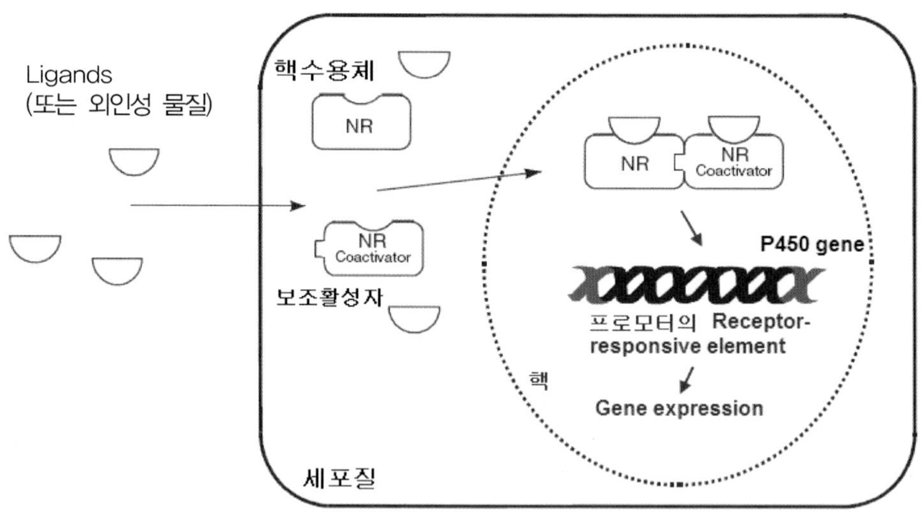

〈그림 3-12〉 CYP 유전자의 전사에 있어서 핵수용체-매개 기전

Ligand는 외인성 물질이며 NR(nuclear receptor : 핵수용체)이 리간드와 결합하여 복합체를 형성하여 핵으로 이동한다. 복합체는 핵에서 coactivator(보조활성자)와 이종이합체(heterodimer) 또는 동종이합체(homodimer)를 형성하여 P450 유전자의 프로모터의 수용체-반응 element결합을 통해 유전자 전사를 유도한다. P450의 계열에 따라 핵수용체 종류가 다르며 또한 프로모터내의 조절부위도 다르다(참고: Janosek).

이와 같이 한약성분이 P450유전자 발현에 영향을 주지만 P450은 일종의 유도효소이다. P450 연구 중 가장 흥미로운 분야중 하나가 유도효소와 관련된 유전자 발현이다. 일반적으로 유전자 전사기전에 따라 체내에 존재하는 효소들은 유도효소(inducible enzyme)와 구성효소(constitutive enzyme)로 구분된다. 유도효소란 유도물질이 체내에 들어오면 유전자의 전사에 의해 현저하게 많이 생성되어 활성이 증가되는 효소를 의미한다. 반면에 구성효소는 유도물질의 존재와는 상관없이 항상 일정한 속도로 합성되고 체내에서 일정한 활성을 나타내는 효소를 의미한다. 이렇게 효소를 분류하는 근본적인 이유는 구성효소는 생명을 유지하는 데 필요한 생리활성과 관련된 물질의 대사에 관여하고, 유도효소는 가끔씩 체내에 들어오는 외인성 물질의 대사에 관여하기 때문에 항상 활성이 유지될 필요성이 없는 데서 비롯된다. 그러나 P450의 발현은 현재까지 대부분 "유도"된다는 것으로 알려졌지만 P450의 일부는 구성효소의 특성도 가지고 있다. 이와 같이 P450 효소가 구성효소 및 유도효소의 특성을 갖는 근본적인 이유는 P450효소의 광범위한 군 및 하위군이 포유동물을 비롯하여 단세포성 생물 등의 다양한 생물체에서 발현되고 또한 기질이 외인성 물질뿐만 아니라 내인성 물질도 포함되기 때문이다. 내인성 물질이 기질인 경우에는 이는 곧 생물체의 항상성과 관련되기 때문에 항상 존재한다. 즉 생리기능을 수행할 수 있기 위해서 P450의 구성효소적 특성이 필요하다. 구성효소적 특성을 가진 P450 유전자는 일반적 유전자발현의 신호전달체계와 유사하게 호르몬, cytokine과 growth factor에 의해 유도되거나 발현된다. 따라서 P450 효소의 발현은 외인성 물질 및 내인성 물질의 대사에 관여한다. 또한 P450은 외인성 물질에 의한 유도성 발현과 내인성 물질대사를 위한 구성효소적 발현이 이루어진다. 그러나 <그림 3 - 13>과 같이 P450 유전자의 발현은 핵수용체 - 매개 경로와 구성효소의 유전자들과 관련된 신호전달물질 - 매개 경로 사이의 교차소통 (cross-talk)에 의해 이루어지기도 한다.

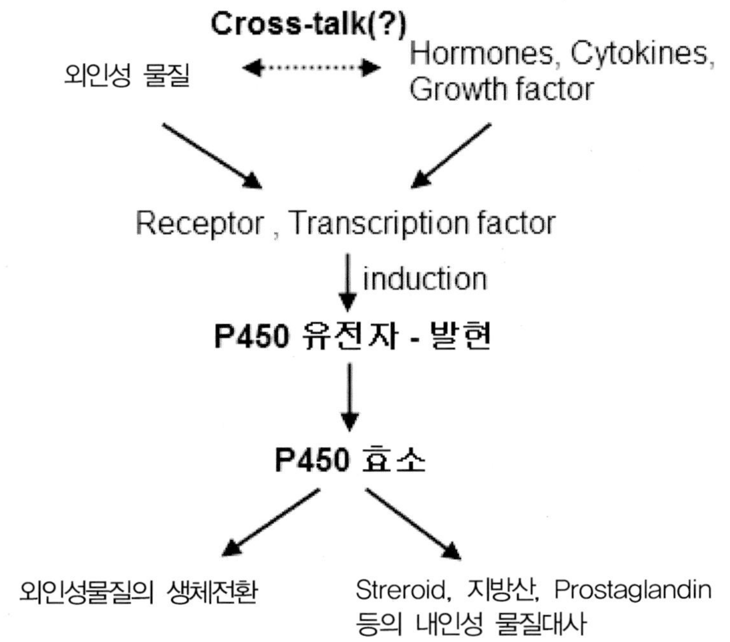

〈그림 3 - 13〉 외인성 물질과 신호전달물질간의 cross-talk을 통한 P450의 발현기전
P450 발현은 외인성 물질에 의한 유도효소적 특성과 내인성 물질의 대사에 관련한 구성효소적 특성에 기인한다. 그러나 유도물질과 일반적인 신호전달물질체계와의 cross-talk을 통해 P450단백질 발현에 있어서 상호 영향을 줄 수 있다.

• CYP1, CYP2와 CYP3은 간조직 이외의 소장, 신장, 호흡기, 피부, 뇌 등에서도 P450이 발현된다.

P450의 발현 및 활성이 가장 높은 곳은 간으로 약물의 90%이상이 대사된다. 간에

서의 P450활성은 다른 어떤 조직 및 기관보다 높지만 소장을 비롯하여 신장, 폐, 피부, 뇌에서도 발현된다. 특정 독성물질이 특정기관에서 독성을 유발하면 P450의 생체전환에 의한 활성중간대사체 생성에 기인할 가능성 있다. 이러한 P450에 의한 활성중간대사체 생성은 특정기관에서의 독성을 유발하는 표적기관독성의 주요 기전이다. 따라서 특정 기관에서의 P450 활성은 한약의 표적기관독성을 이해하는데 중요하다.

○ 소장

사람의 소장 상피세포(enterocytes)는 경구로 통해 들어오는 한약의 P450 의존성 대사가 일어날 수 있는 첫 번째 장소이다. 소장에서는 전체 P450 효소 중 CYP3A4와 CYP2C9 효소가 각각 70%, 15% 정도의 비율로 가장 높은 활성을 나타낸다. 그러나 P450 효소 중 CYP1A1, CYP1A2, CYP2A6와 CYP2E1의 발현은 개인 차이가 크다. CYP3A4와 CYP3A5는 소장의 십이지장과 공장에서 mRNA의 발현이 높은 반면에 CYP1A1와 CYP1A2는 발현이 낮다. CYP2E1은 위와 십이지장에서 발현이 가장 많이 되는 P450효소이다. 그러나 소장의 상피세포에서 CYP2E1의 발현은 간에서보다 높지 않다. CYP3A4는 소장에서 구성효소이면서 유도물질에 의해 발현되는 유도효소 특성을 가지고 있어 소장에서 가장 많이 발현된다. 이러한 측면은 소장을 통과하여 간문맥을 거쳐 간에 이르는데 기질의 농도를 결정짓는 1차통과대사에 CYP3A4가 가장 영향력이 크다. 또한 한약의 유효성분이 CYP3A4의 기질인 경우에 생체이용률은 크게 감소하게 된다.

○ 신장

사람의 신장에서 가장 많이 발현되는 P450 효소는 CYP3A5이다. 그러나 신장에서 CYP3A5발현은 개인마다 차이가 크다. 개인에 따라 CYP3A5 활성은 최대 8~18배 정도 차이가 난다. CYP3A5는 신장의 네프론에서 Na^+수송을 조절하는 호르몬인 cortisol대사에 중요한 역할을 한다. CYP3A5의 유전자변이는 스테로이드의 endocrine과 paracrine 대사와 기능에 영향을 주어 염 - 선택적 고혈압(salt-selective hypertension)유발의 원인이 되기도 한다. 그 외 정상적인 신장조직에서는 CYP1, 2, 3계열의 P450 활성은 상당히 미미하나 신장의 암조직에서는 CYP1A1과 CYP1B1이 높다.

○ 폐와 호흡기

폐는 환경독성물질이나 대기오염물질의 주요 대사 장소이다. 폐는 40개 이상의 서로 다른 세포로 구성되어 있다. P450 효소는 주로 bronchial epithelium, bronchiolar epithelium, Clara cells, Type II pneumocytes와 alveolar macrophages에서 발현된다. 폐조직에서 발현되는 대표적인 P450 효소는 CYP1A1, CYP1B1, CYP2B6와 CYP2F1이 있으며 CYP3A5은 발현율이 다소 낮다. 후두(larynx)에서는 CYP1A1, CYP2A6, CYP2B6, CYP2C, CYP2D6과 CYP3A5이 주로 발현되며, 폐포 대식세포(alveolar macrophages)에서는 CYP2B6/7, CYP2C, CYP2E1과 CYP2F1과 CYP3A5 등의 P450이 주로 발현된다. CYP3A 계열은 폐조직에서 약물대사에 가장 중요한 역할을 하는 P450 효소이다. 특히 흡입성 약물인 salmeterol, theophylline 또는 glucocorticoids(예: budesonide)이 폐조직에서 CYP3A계열의 주요 기질이다. CYP3A4와 CYP3A5는 기관지와 이에 연결된 혈관세포를 비롯한 거의 모든 호흡기 내에서 발현된다.

흡연은 수많은 화학물질을 포함하고 있기 때문에 이들 성분이 인체내에 노출되어 P450활성에 다양한 영향을 준다. P450과 발현되는 AhR 핵수용체의 효능제(agonist)로는 dioxins, dioxin-like chemical인 PCDD와 PCDF, PAH인 benzo[a]anthracene, chrysene, benzo[a]pyrene, benzo[b]fluoranthene, benzo[k] fluoranthene, benzo[g,h,i] perylene, dibenzo[a,h]anthracene이 있다. 폐에서 AhR매개 전사가 이루어지는 대표적인 P450유전자는 CYP1A계열이다. CYP1A1와 CYP1A2는 TCDD, benzo[a]pyrene, pyridine, nicotine와 omeprazole 등에 의해 폐조직에서 발현된다. 또한 CYP1B1과 CYP1A1는 기관지의 여러 세포에서 발현되며 흡연에 의해 증가되는데 특히 여성흡연가의 폐에서 CYP1A1 발현이 아주 높다. CYP3A5는 비흡연가보다 흡연가의 alveolar macrophage에서 발현이 감소한다.

○ 피부

피부는 표피, 진피, 피하조직으로 구성되어 있으며 표피의 주요 세포는 각질형성세포이다. 표피의 각질형성세포에서는 거의 모든 CYP1, 2와 3계열의 동질효소인 CYP1A1, CYP1A2, CYP1B1, CYP2A6/7, CYP2B6/7, CYP2C9, CYP2C18, CYP2C19, CYP2D6, CYP2E1, CYP2S1, CYP3A4/7과 CYP3A5 등의 mRNA가 존재한다. 그러나 mRNA존재가 P450 단백질 생성을 유도하는 것은 불명확하며 대부분 CYP1A1, CYP2B6/7, CYP2E1, CYP3A4/7과 CYP3A5의 P450이 기질의 촉매작용을 수행한다.

○ 뇌

사람 뇌의 P450 양은 간의 약 10% 인 약 100pmol/mg microsomal protein으로 추정되고 있다. 사람의 뇌에 존재하는 P450은 전체 57종 중 41종이 현재까지 확인되었다. 이들 중 약 20종은 CYP1A1, 1A2, 1B1, 2B6, 2C8, 2D6, 2E1, 3A4, 3A5, 8A1, 11A1, 11B1, 11B2, 17A1, 19A1, 21A2, 26A1, 26B1, 27B1과 46A1이다. 뇌의 P450은 뇌간과 소뇌에서 다량으로 발현되며 선상체와 해마에서는 소량으로 발현된다. 또한 뇌에서 P450발현은 장소에 따라 특이성이 있다. CYP1B1은 주로 조가비핵, 척수, 숨뇌(연수), 전두엽 및 측두엽피질에서 많이 발현되며 소뇌, 해마, 시상, 편도체와 흑질에서는 소량으로 발현된다. CYP2D6은 흑질, substantia nigra, 미상핵과 내후각뇌피질에서 다량으로 발현되며 조가비핵, 소뇌, 해마와 소뇌, 해마와 창백핵에서 소량으로 발현된다. 간에서 P450은 소포체에 존재하지만 뇌에서는 소포체뿐 아니라 미토콘드리아 내막 모두에서 분포하는 특성이 있다. 특히 뇌에서 CYP1A1, 1A2, 2B6, 2D6, 2E1과 46A에 대해 많은 연구가 이루어졌다. 이들 P450기질의 특성을 고려할 때 뇌의 P450 역시 외인성 물질뿐 아니라 내인성 물질대사에도 관여함을 의미한다. 뇌의 P450 효소의 발현기전은 간의 기전과 차이가 있다. 예를 들면 CYP2B1을 비롯한 CYP2B6은 nicotine에 반응하여 뇌에서는 유도되지만 간에서는 유도가 되지 않는다. 특히 CYP2B6은 사람의 뇌에서 유도효소인데 흡연가 및 음주가의 소뇌 푸르킨제 세포층(cerebella Purkinje cells), 과립세포층(granular cell layer)과 해마 피라밋 세포(hippocampal pyramidal neuron)에서 활성이 높다. 또한 CYP2E1 역시 에탄올 및 니코틴에 의해 뇌에서 유도된다. 특히 흡연가의 뇌에서 CYP2E1활성은 비흡연가보다 월등히 높다. CYP1A1과 CYP1A2는 TCDD, aromatic halogen hydrocarbon과 b-naphthoflavon에 의해서 중추신경계에서 유도된다. 뇌에서 P450에 의해 대사되는 기질은 인지 및 환각 등에 영향을 주는 물질들이 많다. 또한 이들 물질들은 P450 대사에 의한 활성중간대사체로의 전환을 통해 독성을 유발한다. 오늘날 'ecstacy'라고 알려진 MDMA(3,4-methylenedioxy-N-methylamphetamine)는 CYP2D6에 의한 탈메틸화반응을 통해서 N-methyl-a-methyldopamine으로 전환하여 독성을 유발한다. 또 다른 환각제인 PMA(para-methoxyamphetamine)는 phenethylamine의 일종으로 역시 CYP2D6에 의한 O-demethylation을 통해 4-hydroxyamphetamine으로 전환되어 독성을 유발한다. CYP2B6은 nicotine에 의해 유도되는데 대부분 흡연가의 뇌에서 nicotine 대사에 중심역할을 한다. 또한 CYP2B6은 cocaine, phencyclidine, amphetamine대사를 촉매한다. 이외에 뇌의 P450은 organophosphate insecticides, chloroacetamides를 비롯하여 triazine herbicides의 살충제 대사에도 관여한다.

- 유도물질의 생물학적 반감기가 짧을수록 P450의 유도가 빠르며 유도발현의 정도는 물질에 따라 차이가 있다.

　P450의 유도발현 개시와 활성시간은 유도물질의 동태학적 특성과 효소분해(degradation 또는 turnover)에 의존한다. 유도물질의 동태적 특성이란 흡수부터 시작하여 분포, 대사, 배출까지 전 과정에서 외인성 물질의 변화에 대한 생화학적 특성을 의미한다. 효소분해는 효소의 대사적 활성이 비가역적으로 상실하는 것을 말하며 반감기로 표현된다. P450 활성 또는 발현 유도와 관련하여 유도물질의 빠른 체내 흡수와 체류시간이 유도물질의 중요한 동태학적 특성으로 작용한다. 또한 다양한 P450이 존재하지만 각각의 P450 효소분해 시간 역시 다르다. 그러나 일반적으로 P450에 의한 기질 대사의 영향을 확인하기 위해서 P450의 유도나 분해와 관련된 유도물질 및 P450 효소의 생물학적 반감기에 대한 이해가 중요하다.

　유도물질의 생물학적 반감기이란 유도물질이 체내에 들어온 전체량의 농도중 50%가 체외로 빠져나가는 시간을 의미한다. Rifampicin과 phenobarbital은 CYP3A4와 CYP2C 계열의 유도물질이다. Rifampicin의 생물체 내에서의 반감기는 2~5시간이며 phenobarbital은 3~5일이다. Rifampicin에 의한 이들 P450효소의 유도는 24시간 이내에 이루어지지만 반면에 phenobarbital은 1주일 내외의 시간이 필요하다. 이와 같이 유도물질의 반감기가 P450유도에 필요한 시간에 영향을 주는데 반감기가 짧으면 짧을수록 P450의 발현 유도가 빠르다는 것을 의미한다. 유도물질의 생물학적 반감기는 P450효소의 최고조 활성(peak activity)에도 영향을 준다. 비교적 긴 반감기를 가지고 있는 phenobarbital의 최고조 활성을 보이는 시점은 투여 후 14~22일이며 비교적 짧은 반감기를 가진 rifampicin의 경우에는 약 4일 후에 나타난다. 또한 P450효소의 발현 정도를 나타내는 활성도(degree of activity)는 유도물질에 따라 다르다. Phenobarbital은 약 20~40배의 P450효소활성이 증가되지만 rifampicin은 약 5~10배로 P450 활성이 증가된다. 각각의 P450에 대한 turnover 반감기는 in vivo와 in vitro의 실험방법에 따라 차이가 있지만 평균적으로 수십 시간에서 수백 시간까지 이른다. P450에 대한 turnover 반감기는 각각 CYP1A2의 54시간, CYP2A6의 26시간, CYP2B6의 32시간, CYP2C8의 23시간, CYP2C9의 104시간, CYP2C19의 26시간, CYP2E1의 46시간, CYP3A4의 70시간, CYP3A5의 36시간으로 보통 23~104시간 정도이다.

(2) 약물-대사효소군: CYP1, CYP2와 CYP3의 특성

외인성 물질의 생체전환에 관여하는 P450효소는 CYP1, 2, 3계열의 독물-약물 대사효소이다. 특히 CYP1계열 중에 CYP1A2, CYP2계열 중에 CYP2B6, CYP2C 하위군, CYP2D6과 CYP2E1 그리고 CYP3 계열 중에 CYP3A4가 한약을 포함한 약물 대사 및 독성기전에 중요한 역할을 하는 P450효소들이다. 다음은 이들 주요 효소의 특성과 생체전환되는 기질의 예이다. 또한 이들 효소의 활성을 유도하는 물질과 저해하는 물질이다. 한약독성학적인 측면에서 이에 대한 이해는 한약 탕제나 성분과 P450의 관계를 어떻게 조사·연구해야 하는지 방향을 예측하는 데 도움이 된다. 특히 P450에 의한 활성중간대사체의 생성기전은 한약의 성분에 의한 활성중간대사체 생성기전뿐 아니라 궁극적으로 한약의 독성기전을 이해하는 데 도움이 된다.

① CYP1계열

● **CYP1계열에서의 CYP1A2가 다른 P450의 효소보다 중요하다.**

CYP1계열에는 CYP1A1, CYP1A2, CYP1B1 CYP1A2 등이 있다. 특히 CYP1계열이 다른 P450보다 중요한 점은 체내로 유입되는 약물 및 외인성 물질에 대해 광범위한 기질특이성과 이에 따른 약물상호작용에 의한 독성을 유발할 수 있는 효소이라는 것이다. 또한 흡연과 식이의 개인적 생활습관을 통해서도 노출되는 외인성 물질들에 의해 쉽게 유도되며, 또한 한약 및 양약의 동시복용으로 독성을 유발할 수 있다. 예를 들어 CYP1A2의 활성에 영향을 줄 수 있고 생활습관으로부터 쉽게 노출되는 대표적인 기질이 카페인이다. 카페인과 동시에 노출된 CYP1A2에 의해 대사되는 모든 약물은 영향을 받게 되며 한약-약물 상호작용을 통한 독성을 유발할 수 있다. 이러한 상호작용을 통한 독성기전은 상호 경쟁적 저해를 통한 약물의 혈중 고농도에 기인한 독성을 유발한다. 예를 들어 한약의 식물성 천연화학물질 중 CYP1A2에 의해 대사된다면 카페인과 한약의 성분이 CYP1A2의 경쟁적으로 기질이 되기 때문에 한약성분은 대사가 지연되어 혈중 고농도로 독성을 초래할 수 있다. 일반적으로 CYP1A2에 의해 대사되는 한약, 양약과 함께 복용 시 카페인 대사율이 약 23%감소하는 경쟁적 저해가 이루어지는데 역으로 한약 역시 대사가 저해된다. 카페인은 <그림 3-14>처럼 CYP1A2에 의해 대사된 이후에 다시 다양한 P450과 효소에 의해 대사된다. 카페인은 경구투여시에 1시간 이내로 빠르게 흡수된다. 장에서는 대사되지 않고 간에서 대부분 대사된다. 카페인은 CYP1A2에 의해 paraxanthIne(1,7-dimethylxanthine)으로 72~84%가 대사되며 나머지 CYP1A2나 일부 CYP2E1에 의해 탈메틸화(demethylation)를 통해 theobromine(3,7-dimethylxanthine)와 theophylline(1,3-dimethylxanthine)으로 대사된다. 카페인은 CYP1A2에 의해서 paraxanthine으로 대사된 이후에 다시 CYP1A2와 xanthine oxidase(XO)에 의한 탈메틸화를 통해 1-methylxanthine와 1-methyluric acid로 전환되거나 CYP2A6에 의해 1,7-dimethyluric acid로 대사된다. 체내로 흡수된 카페인의 반감기는 약 3~4시간이다.

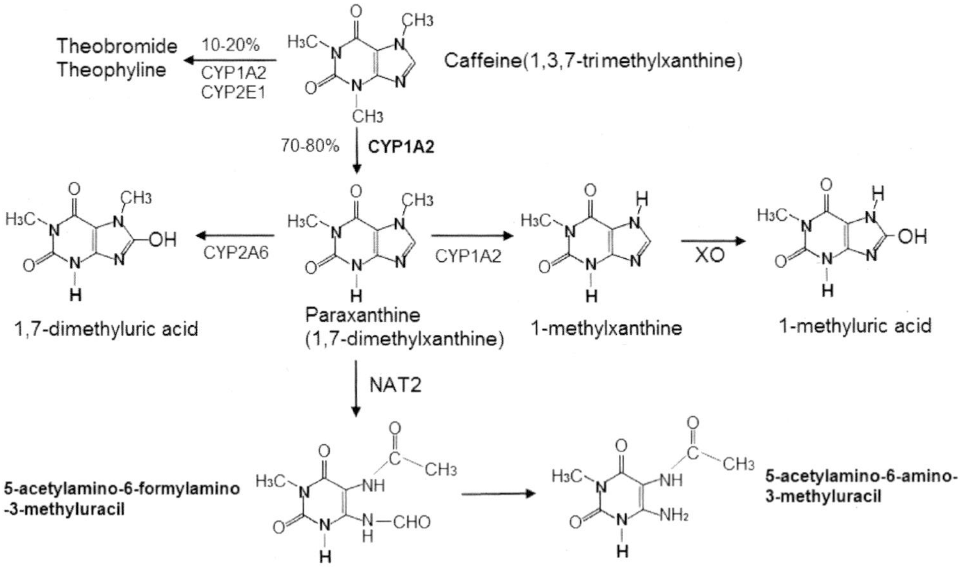

〈그림 3-14〉 CYP1A2에 의한 caffeine대사 경로

카페인은 CYP1A2에 의해 대사된 후에 다양한 P450과 효소에 의해 대사경로를 거친다. 우선적으로 카페인은 CYP1A2에 의해 paraxanthine(1,7-dimethylxanthine)으로 72~84%대사되며, 나머지는 CYP1A2나 일부 CYP2E1에 의해 탈메틸화(demethylation)가 이루어진다. NAT2: N-acetyltransferase type 2; XO = xanthine oxidase(참고: Higdon)

카페인 이외에도 CYP1A2는 <표 3-5>처럼 다양한 약물을 기질로 하여 대사를 수행한다. 또한 CYP1A2는 브로콜리, 방울양배추와 구운 고기를 비롯하여 다양한 약물에 의해 활성이 저해되거나 유도된다. 특히 이러한 음식과 한약을 같이 섭취하였을 경우에 CYP1A2에 의해 한약성분의 대사가 저해될 수 있다. 카페인뿐 아니라 이들 약물 및 외인성 물질들의 동시 노출은 CYP1A2의 대사경로분석에 따라 독성을 예측할 수도 있다. 한약성분이 <표 3-5>의 기질과 CYP1A2의 공동기질이 되면 경쟁적 저해로 대사가 지연되는데 만약에 한약성분이 저해물질인 경우에도 역시 기질의 대사을 지연시킨다. 반면에 한약성분이 CYP1A2의 유도물질인 경우에는 기질의 대사를 촉진시켜 약물의 효능을 감소시킨다.

기질	저해물질	유도물질

항우울제
  Amitriptyline
  Imipramine
  Clomipramine
  Fluvoxamine
항정신병약
  Clozapine
  Olanzapine
  Haloperidol
Ropivacaine(국소마취제)
Theophylline(Xanthine)
Zolmitriptan
(Serotonin receptor agonist)
Caffeine(자극제)
Cyclobenzaprine(근육이완)
Estradiol(hypoestrogenism)
Ondansetron(5-HT3 antagonist)
Mexiletine(항부정맥제)
Melatonin(항산화제, sleep-inducer)
Tamoxifen(에스트로겐 수용체조절제)
Naproxen(비스테로이드성 항염증제)
Paracetamol(진통해열제)
Phenacetin(진통제)
Propranolol(beta blocker)
Riluzole(근위축성측삭경화증)
Ropinirole(도파민성 신경생리)
Tacrine(부교감신경흥분성)
Tizanidine(α-2 adrenergic agonist)
Verapamil(calcium channel blocker)
	Ciprofloxacin(항생제)
	Fluoroquinolones(계열항생제)
	Fluvoxamine(항우울제)
	Verapamil
	(calcium channel blocker)
	TCDD
	Smoking
	
	  - 비특이적 유도물질
	   (다른 P450발현의 동시에 유도)
	Grapefruit juice
	(flavanone naringenin)
	Amiodarone(항부정맥제)
	Cimetidine
	(H2-receptor antagonist)
	Furafylline
	Interferon
	(antiviral, antioncogenic)
	Methoxsalen(건선)
	Caffeine(자극제)
	Echinacea(면역증강제)
	Enoxacin(항생제)
	Mexiletine(항부정맥제)
	Hormonal contraception
	(호르몬성 피임제)
	Zileuton(천식)
		Tobacco
		식이류
		Broccoli(브로콜리)
		Brussels sprouts(방울양배추)
		Chargrilled meat(구운 고기)
		Insulin(당뇨)
		Modafinil(자극제)
		Nafcillin(항생제)
		Omeprazole
		(proton pump inhibitor)
		Hyperforin(constituent of St Johns Wort: 항우울제)
		Carbamazepine(항경련제)
		Phenobarbital(항경련제)
		Rifampicin(살균제)

Warfarin(항응고제) Zileuton(천식) Lidocaine(국소마취제) Acetaminophen(해열진통제)		

- CYP1B1에 의한 estradiol의 생체전환은 활성중간대사체 생성을 통해서 DNA adduct를 형성하는데 이는 유방암을 유발하는 기전으로 추정되고 있다.

<그림 3-15>처럼 CYP1B1은 estradiol($C_{18}H_{24}O_2$ 또는 17β-estradiol; E2)을 방향족 수산화 활성(aromatic hydroxylation activity)을 통해 4-hydroxyestradiol와 2-hydroxyestradiol으로 전환을 촉매한다. 발암전구물질인 4-hydroxyestradiol은 4-hy-droxylestradiol-3,4-semiquinone과 2-hydroxylestradiol-2,3-semiquinone 등의

semiquinone 대사체로 전환되거나 4－hydroxylestradiol－3,4－quinone과 2－hydro-xylestradiol－2,3－quinone의 quinone 대사체로 산화된다. 이들 대사체들은 DNA의 N7－guanine 또는 N3－adenosine에 결합한다. 이와 같이 생체전환을 통해 생성된 활성중간대사체가 DNA의 특정부위와의 공유결합하여 생성된 염기구조물을 DNA 부가물(DNA adduct)이라고 한다. DNA부가물 형성은 DNA 돌연변이를 유발하는 가장 중요한 기전이다. CYP1B1에 의한 생체전환을 통해 생성된 semiquinone대사체와 quinone대사체는 DNA부가물 형성을 통한 돌연변이는 estradiol이 유방암을 유발하는 데 결정적인 역할을 한다.

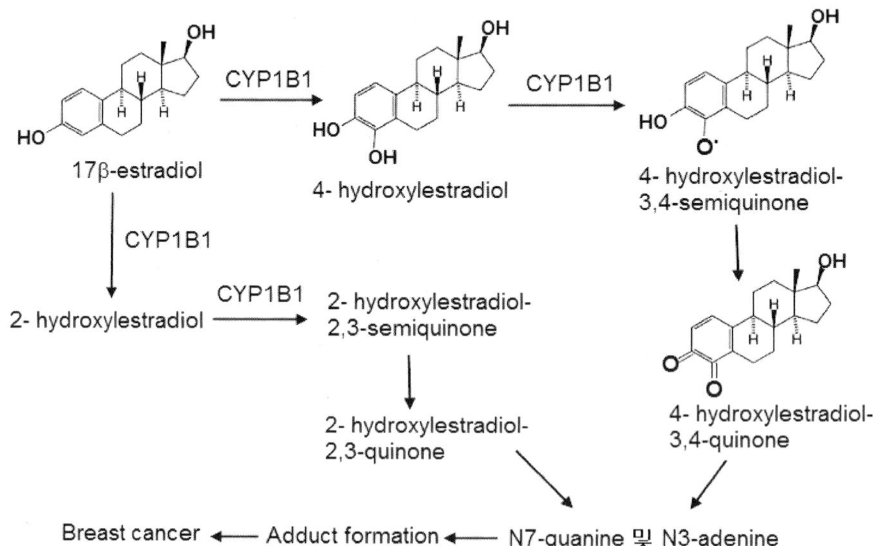

〈그림 3－15〉 CYP1B1에 의한 estradiol의 4－Hydroxyestradiol으로 전환
4－hydroxyestradiol은 semiquinone 및 quinone대사체로 산화되어 N7－guanine 또는 N3－adenosine에 결합하여 유방암 등을 유발한다(참고: Belous).

한약과 양약, 외인성 물질의 동시 노출에 의한 P450의 억제 및 활성은 약물상호작용의 독성기전에 중요한 역할을 한다. 그러나 이러한 기전들은 약물개발에 있어서 역으로 응용되기도 한다. Resveratrol은 적포도주에 함유되는 있는 폴리페놀성 물질인데 CYP1B1의 활성저해제이다. <그림 3－16>처럼 resveratrol는 생체 여성호르몬인 에스트로겐의 일종인 estradiol과 분자구조가 유사한 식물성 에스트로겐(phytoestrogen) 이다. 이러한 resveratrol투여는 CYP1B1활성을 저해하여 estradiol의 활성중간대사체 생성을 억제하는 항암효능을 유도할 수 있다. 실제로 resveratrol에 의해 CYP1B1활성이 억제되어 etstradiol의 semiquinone대사체와 quinone대사체의 생성이 억제된다. 또한 quinone의 환원반응을 유도하여 quinone 대사체를 제거하는 quinone reductase 발현을 촉진시킨다. 이는 결과적으로 이들의 대사체에 의해서 DNA손상의 예방을 통해서 항암기전으로 설명된다. Resveratol의 또 다른 항암효능기전은 CYP1B1에 의한 대사체 생성기전으로 설명된다. <그림 3 - 16>처럼 resveratol은 CYP1B1에 의해서 piceatannol로 전환된다. Piceatannol은 암세포 증식을 유도하는 tyrosine kinase의 활성을 저해하는 저해제이다. 이러한 piceatannol의 저해기능을 통해 백혈병에 대해서 항암효능이 유도된다. 이와 같이 약물의 동시 투여는 P450의 저해 및 활성 유도를 통하여 독성유발도 되지만 한편으로는 약물개발에 응용된다.

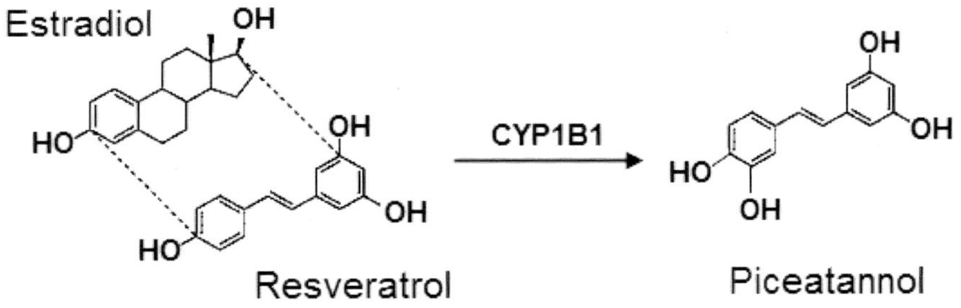

<그림 3 - 16> Estradiol과 유사한 구조의 Resveratrol대사
Resveratrol은 CYP1B1의 활성저해제 역할을 통해 estrogen - 유도 유방암에 대한 항암기능을 나타낸다. 또한 CYP1B1에 의해 piceatannol로 전환되어 백혈병 등에 항암효능을 나타낸다.

② CYP2계열

• CYP2계열에 의한 nicotine대사는 약리기능 측면에서 대사장소 및 경로를 달리하는 좋은 예이다.

사람의 CYP2계열 유전자는 19번 염색체의 q13.2에 350 kb크기로 18개 유전자가 집단으로 존재한다. CYP2계열 유전자는 CYP2A6, CYP2A7, CYP2A13, CYP2B6, CYP2C8, CYP2C9, CYP2C18, CYP2C19, CYP2D6, CYP2E1, CYP2F1, CYP2J2,

CYP2R1, CYP2S1, CYP2U1과 CYP2W1 등이 있다. 외인성 물질의 대사에 CYP계열이 차지하는 비중은 50%로 CYP1, 2, 3계열 중 가장 높다. 특히 CYP2 계열의 중요한 하위군은 CYP2B6, CYP2C, CYP2D6, CYP2E1이며 체내에 들어오는 모든 외인성 물질의 대사에서 차지하는 비율은 각각 4%, 25%, 16%이다. <표 3-6>처럼 CYP2계열의 P450에 대한 다양한 리간드(ligand)인 기질을 비롯하여 유도물질과 저해물질이 있다.

〈표 3-6〉 CYP2 계열의 유도물질, 억제물질과 기질

Isoenzymes	Substrates	Inducer	Inhibitor
CYP2A6	nicotine, 7-hydroxylates coumarins	?	?
CYP2A13	(found in nasal mucosa)	?	?
CYP2B6	artemisinin, S-mephobarbital, S-ifosfamide cyclophosphamide coumarin activation	phenobarbital, cyclophosphamide	?
CYP2C8	TCA, diazepam, verapamil	rifampicin, phenobarbitone	cimetidine
CYP2C9	S-warfarin, phenytoin, diclofenac & other NSAIDS, tolbutamide, fluoxetlne, torsemide, verapamil, dextromethorphan, losartan	rifampicin	fluconazole, ketoconazole, sulphonamides(sulfaphenazole), sulphinpyrazone, amiodarone, ritonavir, metronidazole
CYP2C18	cyclophosphamide, ifosfamide, verapamil , lansoprazole	CYP2C19와 유사	
CYP2C19	mephenytoin, phenytoin, diazepam, TCA (clomipramine, imipramine), d-extromethorphan, propranolol, omeprazole, progesterone, sertraline, aminopyrine, meprobamate formation from carisoprodol, proguanil	phenobarbitone, artemisinin	sulfaphenazole, fluoxetine, omeprazole, ritonavir, fluvoxamine, ticlopidine
CYP2D6	debrisoquine, dextromethorphan, beta blockers, haloperidol, chlorpromazine, thioridazine, dexfenfluramine, flecainide, propafenone, mexiletine, procainamide, fentanyl, pethidine {=meperidine}, SSRIs (fluoxetine), TCAs, trazadone, zuclopenthixol, S-mianserin, tolterodine; azelastine, tramadol, codeine, venlafaxine, oxycodone (prodrug activation)	Not inducible	cimetidine, quini[di]ne, methadone, terbinafine, some TCAs: paroxetine, fluoxetine norfluoxetine, sertraline, desmethylsertraline, fluvoxamine, nefazodone, venlafaxine, clomipramine, amitriptyline, antipsychotics: perphenazine, thioridazine, chlorpromazine, haloperidol, fluphenazine, risperidone,,clozapine cis-thiothixine

CYP2E1	paracetamol(=acetaminophen), Many volatile anaesthetics: isoflurane, sevoflurane, enflurane, ethanol, pentobarbitone, tolbutamide, propranolol, rifampicin, coumarin	chronic ethanol intake, isoniazid, benzene	disulfiram, cimetidine ethanol
CYP2G1	steroid hydroxylase	?	?
CYP2J2	epoxyeicosatrienoic acids(EETs)		
CYP2R1		?	
CYP2S1		?	

-표의 ?는 연구 또는 조사가 안 된 것임.

니코틴은 제1상반응 및 제2상반응에서 다양한 경로를 통해 대사가 이루어지지만 체내에 들어온 니코틴의 70~80%는 <그림 3 - 17>처럼 CYP2A6에 의해 cotinine을 거쳐 norcotinine으로 대사된다. 반면에 CYP2A6와 CYP2B6의 N-demethylation(N - 탈메틸화)을 통한 nornicotine의 생성경로는 전체 nicotine의 대사율 중 약 2~3%에 불과하다. 따라서 사람에 있어서 니코틴 대사의 다수경로는 norcotinine생성경로이며 nornicotine 생성경로는 소수경로이다. 주로 nicotine의 대사는 간에서도 주로 이루어지지만 니코틴이 뇌혈관장벽도 통과하기 때문에 뇌에서도 이루어진다. 그러나 뇌의 다수경로와 소수경로가 다르다. 뇌에는 CYP2A6뿐만 아니라 CYP2B6 역시 활성이 높기 때문에 nicotine농도만큼 nornicotine농도가 존재한다. 따라서 뇌에서의 다소경로는 nornicotine생성의 경로가 된다. 특히 뇌에서 니코틴의 신경약리적 작용은 nicotine대사체인 nornicotine에 의해 이루어지는데 nornicotine의 반감기는 뇌 및 혈장에서 nicotine보다 3~6배 정도 길다. 이러한 측면에서 볼 때 P450의 대사경로가 장소에 따라 다르며 이러한 차이는 물질의 기능적인 측면 때문으로 추정된다. 일반적으로 CYP2A6와 CYP2B6활성은 니코틴의 유도발현에 의해 이루어지기 때문에 흡연하는 사람의 뇌에는 이들 효소의 활성이 높다. 이러한 점은 이들 P450효소의 기질이 되는 한약성분이나 약물을 복용하였을 경우에는 비흡연가보다 대사율이 높아 빠르게 대사된다.

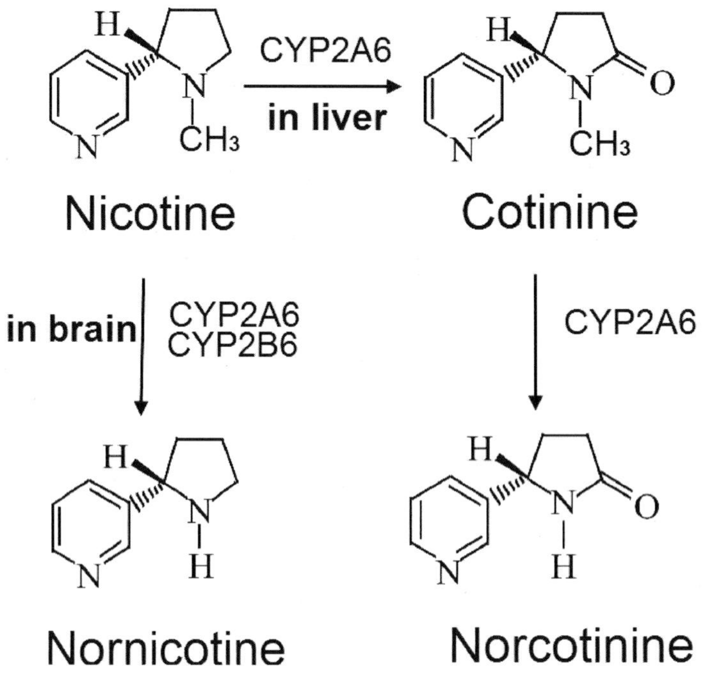

〈그림 3-17〉 Nicotine의 CYP2A6와 CYP2B6에 의한 대사

P450 효소의 대사체인 nornicotine은 신경학적 약리작용을 유발하는 니코틴 대사체이다. 간에서 norcotinine생성이 다수경로이지만 뇌에서는 nornicotine생성이 다수경로이다(참고: Yamanaka).

③ CYP3계열

- **CYP3계열 중 CYP3A4는 70%가 소장에서 발현되며 "first-pass metabolism"에서 특히 중요하다.**

CYP3 또는 CYP3A계열에는 CYP3A4, CYP3A5, CYP3A7, CYP3A43의 4개 유전자가 있다. 이들 유전자 집단은 사람의 7번 염색체 q21.1에 위치하며 크기는 231kb이다. 이들 중 CYP3A4는 체내에 들어오는 외인성 물질 중 약 30~50%정도의 대사에 관련되어 있기 때문에 약물대사에 있어서 핵심적 역할을 하는 P450이다. 이러한 이유로 양적인 측면에서도 CYP3A4는 간에서 발현되는 전체 P450중에서 약 30%를 차지한다. CYP3A4의 또 다른 중요한 특징 중의 하나는 체내에서 발현되는 CYP3A4의 전체량 중 70%가 소장에서 발현된다는 것이다. 대부분의 약물을 비롯한 외인성 물질은 소장이나 위의 위장계를 통해 흡수되기 때문에 CYP3A4에 의해 대사되는 한약성분의 1차통과 대사(first-pass metabolism)에 큰 영향을 준다. CYP3A4의 기질이 되는 한약성분은 생체이용률이 낮아진다. CYP3A4이외에 CYP3계열의 CYP3A5는 인종에 따라 발현에 큰 차이가 있다. CYP3A7은 성인의 간에서는 발현정도가 아주 낮지만 태아의 간에서는 전체 P450 발현량의 50%를 차지할 정도로 높다. 그러나 출생 이후에는 CYP3A7발현은 CYP3A4발현으로 점차적으로 교체된다. CYP3A43은 비교적 최근에 확인되었으며 간에서 발현율은 CYP3A4의 0.1% 정도이다.

- **CYP3A4는 외인성 물질뿐 아니라 호르몬의 생리활성물질 대사에도 관여하며 특히 P450 중 가장 많은 기질의 대사를 담당한다.**

CYP3A4는 항생제를 비롯하여 다양한 약물대사의 촉매뿐 아니라 여러 약물에 의해 발현이 유도 및 저해된다. 이들 기질 중 naphthalene과 testosterone는 CYP3A4의 대표적인 기질이다.<표 3-7>

〈표 3-7〉 CYP3A4의 리간드인 기질, 유도물질과 억제물질

Substrates			Inhibitor		Inducers
alfentanil	ethinyl estradiol	paclitaxel	acitretin	metronidazole	barbiturates
alprazolam	ethosuximide	pimozide	amiodarone	methylprednisolone	aminoglutethimide
amitriptyline	etoposide	pravastatin	cimetidine	mibefradil	carbamazepine
amlodipine	felodipine	prednisolone	ciprofloxacin	miconazole	dexamethasone
amiodarone	fentanyl	prednisone	clarithromycin	mifepristone	efavirenz
astemizole	fexofenadine	progesterone/	cyclosporine	nefazodone	ethosuximide
atorvastatin	finasteride	progestins	danazol	nelfinavir	glucocorticoids
bepridil	flutamide	quetiapine	delavirdine	nicardipine	glutethimide
bromocriptine	fluvastatin	quinidine	diltiazem	nifedipine	griseofulvin
budesonide	grepafloxacin	quinine	diethyl-dithiocar	norethindrone	modafinil
buspirone	haloperidol	repaglinide	bamate	norfloxacin	nafcillin
busulfan	hydrocortisone	rifabutin	efavirenz	norfluoxetine	nevirapine
cannabinoids	ifosfamide	rifampin	erythromycin	omeprazole	oxcarbazepine
caffeine	imipramine	ritonavir	ethinyl estradiol	oxiconazole	phenobarbital
carbamazepine	indinavir	salmeterol	fluconazole	prednisone	phenytoin
cerivastatin	isradipine	saquinavir	fluoxetine	quinine	primidone
chlorpheniramine	itraconazole	sertraline	fluvoxamine	ritonavir	rifabutin
cilostazol	ketoconazole	sibutramine	gestodene	roxithromycin	rifampin
cisapride	lansoprazole	sildenafil	grapefruit juice	saquinavir	rifapentine
citalopram	letrozole	simvastatin	grepafloxacin	sertraline	troglitazone
clarithromycin	lidocaine	sirolimus	indinavir	troleandomycin	

clindamycin	loratadine	sulfentanil	isoniazid	verapamil	
clomipramine	losartan	tacrolimus	itraconazole	zafirlukast	
clonazepam	lovastatin	tamoxifen	ketoconazole	zileuton	
cocaine	methadone	temazepam			
corticosteroids	methylprednisolone	terfenadine			
cyclobenzaprine	mibefradil	testosterone			
cyclophosphamide	miconazole	theophylline			
cyclosporine	midazolam	tiagabine			
dapsone	mirtazapine	tolterodine			
delavirdine	modafinil	toremifene			
dexamethasone	montelukast	trazodone			
dextromethorphan	navelbine	triazolam			
diazepam	nefazodone	troleandomycin			
diltiazem	nelfinavir	verapamil			
disopyramide	nicardipine	vinblastine			
dofetilide	nifedipine	vincristine			
donepezil	nimodipine	(R)—warfarin			
doxorubicin	nisoldipine	zaleplon			
dronabinol	nitrendipine	zileuton			
efavirenz	ondansetron	zolpidem			
ergotamine	oral contracept—	zonisamide			
erythromycin	ives				
estrogens	oxybutynin				

Naphthalene은 PAH(polycyclic aromatic hydrocarbon)의 일종으로 항공유의 불완전연소에 의해서 환경으로 배출되는 환경오염물질이다. 사람에게서도 체내 대사를 통해 발암가능성이 있는 Group 2그룹의 발암물질이다. Naphthalene의 발암성은 다양한 P450효소에 의해 유도되지만 CYP3A4에 의해서 발암가능성이 낮아질 수 있다. Naphthalene의 발암성은 <그림 3-18>처럼 CYP1A1에 의해 생성된 활성중간대사체인 1,2-epoxynaphthalene의 DNA손상 때문이다. 또한 1,4-Naphthoquinone 역시 DNA의 산화적 손상을 통해 발암화를 유도할 수 있는 naphthalene의 활성중간대사체이다. 그러나 1,2-epoxynaphthalene의 발암 가능성은 CYP3A4에 의한 수산화를 통해 2-Naphthol로 전환되기 때문에 감소된다. 이와 같이 naphthalene은 어떤 P450에 의해 대사되느냐에 따라 발암성이 높아질 수 있으며 또한 낮아질 수도 있다. 한약의 다양한 성분 역시 이러한 P450종류와 대사경로에 따라 독성 유발의 차이가 있다.

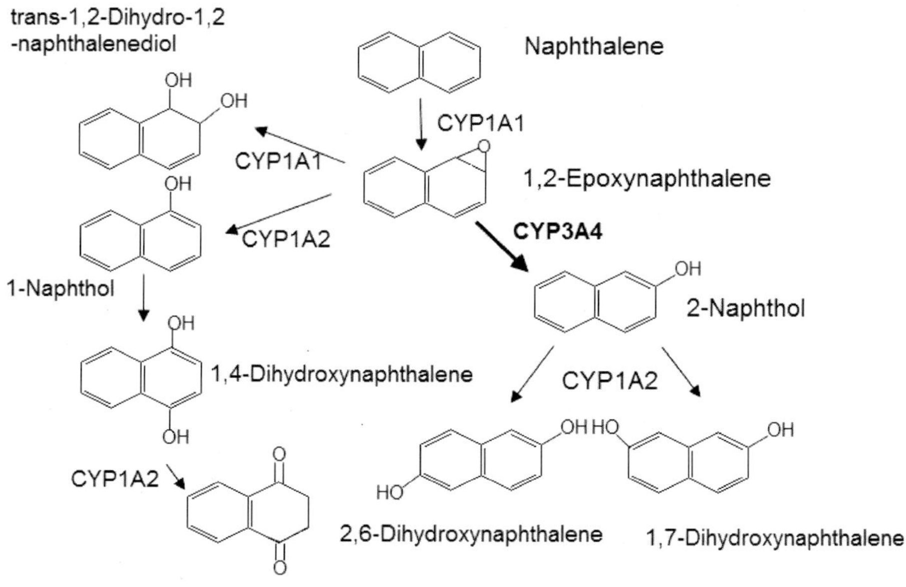

〈그림 3 - 18〉 CYP3A4에 의한 naphthalene 대사기전

Naphthalene은 여러 P450효소에 의해 대사가 되며 특히 CYP1A1에 의해 생성된 1,2 - epoxynaphthalene은 암을 유발할 수 있는 활성중간대사체이다. 그러나 CYP3A4에 의한 1,2 - epoxynaphthalene의 2-Naphthol로의 전환은 발암 가능성을 감소시킨다.

또한 외인성 물질뿐만 아니라 CYP3A4는 <그림 3 - 19>처럼 남성호르몬인 testosterone과 여성호르몬인 estrogen이 estradiol의 수산화를 촉매한다. CYP3A4는 testosterone의 6β-수산화를 통해 6β-Estradiol으로 전환을 유도한다. 또한 CYP19에 의해 생성된 17β-Estradiol을 CYP3A4가 다양한 2 -, 4 - 및 16 - 수산화를 촉매하여 여성호르몬을 분해한다. 따라서 한약이 CYP3A4의 활성을 증가시킨다면 남성호르몬 및 여성호르몬의 분해를 촉진시키는 결과를 유도할 수 있다.

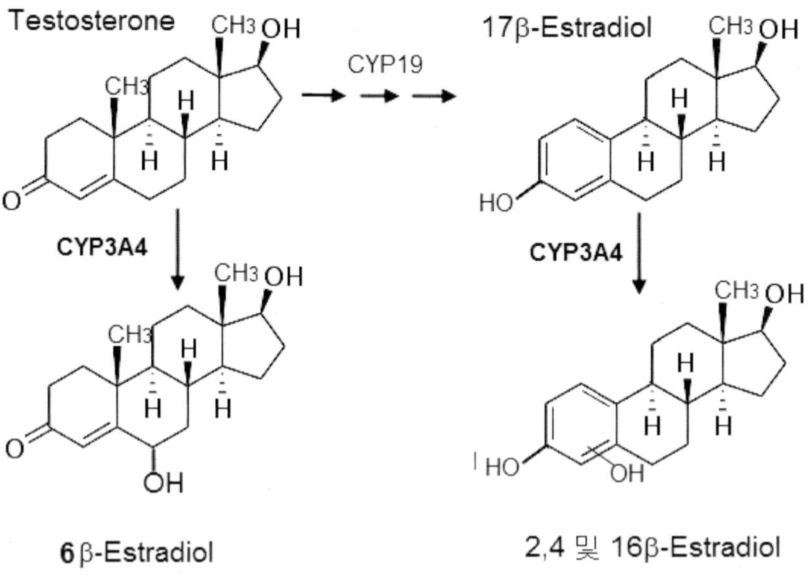

〈그림 3-19〉 CYP3A4에 의한 성호르몬인 testosterone과 estradiol의 수산화
CYP3A4는 테스토스테론과 에스트로겐 등의 수산화를 통해 성호르몬을 분해한다. 한약성분은 CYP3A4의 활성을 증가시키면 이러한 호르몬의 혈중농도를 감소시킬 수 있다.

2) Cytochrome P450-비의존성 생체전환

한약의 생체전환 중 제1상반응에서 핵심적인 효소는 P450이다. 제1상반응과 관련된 효소는 P450 - 의존성 생체전환과 P450 - 비의존성 생체전환의 효소군으로 분류된다. P450 - 의존성 생체전환은 한약성분의 80%가 이에 의해 대사되며 약 20%는 P450 - 비의존성 생체전환의 효소에 의해 대사되는 것으로 추정된다. 현재까지 한약의 P450 - 의존성 생체전환 연구나 P450 - 비의존성 생체전환 역시 연구가 부족하다. 따라서 P450 - 비의존성 생체전환에 의한 한약대사의 연구가 필요한 상황이다. 여기서는 P450 - 비의존성 생체전환효소인 flavin-mono oxygenase, epoxide hydrolase, monoamine oxidase, alcohol dehydrogenase와 acetaldehyde dehydrogenase, quinone reductase와 xanthine oxidoreductase에 대해 간략하게 서술하였다.

(1) Flavin—containing monooxygenase

① FMO의 종류와 구조

- 사람의 FMO하위군 유전자는 FMO1에서 FMO5까지 5종으로 약 532개의 아미노산으로 구성된 Flavin-containing monooxygenase이다.

플라빈 – 일산소화효소(FMO: Flavin mono-oxygenase)는 산소원자 하나를 결합시키는 일산소효소(monooxygenase)로 다양한 측면에서 P450과 비교된다. 소포체에 존재하는 FMO는 플라빈 – 의존성 일산소화효소(flavin-dependent monooxygenase), flavin – 함유 일산소화효소(flavin-containing monooxygenase)으로 불린다. 사람의 FMO하위군 유전자는 기능을 하는 FMO1에서 FMO5까지 5종류의 효소와 6개의 위유전자(pseudogene: FMO 7P, 8P, 9P, 10P와 11P)로 분류된다. FMO1은 신장, FMO2는 폐와 신장, FMO3은 간, FMO4는 간, 신장, 소장과 폐 그리고 FMO5는 간에서 주로 발현된다. 이는 FMO종류에 따라 조직 – 특이적으로 발현되는 특징을 의미한다. 이들 5가지의 FMO는 아미노산서열의 55~60%가 상호 동일성을 가지고 있다. FMO1에서 FMO4 유전자는 1번염색체의 q23-q25에 gene cluster로 위치하며 FMO5는 동일한 염색체의 동원체 가까이 q21.1에 위치한다. FMO는 약 532개의 아미노산으로 구성되어 있으며 <그림 3 – 20>처럼 작고 큰 2개의 도메인 및 채널로 구성되어 있다. 보결분자단인 FAD(flavin adenine dinucleotide)는 큰 domain과 상호작용하며 flavin은 반응과 관련된 여러 물질의 통로인 채널쪽으로 향하고 있다.

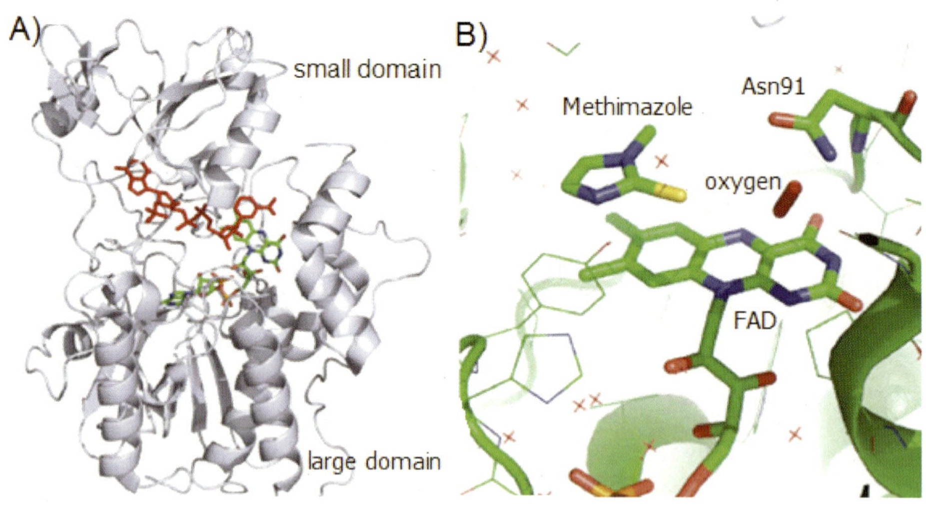

〈그림 3-20〉 FMO의 구조

*Schizosaccharomyces pombe*으로부터 분리된 FMO의 구조이다. A) FAD(녹색, flavin adenine dinucleotide)는 큰 도메인 측면, NADPH(붉은색)는 작은 도메인 측면에 위치한다. FAD내의 산소(녹색 내 붉은색)와 질소(푸른색)가 표시되어 있다. B) 기질 methimazole과 반응에 필요한 산소(붉은색)가 FAD 부근에 위치하며 기질의 반응부위인 질소(푸른색)와 황(노란색)이 FAD 쪽으로 향하고 있다. Methimazole은 항갑상선 약물이며 FMO의 대사에 의해 활성을 띤 sulfenic acid로 전환된다. 이 대사체는 P450의 활성을 저해하여 약물부작용을 유발할 수 있다(참고: Phillips).

P450과 마찬가지로 FMO촉매반응은 환원당량(reducing equivalents)인 NADPH와 산소분자를 이용하여 이루어진다. 특히 산소분자 중 1개의 산소원자는 H_2O의 환원에 이용되며 다른 산소원자는 기질산화에 이용된다. FMO에 의한 기질산화 과정에서 생성된 대사체는 극성과 더불어 다소 친수성을 띠게 된다. P450효소의 비단백질 부분인 (Fe^{III})-protoporphyrin-IX(또는 heme)구조와 다르게 FMO는 <그림 3-21>처럼 기질의 산화반응을 유도하는 보결분자단이 FAD(flavin adenine dinucleotide)이다.

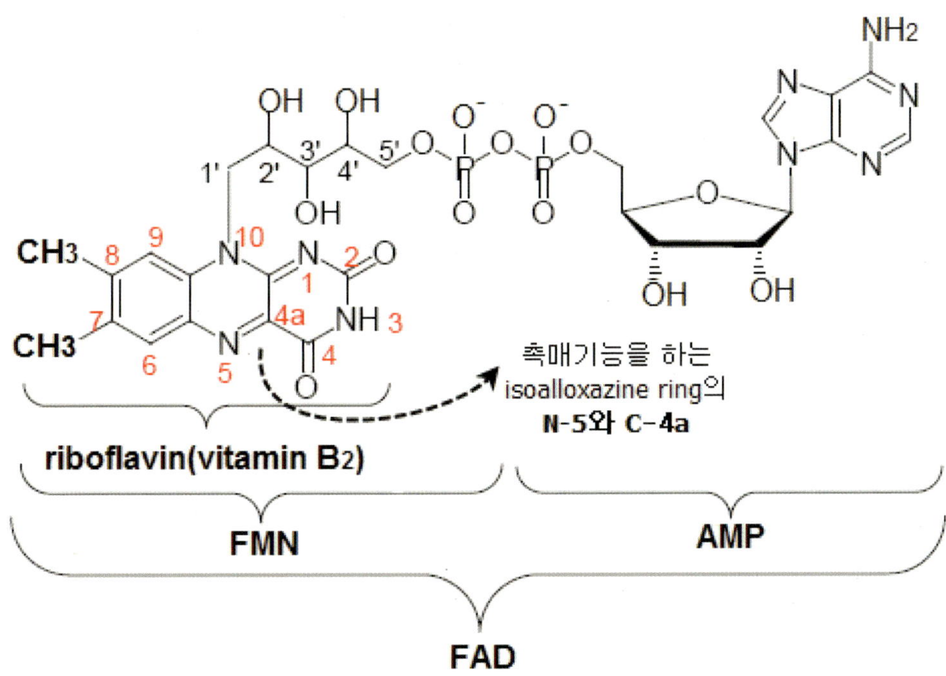

〈그림 3 - 21〉 FAD의 구조와 촉매기능을 담당하는 N5와 C-4a

Flavin은 O₂와 관련된 수많은 산화-환원반응에서 보조촉매제(co-catalyst)의 역할을 한다. FAD(Flavin adenine dinucleotide)와 FMN(flavin mononucleotide)은 vitamine B₂ 또는 riboflavin의 활성형이다. Riboflavin의 ribityl C-5 '수산화(OH)에 인산화가 되면 FMN, FMN에 AMP가 붙어 아데닐화(adenlylation)되면 FAD가 된다. FAD의 보조효소적 촉매기능은 isoalloxazine ring의 N-5와 C-4a위치에서 이루어진다.

② FMO의 촉매반응 사이클

이러한 P450과 FMO의 차이에도 불구하고 기질의 일산소화반응 촉매 측면과 조직 분포, 세포내 위치, 효소의 분자량, 기질특이성의 상호 중복 측면에서도 유사성이 많다. P450과 마찬가지로 FMO는 2개의 산소원자를 이용하여 이 중 한 원자를 기질에 전달, 나머지 하나는 H_2O에 전달을 통한 촉매반응의 반응식은 다음과 같으며 반응 사이클은 <그림 3 - 22>와 같다.

$$\text{반응식: } RH + O_2 + NADPH + H^+ \xrightarrow{\text{FMO}} ROH + H_2O + NADP^+$$

Step 1. FAD의 환원: NADPH가 FMO의 보결분자단인 FAD에 결합하여 수소이온 전달과 환원을 유도하며 [(FADH₂)(NADP⁺)] 복합체를 형성한다. NADPH

의 결합에 의해 FAD는 안정화가 이루어진다.

Step 2. **산소분자의 결합**: 산소분자가 결합하여 4a-hydroperoxyflavin(4a-HPF)을 형성하며 [(FADH-OOH)(NADP$^+$)] 형태가 된다. 여기서 Step 1과 2과정은 빠르게 진행된다.

Step 3. **친핵성 부위 공격(Nucleophillic attack)**: 기질 S를 일산소화하여 SO를 생성하며 [(FADH-OOH)(NADP$^+$)] 복합체는 산소가 없어진 [(FADH-O-H)(NADP$^+$)] 형태로 된다. 이때 4a-HPF의 말단 산소원자가 기질에 전달되며 이를 4a-HPF의 친핵성 공격(nucleophillic attack)이라고 한다. 결과적으로 4a-HPF는 산소원자가 하나 제거된 4a-hydroxyflavin이 된다.

Step 4. **H$_2$O의 생성**: 4a-hydroxyflavin에서 남은 산소원자는 방출되어 H$_2$O로 환원되며 [(FADH-OH)(NADP$^+$)]는 [(FAD)(NADP$^+$)] 형태로 전환된다. 이 단계의 H$_2$O 생성 과정은 FMO에 의한 기질 촉매반응에서 속도조절단계 (rate-limiting step)에 해당된다.

Step 5. **NADP$^+$의 방출**: 최종적으로 [(FAD)(NADP$^+$)]로부터 조효소 NADP$^+$가 분리되어 FAD로 된다.

그러나 전자가 풍부한 환원형 flavin이 산소분자에 단 하나의 전자를 전달하게 되면 그 자체의 flavin은 라디칼이 되고 산소분자는 superoxide anion radical로 된다. 또한 peroxyflavin은 매우 불안정하여 유해활성 산소인 H$_2$O$_2$를 생성하면서 산화형 flavin으로 전환될 수도 있다. 이는 P450의 촉매반응 사이클에서 ROS에서 생성되듯이 FMO 역시 촉매반응 사이클 과정에서 ROS를 생성할 수 있다는 것을 의미한다. 따라서 한약의 성분이 과잉공급되면 P450과 FMO의 촉매과정에서 ROS생성을 통해 산화적 스트레스를 유발할 수 있다.

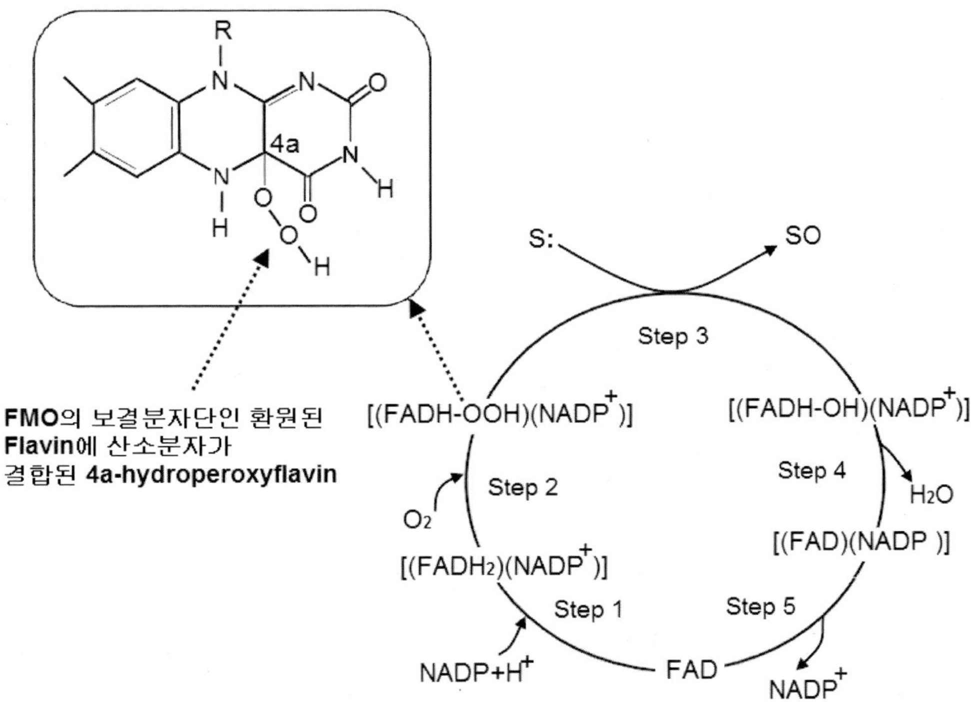

〈그림 3-22〉 Flavin Mono-Oxygenase(FMO)의 기질 촉매반응 과정

FAD와 NADPH가 결합하여 [(FADH2)(NADP+)] 복합체를 형성한다. 2개의 산소원자가 이 복합체에 결합하면 FMO의 보결분자인 Flavin은 4a-hydroperoxyflavin으로 전환된다. 2개의 산소원자 중 하나는 기질에 하나는 H2O에 전달되어 기질(S)의 일산소화가 이루어진다(참고: Phillips).

③ FMO의 촉매반응 종류, 기질특이성 및 발현

• FMO3은 외인성 물질의 대사와 관련하여 가장 중요한 효소이다. 그러나 외인성 물질의 제2상반응을 통해 생성된 포합체가 FMO의 기질이 될 수도 있다.

일산소화의 기능성을 가진 FMO 5종류 중 FMO1과 FMO2도 외인성 물질의 대사에 관련하지만 FMO3이 외인인성 물질의 대사와 관련하여 가장 중요한 효소이다. 사람의 신장에 존재하는 FMO1은 P450의 양보다 더 많으며 간에서 가장 많이 발현되는 CYP3A4의 양만큼 발현된다. 따라서 FMO1은 신장의 한약대사에 대단히 중요한 효소이다. FMO1유전자는 태아의 간에서도 발현되지만 출생 후에 없어지기 때문에 성인의 간에서는 FMO1의 활성은 없다. 그러나 FMO3은 사람의 간에서 발현되며 대사에서 가장 중요하다. 간에서 FMO3활성은 전체 P450의 약 20%를 차지하는 CYP2C9 양만큼이나 활성이 높다. FMO에 의한 기질의 일산소화반응은 유기화합물의 N, S, P 등의 친핵성 헤테로원자 부위와 유기화합물의 Se와 무기이온 부위에서 유발된다. 특히 FMO1, FMO2와 FMO3에 의한 기질의 N-oxygenation과 S-oxygenation이 주요 반응이다.

<그림 3 - 23>은 FMO3에 의한 nicotine의 N-oxidation과 phorate의 S-oxygenation을 나타낸 것이다. 그러나 FMO에 의한 S 및 N의 일산소화반응은 P450에 의해서도 가능하기 때문에 FMO와 P450이 서로 기질을 공유하는 경향이 있다. FMO3에 의한 N-oxidation 과정에서 일산소화를 통해 Nicotine-1'-N-oxide가 생성된다. 그러나 대부분 간에서 CYP2A6에 의해 cotinine으로 전환되며 FMO3로 인한 Nicotine-1'-N-oxide 생성은 소량이다. 또한 FMO3은 cholinesterase활성을 저해하는 살충제 phorate를 phorate sulfoxide으로의 전환을 유도하는 S-oxidation반응을 촉매한다. Phorate sulfoxide 역시 대부분의 유기인제 살충제가 갖고 있는 acetyl cholinesterase inhibitor 역할을 통해 신경독성을 유발한다.

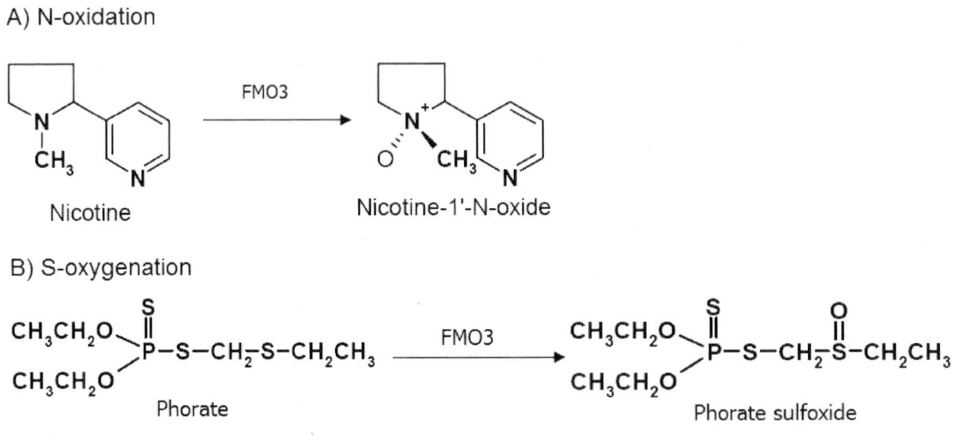

A) N-oxidation

FMO3

Nicotine

Nicotine-1'-N-oxide

B) S-oxygenation

FMO3

Phorate

Phorate sulfoxide

〈그림 3-23〉 FMO3에 의한 N-oxygenation과 S-oxygenation
FMO3은 사람의 간에서 발현되며 외인성 물질대사에서 가장 중요한 FMO효소이다.

<표 3 - 8>는 외인성 물질의 대사에서 주요한 역할을 하는 FMO1, FMO2, FMO3 등의 외인성 및 내인성 기질의 종류를 나타낸 것이다. 독성학적 측면에서 FMO대사의 중요한 점은 외인성 물질의 제2상반응을 통해서 생성된 포합체가 FMO의 기질이 될 수

있다는 점이다. 제2상반응 후 생성된 **S-cysteine conjugate**는 **glutathione-S-transferase**의 포합체이다. 이들 포합체는 대부분 신장을 통해 배출되나 **FMO1**에 의해서 **S-oxygenation**이 된다. 이는 신장에서 약물대사로 인해 독성을 유발하는 주요 기전이다. **FMO**은 **P450**과 달리 유도물질에 의해서 유전자발현이 유도되는 유도효소가 아니고 항상 일정한 활성을 나타내는 구성효소이다. 일반적으로 **FMO**는 **FAD**와 **NADPH** 등의 보조인자와 식이를 비롯하여 다양한 생리적 요인에 의해 발현이 조절된다. 보조인자인 **FAD**는 **FMO**에 아주 강하게 결합되어 있으며 분리나 분해가 쉽게 되지 않는다. 유전자의 전사에 있어서 **P450**은 핵수용체-의존성 발현기전으로 많이 알려졌지만 **FMO**에 대한 핵수용체-의존성 기전은 대부분 확인이 되지 않았다. **FMO**는 **P450** 유도로 활성화되는 **ubiquitin**-의존성 분해(예: **CYP3A**)와 액포의 **lysosoamal** 분해(예: **CYP2B1**)기전을 통해 활성이 상실되는 것으로 추정되고 있다.

〈표 3-8〉 FMO의 외인성 및 내인성 기질

FMO 하위군	발현 조직	약물 및 외인성 기질	내인성 기질
FMO1	태아의 간 및 신장, 소장	Imipramine, tamoxifen, Chlorpromazine, Itopride, Olopatadine, Thiacetazone	S-cysteine conjugates, S-allyl-l-cysteine, S-farnesylcysteine, S-farnesylcysteine Methyl ester, Dihydrolipoic acid, Lipoic acid
FMO2	폐와 신장	Disulfoton, Phorate, Thiourea-based drugs	Cysteamine, Lipoic acid
FMO3	간	Amphetamine, Clozapine, Deprenyl, Tamoxifen, Metamphetamine, Ethionamide, Thiacetazone, Sulindac sulfide	Methionine, Timethylamine

(2) Epoxide hydrolase (EH)

- **EH**는 **epoxide**의 높은 반응에서 친수성으로 전환을 유도하여 무독화에 중요한 역할을 한다.

Epoxide(에폭시드, **arene oxide** 또는 **oxirane**)는 2개의 탄소와 하나의 산소원자로 구성된 삼각고리(**three-membered oxygen ring**)형태이다. **Epoxide**는 수분이 있는 환

경에서 매우 불안정하며 높은 반응성을 가지고 있다. 이러한 특성 때문에 epoxide 구조를 가진 화합물은 친전자성 물질의 대표적인 구조이며 수분이 존재하는 생체내에서 돌연변이원성 및 발암성의 특성을 나타내는 독성을 띠게 된다. 이러한 epoxide의 구조를 해체하거나 분해하는 효소가 epoxide hydrolase(에폭시드 수산화 효소 또는 epoxide hydroxylase; EH)이다. 일반적으로 epoxide구조를 가진 성분은 반응성이 높아 쉽게 반응하여 한약탕제에는 존재하기가 쉽지 않다. 그러나 한약성분 중 P450에 의해 epoxide구조가 형성될 수 있다. <그림 3－24>처럼 탄화수소사슬에 있는 이중결합이 P450과 산화작용에 의해 지방족 epoxide가 형성된다. EH는 epoxide를 dihydrodiol로 전환을 촉매한다. 지방족 epoxide 역시 친전자성으로 생체내 거대분자와의 공유결합을 통해 독성을 유발한다. 그러나 EH에 의해 수화되면서 활성이 감소되어 안정화된 친수성을 나타내게 된다. 이와 같이 EH에 의한 epoxide해체는 외인성 물질의 생체전환을 통해 형성된 독성을 줄이는 중요한 해독기전이다.

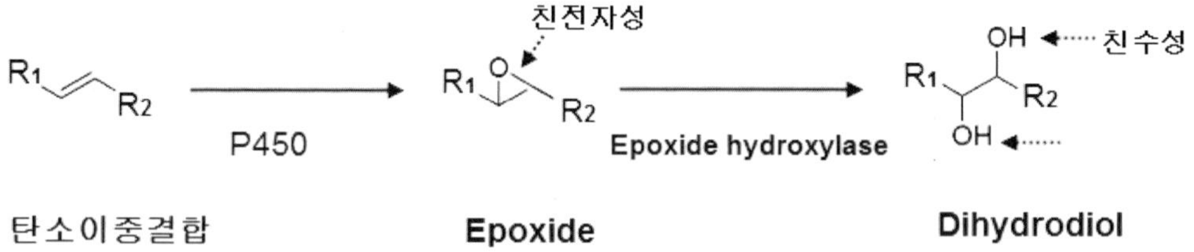

〈그림 3－24〉 Epoxide의 형성과 epoxide hydrolase에 의한 수화반응
탄소사슬의 epoxide는 epoxide hydrolase에 의해 trans형 수화대사체(*trans*-hydrated metabolite)가 형성된다. P450에 의해 형성된 epoxide는 친전자성으로 독성을 유발하나 EH에 의한 epoxide 해체는 친수성으로 전환을 유도하여 독성을 무독화한다.

이와 같이 epoxide를 가진 외인성 물질은 제1상반응의 주요 효소인 P450의 대사에 의해 생성되는 대사체인데 benzo[a]pyrene는 CYP1A1에 의해 방향족 epoxide가 형성되는 대표적인 예이다. CYP1A1에 의한 제1상반응을 통해 benzo[a]pyrene은 benzo[a]pyrene 4,5-oxide으로 전환되며 epoxide hydrolase에 의해 benzo[a]pyrene 4,5-dihydrodiol으로 수화된다.<그림 3－25>

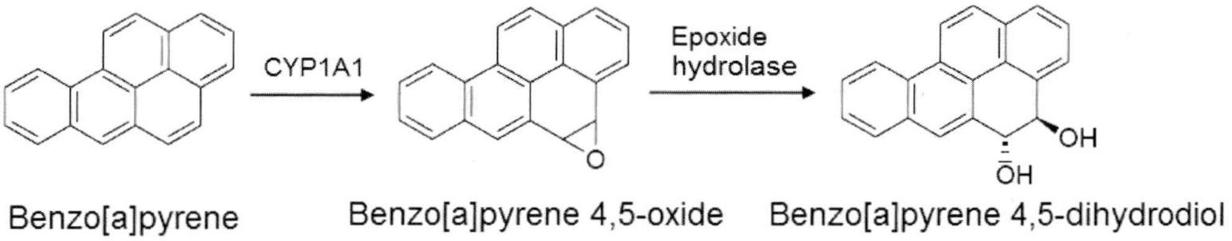

〈그림 3-25〉 Benzo[a]pyrene의 epoxide형성과 epoxide hydrolase에 의한 수화반응

Epoixde는 높은 반응성을 가지고 있기 때문에 인체가 epoxide화합물에 노출되는 경우는 거의 없다. 그러나 체내에서 대부분의 epoxide화합물은 제1상반응을 통해 생성되며 독성을 유발한다. Epoxide hydrolase은 이러한 epoxide 대사체를 수화함으로써 독성작용을 막는 데 중요한 역할을 한다.

사람을 포함한 포유류에서 5종의 epoxide hydrolase, 즉 microsomal cholesterol 5,6-oxide hydrolase(ChEH), hepoxilin A3 hydrolase, leukotriene A4 hydrolase(LTA4), soluble epoxide hydrolase(sEH), microsomal epoxide hydrolase(mEH)가 있으며 기능은 <표 3-9>와 같다. 현재까지 5종 중에서도 sEH 및 mEH가 외인성 물질인 stilbene oxide, PAH epoxides, phenytoin, carbamazepine의 수화반응을 유도하여 epoxide분해를 촉매한다. 그러나 사람에서 대부분의 외인성 물질-유래 epoxide는 microsomal epoxide hydrolase에 의해 수화된다. 약 455개의 아미노산을 암호화한 사람의 mEH유전자는 1번 염색체상의 q42.1에 위치하며 20kb의 크기이다. 사람의 mEH 유전자발현은 유도물질에 의해 유도되며 dexamethasone이 대표적인 유도물질이다. mEH의 기질은 내인성 물질로는 epoxy-fatty acid인 androstene oxide(16a, 17a-epoxyandrosten-3-one), estroxide(epoxyestratrienol)가 있다. 또한 mEH의 주요 외인성 기질은 aliphatic epoxides(예: butadiene oxide, 1,2-epoxyoctane), polyaromatic oxides(예: phenanthrene oxide, benzo[a]pyrene-4,5-oxide), styrene과 cis-stilbene oxide를 비롯하여 항경련성 약물인 phenytoin과 carbamazepine oxide가 있다. 체내 항경련성 약물이 대사하는데 mEH 활성이 부족하거나 효소활성이 저해되면 혈중농도가 시간이 지나면서도 감소되지 않기 때문에 지나친 민감도를 유발하여 치명적인 증상을 유발할 수 있다.

<표 3-9> 5종의 Epoxide hydrolase 기질과 활성저해제

종류	Localization	Substrates		Inhibitors
		Endogenous	Xenobiotic	
Cholesterol 5,6-oxide hydrolase	Microsomal	Cholesterol 5,6-epoxide	Unknown	Cholestanetriol, 7-dehydrocholsterol 5,6 β-oxide
Hepoxilin A_3 hydroase	Cytosolic	Arachidonic acid epoxides	Unknown	Trichloropropene oxide
Leukotriene A_4 hydroase	Cytosolic	Leukotriene A_4	Unknown	Divalent cations, α-KETO-β-amino esters
Soluble epoxide hydrolase	Cytosolic, Peroxisomal	EETs, leukotoxin	Stilbene oxide	Chalcone oxide, urea, carbamate derivatives, Cd^{2+}, CU^{2+}
Microsomal epoxide hydrolase	Microsomal	Steroid epoxides, Androstene epoxide, Estroxide	PAH epoxides, phenytoin, carbamazepine	1,1,1-Trichloropropene-2,3-oxide, divalent heavy metals, cyclopropyl oxiranes

(3) Monoamine oxidase

Monoamine oxidase(MAO)는 FMO처럼 보조인자인 FAD가 결합된 미토콘드리아의 외막에 위치한 flavoprotein(<그림 3-22> 참조)이다. MAO의 주요 촉매반응은 다양한 아민(amine: 암모니아 NH_3의 수소원자를 탄화수소잔기 R<알킬기 또는 알릴기>로 치환한 화합물의 총칭)의 산화적 탈아미노화(oxidative deamination) 반응이다. MAO에 의한 탈아미노화 반응은 아래와 같이 3단계인 FAD 환원, 탈아미노화(deamination)와 FAD 재산소화(reoxidation)의 과정을 통해 이루어진다.

- FAD 환원: $RCH_2NH_2 + FAD \rightarrow RCH = NH_2 + FADH_2$
- 탈아미노화: $RCH=NH_2 + H_2O \rightarrow RCHO + NH_3$
- FAD 재산소화: $FADH_2 + O_2 + 2H+ \rightarrow FAD + H_2O_2$

<그림 3-26> A)의 Reaction 1처럼 아민(amine)은 MAO에 의한 기질의 2-전자 산화(two-electron oxidation)를 통해 이민(imine: 암모니아의 두 수소원자를 2가의 탄화수소기로 치환한 화합물의 총칭)으로 전환되며 동시에 FAD는 환원형인 $FADH_2$로 전환된다. 또한 Reaction 2와 같이 이민은 비효소적 반응을 통해 aldehyde화합물(RCHO), carbonyl 화합물(RC=O) 그리고 암모니아로 전환되면서 탈아미노화가 이루어진다. 마지막으로 Reaction 3처럼 MAO의 $FADH_2$는 산소분자에 의해 재산화되어 FAD로

전환되면서 ROS인 H_2O_2의 방출을 유도한다. 특히 MAO의 촉매반응을 통해 생성된 H_2O_2와 암모니아는 신경독성을 유발한다. 또한 MAO에 의한 촉매반응은 산소가 요구되기 때문에 저산소 조건에서는 MAO의 활성이 감소되거나 MAO 활성이 증가되면 국소적으로 저산소증이 유발된다. <그림 3 – 26>의 B)처럼 MAO에 의해 생성된 aldehyde는 aldehyde reductase에 의해서 alcohol 또는 glycol로 환원되거나 aldehyde dehydrogenase에 의해서 carboxylic acid로 산화된다.

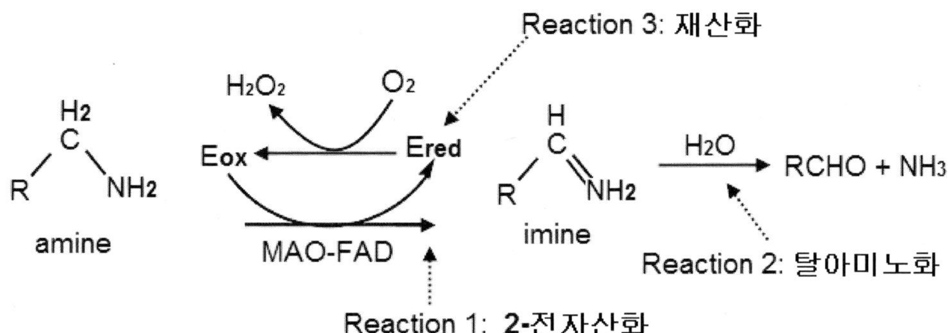

〈그림 3 – 26〉 Monoamine의 MAO에 의한 탈아민화 반응
A) MAO의 기질의 2 – 전자 산화(Reaction 1)에 의한 기질의 탈아미노화 촉매반응은 aldehyde(RCHO)와 암모니아(Reaction 2)를 생성한다. 또한 촉매반응에 필요한 전자의 이동은 FAD의 환원(E_{red})과 산화(E_{ox})로 이루어지며 결과적으로 H_2O_2가 방출된다(Reaction 3). B) MAO의 촉매반응으로 생성된 aldehyde는 ALDH(aldehyde dehydrogenase)에 의해 carboxylic acid(R–COOH)로 산화된다.

- MAO는 동질효소인 MAO-A와 MAO-B가 있으며 뇌에서 MAO에 의한 신경전달물질의 deamination은 뇌질환의 직간접적 원인이 된다.

MAO는 동질효소인 MAO-A와 MAO-B가 있다. MAO-A는 태반 및 섬유아세포에서 활성이 높고 간과 위장관에 다소 활성이 발견된다. MAO-B는 간을 비롯하여 혈액의 혈소판과 임파구에서 활성이 높다. 그러나 MAO활성 증가는 독성을 유발하는데 특히 신경세포(neuron)와 별아교세포(astrogia) 활성은 신경독성과 밀접한 관계가 있다. MAO-A와 MAO-B의 두 효소는 신경전달물질의 분해를 유도한다. 뇌에서 MAO-A는 카테콜아민성 신경세포(catecholoaminergic neuron)와 성상세포(glia cells)에서 발현되어 serotonin, norepinephrine(noradrenaline)과 epinephrine(adrenaline) 등의 신경전달호르몬의 산화를 촉매한다. MAO-A에 의한 이들 물질의 산화는 신경전달호르몬의 농도감소를 유발하여 우울증과 불안장애증 같은 질병의 주요 원인이다. 이러한 MAO의 신경전달물질의 산화에 의한 질병의 치료제로서 clorglyine와 같은 MAO-A 활성저해제가 개발된다. MAO-B는 세라토닌성 신경세포(serotonergic neuron)와 성상세포에서 발현되며 신경전달물질인 dopamine을 비롯하여 식이의 의해 공급되는 phenethylamine, tyramine, benzylamine의 산화성 탈아미노화 반응을 촉매한다. MAO-B에 의한 dopamine의 탈아미노화는 뇌질환 발생에 있어서 주요한 기전으로 설명된다. 대뇌기저핵(basal ganglia)에서 MAO-B 활성증가에 의해 dopamine의 탈아미노화가 활성화된다. 이 과정에서 FAD의 산화로 발생하는 H_2O_2는 Fe^{2+}와 반응하여 독성이 강한 ·OH(hydroxyl radical)로 전환되어 산화적 스트레스를 통한 신경세포 독성을 유발한다. 이러한 H_2O_2생성에 의한 세포독성기전은 MAO에 의한 탈아미노화 반응을 거치는 모든 약물 또는 외인성 물질에 의해서 발생된다.

<그림 3-27>처럼 propranolol(β-adrenergic blocker 작용으로 고혈압 및 협심증에 사용되는 약물)은 CYP2C19에 의해 N-Demethylated propranolol로 산화되며 다시 MAO-B에 의해 N-Desisopropylpropranolol로 전환되어 탈아미노화가 이루어진다. MAO에 의한 탈아미노화 반응을 통해 모든 기질과 유사하게 propranolol 역시 탈아미노화 반응과정에서 MAO의 FAD가 산화되면서 H_2O_2생성을 확인할 수 있다. H_2O_2생성은 산화적 스트레스에 의한 뇌세포 사멸을 유도하여 뇌질환의 직간접적 원인이 된다. 또한 이와 같이 뇌세포에서의 MAO의 활성은 외인성 물질이나 약물의 탈아미노화 반응을 통해 발생되는 산화적 스트레스 손상은 뇌질환의 직, 간접적인 원인이 된다. 이것의 예방을 위해 MAO-B의 활성저해제인 deprenyl가 이용되고 있으며 특히 Parkinson's disease와 Alzheimer's disease(AD) 등의 여러 퇴행성 뇌질환의 치료제로 이용된다. 신경전달물질 외에도 MAO는 다양한 용도의 약물인 milacemide, 2-propylpentylglycemide, phenelzine, propranolol, primaquine, haloperidol과 1-methyl-4-phenyl-1,2,3,6-

tetrahydropyridine(MPTP)의 탈아미노화 반응을 촉매하여 혈중농도를 감소시킨다. MAO에 의한 외인성 물질의 탈아미노화 반응은 최종산물인 carbocylic acid와 알코올로 전환되지만 MPTP는 MAO-B에 의한 탈아미노화 반응을 통해 활성중간대사체로 전환되어 Parkinson's disease의 원인이 된다.

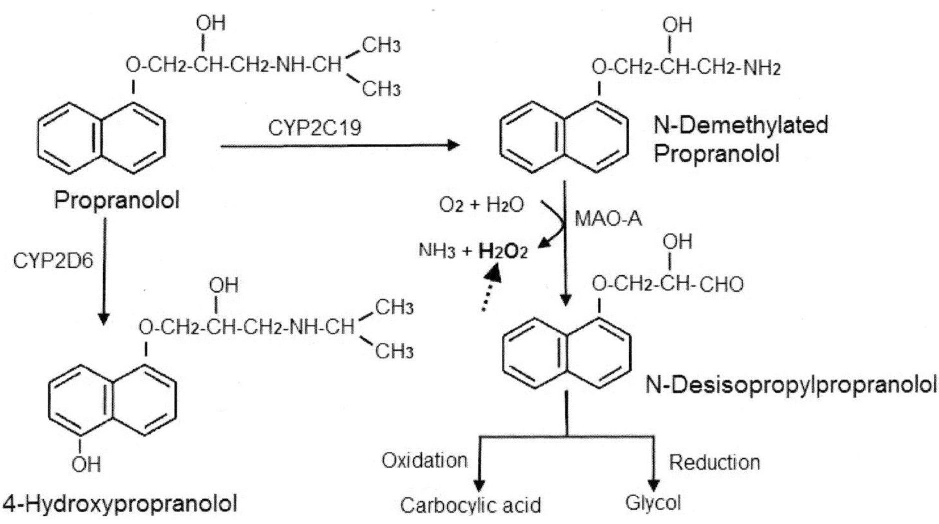

〈그림 3-27〉 MAO-A에 의한 propranolol의 탈아미노화 반응

Propranolol은 β-adrenergic blocker 작용으로 고혈압 및 협심증에 사용되는 약물이다. 대부분이 CYP2D6에 의해 대사되지만 일부는 CYP2C19에 의한 대사를 통해 생성된 대사체가 MAO-A에 의해 N-Desisipropylpropranolol로 탈아미노화가 이루어진다. 최종적으로 N-Desisipropylpropranolol은 aldehyde reductase에 의해 alcohol로 환원되거나 dehydrogenase에 의해 carboxylic acid로 산화된다. MAO의 FAD가 산화되면서 H_2O_2(화살표)가 생성되는데 질병의 원인이 된다.

이와 같이 MAO의 활성증가는 뇌질환의 원인이 될 수 있는데 한약성분 역시 MAO의 대사를 통해 독성을 유발할 수 있다. 향후 한약독성학적 측면에서 MAO의 기질이 되는 한약성분에 대한 연구가 필요하다. 반면에 한약성분은 MAO의 활성을 저해하는 물질을 포함하고 있는 것으로 확인되고 있는데 마황이 대표적이다. 이러한 한약재는 MAO의 저해제로 작용하여 항우울증 및 신경전달물질 감소에 의한 정신적 질병의 치료제로 개발될 수 있다. MAO의 활성과 저해에 대한 약물의 영향은 MAO의 유전자 수준에서 기전이 설명되고 있다.

MAO-A 및 MAO-B의 두 유전자 위치는 X 염색체의 p11.4-p11.3에 위치하여 상호 근거리에 있으며 유전자중복을 통해 2개의 동질효소가 생성된다. 효소의 분자량은 약 58kDa 정도이다. MAO-A 및 MAO-B 유전자는 15개의 exon으로 구성되어 있다. 특히 Exon 12가 FAD-결합영역이며 이 영역에서 두 유전자는 93%의 높은 동일성을 가지고 있다. MAO-A 및 MAO-B의 유전자 프로모터는 약 60% 동일성이 있으며 G-C 염기서열이 풍부한 것이 특징이다. 그러나 두 유전자의 전사조절 영역의 element구성은 확연히 차이가 있다. MAO-A프로모터는 3개의 Sp1 element와 glucocorticoid response element(GRE)로 구성되어 있으며 TATA box가 없다. 염증 치료제로 이용되는 dexamethasone에 의해 MAO-A의 유전자 발현이 유도된다. 이것은 MAO유전자와의 상호작용을 통한 MAO발현기전을 이해하는 데 중요하다. Dexamethasone은 전사인자인 Sp1 또는 glucocorticoid receptor-매개 기전을 통해 MAO-A 유전자 발현을 유도한다. 그러나 MAO-B의 프로모터는 CACCC box에 의해서 분리된 2개의 Sp1 element를 가지고 있다. MAO-B 유전자는 PMA(phorbol 12-myristate 13-acetate)에 의해 유도발현이 이루어진다. PMA에 의해 활성화되는 전사인자인 Sp1과 Sp4가 2개의 Sp1 element와 상호작용을 통해 MAO-B 유전자가 발현되며 또한 Sp3과 BTEB2 전사인자에 의해 저해된다. 특히 MAO-B 유전자에 대한 전사인자의 활성화는 c-Jun과 Egr-1과 관련된 MAPkinase 신호전달체계로 이루어진다. MAO-A 및 MAO-B유전자의 전사 발현하는데 주요한 차이는 전사인자이며 이는 활성화되는 조직, 세포같은 장소의 차이에서 비롯된다.

(4) Alcohol dehydrogenase, Acetaldehyde dehydrogenase와 기타 에탄올 분해효소

● 에탄올은 alcohol dehyderogenase, catalase, CYP2E1의 3가지 효소에 의해 산화된다.

에탄올(ethanol, alcohol, EtOH)은 사람이 섭취하는 외인성 물질 중 가장 많은 것 중 하나이며 Group 1의 발암물질로 분류되고 있다. 에탄올은 소장으로 흡수되어 대부분은 간에서 대사된다. <그림 3-28>처럼 3가지 효소에 의해 3가지 경로로 대사된다. 이 중 에탄올 산화율에 있어서 가장 높은 비율을 차지하는 효소는 세포질의 알코올 탈수소효소(alcohol dehyderogenase, ADH)이다. ADH 이외에 peroxisome의 catalase 역시 미미하게 에탄올 산화에 기여한다. 그러나 3개의 효소 중 CYP2E1은

에탄올에 의해 유도되어 에탄올 산화에 관여하는 측면에서 구성효소인 ADH와 catalase와는 차이가 있다. 각기 다른 세포소기관에서 이루어지는 알코올산화에 관련된 효소는 촉매반응을 위해 보조인자를 필요로 한다. ADH는 NAD^+, catalase는 H_2O_2 그리고 CYP2E1은 NADPH 등의 보조인자를 각각 필요로 한다. 그러나 3가지 효소에 의한 에탄올 산화의 1차대사체는 아세트알데히드(acetaldehyde; AcH)로 모두 동일하다. 생성된 아세트알데히드는 아세트알데히드 탈수소효소(acetaldehyde dehyrogenase; ALDH)에 의해 CO_2와 물로 전환되어 아세트산(acetic acid)으로 최종 전환된다. ALDH는 세포질과 미토콘드리아에 존재하는데 대부분 아세트알데히드의 산화 촉매 반응은 세포질보다 미토콘드리아에 있는 ALDH에 의해 이루어진다.

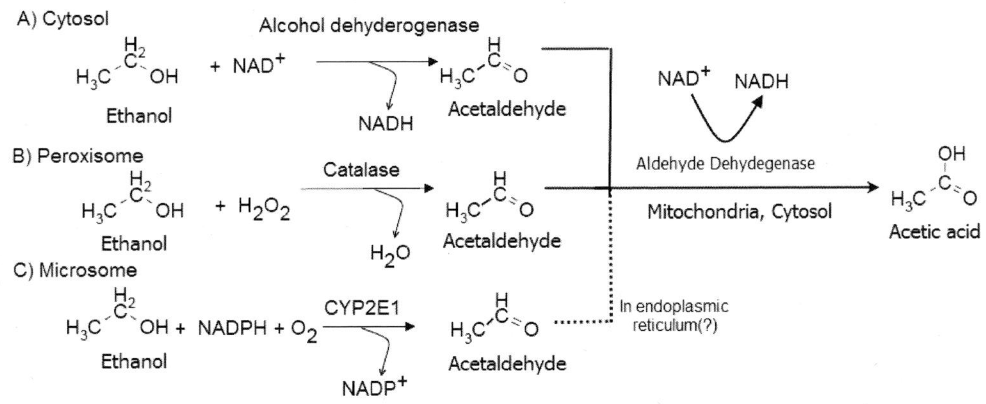

〈그림 3-28〉 에탄올의 주요 산화경로

에탄올은 세포질에서 alcohol dehydrogenase, peroxisome에서 catalase 그리고 활면소포체에서 CYP2E1에 의해 일차적으로 acetaldehyde로 산화된다. 생성된 acetaldehyde는 미토콘드리아 또는 세포질에서 aldehyde dehyderogenase에 의해 acetic acid로 전환된다. 또한 소포체에서는 CYP2E1에 의해 ethanol이 acetic acid로 전환되기도 한다.

① 에탄올 산화의 주요 효소

에탄올 산화의 촉매반응에 관여하는 효소는 ADH, catalase, CYP2E1이다. 이 중 ADH가 주요 효소이지만 개인차, 세포내 상황, 그리고 효소에 의해서 에탄올 대사 경로에 차이가 있을 수 있다.

○ Alcohol dehydrogenase

- 정상적인 ADH유전자를 표준유전자라고 할 때 변이대립유전자를 가진 개체의 알코올대사율이 낮지만, 다른 변이대립유전자를 가진 개체에서는 알코올대사율이 높다. 따라서 변이대립유전자가 반드시 열성적 표현형이 아니라는 것이 ADH 유전자의 특이점이다.

ADH는 NAD-의존성 및 zinc-함유 효소이다. ADH는 <표 3-10>처럼 동일한 2개의 polypeptide 소단위로 구성되었으며 소단위 분자량이 40kDa의 이량체 효소(dimeric enzyme)이다. ADH는 외인성 물질의 1차알코올과 2차알코올뿐 아니라 내인성 물질의 산화를 촉매하여 AcH와 케톤체로 전환시킨다. 따라서 ADH의 기질로는 에탄올뿐 아니라 retinol, ω-hydroxy fatty acid, hydroxy steroid, dopamine과 epinephrine의 대사체 등이 있다. 이들 내인성-알코올 종류의 산화는 에탄올에 의해 경쟁적 저해가 될 수 있기 때문에 알코올-유도 독성과 밀접한 관계가 있다. 사람에게는 여러 종류의 ADH가 있는데 과거의 붙여진 이름을 유전자 동일성과 유사성 등으로 재분류하여 이용되고 있다. Class I의 ADH은 ADH1A, ADH1B1, ADH1C, Class II의 ADH4, Class III의 ADH5, Class IV의 ADH6와 Class V의 ADH7으로 다섯 class의 7종으로 구성되어 있다. Class I의 ADH 동질효소들은 아미노산 동일성에 있어서 92.8~94.7% 정도이며 class간의 아미노산 동일성은 59.2~69.3% 정도이다.

〈표 3-10〉 Alcohol dehydrogenase의 분류와 구성단백질

공식적인 유전자 이름[1]	옛날 이름[2]	이량체 구성단백질[4]	Class[3]
ADH1A	ADH1	αα	I
ADH1B	ADH2	ββ	I
ADH1C	ADH3	γγ	I
ADH4	ADH4	ππ	II
ADH5	ADH5	χχ	III
ADH6	ADH6	ADH6[5].	IV
ADH7	ADH7	σσ	V

1. 공식적인 유전자 이름은 Human Genome Organization(HUGO) Gene Nomenclature Committee에 의해 승인된 이름. 2. 공식적인 승인되기 전 이름. 3. ADH는 동일한 2개의 polypeptide으로 구성된 이량체이며 표기는 단백질 이름. 4. ADH는 유전자 염기의 동일성과 유사성으로 5 Class로 재분류. 5. ADH6은 태아와 성인의 간에서 확인되나 정확하게 알려지지 않았다(참고: Jelski).

ADH유전자는 4번 염색체상 q21－25에 5‘-ADH7－ADH1C-ADH1B-ADH1A－ADH6－ADH4－ADH5－3’순으로 위치하며 크기는 약 365kb이다. ADH유전자의 발현은 조직－특이적인데 이는 에탄올대사가 조직과 세포에 따라 큰 차이를 나타내는 원인이 된다. 체내에 들어온 대부분의 에탄올 대사에 관여하는 ADH동질효소는 ADH1B, ADH1C와 간에서만 발현되는 ADH4이다. 간에서 이들 ADH의 효소량은 세포질 단백질 중 약 3%정도로 다른 단백질과 비교하여 상당히 많다. ADH1C, ADH4, ADH5와 ADH6은 위장조직에서 발현되며 특히 ADH5는 사람의 모든 조직에서 활성이 나타난다. ADH의 유전자 다형성과 관련하여 인종의 차이를 보이는 대표적인 ADH는 ADH1B와 ADH1C유전자이다. 특히 ADH1B의 대립자유전자 변이는 에탄올에 대한 감수성을 유발하는 중요한 요인이다. 또한 뇌에서 조직－특이적으로 발현되는 ADH동질효소는 ADH5이며 이는 마우스, 랫드 그리고 사람 모두에서 공통적인 현상이다.

에탄올대사율의 성별의 차이가 ADH활성 차이를 유발한다. 여성의 경우에는 남성보다 체내 수분량이 적기 때문에 에탄올의 혈중농도가 높을 수밖에 없다. 특히 위장관에서 발현되는 ADH가 남성이 훨씬 높은 것도 성별 차이에 의한 대사율 차이를 유도한다. ADH활성이 위장관에서 에탄올 대사가 높아 소장을 통한 혈관 흡수가 감소하게 된다. 즉 남성이 에탄올에 대한 1차통과대사가 높다는 것을 의미한다. 이 역시 남성이 여성보다 알코올 내성이 높은 이유가 된다.

ADH의 다양한 변이체가 확인되었다.<표 3－11> 다양한 변이체는 에탄올 대사에 영향을 주는 ADH유전자의 다형성(polymorphysm)이 인종 및 개체들 사이에 있음을 의미한다. 이들 변이 대립유전자는 표준 ADH(reference ADH: 아미노산 구성에 있어서 변이가 없는 정상 ADH) 효소와 비교하여 아미노산서열이 1~2개 정도 차이가 있다. ADH1B의 경우에는 3개의 ADH1B[*]1(*: 변이체), ADH1B[*]2와 ADH1B[*]3, ADH1C의 경우에는 3개의 ADH1C[*]1, ADH1C[*]2와 ADH1C[*]352와 같은 변이 대립유전자가 확인되었다. 아시아인에게는 ADH1B[*]2, 아프리카인에게는 ADH1B[*]3이 많은 것으로 확인되었다. 일반적으로 표준 ADH를 가진 성인 남자의 간에서 Class I(1A, 1B와 1C)의 ADH가 약 70%, Class II의 ADH4가 약 30%의 에탄올 산화를 촉매한다. 그러나 변이 대립유전자를 가진 사람들은 에탄올 대사에 차이가 있다. ADH1B[*]1과 ADH1C[*]2와 같은 대립유전자를 가진 성인 남성의 에탄올 대사능력은 정상 ADH 대립유전자를 가진 사람의 약 80% 수준이다. 그러나 ADH1B*3과 ADH1C*1을 가진 사람은 2배, 그리고 ADH1B*2와 ADH1C*1을 가진 사람은 정상 ADH 대립유전자를 가진 남성보다 약 8배의 높은 대사율을 보인다. 따라서 ADH1C*2 대립유전자를 가진 사람은 에탄올대사 능력이 감소하지만 반면에 ADH1B*2와 ADH1B*3 대립유전자를 가진 사람은 대사능력이 증가한다. 이는 ADH의 변이체이라도 변이체의 종류에 따라 에탄올 대사율이 낮을 수도 있고 높을 수도 있다는 것을 의미한다. 또한 정상 대립유전자와 변이 대립유전자를 가진 사람들은 에탄올대사 능력의 차이가 있지만, 간의 크기나 유전자 발현 정도 역시 에탄올 대사의 개인차를 유발한다. 이러한 변이 대립유전자의 사람 및 인종별 차이는 알코올 독성에 대한 감수성의 차이를 유발할 수 있는 중요한 요인이 된다. 에탄올 대사율이 높은 ADH1B*2 대립유전자를 가진 사람들은 동아시아에 많이 분포하는데 이들의 알코올 독성 및 중독에 대한 위험비(odds ratio)는 ADH1B*1 대립유전자를 가진 사람에 비하여 0.12에 불과하다. 이는 ADH1B*2 대립유전자가 빠른 에탄올 대사의 유도를 통해 체외 배출을 증가시켜 체내 잔류에 의한 중독 유발시간을 단축시키기 때문이다. 식이도 에탄올 대사에 영향을 주는 중요한 요인 중 하나이다. 식이는 장에서 에탄올 흡수율의 감소를 유도하여 혈액 내의 농도 증가되는 것을 지연시킨다. 그러나 알코올 독성 및 중독에 무엇보다도 중요한 것은 흡수율보다 식이이다. 식이는 알코올 배출률(AER: alcohol elimination rate) 증가를 유도하는데 약 530칼로리의 식이는 AER을 대략 25~30% 정도를 증가시킨다. 이와 같이 에탄올대사에 영향을 주는 요인으로 간의 크기나 유전자발현 정도를 비롯하여 변이유전자의 유전적인 요인과 식이의 환경적 요인으로 설명할 수 있다.

〈표 3-11〉 Alcohol dehydrogenase의 효소적 특성 및 변이 대립유전자

공식적인 유전자 이름	대립유전자간 차이가 있는 아미노산	이량체 이름	K_m(에탄올: mM)	Turnover(min^{-1})
ADH1A		αα	4.0	30
ADH1B*1	Arg48, Arg370	β1β1	0.05	4
ADH1B*2	His48, Arg370	β2β2	0.9	350
ADH1B*3	Arg48, Cys370	β3β3	40	300
ADH1C*1	Arg272, Ile350	γ1γ1	1.0	90
ADH1C*2	Gln272, Val350	γ2γ2	0.6	40
ADH1C*352Thr	Thr352	–	–	–
ADH4		ππ	30	20

ADH5		XX	$> 1,000$	100
ADH6		ADH6	?	?
ADH7		σσ	30	1800

*: 표준 ADH에 돌연변이가 있는 변이 대립유전자 ADH. K_m: 효소의 기질 친화도를 나타내는 상수로 여기서는 ADH의 50% 촉매반응 능력에 대한 에탄올 농도를 의미한다(K_m이 작으면 효소와 기질의 친화성이 높고 K_m이 크면 친화성이 낮다). Turnover: 효소의 분당 회전수를 의미하며 에탄올이 ADH에 포화된 상태에서 ADH가 1분당 기질분자인 에탄올의 대사체인 아세트알데히드로 바꾸는 수이다. 이는 효소의 촉매효율을 나타내기도 한다(참고: Zakhari).
– 표의 –. 빈칸은 연구가 안된 것임

○ Catalase: H_2O_2를 보조인자로 하는 catalase는 NADPH oxidase와 xanthin oxidase와 같은 H_2O_2-생성 시스템에서 에탄올 산화를 촉매한다. 이는 보조인자 공급의 문제가 있기 때문에 catalase에 의한 에탄올대사는 극히 제한적이며 낮다. 그러나 peroxisome에서 지방산의 산화가 촉진되거나 장기간의 알코올 섭취에 의해 H_2O_2생성이 증가하면 catalase에 의한 에탄올 대사율은 증가한다. 또한 ADH 활성이 낮거나 없을 때에 catalase에 의한 에탄올 대사가 증가한다. 그러나 일반적으로 catalase에 의한 에탄올 대사율은 5%이하이다.

○ CYP2E1

● CYP2E1은 만성적 알코올섭취에 의해 활성이 크게 증가되어 에탄올 및 아세트알데히드 산화에 중요한 역할을 한다.

CYP2E1은 에탄올에 의해 유도되는 유도효소이다. 세포질에 있는 ADH가 에탄올 산화의 주요 효소이지만 만성적인 에탄올 섭취는 CYP2E1이 위치하는 활면소포체(smooth endoplasmic reticulum)의 발달과 성장을 유도한다. 이러한 소포체의 발달은 CYP2E1 발현의 증가와 CYP2E1 – 매개 에탄올 대사율을 증가시킨다. 그러나 근본적으로 CYP2E1의 에탄올에 대한 Km이 ADH의 에탄올에 대한 Km보다 높기 때문에 에탄올대사에 있어서 한계가 있다. CYP2E1의 에탄올 대사율은 섭취된 에탄올 총량의 약 30% 정도이다. 그러나 CYP2E1은 유도효소이기 때문에 에탄올에 반응하여 4~6시간 후 발현되어 에탄올 대사에 관여하게 된다.

CYP2E1은 주로 간의 hepatocyte에서 활성이 높지만 kuffer cell에도 활성이 다소 있다. 또한 간뿐 아니라 뇌를 비롯하여 대부분의 조직에서 활성이 나타난다. CYP2E1

은 소포체에 대부분 존재하지만 원형질막과 미토콘드리아에도 존재한다. 미토콘드리아 CYP2E1은 소포체에서 이동되어 위치한 것이며 고도의 인산화가 이루어져 있다. 미토콘드리아 CYP2E1은 소포체의 CYP2E1보다 약 100개의 아미노산이 부족하다. 미토콘드리아의 CYP2E1 활성은 소포체의 약 30% 수준이다. 그러나 CYP2E1 활성이 증가되면 촉매과정에서 생성된 ROS는 조직손상에 직접적인 원인이 된다. 또한 최근에는 CYP2E1뿐만 아니라 CYP1A2와 CYP3A4 역시 에탄올 산화를 촉매하는 것으로 확인되어 CYP2E1에 의한 에탄올 산화 비중이 높을 것으로 추정되고 있다. 그러나 에탄올은 다양한 P450의 발현을 유도하기 때문에 이들 P450에 해당되는 기질들의 대사에 영향을 준다.

② 아세트알데히드 산화의 주요 효소

- **Acetaldehyde dehydrogenase는 아세트알데히드 산화를 촉매하는 주요 효소이지만 기타 외인성 물질의 대사에도 관여한다. 효소의 돌연변이는 아세트알데히드 축적을 통해서 발암 가능성을 증가시킨다.**

ADH, CYP2E1, catalase에 의한 에탄올 산화로 생성된 아세트알데히드는 높은 반응성을 지닌 활성중간대사체 중 친전자성 대사체이며 알코올독성의 주요 원인물질이다. 아세트알데히드는 세포내의 여러 단백질과 결합하여 불활성화를 유도하며 또한 뇌에서 신경전달물질인 dopamine과 결합하여 알코올중독성을 유발하는 주요 원인물질인 salsolinol을 생성한다. 또한 DNA와 결합하여 $1,N^2$-propanodeoxyguanosine 같은 DNA adduct를 형성하여 발암을 유도하기도 한다. 따라서 아세트알데히드의 신속한 산화의 촉매반응은 에탄올-유도 독성을 반감시키는 가장 중요한 경로이다. 아세트알데히드의 산화에 중요한 효소는 ALDH이지만 CYP2E1에 의해서도 이루어진다.

○ Aldehyde dehydrogenase: ALDH는 아래의 반응식처럼 보조인자 NAD^+를 환원시키면서 에탄올의 1차대사물인 아세트 알데히드를 아세트산으로 산화반응을 촉매한다.

$$RCHO + NAD^+ + H_2O \rightarrow RCOOH + NADH + H^+$$

<표 3 - 12>처럼 사람의 ALDH 유전자는 기능적인 역할을 하는 효소를 발현하는 17 종류의 유전자와 기능적인 효소를 발현하지 못하는 위유전자(pseudogene) 3종류가 있다. 이들 유전자군은 각각 다른 염색체상에 위치한다. 효소의 구조적 측면에서 ALDH는 4개의 polypeptide 소단위(54kDa)로 구성된 사량체(tetramer)이다. ALDH은 미토콘드리아와 세포질에 존재하는데 아세트 알데히드 산화와 관련된 가장 중요한 동질효소는 간세포의 미토콘드리아에 있는 ALDH2이다. 또한 ALDH1계열 역시 산화반응에 중요한 효소인데 세포질의 ALDH1A1이 주요 하위군 효소이다. 일반적으로 에탄올대사에 의해 생성된 전체 아세트 알데히드는 ALDH2에 의해 약 60%, 세포질의 ALDH1A1에 의해 약 20% 정도로 산화되며, 나머지는 CYP2E1, xanthine oxidase와 aldehyde oxidase 등의 기타 경로를 통해 산화, 분해된다. ALDH 활성은 일시적이고 적절한 아세트 알데히드 기질의 양에 대해서는 높으나 만성적인 알코올 섭취 시에는 미토콘드리아의 ALDH 활성이 상당히 감소한다. 이러한 ALDH 활성의 감소는 아세트 알데히드의 생성과 분해의 불균형을 초래하여 아세트 알데히드의 혈액 농도를 급격하게 증가시킨다. 혈액에서 증가된 아세트 알데히드는 혈관확장을 유발하여 얼굴이 붉어지는 안면홍조증(alcohol-induced facial flushing)과 맥박이 빨라지는 빈맥의 원인이 된다. 그러나 ALDH 활성은 무엇보다도 유전자 다형성을 보여주는 돌연변이체에 의해 크게 영향을 받는다. 대부부분의 아세트 알데히드 산화를 담당하는 ALDH2에 대한 변이 대립유전자는 ALDH2*1와 효소적 활성이 거의 없는 ALDH2*2가 있다. 특히 ALDH2*2의 변이 대립유전자를 가진 사람인 경우에는 아세트 알데히드 혈중농도가 표준 ALDH3 유전자와 ALDH2*1을 가진 사람보다 5배에서 220배 정도까지 증가한다. ALDH2*2 대립유전자를 가진 동양인은 약 10~44% 정도인데 알코올중독자에서 이런 유전자를 가진 사람은 거의 없다. 그러나 ALDH2*2 대립유전자를 가진 사람이 술을 마실 경우에는 축적된 아세트 알데히드의 독성에 기인하여 여러 조직에서 발암 가능성이 더 높다.

<표 3-12> ALDH의 종류, 기질과 조직분포

ALDH	옛날 이름	염색체 위치	기질	조직분포
1A1	ALDH1	9q21	retinaldehyde, acetaldehyde, aldo-phosphamide	ubiquitous
1A2	RALDH2	15	retinaldehyde, medium−chain saturated aliphatic aldehydes	testis, kidney, liver
1A3	RALDH3	15q26	retinaldehyde	kidney, stomach mucosa, salivary glands, lung
1B1	ALDH5	9q13	acetaldehyde, other aliphatic aldehydes	liver, kidney, heart, keletal muscle, rain, prostate, lung, testis, placenta
1L1	FDH	12	propionaldehyde, acetaldehyde, benzaldehyde	liver, kidney, skeletal muscle
2	ALDH2	12q24	acetaldehyde, chloroacetaldehyde	liver, ubiquitous
3A1	ALDH3	17q11.2	aromatic 및 medium−chain aliphatic aldehydes, aldophosphamide	stomach mucosa, cornea, breast, lung, lens, skin, esophagus, salivary glands, skin,
3A2	ALDH10	17q11.2	medium 및 long−chain unsaturated aliphatic aldehydes	liver, kidney, heart, skeletal muscle, lung, brain, pancreas
3B1	ALDH7	11q13	?	kidney, lung, pancreas, placenta
3B2	ALDH8	11q13	?	parotid gland
4A1	ALDH4	1p36	glutamic−semialdehyde, other carboxylic acid semialdehydes	liver, kidney, heart, skeletal muscle, lung, brain, pancreas, placenta
5A1	SSDH	6p322	succinic semialdehyde, 4−hydroxy−2−nonenal, aldophosphamide	liver, kidney, heart, skeletal muscle, brain
6A1	MMSDH	14	malonate semialdehyde, methylmalonate, semialdehyde	liver, kidney, heart, skeletal muscle
7A1	ATQ1	5q31	octanal, propionaldehyde, benzaldehyde	fetal liver, kidney, heart, lung, brain, ovary, spleen,
8A1	ALDH12	6q24.1	retinaldehyde, aromatic 및 medium−chain aliphatic aldehydes	liver, kidney, brain, breast, testis
9A1	ALDH9	1q22	ɣ−Trimethylamino−butyraldehyde, ɣ−aminobutyraldehyde, betaine aldehyde, 기타 amino aldehydes, retinaldehyde	liver, kidney, heart, skeletal muscle, brain, pancreas, adrenal gland, spinal cord

− 표의 ?는 연구가 안 된 것임.
− 참고: Gross

ALDH는 에탄올 대사에 의해 생성된 아세트 알데히드뿐 아니라 <표 3 − 12>처럼 다른 외인성 물질의 대사를 통해 생성되거나 직접적으로 체내에 들어온 다양한 aldehyde의 산화를 촉매한다. 또한 아미노산, 탄수화물, 지질, 생리활성의 amine류, vitamine과 steroid 등의 내인성 물질 대사를 통해 생성된 aldehyde 산화를 촉매한다.

이렇게 다양한 내인성 물질대사에서 ALDH의 중요한 역할 때문에 변이에 의한 ALDH 유전자의 다형성은 독성 및 질병의 유발원인이 된다. 내인성 물질 - 유래 알데히드 산화를 촉매하는 ALDH3A2, ALDH4A1, ALDH5A1와 ALDH6A1의 유전자 돌연변이는 신경정신적 장애, ALDH3A2의 돌연변이는 정신지체적인 특성을 보이는 Sjogren-Larsson syndrome, 그리고 ALDH4A1의 돌연변이는 Type II 과프롤린혈증(hyperprolinemia)을 각각 유발한다. 내외인성 물질의 산화를 촉매하는 과정에서 ALDH는 retinol(vitamine A)의 생리활성물질의 대사에도 관여한다. Retinol은 ADH에 의해 retinal로 가역적으로 산화된 후, ALDH에 의해 retiboic acid로 비가역적 산화가 된다. 이와 관련된 ALDH는 ALDH1A1, ALDH1A와 ALDH1A3이 있다. Retinoic acid는 성장과 발달의 유전자 발현을 매개하는 retinoic receptor(RAR)와 retinoid X receptor(RXR) 등의 핵수용체에 대한 리간드 역할을 하는 중요한 생리활성물질이다. 또한 ALDH는 신경전달물질의 활성을 조절하는 γ-aminobutyric acid(GABA)를 합성하는 반응도 촉매한다.

O **CYP2E1**: 최근에는 ALDH와 더불어 CYP2E1 역시 아세트 알데히드의 산화반응을 촉매하는 것으로 확인되고 있다. <표 3 - 13>은 랫드에서 분리된 여러 P450효소에 의한 아세트 알데히드의 아세트산으로의 전환되는 강도를 측정한 결과이다. 대부분의 P450효소들이 아세트 알데히드의 산화반응을 촉매하며 특히 CYP2E1에 의해 가장 많이 아세트산이 생성되는 것으로 확인되었다.

〈표 3 - 13〉 다양한 P450효소에 의한 아세트 알데히드의 산화

Cytochrome P450	Acetate 생성(nmol/min/nmol P450)
CYP1A1	4.5
CYP1A2	12.5
CYP2B1	2.8
CYP2C11	7.8
CYP2E1	37.6
CYP3A2	0.5
CYP4A2	11.2
CYP2D1	2.5

*랫드 간의 마이크로솜 분획에서 P450을 분리하여 기질인 아세트 알데히드의 산화정도를 아세트산 생성으로 측정하였다(참고: Kunitoh).

③ 한약과 에탄올에 의한 독성 기전

- 아세트알데히드, ROS생성은 에탄올에 의한 독성기전에 있어서 핵심대사체 및 부산물이다.

에탄올은 다양한 효소에 의해 대사되는 특성이 있으며 이에 따라 독성 기전도 다양하게 발생한다. 그러나 에탄올 대사를 통한 독성의 주요 기전은 <그림 3 - 29>처럼 아세트알데히드와 ROS가 대부분의 알코올 - 유도성 질병의 원인물질이다. 이 두 물질은 세포내 DNA를 비롯하여 지질과 단백질의 상호작용을 통하여 독성을 유발한다. 특히 에탄올의 1차대사체인 acetaldehyde는 Group 2B에 해당하는 발암가능성 물질로 분류된다. 이는 아세트알데히드와 DNA의 공유결합을 통해서 adduct형성 및 DNA 나선간 교차결합(interstrand crosslink)을 한다. ROS 역시 CYP2E1활성과 NADH/NAD 비의 증가로 발생하여 DNA를 비롯한 지질 및 단백질과 결합, 손상을 유도하여 에탄올 및 아세트알데히드의 독성유발 원인이 된다.

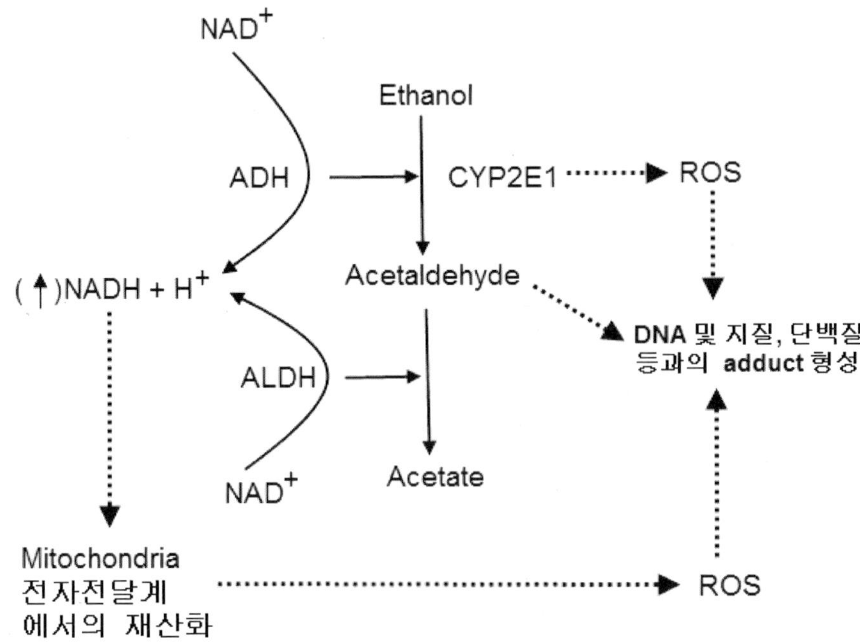

〈그림 3-29〉 에탄올 대사를 통해 생성된 아세트알데히드 및 ROS의 독성기전
acetaldehyde와 ROS는 DNA adduct를 유도하여 발암을 유발할 수 있다.

● 일반적으로 음주애호가는 한약 또는 약물에 내성이 있다.

일반적으로 한약과 술의 동시 복용은 금해야 한다. 이는 에탄올이 CYP2E1효소를 유도하여 한약대사를 촉진하기 때문이다. 술을 마신 후 CYP2E1은 간에서 약 4~6시간 정도 지나면 발현이 유도된다. 특히 낮에 술을 마신 후 저녁에 술을 마실 때 대사가 잘된다는 느낌을 가질 수 있는데 이는 낮에 마신 술에 의해 CYP2E1이 다량으로 발현되어 저녁에 마신 술의 대사를 촉진시키기 때문이다. 일반적으로 볼 때 상습적으로 음주를 하는 사람들은 CYP2E1의 발현이 상당히 높다. 이는 CYP2E1에 의해 특정 한약이나 양약의 대사율을 증가시켜 약제내성을 유발하는 주요 원인이 된다. CYP2E1이 발현된 후 약 48시간 지나면 CYP2E1이 분해되기 때문에 음주 시 한약의 복용을 중단한 후 약 3일 정도 지나서 재복용이 이루어지는 것이 바람직하다.

(5) Quinone reductase

① Quinone화합물

● Quinone의 환원은 효소의 종류에 따라 1전자-환원(one-electron reduction)과 2전자-환원(two-electron reduction)이 있다. 2전자-환원을 촉매하는 DT-diaphorase를 일반적으로 QR로 정의된다.

Quinone은 O=C-(C=C)$_n$-C=O 구조를 가진 diketone(디케톤: 케톤기 C=O 2개를 가진 화합물의 총칭) 또는 벤젠 및 PAH의 환구조에 2개의 dione[-C(=O)]을 가진 유기물질이며 높은 반응성을 가진 독성물질이다. 일반적으로 quinone의 명칭은 원물질 기원의 유도체로 응용되어 불린다. 예를 들어 benzoquinone은 benzene, naphthoquinone은 naphthalene, anthraquinone은 anthracene과 같이 원물질의 기원에 따라 quinone을 붙인다. Quinone은 한약을 비롯하여 식물성 식이에 많이 함유되어 있기 때문에 사람들에게 쉽게 노출된다. 또한 퀴논성 핵(quinoid nucleus)을 함유한 화합물은 자체의 독성이 응용되어 항암제로 개발된다. 따라서 항암제 역시 quinone노출의 주요 경로이다. PAH를 다량으로 포함하고 있는 자동차 배기가스, 담배연소, 공해물질에 많이 포함되어 환경오염으로부터 노출될 수도 있다.

Quinone의 독성과 관련하여 quinone 화합물은 크게 3가지 구조로 구분된다.<그림 3 - 30> 첫 번째는 P450 효소에 의한 benzene 대사를 통해 생성되는 *p*-benzoquinone *o*-benzoquinone 같은 benzene quinone이 있다. 이들은 주로 척수에서 benzene 대사 과정에서 생성된 대사체이며 혈액 암을 유발할 수 있다. 두 번째로는 내인성 물질인 estrogen의 대사를 통해 생성되는 estrogen-quinone의 일종인 4 - Ohen-*o*-quinone을 비롯하여 benzo[a]pyrene-*o*-quinone과 같은 PAH가 있다. 특히 대사를 통해 생성되는 estrogen quinone은 estrogen - 유도 발암의 원인이 된다. 세 번째로는 quinone의 환구조에 "S" 원자가 삽입되어 형성된 quinone thiol ester그룹이 있으며 이들은 파킨슨 질병과 같은 노인성 질병의 원인이 되는 독성물질이다.

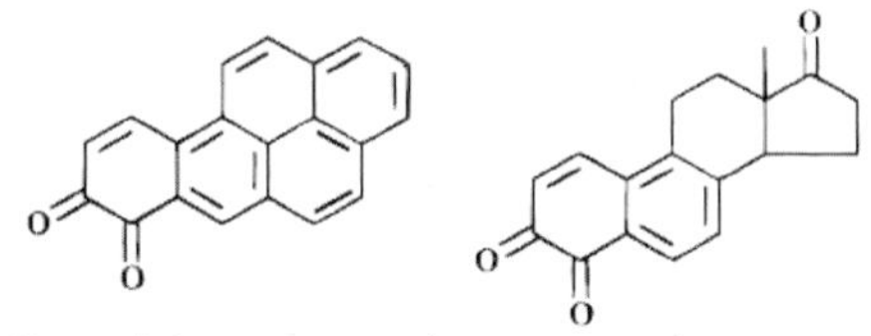

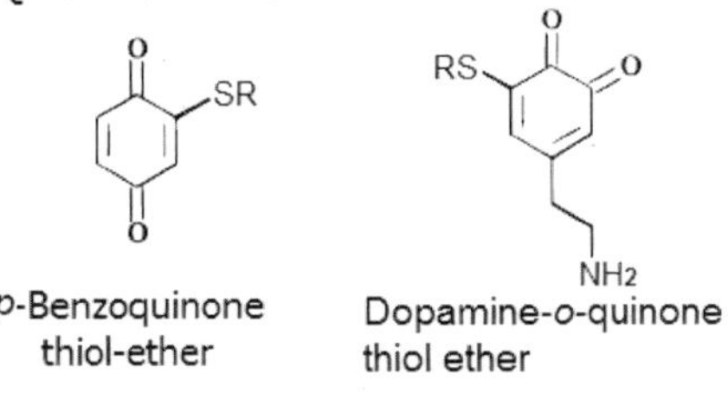

〈그림 3 - 30〉 독성과 관련된 Quinone 계열의
대표적 화합물의 주요 3형태
각각의 Quinone 화합물은 외인성 물질 또는 내인성 물질의 대사
를 통해 생성되며 원물질의 구조에 따라 quinone의 이름이 응용
된다.

② Quinone reductase의 종류와 촉매반응

Quinone reductase(QR 또는 quinone oxidoreductase)는 quinonone화합물의 환원을 유도하는 효소이다. Quinone의 환원은 효소의 종류에 따라 1전자-환원(one-electron reduction) 또는 2전자-환원 반응(two-electron reduction)이 있다. QR은 1전자-환원보다 2전자-환원을 촉매하는 효소이다. 1전자-환원을 촉매하는 효소들은 quinone 화합물 외의 다른 물질의 산화에도 관여하기 때문에 실제적으로 QR로 분류되지 않는다. QR은 quinone 화합물의 2전자-환원이라는 이유로 diaphorase 또는 DT-diaphorase라고 불린다. <표 3-14>처럼 1전자-환원을 촉매하는 효소로는 cytochrome P450(특히 CYP 1A1와 CYP 1A2), cytochrome P450 reductase, ubiquinone oxidoreductase, xanthine oxidoreductase와 cytochrome b5 reductase가 있으며 2전자-환원 효소인 DT-diaphorase는 NAD(P)H:quinone oxidoreductase(NQO1, QR1)과 NRH:quinone oxidoreductase(NQO2, QR2) 등이 있다. 이외에도 2전자-환원의 DT-diaphorase로는 vitamin K reductase, phylloquinone reductase, menadione reductase, azo dye reductase, X-ray inducible transcript 3(Xip3)과 nicotinamide menadione oxidoreductase가 있다. 여기서 논하는 효소는 quinone 계열의 화합물로 2전자-환원을 촉매하는 DT-diaphorase이며 QR로 정의된다.

〈표 3-14〉 Quinone의 환원과 관련된 효소와 독성

	One-electron reduction	Two-electron reduction
촉매효소	cytochromes P450 (CYP 1A1와 CYP 1A2), cytochrome P450 reductase, ubiquinone oxidoreductase, xanthine oxidoreductase, cytochrome b5 reductase	NAD(P)H:quinone oxidoreductase, NRH:quinone oxidoreductase (NQO)
생성물 및 독성 유무	불안정한 semiquinone과 더불어 redox cycling을 통한 ROS, 친전자성 물질 등의 생성에 의한 산화적 스트레스 유발	hydroquinone을 생성하며 quinone의 무독화

Quinone 화합물은 1전자-환원 또는 2전자-환원반응을 통해 각각 전혀 다른 독성 양상을 보인다. <그림 3-31>처럼 quinone화합물은 효소에 의해 1전자-환원 및 2전자-환원을 하게 된다. Cytochrome P450 reductase에 의한 1전자-환원을 통해 생성된 semiquinone은 활성이 높아 직접적으로 DNA, 단백질과 adduct를 형성하여 발암 및 독성을 유발할 수도 있다. 또한 semiquinone은 재산화를 통해 quinone으로 전환되는 산화-환원 순환(redox cycling)과정을 거치게 된다. 이 과정에서 superoxide anion radical이 생성되어 fenton pathway(hydrogen peroxide가 이가금속이온과 반응하여

OH-과 OH · 로 분해되는 경로)를 통해 가장 강력한 ROS인 hydroxyl radical로 전환된다. 이러한 redox cycle을 통한 ROS 생성은 세포내의 산화-환원의 불균형 상태를 유발하여 산화적 스트레스를 증가시키는 요인이 된다. 이러한 산화적 스트레스는 quinone의 직접적인 독성기전과는 달리 quinone대사체에 의한 간접적인 독성유발의 주요 기전이다. 1전자-환원과는 달리 DT-diaphorase에 의한 2전자-환원은 quinone을 활성중간대사체인 semiquinone생성이 없는 1단계 촉매반응을 통해 hydroquinone생성을 유도한다. Hydroquinone은 quinone화합물 자체보다 독성이 약한 대사체이다. Hydroquinone의 수산기 -OH는 결과적으로 제2상반응인 포합반응의 부위를 제공하는 작용기이며 결과적으로 친수성을 띠게 되어 배출을 유도한다. 그러나 높은 산소분압의 상태에서 hydroquinone은 자동산화(<그림 3-31>에서 autoxidation)되어 quinone으로 전환되는 redox cycle을 과정을 거치기도 한다. 이 역시 1전자-환원 반응의 redox cycle의 결과인 산화적 스트레스를 증가시키는 요인이 된다. 체내 또는 세포내에서 1전자-환원 및 2전자-환원 경로에 대한 quinone계열의 외인성 물질의 선택은 효소의 상호경쟁에 의해 이루어진다.

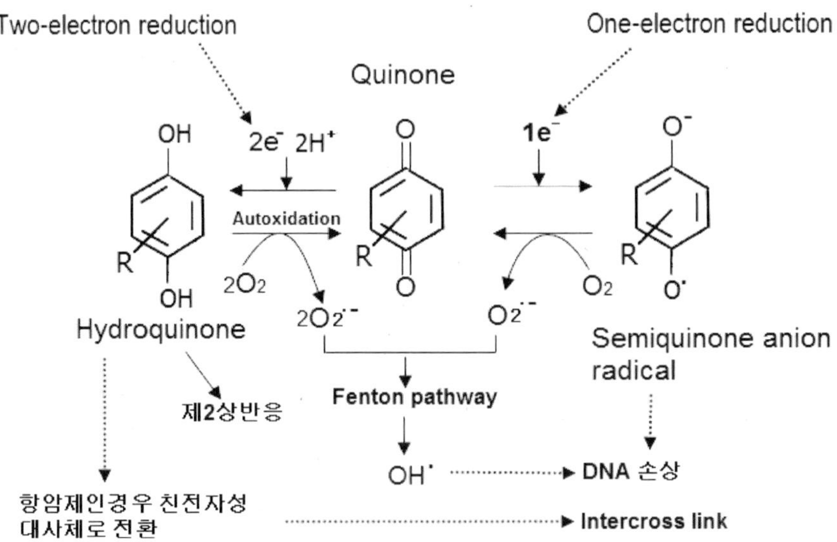

〈그림 3-31〉 Quinone화합물의 one-electron reduction과 two-electron reduction
1전자-환원(One-electron reduction)은 cytochrome P450 reductase 등과 같은 효소의 촉매작용으로 semiquinone이 형성되면서 세포에 직간접적인 독성을 유발한다. 그러나 DT-diaphorase에 의한 2전자-환원(two-electron reduction)은 hydroquione을 생성하면서 제2상반응을 통해 체외로 배출을 유도하는 무독화 과정이다. Hydroquinone은 자동산화(autoxidation)를 통해 다시 quinone을 산화되는 redox cycle을 반복하며 ROS를 생성하기도 한다(참고: Bolton).

DT-diaphorase는 FAD을 함유한 flavoprotein이며 2개의 소단위를 가진 이량체이다. 각 소단위는 1개의 FAD가 있으며 quinone 화합물의 환원반응을 진행한다. 먼저 NAD(P)H가 DT-diaphorase 효소의 활성부위에 결합하면 "H$^+$"에 의해 효소내 FAD는 FADH$_2$로 환원되며 동시에 NAD(P)$^+$가 분리된다. 분리와 동시에 기질이 활성부위에 결합되며 FADH$_2$로부터 H$^+$가 기질로 이동하며 환원이 이루어진다. 효소내에서 이러한 NAD(P)H의 결합과 분리, 그리고 기질의 결합과 분리가 FAD의 환원과 산화에 의한 촉매반응을 "ping-pong 기전"이라고 한다. 이러한 기전은 DT-diaphorase 효소 내 NAD(P)H의 결합부위와 기질의 활성부위가 중첩되어 있기 때문에 가능하다. 특히 DT-diaphorase는 자체 2개의 FAD를 가지고 있기 때문에 2전자 – 환원반응의 촉매가 가능하다. 따라서 2개의 NAD(P)H로부터 2개의 전자가 quinone에 전달되어 hydroquinone이 되는데 아래의 반응식이 동시에 2번 일어나는 것과 같다.

$$NAD(P)H + H^+ + quinone = NAD(P)^+ + hydroquinone$$

이와 같이 DT-diaphorase는 NAD(P)H로부터 2개전자를 받아 quinone환원을 유도하기 때문에 대부분 NAD(P)H:quinone oxidoreductase(NQO)를 의미하며 NQO1이다. NQO1은 분자량이 32kDa으로 <그림 3 – 32>처럼 동일한 소단위 2개로 이루어진 동종이량체(homodimer)의 flavoproteine이다. 약 80%이상이 세포질에 존재하며 나머지는 미토콘드리아나 소포체, 골지체, 핵에서 활성이 확인되고 있다. DT-diaphorase는 동물, 식물, 박테리아 등에 광범위하게 분포되어 있다. 사람에서 DT-diaphorase는 체내의 전 조직에 분포하고 있으나 신장과 위장관의 상피 및 내피세포에 특히 많이 분포한다. 그러나 마우스, 랫드, 개, 원숭이 같은 대부분의 포유동물에서는 간에 가장 많이 분포한다. 또한 DT-diaphorase 활성은 다양한 암세포에서 높은데 이는 암세포의 약제내성에 주요 원인이 된다. DT-diaphorase 유전자는 NQO1, NQO2, NQO3와 NQO4이 확인되었으며 이중 대부분의 DT-diaphorase는 NQO1유전자에 의해 발현된다. 따라서 NQO1 연구가 많이 이루어졌고 NQO2에 대한 연구는 진행되고 있는 상태이다.

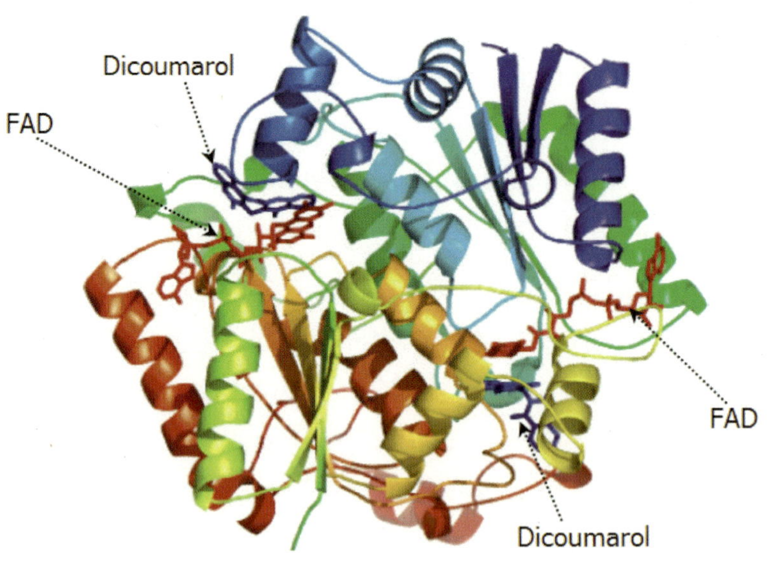

〈그림 3-32〉 사람의 NQO1과 2개 소단위에 대한 X-ray 결정구조 비교
flavoprotein과 다르게 비단백질 구조인 FAD가 2개 있는 것이 DT-diaphorase의 특징이며 이러한 구조로 인해 2전자-환원의 촉매반응이 가능하다. Dicoumarol은 NQO1의 활성 저해물질이다(참고: Asher).

③ NQO1과 NQO2

● DT-diaphorase유전자는 NQO1, NQO2, NQO3, NQO4가 있으며 이중 NQO1유전자가 가장 많이 연구되었다.

NQO1유전자는 사람의 16번 염색체의 q22.1에 위치하며 약 274개의 아미노산을 코딩한다. NQO1 유전자는 유도물질에 의해 발현되는데 유도물질은 퀴논화합물을 비롯한 항산화물질, 산화물질, 중금속, UV light, 방사선이 있다. NQO1유전자는 제2상반응 및 다른 체내 방어효소들과 함께 공동발현기전에 따라 발현된다. 유도물질에 의한 NQO1 유전자의 발현 증가(up-regulation)와 기질촉매활성은 24~48시간 이내에 이루어지며 유도물질 또는 기질이 없을 경우에는 약 72시간 이내에 proteasome(프로테아좀, 효소분해 세포장치)에 의해 분해된다. NQO1 발현의 유도물질은 -SH기를 가진 1,2-dithiol-3-thione(D3T), 주혈흡충병 치료에 이용되며 D3T의 합성유사물질인 oltipraz(5-<2-pyrazinyl>-4-methyl-1,2-dithiole-3-thione), brocolli와 녹색양파(green onion)의 추출물에 함유된 fisetin과 quercetin, 식이에 함유된 항산화물질인 2(3)-tert-butyl-4-hydroxyanisole(BHA), azo dyes, aspirin과 aspirin-like drug(ALD), dioxin, diphenols, anti-oestrogens, glucocorticoid, isothiocyanate, 항암 제로 이용되는 mitomycin과 doxorubicin, sulforaphone, ibuprofen과 β-naphthoflav-one이 있다. 또한 NQO1 유전자는 물리적인 요인인 방사성 및 세포내 저산소증 (hypoxia)에 의해서도 발현이 유도된다. 반면에 NQO1의 활성저해물질로는 항응고제 인 dicumarol과 warfarin, cibacron blue, chrysin, 7,8 – dihydroxyflavone, phenidone 이 있다. NQO1의 기질은 *p*-quinones, *o*-quinones, quinone epoxides, glutathionyl quinones, aromatic nitro compounds, conjugated dialdehydes, quinone imines과 azo dye가 있다. 대표적인 기질로 vitamin K 보충제로 이용되는 menadione, benzo[a]pyrene 의 대사체인 benzo[a]pyrene-3,6-quinone을 비롯하여 α-tocophenol(vitamine E)와 α -tocophenol- quinone이 있다.<그림 3 – 33>

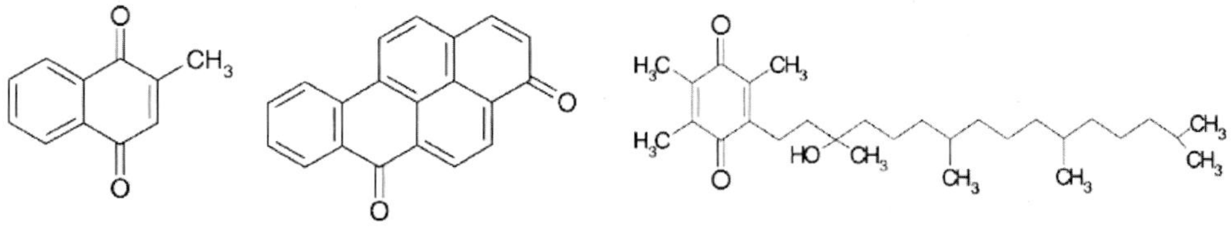

Menadione   Benzo[a]-pyrene-3,6-quinone   α- Tocophenol-quinone

〈그림 3 – 33〉 대표적인 NQO1의 기질

Menadione은 전형적인 redox-cycling을 통해 독성을 유발하는 quinone 화합물이며 benzo[a]pyrene-3,6-quinone은 P450효소의 benzo[a]pyrene산화를 통해 생성되는 대표적인 quinone화합물이다. α-tocophenol-quinone은 α-tocophenol 의 대사체이며 강력한 지질-용해성 항산화물질이며 NQO1에 의해 항산적 활성이 이루어진다.

NQO2유전자는 6번 염색체의 p25에 위치하며 NQO1보다 43개 짧은 231개의 아 미노산잔기를 코딩한다. NQO2는 NQO1과 약 49%정도의 아미노산서열이 상호 동 일성이 있다. NQO2는 NQO1보다 심장, 폐, 뇌, 근육조직과 같은 소수 조직에서만 활성이 확인되었다. 또한 NQO1의 보조인자가 NAD(P)H인 것과 달리 NQO2는 dihydronicotinamide riboside(NRH)을 사용하는 것에서 또한 차이가 있다. NQO2유 전자 발현은 NQO1과 차이가 있지만 공동발현이 이루어진다. NQO2의 주요 기질은 NQO1과 유사하며 quercetin이 주요 활성저해물질이다.

(6) Xanthine oxidoreductase

• Xanthine oxidoreductase은 XO와 XDH의 두 효소를 의미하며 상호 전환이 가능하다.

Xanthine oxidoreductase(XOR)은 상호 전환이 가능한 xanthine oxidase(XO)와 xanthine dehydrogenase(XDH)효소를 의미하며 동일 유전자에 의해 발현된다. 사람의 XOR 유전자는 2번 염색체 p22에 위치하며 약 60,000bp의 36개 exon으로 구성되어 있다. 유전자 발현은 tumor necrosis factor(TNF), interferon γ, interleukin-1(IL – 1), IL – 6 등의 cytokine를 비롯하여 스테로이드 호르몬인 dexamethason에 의해 유도된다. XOR 유전자 발현은 식이성분, 약물, 항산화물질과 GSH의 소모를 유도하는 물질에 의해 유도되며 또한 제1상반응 및 제2상반응과 관련된 효소의 유전자와 공동발현을 통해 이루어진다. XOR은 유조직 세포(parenchyma cell)가 많은 간과 소장의 세포질에 주로 분포하며 원형질막에도 존재한다. 그러나 혈청, 뇌세포, 심장 및 근육조직에는 활성이 거의 없다. XOR의 주요 촉매작용은 아래의 반응식과 같이 XO에 의한 hyhoxanthine의 xanthine으로 산화, XDH에 의한 xanthine의 uric acid로의 환원으로 이루어진다. 특히 XOR은 일종의 purine계열의 물질대사에 관여한다.

$$\text{XO}$$
$$\text{Hypoxanthine} + H_2O + O_2 \leftrightarrows \text{Xanthine} + H_2O_2$$

$$\text{XDH}$$
$$\text{Xanthine} + H_2O + O_2 + NAD^+ \leftrightarrows \text{Uric acid} + H_2O_2 + NADH$$

XOR은 2개의 동일한 소단위로 이루어진 동종이합체 단백질이며 각 소단위는 하나의 molybdenum 원자, 하나의 FAD, 두 개의 Fe_2S_2 center가 있다. XOR의 두 효소는 상호 전환이 가능한 형태로 존재한다. XDH의 XO으로 전환은 가역적 또는 비가역적 기전이 있다. 가역적 전환은 산화적 과정에 의해 이루어지며 환원인자(reducing agent)에 의해 역전환된다. 비가역적 전환은 XDH의 단백질 분해에 의한 절단을 통해 발생한다.

<그림 3-34>처럼 XOR은 산소환원과정에서 superoxide anion radical, hydrogen peroxide의 ROS생성을 유발하여 세포손상을 발생하는 효소이다. XOR에 의한 ROS생성은 염증반응 및 저산소증-재관류(ischemia-reperfusion)상태에서 특히 많이 발생한다. 저산소상태에서 XOR은 무기질 nitrite(NO_2^-)이온을 nitric oxide(NO)으로 환원을 촉매한다. NO는 XOR에 의한 산소의 환원과정에서 생성된 superoxide anion radical과 반응한다. 이러한 반응을 통해서 유해활성 질소종(reactive nitrogen species; RNS)이면서 이산화탄소 및 친핵성 물질과 높은 반응성을 가진 peroxynitrite($ONOO^-$)가 생성되어 독성 또는 질병을 유발된다.

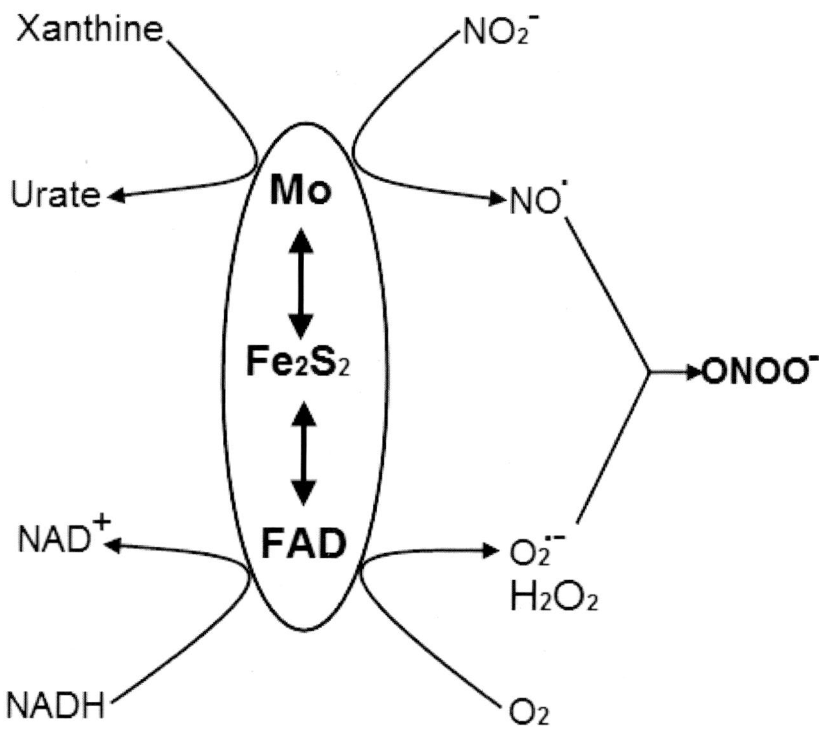

〈그림 3-34〉 XOR-촉매반응에 의한 NO와 peroxynitrite의 생성 기전
저산소증 상태에서 XOR효소에 의해 xanthine의 환원과정에서 molybdenum(Mo) 위치에서 NO(nitric oxide)가 생성된다. 또한 FAD위치에 생성된 superoxide anion radical은 NO와 반응하여 peroxynitrite ($ONOO^-$)를 생성한다.

외인성 물질에 대한 기질특이성은 XOR의 두 효소가 거의 동일하지만 생성물에서 다소 차이가 있다. XO의 기질로는 치환기 또는 치환기가 없는 purine, pyrimidine, pteridine, azopurine, heteroxcyclic compound와 aldehyde류가 있다. XOR의 기질은 anthracycline류의 항암제인 doxorubicin, daunomycin와 marcellomyci과 항생제인 mitomycin C 등이 있다. <그림 3 – 35>의 doxibubicin처럼 유산소 상황에서 대부분의 기질들은 XO의 1전자 – 환원에 의해 ROS 생성과 더불어 semiquinone radical로 촉매된다. 또한 항생제인 mitomycin C 역시 XO의 환원에 의해 DNA alkylating agent인 2,7-diaminomitosene으로 전환된다. XO는 정상적인 퓨린 대사를 통한 독성뿐 아니라 항암제 및 항생제의 외인성 물질의 대사를 통해 독성을 유발할 수도 있다. XO에 의해 이러한 외인성 물질 대사를 통해 생성되는 독성은 암세포나 생체내에 침투한 바이러스와 박테리아 방어에 응용되기도 한다.

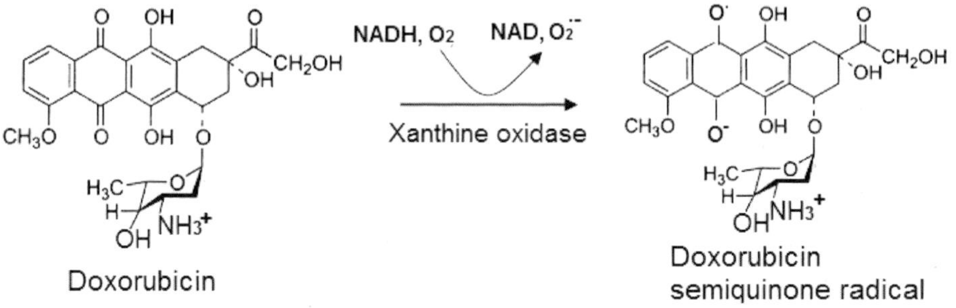

〈그림 3 – 35〉 Doxorubicin의 xanthine oxidase에 의한 환원반응
XO에 의한 anthracycline류의 항암제는 대부분 1전자 – 환원 효소인 XO 또는 cytochrome P450 reductase에 의해 semiquinone radical radical과 ROS를 생성한다.

4. 제2상반응(Phase II)

◎ 주요 내용

- 글루쿠론산 포합반응은 외인성 물질을 생체전환하는데 극성대사체를 친수성대사체로의 전환을 유도하는 대표적인 제2상반응이다.
- UDP glucuronic acid의 기질에 글루쿠론산 포합반응을 촉매하는 효소는 UGT이며 UGT1과 UGT2의 하위군이 있다.
- Glutathione 포합반응은 한약 간독성 문제의 해결에 가장 핵심적인 부분이다.

- GSH포합이 제2상반응의 다른 포합반응과 달리 중요한 이유는 제1상반응에서 생성된 친전자성 대사체의 포합을 유도한다는 것이다. 이는 한약 및 양약의 친전자성 대사체 생성으로 발생하는 독성을 무독화를 유도하는 가장 중요한 기전이다.
- GSH 합성에 관여하는 주요 효소는 GCL과 GS이지만 GCL이 더 중요하다.
- GCL효소는 GCLC와 GCLM 단백질의 2개 소단위로 구성되어 있으며 GCLC와 GCLM 유전자의 발현은 Nrf2- 및 AP-1-dependent mechanism에 의해 유도된다.
- 다양한 식물성 식이성분은 GSH합성에 필수적인 GCL효소 합성을 유도하며 한약성분 역시 GCL합성을 유도할 수 있는 성분이 많을 것으로 추정된다.
- 간이 해독의 중추기관이 되는 이유는 바로 GSH합성을 위한 시스테인 조달(cysteine availability) 과정의 황전이반응이 간에서만 존재하기 때문이다. 따라서 한약 간독성을 예방하기 위해서는 한약에 의한 황전이반응 활성화 연구가 필수적이다.
- GSH에 의해 포합되는 대부분의 화학적 구조는 유기양이온인 carbonium, 질소를 가진 활성중간대사체인 nitrenium(예: R_2N^+) 그리고 3개의 원자의 고리형 에테르인 epoxide 등이 대표적이다.
- Saturated carbon atoms와 aromatic carbon atoms의 electrophilic carbon-containing metabolite를 비롯하여 탄소가 아닌 electrophilic heteroatom인 -O, -N와 -S에서 GSH 포합반응이 이루어진다.
- Free radical 및 ROS는 chain reaction을 통해 지속적으로 radical을 생성하여 GSH 포합반응 및 SOD효소의 소모를 유도하는데 이러한 과정을 라디칼 싱크대 가설(radical sink hypothesis)라고 한다. 미토콘드리아는 GSH고갈을 유도하는 ROS생성의 최대 세포소기관이다.
- GSH포합반응은 광범위한 기질특이성을 가진 GST의 Pi계열의 효소에 의해 이루어진다.
- Sulfate conjugation은 무기황산이온(SO_3^-)을 기질의 수산기(-OH)와 아미노기(-NH$_2$)에 포합하는 반응이다.
- Acetylation conjugation는 N-acetyltransferase에 의해 공여체인 acetyl-CoA로부터 acetyl group을 제1상반응 대사체에 포합하는 반응이다.
- Methylation는 세포질에서 methyltransferase에 의해 -CH$_3$가 기질의 반응부위인 aromatic-OH, -NH$_2$, -NH와 -SH에 전달되는 포합반응이다.
- 아미노산 포합반응은 기질이 ATP 및 CoA-SH에 결합되는데 포합되는 대표적인 아미노산은 glycine과 glutamine이다.
- 제1상반응 및 제2상반응 효소들의 유전자-공동발현조절 기전은 독성대사체 생성을 막는 가장 중요한 생체방어기전의 하나이다.
- "Receptor-gene battery"는 특정 핵수용체에 반응하는 제1상반응 및 제2상반응의 모든 유전자가 동시에 발현되는 유전자-공동발현 조절 기전의 일종이다.
- AhR-gene battery와 Nrf2-gene battery의 발현은 "제1상반응에서 생성된 친전자성 대사체 및 ROS의 신호"에 의한 유전자-공동발현조절의 대표적인 예이다.

　체내에 들어온 친지질성 외인성 물질의 대부분은 <그림 3 - 36>처럼 제1상반응과 제2상반응을 통해서 생체전환되거나, 대사 후 소변이나 담즙을 통해 체외로 배출된다. 제1상반응의 산화, 환원, 가수분해 반응들을 통한 외인성 물질의 화학적 변화는 친지질성에서 극성(polar)으로 전환하는 것이다. 즉, 제1상반응의 P450효소에 의해 양전하 또는 음전하의 수산기(-OH), 아미노기(-NH₂)와 카르복실기(-COOH)와 같은 작용기(functional group: 분자의 일부분을 형성하며 분자의 나머지 부분의 반응성에 영향을 미치는 부분)가 친지질성 원물질에 부착되면 극성을 띠는 극성대사체라고 한다. 이들 극성은 대부분 전자가 풍부한 친핵성(nucleophilic)이다. 대부분의 이들 친핵성 대사체는 극성으로 인하여 세포막의 촉진수송체계(facilitate transport system)를 통해 세포외로이동이 어렵기 때문에 체외배출이 제한된다. 이러한 친핵성 대사체의 체외배출의 어려움을 극복하기 위해 세포막의 촉진수송체계를 통과하는 친핵성 대사체는 친수성으로의 전환이 필요하다. 제2상반응(phase II)은 제1상반응(phase I)에서 생성된 극성의 친핵성 대사체에 포합반응을 통해 친수성으로 전환하는 과정이다. 따라서 제2상반응은 친핵성 또는 극성대사체를 친수성으로의 전환을 위한 포합반응이다.

　제1상반응 후 극성을 지닌 친핵성 대사체 외에도 친전자성 대사체가 생성된다. 친전자성 대사체는 전자가 부족하여 일반적인 제2상반응의 포합반응에 의해 친수성으로 전환되지 않는다. 특히 이들 친전자성 대사체는 세포내 4대 거대분자의 친핵성 부위와 결합하여 독성을 유발한다. 따라서 친전자성 대사체의 4대 거대분자와의 결합을 막기 위한 제2상반응이 필요하다. 제2상반응은 일반적으로 6종의 포합반응이 있는데 이중 glutathione에 의한 포합반응이 유일하게 친핵성을 가지고 있기 때문에 제1상반응을 통해 생성된 친전자성 대사체의 포합반응을 할 수 있다. 따라서 glutathione포합반응은 다른 5종의 포합반응과는 친핵성 대사체와 친전자성 대사체에 대한 포합반응에서 차이가 있다. 따라서 독성학적인 측면에서 제2상반응의 glutathione포합반응은 모든 독성물질의 항독기전(detoxification)에 있어서 핵심이다. 대부분의 약인성 간독성은 이러한 활성중간대사체인 친전자성 대사체 생성에 기인한다. 만약 한약 중 친전자성 대사체를 생성하는 한약성분을 확인하거나 또한 glutathione의 포합반응 증가를 유도하는 한약성분을 확인한다면 한약에 의한 약인성 간독성을 예방하는 데 결정적인 역할을 할 수 있다.

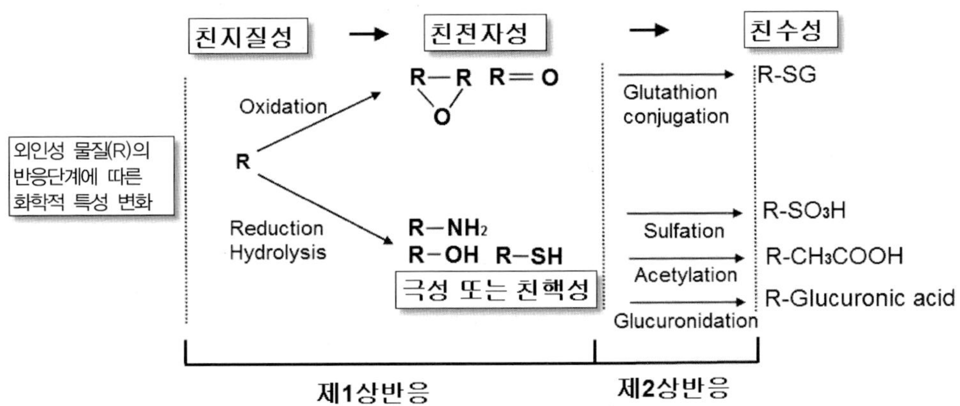

〈그림 3-36〉 생체전환의 제1상반응과 제2상반응을 통한 외인성 물질의 화학적 특성 변화

제2상반응은 친핵성 대사체인 경우에는 친수성으로 전환하여 체외배출을 원활히 하며 친전자성 대사체의 경우에는 glutathione 포합(conjugation)에 의해 친수성으로 전환되어 배출된다. SG: glutathione의 cysteine-SH기.

포합반응은 당에서 유래된 글루쿠로닉산(glucuronic acid), 황산이온(SO_3^-), 아세틸기(CH_3COO^-), 메틸기(CH_3), 아미노산(glycine, serine, glutamine)의 NH_2와 glutathione(GSH) 같은 세포내 물질이 제1상반응으로 생성된 극성 부위인 수산기(-OH), 아미노기($-NH_2$)와 카르복실기(-COOH)와 같은 다양한 효소의 촉매반응을 통해 결합되는 과정이다. 제2상반응의 주요 포합반응으로는 글루쿠론산포합(glucuronidation), 황산포합(sulfate conjugation), 아세틸화(acetylation), 메틸화(methylation), 아미노산포합(amino acidconjugation)과 GSH포합(glutathione conjugation)의 6종류가 있으며 이들과 관련된 효소 및 기질에 대해서는 <표 3-15>에 나타냈다.

〈표 3-15〉 다양한 포합반응 종류와 특성

포합반응의 종류	포합물질 또는 내인성 반응물질	포합물질의 전이효소 (효소위치)	대사체의 반응부위	기질의 분류	기질의 예
글루쿠론산포합 (Glucuronidation)	UDP-glucuronic acid	UDP-glucuronosyl transferase (microsome)	—OH —COOH —NH₂ —NH —SH —CH	phenols alcohols carboxylic acids hydroxylamines sulfonamides	morphine acetaminophen diazepam digitoxin digoxin meprobamate
황산포합 (Sulfate conjugation)	Phosphoadenosyl phosphosulfate	Sulfotransferase (cytosol)	aromatic—OH aromatic—NH₂ alcohols	phenols alcohols aromatic amines	estrone 3-hydroxy coumarin acetaminophen methyldopa

아세틸화 (Acetylation)	Acetyl–CoA	N–Acetyl transferase (cytosol)	aromatic–NH$_2$ aliphatic–NH$_2$ hydrazine –SO$_2$NH$_2$	amines	sulfonamides isoniazid clonazepam procainamide histamine
메틸화 (Methylation)	S–Adenosyl–methionine	transmethylase (cytosol)	aromatic–OH –NH$_2$ –NH –SH	catecholamines phenols amines histamine	dopamine epinephrine histamine thiouracil pyridine
아미노산포합 (Amino acid conjugation)	glycine glutamine	Amino acid acyl transferase (microsome)	aromatic–NH$_2$ –COOH	aromatic amine carboxylic acids	
GSH포합 (Glutathione conjugation)	glutathione	GSH–S–transferase (cytosolic, microsome)	epoxide organic halides	epoxides, nitro groups, hydroxylamines	ethycrinic acid bromobenzene

　제1상반응에서 형성된 대사체의 작용기에 다양한 내인성 반응물질(endogenous reactants)의 포합반응은 전이효소에 의해 이루어진다. 이러한 전이효소들은 광범위한 기질특이성을 가지고 있기 때문에 제1반응에서 생성된 다양하고 수많은 대사체를 친수성으로의 전환을 유도할 수 있다. <그림 3 – 37>은 외인성 물질의 제2상반응에서 주요 6가지 전이효소의 반응비율을 나타낸 것이다. 제1상반응의 대사체에 대한 포합반응을 유도하는 전이효소 중 UDP-glucuronosyltransferase(UGT)가 비율이 가장 높고 glutathione-S-transferase(GST), sulfotransferase(SULT), N-acetyltransferase(NAT), thiopurine methyltransferase(TPMT)의 순이다. 특히 UGT와 glutathione을 포합하는 GST는 제2상반응에서 50%이상의 포합반응을 수행한다. 따라서 본 장에서는 제1상반응 후 극성 또는 친핵성 대사체의 포합을 하는 글루쿠론산 포합반응과 친전자성 대사체를 제거하는 유일한 제2상반응인 GSH포합반응의 설명에 중점을 두었다.

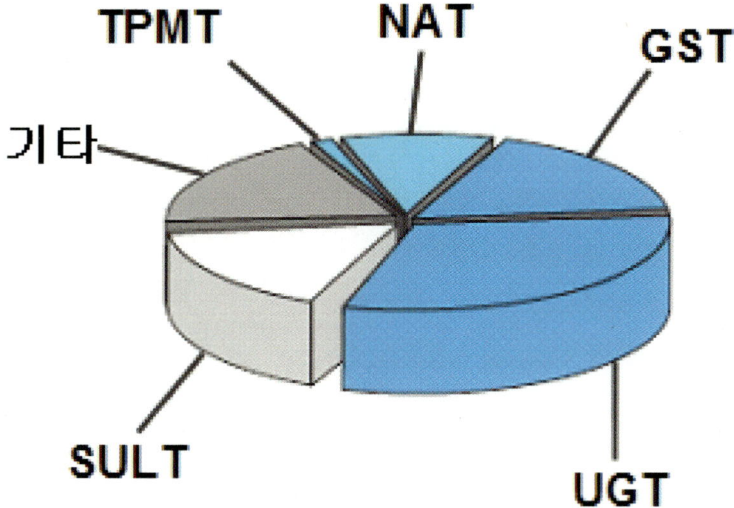

〈그림 3-37〉 제2상반응에 관여하는 효소의 활성 비율

제2상반응 중 UGT에 의한 포합반응이 가장 많고 외인성 물질의 친전자성 대사체를 포합하는 GST의 활성이 다음으로 높다. 두 효소는 제2상반응에서 50%이상의 포합반응을 수행한다. GST: glutathione-S-transferase, NAT: N-acetyltransferase, SULT: sulfotransferase, TPMT: thiopurine methyltransferase, UGT, UDP-glucuronosyltransferase(참고: Gonzalez).

1) Glucuronic acid conjugation

- 글루쿠론산 포합반응은 외인성 물질이 생체전환하는데 극성대사체를 친수성대사체로의 전환을 유도하는 대표적인 제2상반응이다.

글루쿠론산 포합반응은 글루쿠론산(glucuronic acid)이 제1상반응 후 생성된 극성대사체의 작용기에 글루코시드 결합(glucosidic bond)을 통한 글루쿠로니드화(glucuronidation) 과정이다.<그림 3-38> 글루코시드 결합을 통해 형성된 대사체를 glucoside(포도당 배당체)의 일종인 glucuronide(또는 glucuronoside)이라고 하며 친수성을 띠게 된다. 글루쿠론산 포합반응은 외인성 물질이 생체전환하는데 대표적인 제2상반응이다.

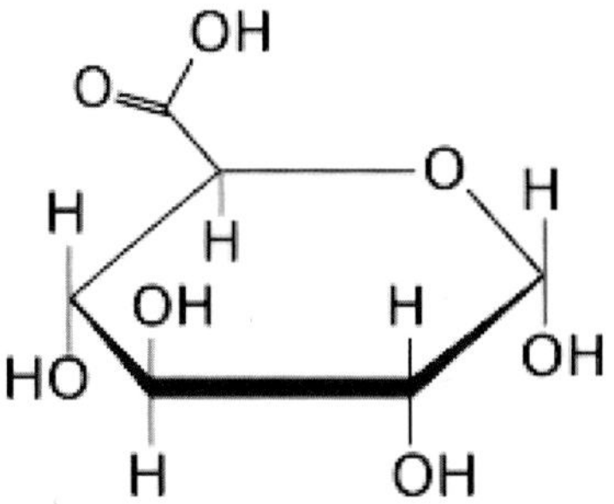

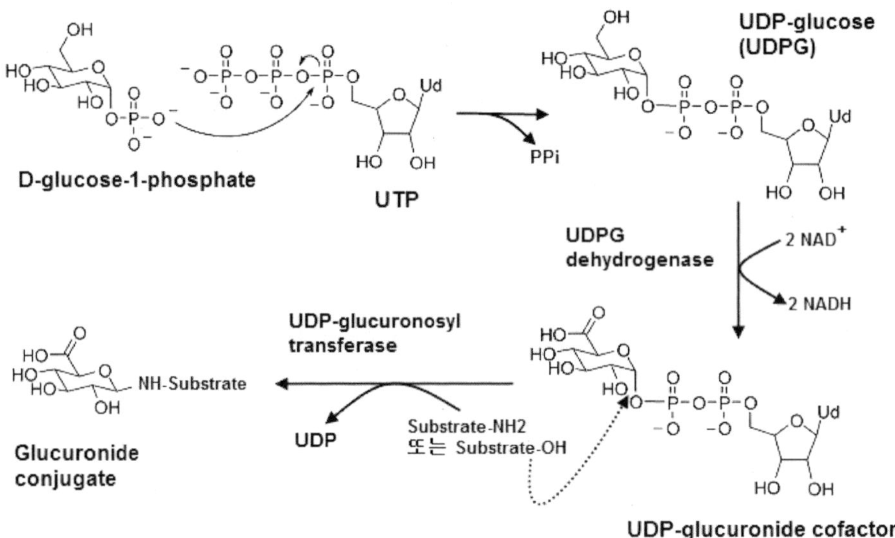

〈그림 3-38〉 Glucuronic acid의 구조

글루쿠론산은 소포체에서 UDP-glucuronosyl transferase에 의해 기질에 포합되는데 〈그림 3-39〉와 같이 3단계 과정을 통해 이루어진다. D-glucose-1-phosphate와 UTP (uridine trihosphate)의 반응을 통해 2인산(diphosphate)이 분리되면 UDP-glucose(uridine diphosphate- glucose)가 생성된다. UDP-glucose에서 당의 1차알코올이 산화되면서 UDP-glucuronide cofactor가 생성된다. 최종적으로 UDP-glucuronosyl transferase에 의해 기질의 반응부위(〈그림 3-39〉의 -NH2)에 UDP-glucuronide cofactor의 glucuronide가 포합된다.

〈그림 3-39〉 글루쿠론산 포합의 경로

글루쿠론산은 D-glucose-1-phosphate가 3단계반응을 거쳐 생성된 UDP-glucuronide cofactor로부터 UDP-glucuronosyl transferase에 의해서 glucuronide가 분리되어 기질의 NH2에 포합된다.

○ O-Glucuronidation: 제1상반응을 통해서 생성된 대사체의 -OH, -COOH, -NH₂, -NH, -SH와 -CH의 작용기 또는 반응부위에 글루쿠론산 포합이 이루어진다. 또한 O, N, S, C같은 반응부위의 원소에 따라 4종류의 글루쿠로니드화가 있다. <그림 3-40> 과 같이 O-Glucuronidation는 -OH와 -COOH을 가진 알코올이나 페놀화합물을 비롯

하여 카르복실산에서 O-gluconide가 형성되는 과정이다. <표 3 - 16>처럼 제2상반응을 통해 O-Glucuronidation이 유도되는 대표적인 기질은 acetaminophen, chloramphenicol과 fenoprofen이 있다.

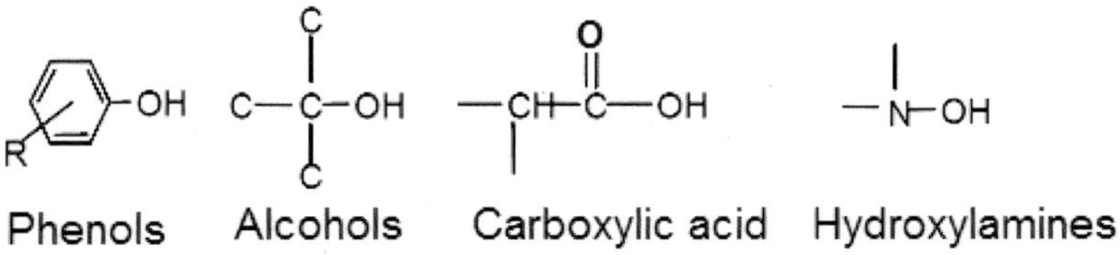

〈그림 3 - 40〉 O-Glucuronidation이 발생하는 기질의 주요 반응부위

〈표 3 - 16〉 O-Glucuronidation의 기질

기질의 반응부위	기질의 예	구조(화살표가 포합 부위)
Hydroxyl(수산기) Phenol	Acetaminophen	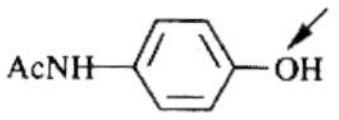
Alcohol	Chloramphenicol	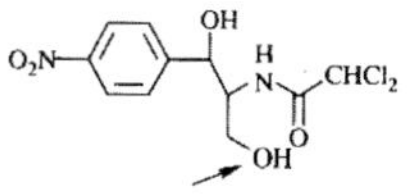
Carboxyl(카르복실기)	Fenoprofen	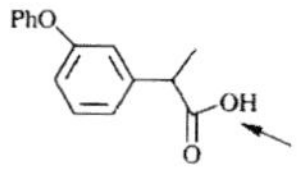

○ N-Glucuronidation: 제1상반응을 통해 생성된 amine과 amide화합물의 -NH₂와 -NH 반응부위에 N-glucuronide가 포합되는 과정을 N-Glucuronidation이라고 한다. <그림 3 - 41> 대표적인 기질은 desiframine, meprobamate와 sulfadimethoxine 등이 있다.<표 3 - 17>

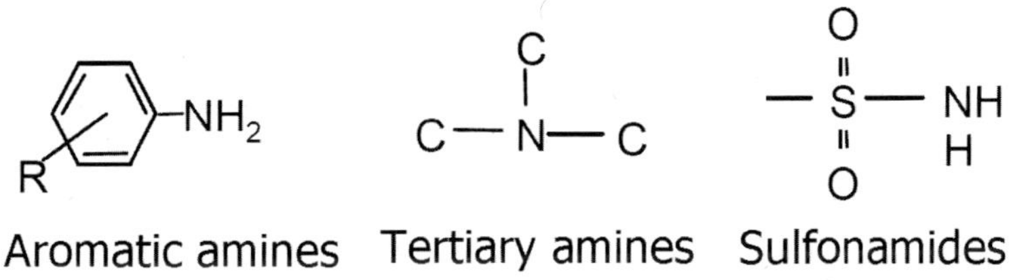

〈그림 3 - 41〉 N-Glucuronide의 포합반응이 이루어지는 기질의 반응부위

<표 3-17> N-Glucuronidation의 기질

기질의 반응부위	기질의 예	구조(화살표는 포합 부위)
Amine	desiframine	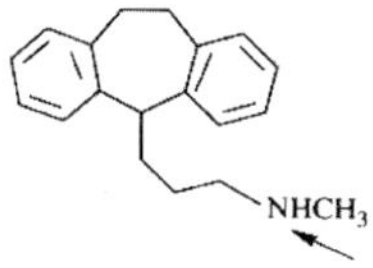
Amide Cabarmate	meprobamate	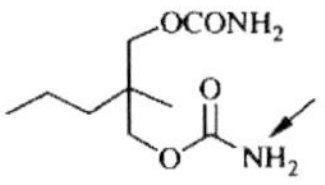
Sulfoamide	sulfadimethoxine	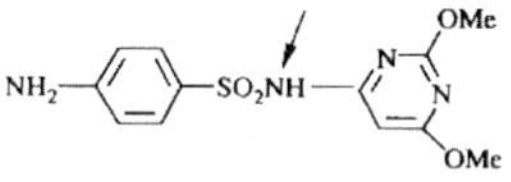

○ S-Glucuronidation: 제1상반응을 통해 생성된 황화합물의 -SH(thiol group)반응 부위에 S-glucuronide가 생성되는 과정을 S-Glucuronidation이라고 한다.<그림 3-42> 대표적인 기질은 desiframine, meprobamate와 sulfadimethoxine 등이 있다.<표 3-18>

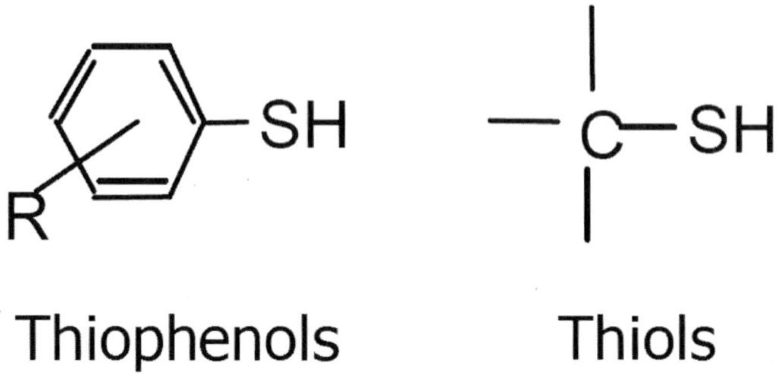

<그림 3-42> S-Glucuronide의 기질 반응부위

<표 3-18> S-Glucuronidation의 기질

기질의 반응부위	기질의 예	구조(화살표가 포합 부위)
Sulfhydryl	methimazole	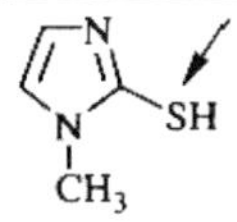
Carbodithionic acid	disulfiram	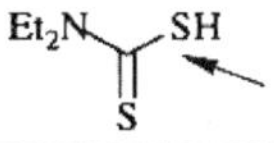

○ C-Glucuronidation: 제1상반응을 통해 생성된 탄소화합물의 -CH(hydrocarbon) 반응부위에 C-glucuronide가 생성되는 과정을 C-Glucuronidation이라고 한다.<그림 3 – 43> 대표적인 기질로는 phenylburazone이 있다.<표 3 – 19>

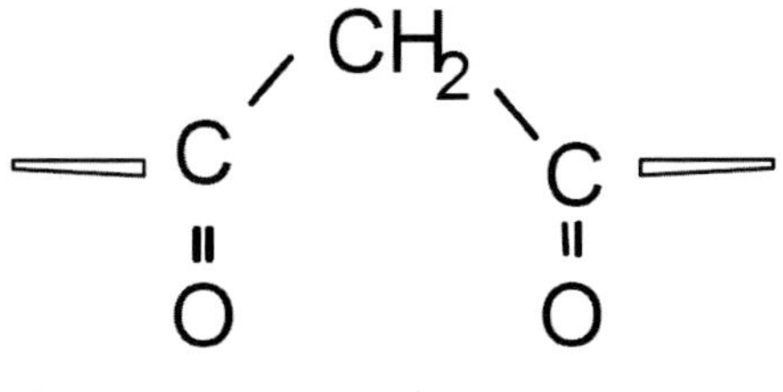

$$CH_2$$
$$1, 3\text{-Dicarbonyl}$$

〈그림 3 – 43〉 C–Glucuronide의 기질 반응부위

〈표 3 – 19〉 C–Glucuronidation의 기질

기질의 반응부위	기질의 예	구조(화살표가 포합 부위)
1,3 – dicarbonyls	phenylburazone	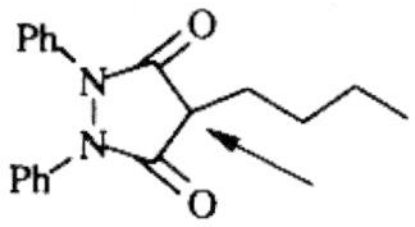

- UDP glucuronic acid의 기질에 글루쿠론산 포합반응을 촉매하는 효소는 UGT 이며 UGT1과 UGT2의 하위군이 있다.

UDP glucuronic acid의 기질에 글루쿠론산 포합반응을 촉매하는 효소는 UGT(uridine diphosphate dlucuronosyltransferase)이다. UGT는 간 외에도 소장 및 신장에 존재하여 글루쿠론산 포합반응을 유도한다. UGT는 UGT1(1A1, 1A3, 1A4, 1A5 1A6, 1A7, 1A8, 1A9와 1A10)과 UGT2(2A1, 2B4, 2B7, 2B10, 2B11, 2B15, 2B17과 2B28의 하위군으로 분류된다. UGT1과 UGT2는 약물을 비롯한 외인성 물질의 포합반응을 촉매하나 UGT2는 스테로이드와 같은 내인성 물질에 기질특이성을 갖고 있다. UGT는 간과 위장관에서 조직 특이적 발현이 이루어지지만 대부분의 조직에서 발현된다. 글루쿠론산 포합체는 신장으로 배출되나 포합체의 답즙산은 "enterohepatic recirculation(간-위장관 재순환)"을 통해서 간으로 재흡수될 수 있다. 또한 이러한 경로로 포합된 한약 성분이나 약물이 혈액으로 다시 들어갈 수 있다. Diclofenac, ketoprofen, suprofen, tolmetin같은 카르복실산을 함유한 한약과 약물은 아실형 글루쿠론산(acyl glucuronide) 포합체를 형성한다. 이들 포합체는 DNA같은 거대분자와 공유결합을 통해 독성을 유발하는데 이는 약물 부작용의 주요 기전이다.

2) Glutathione conjugation

● Glutathione 포합반응은 한약 간독성 문제의 해결에 가장 핵심적인 부분이다.

한약 부작용의 가장 큰 문제는 간독성이다. 특히 의사들이 독성문제를 언급하는 주요 대상은 한약복용에 의한 간독성이다. 이러한 논리는 단일성분의 양약에 비해 양적으로 한약은 과량이며 이는 결과적으로 모든 대사의 중추적 역할을 하는 간에 대한 부담을 줄 것이라는 추정에 기인한다. 이러한 추정은 전혀 근거가 없는 것은 아니며 다음과 같은 이유에 기인한다. 첫째 체내에 들어온 한약성분의 80%이상은 P450에 의해 대사되며 이는 산화적 스트레스에 의한 간독성을 유발할 수 있다. 앞서 P450의 촉매반응 사이클에서 지적하였듯이 P450의 한약성분의 대사 중 전자의 이동에서 부조화 반응의 조건하에서 유해활성 산소인 ROS생성에 의한 산화적 스트레스를 유발할 수 있다. 특히 전자의 이동에서 부조화 반응은 기질과 전자 공급의 불균형에 의해 유도되기 때문에 한약이 과량이면 과량일수록 ROS생성은 증가된다. 또한 식이(음식) 역시 과식할 경우에 지나친 전자의 공급에 기인하여 부조화 반응으로 미토콘드리아에서 산화적 스트레스가 증가한다. 물론 이러한 산화적 스트레스를 유발하는 ROS를 제거하는 superoxide dismutase를 비롯하여 catalase, glutathione 등의 항산화적 방어체계에 의해 방어가 된다. 그러나 지나친 ROS생성이 개체 또는 세포가 가지고 있는 항산화적 방어체계를 무력하게 하면 산화적 스트레스에 의한 간손상이 유발될 수밖에 없다. 두 번째로 한약은 친전자성 대사체와 같은 활성중간대사체로 전환되는 성분이 포합되어 있어 이들에 의해 간독성이 유발될 수 있다. 모든 유기성 독성물질의 90%가 활성중간대사체로의 전환되어 독성을 유발하게 된다. 간세포내에서 직접적으로 4대 거대분자와 결합하여 독성을 유발할 수도 있으며 또한 단백질과 결합, 신생항원(neoantigen)으로 전환되어 면역-매개 약인성간독성을 유발할 수도 있다. 이와 같이 한약에 의한 ROS와 활성중간대사체 생성은 간독성 유발의 충분한 근거가 될 수 있다. 그동안 한약의 간독성 부작용은 구체적인 근거없이 단순하게 과량에 의한 것으로 추정해 왔다. 한의계에서도 한약의 간독성에 대한 방어 역시 단순히 천연물이라 안전하다는 소극적 대응에 일관하여 온 것이 사실이다. 즉, 한약의 간독성에 대한 추상적인 지적에 추상적인 대응을 한 것이다. 이는 근본적인 원인에 대한 해결책도 아니며 한약에 의한 간독성 예방과 한의학 발전에도 도움이 되지 않는다.

그러나 한약의 이러한 약인성 부작용은 양약보다 충분히 예방가능한 면이 많다. 즉, 한약의 과량복용 등으로 인해서 간독성 부작용이 유발되더라도 예방이 가능하게 하는 성분이 한약에 포함되어 있다. 예로 양약의 아세트아미노펜과 한약의 간독성을 통해 설명할 수 있다. 아세트아미노펜 역시 활성중간대사체를 생성하여 독성을 유발할 수 있다. 그러나 이러한 활성중간대사체를 제거하여 간독성을 줄이는 방법은 극히 개인의 능력에 의존할 수밖에 없다. 반면에 한약의 경우에는 다양한 성분이 포함되어 있어 활성중간대사체가 생성되더라도 다른 물질에 의한 항산화적 체계 및 제2상반응 효소의 활성증가를 통해서 예방이 가능하다. 이러한 측면은 한약에 의한 간독성 예방뿐 아니라 과학적인 논리를 통한 한의학 발전에 중요한 자료가 된다.

체내에서 산화적 스트레스와 활성중간대사체를 제거하는 가장 강력하고 중요한 역할을 하는 것이 glutathione이다. 산화적 스트레스에 대한 항산적 방어체계는 다양하게 접근되지만 특히 활성중간대사체를 제거하는 세포내 유일한 기전은 glutathione에 의해 이루어진다. 따라서 glutathione의 활성과 한약의 관계는 향후 한약으로 인한 간독성을 비롯하여 한약의 부작용을 예방하는데 중심적 역할을 하며 이에 대한 연구가 많이 필요하다. 여기서는 향후 연구를 위해 반드시 필요한 glutathione에 대한 전반적인 내용을 설명할 것이다.

- GSH포합이 제2상반응의 다른 포합반응과 달리 중요한 이유는 제1상반응에서 생성된 친전자성 대사체의 포합을 유도한다는 것이다. 이는 한약 및 양약의 친전자성 대사체 생성으로 발생하는 독성의 무독화를 유도하는 가장 중요한 기전이다.

Gluathione(GSH, 글루타치온)은 <그림 3 - 43>처럼 3개의 아미노산인 γ-glutamic acid, cysteine과 glycine으로 구성된 tripeptide이다. GSH는 포합반응뿐만 아니라 항산화적 방어 및 세포증식조절같은 다양한 기능을 수행한다. 이러한 기능을 할 수 있는 가장 중요한 구조적 요인은 3개의 아미노산 중 cysteine 잔기인 -SH group의 강력한 전자공여력(electron-donating capacity) 때문이다. GSH는 세포질에 약 90%, 미토콘드리아에 약 10%, 그 외 소량이 소포체에 존재한다. GSH는 성인의 체내에 1~10mM농도로 가장 많이 존재하는 비단백질 티올(thiol 또는 mercaptan)-함유 유기황화합물(SH-containing compound)이다. GSH 포합반응은 모든 세포에서 일어나지만 간에 GSH농도가 집중되어 있고 가장 많이 발생하는 장소이다.

GSH 포합반응과 관련하여 또 다른 중요한 기관은 신장이다. 신장은 체내의 많은 물질이 배출되는 곳이다. 한약의 성분 역시 GSH 포합반응을 통해 신장으로 배출된다. 그러나 GSH 포합반응을 통해 포합된 대사체가 GSH와 분리되어 활성중간대사체로 다시 환원될 수 있다. 이러한 분리는 신장독성의 원인이 된다. 광방기(Aristolochia fangchi)의 aristolochic acid 역시 활성중간대사체이며 GSH에 의해 간에서 포합된다. GSH-aristolochic acid가 신장에서 분리되어 aristolochic acid의 활성중간대사체가 신장독성을 유발하는 것은 GSH와 관련하여 신장이 중요한 기관이 되는 중요한 예라고 할 수 있다.

이와 같이 GSH포합이 제2상반응의 다른 포합반응과 달리 중요한 이유는 제1상반응에서 생성된 극성대사체뿐만 아니라 독성물질의 독성을 발휘하는 활성중간대사체의 친전자성 대사체를 포합한다는 것이다. 친전자성 대사체는 세포내 거대분자인 지질, 단백질, DNA의 친핵성 부분(nucleophilic region)과 결합 또는 adduct를 형성하여 세포에 독성을 유발하는 가장 중요한 원인 대사체이다. 따라서 사람의 GSH포합 능력은 한약에 의한 간독성을 비롯하여 화학물질-유도성 질병의 발생과 예방에 결정적인 영향을 주는 생체방어시스템이다. 이러한 연유로 한약 및 화학물질에 의한 생체방어를 위해 GSH 농도는 GSH 합성을 통해 어느 정도로 유지되도록 정상적으로 합성 조절이 이루어져야 한다. 정상적인 생리조건하에서 GSH합성에 중요한 요인은 GCL(glutamate cysteine ligase; 옛 이름: γ-glutamylcysteine synthase) 유전자의 활성과 시스테인 조달(cysteine availability)에 의해 크게 좌우된다.

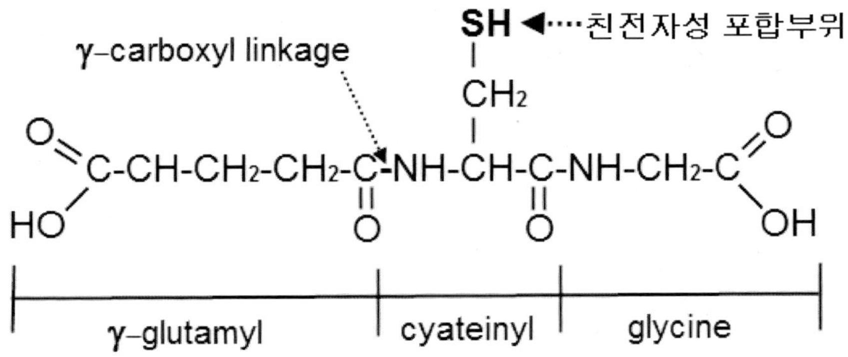

〈그림 3-44〉 GSH의 구조

GSH(glutathione 또는 γ-glutamylcysteinyl glycine)은 3개 아미노산인 glutamate, cysteine과 glycine 으로 구성되어 있으며 cysteine의 SH가 포합반응에서 중요한 전자공여체이다.

(1) GSH의 합성기전

- **GSH합성에 관여하는 주요 효소는 GCL과 GS이며 GCL이 더 중요하다.**

GSH은 식이를 통해 얻는 필수영양물질이 아니라 3개의 아미노산에 의해 세포질에서 합성된다. GSH의 합성은 L-glutamate, L-cysteine와 L-glycine의 구성아미노산과 더불어 2개의 ATP가 필요하며 효소-의존적 촉매에 의한 2단계 과정으로 이루어진다. 첫 번째 반응에서 glutamate cysteine ligase(GCL) 효소의 촉매로 glutamate와 cysteine의 축합반응을 통해 γ-glutamyl-L-cysteine이 생성된다. 합성된 γ-glutamyl-L-cysteine은 GSH synthase(GS)에 의해 glycine과 결합하여 GSH가 아래의 반응식처럼 최종적으로 합성된다.

$$\text{- L-glutamate + L-cysteine 1 + ATP} \xrightarrow{\text{GCL}} \gamma\text{-glutamyl-L-cysteine + ADP + Pi}$$

$$\text{- } \gamma\text{-glutamyl-L-cysteine + L-glycine + ATP} \xrightarrow{\text{GS}} \text{GSH + ADP + Pi}$$

(2) GCL의 전사 및 전사 후 조절기전

- **GCL효소는 GCLC와 GCLM 단백질의 2개 소단위로 구성되어 있으며 GCLC와**

GCLM 유전자의 발현은 Nrf2- 및 AP-1-dependent mechanism에 의해 유도된다.

GCL(glutamate cysteine ligase)은 GSH을 합성하는데 속도조절단계(rate-limiting step)의 가장 중요한 효소이다. GCL은 Mg^{2+} 또는 Mn^{2+}의 활성을 위해 필요하며 GCLC(GCL catalytic subunit)와 GCLM(GCL modifier subunit)의 2개 소단위(subunit)로 구성된 이종이합체(heterodimer)이다. GCLC는 73kDa의 무거운 소단위이며 촉매활성 기능을 가지고 있다. <그림 3-45>처럼 GCLC의 활성은 GSH 피드백 억제(feedback inhibition)을 받는다. 피드백 억제란 어떤 물질이 합성되는 일련의 반응에서 합성된 최종산물이 그 반응에 참여하는 효소의 활성을 억제하는 현상을 의미한다. GCLC 활성은 생성된 다량의 GSH에 의해 저해된다. 반면에 GCLM은 31kDa으로 비교적 가벼운 조절 소단위이다. GCLC와 결합하였을 때 GCLM은 기질인 glutamate와 ATP에 대한 K_m(지질친화성의 지표)을 낮추어 기질친화성 증가를 유도한다. 또한 GCLM은 GSH에 대한 Ki(기질친화저해성의 지표)를 증가시켜 GSH와 GCLC 활성저해부위와의 결합을 저해한다. 이는 GCLM이 GSH합성에 효소를 더욱 효율적 활성을 유도할 뿐만 아니라 피드백 억제에 영향을 줄이는 역할을 하는 것을 의미한다.

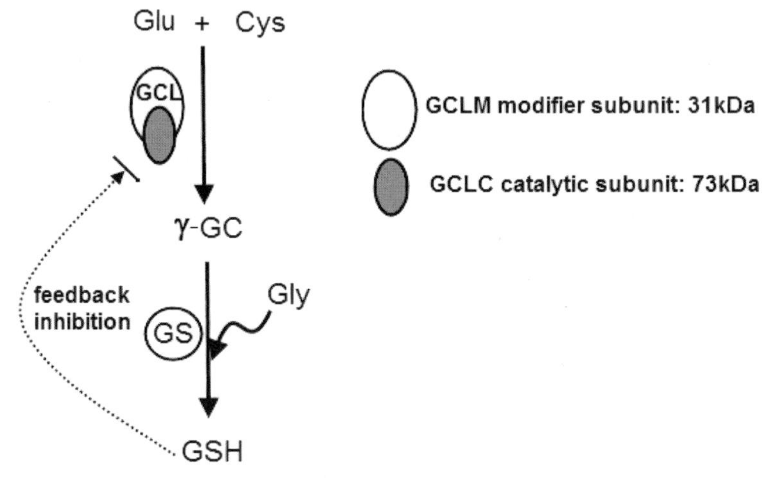

<그림 3-45> Glutathione의 합성과정

GSH합성의 첫 번째 단계는 GCL(glutamate cysteine ligase)에 의해 이루어진다. GCL효소는 촉매부위인 GCLC(GCL catalytic subunit) 단백질과 조절부위인 GCLM(GCL modifier subunit) 단백질로 구성된 이종이합체이다. 두 번째 단계는 glutathione synthetase(GS)에 의해 glutamate와 cysteine의 c-terminal에 glycine을 연결한다(참고: Franklin).

GCLC와 GCLM의 유전자는 사람의 염색체상에서 6p12와 1p22.1에 각각 위치한다. GCLC 유전자는 16개의 엑손과 48kb의 크기이며 GCLM유전자는 7개의 엑손과 22kb의 크기이다. <그림 3-46>는 GCL의 두 소단위인 GCLC와 GCLM의 유전자 프로모터의 인핸서(enhancer: DNA 주형의 구조적인 변화를 유발, 전사가 더욱 활발하게 일어나도록 촉진시키는 작용을 하는 유전자의 고유한 염기서열)의 구조이다. GCL 유전자의 발현은 유해활성 산소와 프리라디칼(free radical) 등의 산화성 물질(oxidant species)과 제1상 반응을 통해 생성된 친전자성 대사체에 의해 유도된다. GCLC 유전자의 프로모터에는 TRE(TPA<12-O-tetradecanoylphorbol-13-acetate>-responsive element), TBE-like, activator--protein-2(AP2), Sp-1과 κB와 같은 여러 전사인자가 결합하는 element(유전자상의 DNA 단편)와 친전자성 물질에 반응하는 EpRE(electrophilic-response element)같은 여러 *cis*-acting element(전사조절영역의 element)들이 존재한다.

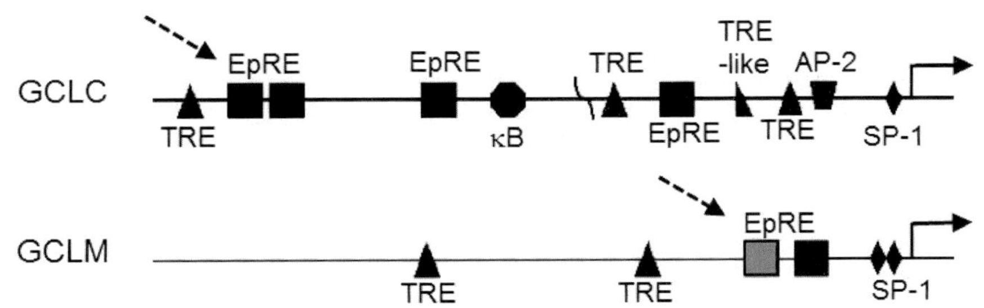

〈그림 3-46〉 사람의 GCL효소의 소단위 GCLC와 GCLM유전자의 프로모터
GCL은 GCLC와 GCLM으로 구성된 이종이합체이다. GCLC프로모터는 activator-protein-1(AP1, TRE), TBE-like, activator-protein-2(AP2), Sp-1, κB와 4개의 EpRE와 같은 여러 전사인자가 결합하는 DNA element가 있다. 특히 4개의 EpRE 중에서 전사개시점에 가장 멀리 떨어져 있는 EpRE(화살표시)가 전사개시에 있어서 중요한 역할을 한다. 그러나 EpRE 외에 TRE element도 GCLC유전자의 전사를 매개하는 DNA element이다. GCLM 역시 GCLC와 마찬가지로 EpRE가 전사에 있어서 중요한 DNA element이다. 그러나 GCL전사는 리간드가 친전자성 물질 또는 산화성 물질에 따라 이들 유전자의 프로모터내에서 반응하는 element는 차이가 있다. TRE는 EpRE의 돌연변이에 의해 생성된 DNA element이다(참고: Dickinson).

친전자성 대사체에 반응하여 GCL 유전자 전사를 촉진시키는 프로모터내의 부위는 EpRE이다. EpRE는 GCLC와 GCLM 유전자 모두에 존재한다. 친전자성 물질에 의해 반응하는 전사인자(transcriptional factor)는 Nrf2 단백질이다. 비활성 시에 Nrf2는 Keap1(Kelch-like ECH-associated protein 1)단백질에 결합하여 세포질에 존재한다. Keap1 단백질은 proteasome(진핵생물에 보편적으로 존재하는 단백질분해효소 등 여러 단백질이 뭉친 덩어리)으로 Nrf2를 유도하여 분해를 촉진시키는 동종이합체이다. Nrf2와

Keap1의 결합과 분리는 산화적 스트레스 또는 친전자성 대사체와 물질에 반응하여 Keap1의 구조적 변화에 기인한다. <그림 3-47>처럼 Nrf2는 고도로 잘 보존된 6개의 아미노산 서열인 Neh1(Nrf2-ECH homology 1)에서 Neh6의 도메인이 있는 단백질이다. Neh1은 bZIP 전사인자에 반응하는 영역인 반면에 Neh4와 Neh5는 전사인자를 유도하는 CBP(CREB<cAMP-response element-binding protein> binding protein)에 반응하는 영역으로 전사활성에 영향을 주는 중요 영역이다. 또한 Neh2는 Keap1에 결합하여 Nrf2 기능을 하는 음적 조절(negative control) 영역이다. Neh2의 Ser 40잔기가 protein kinase C(PKC)에 의한 인산화가 이루어지면 Nrf2가 Keap1에서 분리되어 활성화가 이루어진다. 반면에 Keap1 단백질의 Nrf2에서 분리는 cysteine 잔기인 -SH기 산화에 기인한다. Keap1 단백질은 <그림 3-46>처럼 NTR(N-terminal region), BTB/POZ, IVR(intervening region), DGR, CTR(C-terminal region)의 5개 영역으로 624개의 아미노산으로 구성되었다. DGR(double glycine repeat)은 Nrf2와 결합하는 부위이다. 전체 아미노산 중 25개의 cysteine이 고도로 보존되어 있으며 이들 중 몇 개의 -SH기가 변형되어 Nrf2의 방출을 유도한다. 따라서 Nrf2의 활성은 Keap1으로부터 분리에 의해 이루어지는데 분리는 Nrf2의 Neh2 인산화와 Keap1의 -SH 산화에 의해 이루어진다.

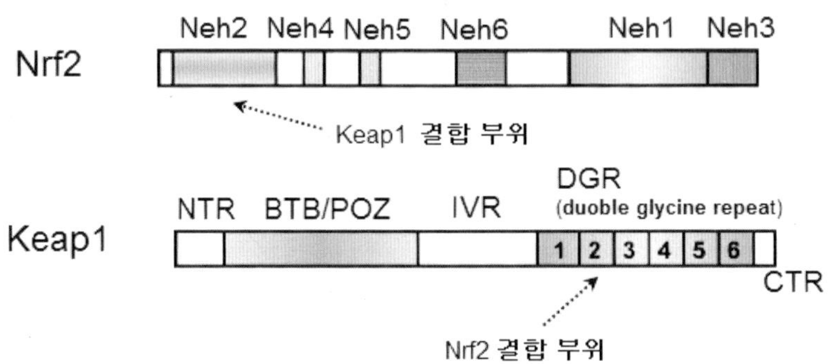

〈그림 3-47〉 Nrf2와 Keap1의 결합부위

Nrf2는 6개 영역, Keap1은 5개 영역으로 구성된 단백질이다. Nrf2의 Neh2와 Keap1의 DGR(double glycine repeat)영역이 서로 결합하여 Nef2의 불활성을 유지한다(참고: Mi-Kyoung Kwak).

이러한 과정을 통해 Nrf2가 Keap1에서 분리되면 <그림 3-48>의 B)처럼 핵으로 이동하여 JunD단백질과 함께 이종 이합체를 형성한다. 이종 이합체는 프로모터의

EpRE에 결합, GCL유전자의 전사를 촉진시킨다. 따라서 친전자성 대사체 또는 물질에 의한 GCL유전자 발현은 Nrf2 - 의존성 기전(Nrf2 - dependent mechanism)에 의해 이루어지는 것으로 요약된다. <그림 3-48>의 B)와 C)처럼 GCL발현을 위한 Nrf2 - 의존성 기전의 활성화를 유도하는 전구물질 또는 원물질은 친전자성 지질(electrophilic lipid)인 15 - deoxy - D12, 14 - prostaglandin J2(15d-PGJ2)를 비롯하여 phorbol ester(12 - O - tetradecanoylphorbol-13-acetate<TPA>), 산화성 물질인 H_2O_2, 페놀성 항산화물질인 tert-butylhydroxyquinoline이 있다. 또한 비지질성 친전자성 물질이면서 카레의 주요 재료인 울금의 황색색소 curcumin 역시 Nrf2 - 의존성 기전을 통한 GCL 유전자의 발현을 유도한다.

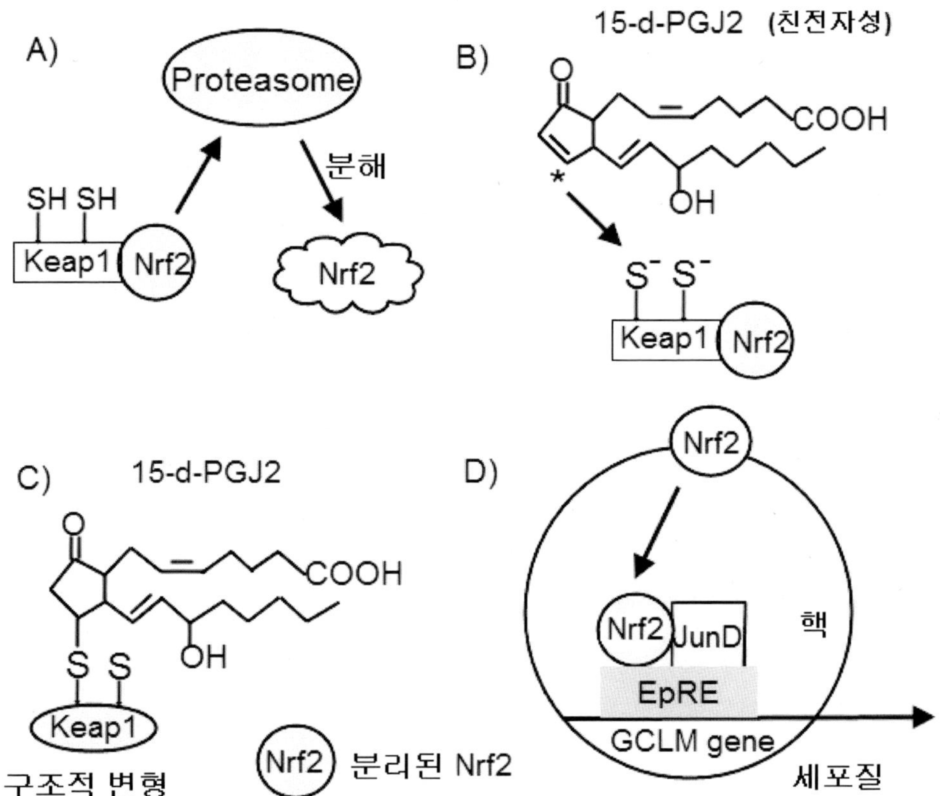

〈그림 3 - 48〉 GCL의 소단위인 GCLM유전자의 Nrf2-의존성 발현 기전

A) 리간드가 없는 상태에서 Nrf2는 동종이합체의 Keap1(Kelch-like ECH-associated protein 1)에 결합하여 존재하거나 때론 이들 결합체는 proteasome에서 분해된다. B) 15d-PGJ2(15-deoxy-D12, 14 - prostaglandin J2)와 같은 친전자성 리간드는 Keap1에 있는 -SH에 의해 포합된다. C) Keap1의 -SH기와 리간드의 공유결합은 Nrf2의 방출을 유도한다. D) 방출된 Nrf2는 핵으로 이동, JunD와 이종이합체를 형성하고 프로모터의 EpRE에 결합하여 GCLM 유전자의 전사를 유도한다(참고: Dickinson).

친전자성 물질(또는 대사체)과는 달리 산화성 물질(oxidant species)에 의한 GCL 유전자 발현에 가장 중요한 element는 GCLC와 GCLM 유전자의 프로모터에 존재하는 TRE(또는 AP1)이다. 산화성 물질에 반응하여 GCL 유전자의 발현을 유도하기 위해 TRE에 결합하는 전사인자는 AP-1(activator-protein-1) 계열이다. AP-1은 Jun과 Fos 계열의 동종 이합체(예: Jun-Jun) 또는 이종 이합체(예: Fos-Jun) 형성으로 만들어진다. 이러한 이합체 형성을 위하여 <그림 3-49>처럼 산화성 물질에 반응하여 인산전이단백질인 MAPK(Mitogen-activated protein kinase) 계열의 ERK(extracellular single-regulated kinase)와 JNK(c-JUN N-terminal kinase)가 활성화되어 세포질에서 핵으로 들어간다. 이들 kinase는 Jun과 Fos의 이합체 형성을 유도하여 핵의 전사인자인 AP-1 복합체를 생성한다. AP-1은 최종적으로 프로모터의 TRE(또는 AP-1 binding element)에 결합하여 GCL 유전자의 전사를 촉진시킨다. 이와 같이 AP-1 전사인자가 프로모터내의 TRE와 결합하여 GCL 유전자의 발현을 유도하는 것을 AP-1-의존성 기전(AP-1-dependent mechanism)이라고 한다. 또한 AP-1-의존성 기전은 친전자성 물질에 의한 Nrf2-의존성 기전(Nrf2-dependent mechanism)을 통한 GCL의 발현과 관련된 신호전달체계와 cross-talk을 한다. 이는 일부 친전자성 물질 역시 산화적 스트레스를 유발하는 산화성 물질의 특성을 공유하고 있다는 점에 기인하는 것으로 추정된다. 친전자성 물질은 전자가 부족하기 때문에 전자가 풍부한 물질들과의 결합하는 독성물질이며 산화성 물질은 전자가 추가되거나 부족할 수 있으며 정상적인 산화-환원상태를 산화적 스트레스상태로 전환시킬 수 있는 물질이다. 따라서 친전자성 물질이 프리라디칼의 특성이 있다면 이 역시 세포내의 산화적 스트레스를 유발할 수 있는 산화성 물질의 특성을 나타낼 수 있다. 또한 산화성 물질인 H_2O_2에 의해 Nrf2-의존성 기전에 의한 GCL 유전자 발현이 이루어진다는 점을 고려하면 AP-1 의존성 기전과 Nrf2-의존성 기전은 친전자성 물질과 산화성 물질에 의한 신호전달체계에서 cross-talk을 통해 GCL 유전자 발현에 상호 영향을 주는 가능성이 있다.

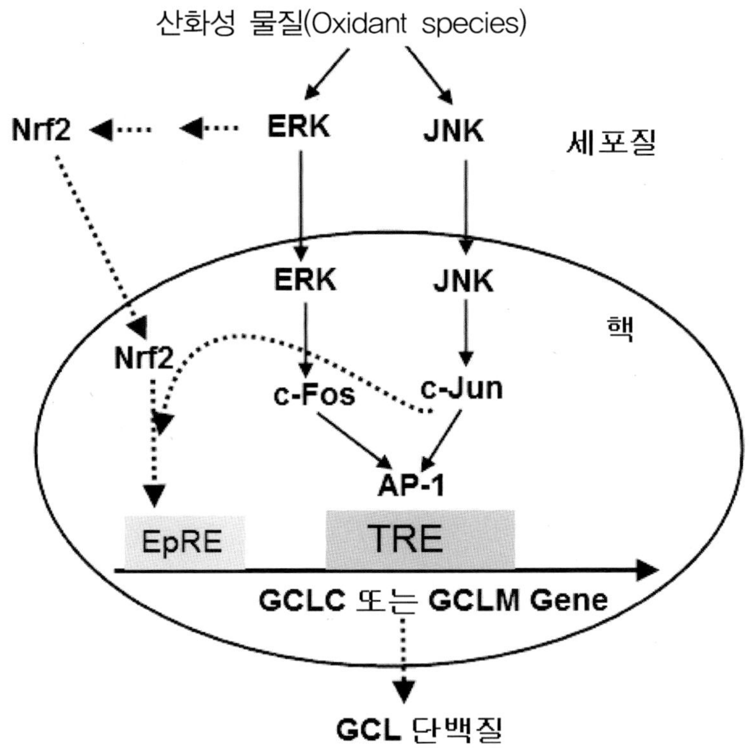

〈그림 3-49〉 산화성 물질에 의한 GCL 유전자 발현의 AP-1 의존성 기전
산화성 물질에 의해 ERK 단백질과 JNK 단백질이 활성화되면 핵 내의 전사인자 Fos와 Jun 단백질의
활성화가 유도되어 이종이합체 또는 동종이합체의 AP-1 형성이 유도된다. 활성화된 AP-1은 프로모
터내의 TRE(또는 AP-1 element)에 결합하여 GCLC와 GCLM 유전자의 전사를 촉진하며
최종적으로 GCL 효소의 합성을 유도한다. 이러한 과정을 통해 GCL 단백질의 합성을 유도하는 것을
AP-1-의존성 기전(AP-1-dependent mechanism)이라고 한다. AP-1-의존성 기전 은 신호전
달체계를 통해 Nrf2-의존성 기전과 cross-talk에 의해 GCL 단백질 합성에 서로 영향을 준다(화살
표)(참고: Iles).

● 다양한 식물성 식이성분은 GSH합성에 필수적인 GCL효소 합성을 유도하며 한
약성분 역시 GCL합성을 유도할 수 있는 성분이 많을 것으로 추정된다.

GSH의 합성에 γ-glutamyl-L-cysteine이 GS(glutathione synthetase) 효소에 의해
glycine과 결합하여 GSH가 합성된다. GS 역시 GCL의 2개 소단위 유전자 발현을 유
도하는 물질에 의해 유도된다. 그러나 두 소단위 중 하나만 유도하는 물질에 의해서
는 유도가 이루어지지는 않는다. 사람의 GS연구는 많이 이루어지지 않았지만 동물에
서는 다소 이루어졌다. AP-1 element는 쥐의 GS를 유도하는 중요한 프로모터내의

인헨서이며 반면에 프로모터의 NF-1 element는 GS 유도를 저해하는 영역이다. GCL은 GSH의 합성기전의 첫 번째 단계를 촉매하는 중요한 효소인데 다양한 내인성 및 외인성 물질 그리고 물리적 요인에 의해서 활성이 증가되는 것으로 확인되었다.<표 3-20> 이들 물질의 대부분은 대사를 통하거나 대사과정의 부산물로 생성되는 친전자성 물질과 산화성 물질로 전환된다. 이들에 의한 GCL의 활성 증가는 전사적 측면인 AP-1 의존성 기전과 Nrf2-의존성 기전을 통해 이루어질 수 있지만 그 외 전사 후, 번역과정에 의해서도 이루어진다. 양파, 부추, 감귤류, 포도, 레드와인, 고추나물에 포함되어 있는 플라보노이드 성분의 kaempferol, 어성초와 양파에 포함되어 있는 quercetin 역시 GSH합성에 중요한 역할을 하는 GCL 활성 증가를 유도한다. GCL합성을 유도하는 이들 플라보노이드는 한약에 또한 많이 포함되어 있을 것으로 추정된다. 따라서 한약의 어느 성분이 GSH합성을 위한 GCL 효소의 활성을 증가시키는 연구는 GSH 합성과 관련하여 향후 필요하다.

〈표 3-20〉 GCL유전자의 발현을 증가시키는 내외인성 물질

화학물질
Adriamycin
1-(4-Amino-2-methyl-5-pyrimidinyl)-methyl-3-(2-chloroethyl)-3-nitrosourea
Apigenin
Apocynin
L-Azetidine-2-carboxylic acid
b-Naphthoflavone (b-NF)
Butylated hydroxyanisole (BHA)
Butylated hydroxytoluene (BHT)
Cigarette smoke condensate
Ciprofibrate
Cisplatin
Copper chloride
Curcumin
Cycloheximide
Diethyl maleate (DEM)
Dimethoxy-1,4-naphthoquinone (DMNQ)
15-deoxy-D(12,14)-prostaglandin J2
Diquat
Erythropoietin
Estradiol
Ethoxyquin
Heat shock
Hydrocortisone
Hydrogen peroxide

6-Hydroxydopamine
4-Hydroxy-2-nonenal (4-HNE)
Hydrogen sulfide
Hypoxia
Insulin
Interleukin-1b
Iodoacetamide
Ionizing radiation (0.05-30 Gy)
Kaempferol
Menadione
Methyl mercury hydroxide
Nitric oxide
Okadaic acid
Oltipraz
Oxidized low density lipoproteins (ox-LDL)
Phorone
Prostaglandin A2
Pyrrolidine dithiocarbamate (PDTC)
Quercetin
Sodium aresenite
tert-Butylhydroquinone (t-BHQ)
Tumor necrosis factor-a (TNFa)
Zinc chloride

(참고: Maher)

(3) 황전이반응(Transsulfuration) 경로에 의한 시스테인 조달(Cysteine availability)

- 간이 해독의 중추기관이 되는 이유는 바로 GSH합성을 위한 시스테인 조달 (cysteine availability) 과정의 황전이반응이 간에서만 존재하기 때문이다. 따라서 한약 간독성을 예방하기 위해서는 한약에 의한 황전이반응의 활성화 연구가 필수 적이다.

Cysteine은 식이 또는 단백질 분해와 더불어 간에서만 특이적으로 일어나는 황전 이반응(transsulfuration 또는 cysthathione pathway)을 통해 공급될 수 있기 때문에 비필수아미노산이다. 즉 외부의 공급이 없더라도 체내에 합성이 가능하다. Cysteine 은 강력한 전자공여자인 -SH를 가지고 있으며 세포내에 주로 존재하지만 disulfide(S-S)를 가진 cystine은 세포 외부에 존재한다. Cysteine은 세포 밖에서는 쉽게 cystine으로 자동산화되는 반면에 cystine은 세포내로 들어가면 빠르게 cysteine으로 환원된다. 간세포내로 들어온 cysteine는 부분적으로 단백질합성에 이용되거나 황산염이나 타우린으로 분해되기도 하지만 대부분 GSH 합성에 이용된다. 따라서 간세포에서의 cysteine 조달은 식이에 의한 것보다 methionine의 cysteine으로의 황전이반응 정도에 의해 크게 좌우된다. 특히 황전이반응은 다른 세포에서는 일어나지 않는 간세포-특이적 GSH 합성 경로이다. <그림 3-50>처럼 황전이반응 경로는 methionine의 대사경로와 밀접한 연관이 있다. Methionine은 간에서 우선적으로 대사되며 외부 식이로부터 공급이 필요한 필수아미노산이다. 식이로 섭취되는 methionine의 50%이상은 간에서 methionine adenosyltransferase(MAT)에 의해 S-adenosylmethionine(SAMe)으로 전환된다. SAMe은 생체내에서 중요한 메틸공여체이며 폴리아민 합성(polyamine synthesis), 메틸전이반응(transmethylation)과 황전이반응의 3가지 대사경로를 거친다. 정상적인 상황에서 생성된 대부분의 methionine은 메틸전이반응에 이용된다. 메틸전이반응에서 SAMe는 methyltransferase(MT)의 촉매반응과 관련이 있는 다양한 수용체 분자에 메틸기를 공여한다. S-adenosylhomocysteine(SAH)는 메틸전이반응을 통해 메틸기를 공여받은 생성된 생성물이며 SAH 가수분해효소(SAH hydrolase)에 의해 homocysteine(Hcy)과 adenosine으로 분해된다. SAH는 메틸전이반응에 있어서 강력한 경쟁적 저해물질이기 때문에 SAH 축적을 막기 위해서는 adenosine과 Hcy의 신속한 제거가 필요하다. Hcy는 엽산, vitamin B$_{12}$-의존성 효소인 methionine synthase(MS), 그리고 콜린(choline)의 대사체인 베타인(betain)을 이용하는 betaine homocysteine methyltransferase(BHMT)에 의한 재메틸화(remethylation)를 통해 다시 methionine으로 전환된다. MS에 의한 Hcy의 재메틸화는 5-methyletrahydrofolate(5-MTHF)가 필요한데 이는 methylenetetrahydrofolate reductase(MTHFR)의 촉매로 생성된 5,10-methylene-tetrahydrofolate(5,10-MTHF)로부터 유래한다. 결과적으로 5-MTHF는 tetrahydrofolate(THF)으로, THF는 다시 5,10-MTHF으로 순환된다. 그러나 대부분의 세포에서 일어나는 메틸전이반응과는 달리 간에서만 특이적으로 수행되는 황전이반응 기전은 cysteine 조달을 훨씬 더 용이하게 하여 GSH 합성이 더욱 촉진되도록 유도한다. 외인성 물질에 의한 독성기전이 대부분 친전자성 대사체 생성에 기인하고 또한 친전자성 대사체를 제거하는 가장 강력하고 유일한 생체방어물질이 GSH라는 점을 고려할 때 cysteine 조달을 훨씬 더 용이하게 하는 황전이반응은 간이 독성물질을 해독하는데 중추기관이 되는 가장 대표적인 이유 중의 하나이라고 할 수 있다. 간에서 Hcy는 serine과 더불어 vitamin B_6-의존성 효소인 cystathionine b-synthase(CBS)에 의해 cystathionine으로 전환된다. Cystathionine은 또 다른 vitamin B_6-의존성 효소인 c-cystathionase에 의해 분해되어 GSH합성에 이용되는 cysteine으로 전환된다. 모든 포유동물의 조직에서 메틸전이반응과 관련하여 MAT와 MS는 발현되나 BHMT는 간과 신장에서만 발현된다. 간에서 SAMe는 MTHFR과 MS의 활성을 저해하고 CBS를 활성화시킨다. 따라서 SAMe가 고갈되면 Hcy는 SAMe을 생성하기 위한 재메틸화 경로를 선택하는 반면에 SAMe 농도가 높을 때는 황전이반응 경로를 선택하게 된다. 간경변 환자에서는 고농도메티오닌뇨(hyperme-thioninemia) 증상이 나타나는데 이는 간세포내의 MAT 활성 장애로 methionine이 제거되지 않고 축적되기 때문이다. 이러한 장애를 가진 환자에게 SAMe를 투여하면 간의 GSH농도가 증가하는 것으로 확인되어 MAT 활성의 장애는 간세포의 GSH농도를 감소시키는 주요 기전으로 이해된다. 이와 같이 간에만 존재하는 GSH 합성 기전인 황전이반응 활성은 GSH합성에 대단히 중요하다고 할 수 있다. 한약 및 약물에 의한 대부분의 간독성은 산화적 스트레스와 활성중간대사체 생성에 기인한다. GSH는 활성중간대사체를 제거하는 유일한 생체기전이며 또한 산화적 스트레스를 억제하는 기능도 한다. 따라서 한약에 의한 간독성 예방을 위해서 cysteine조달의 황전이반응 활성에 대한 방안은 한의계의 중요한 과제이다.

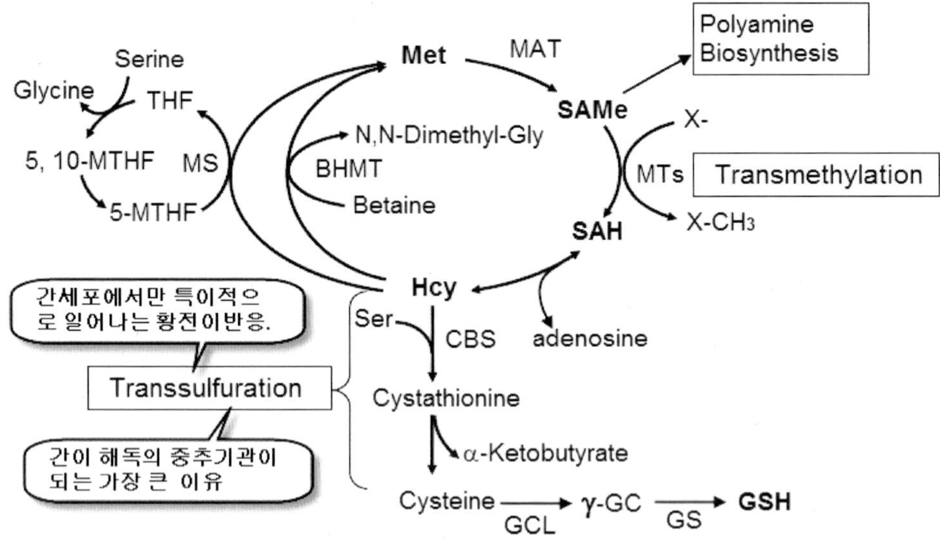

〈그림 3-50〉 황전이반응을 통한 간세포에서 methionine대사와 GSH합성 기전

식이를 통해 흡수된 methionine의 50%이상은 methionine adenosyltransferase(MAT)에 의해 S-adenosylmethionine(SAMe)으로 전환된다. 생성된 SAMe은 3가지 주요 대사경로인 폴리아민 합성(polyamine synthesis), 메틸전이화(transmethylation)와 황전이반응(transsulfuration) 과정을 거친다. 그러나 간세포에서만 특이적으로 일어나는 황전이반응 기전에 의해 GSH의 주요 구성아미노산인 cysteine 조달이 높아진다. 이러한 간에서의 황전이반응을 통해 GSH 합성의 증가를 유도하는 cysteine avalibility 때문에 간이 대표적인 해독기관이 되는 이유이다. MTs: Methyltransferases, SAH: S-adenosylhomocysteine, Hcy: Homocysteine, MS: Methionine synthase, BHMT: Baldine homocysteine methyltransferase 5-MTHF: 5-methyltetrahydrofolate, 5,10-MTHF: 5,10-methylenetetrahydrofolate, THF: tetrahydrofolate, Cys: cysteine, Hcy: Homocysteine, Ser: serine, CBS: cystathionine b-synthase, GCL: glutamate cysteine ligase, γ-GC, γ-glutamyl-L-cysteine, GS: GSH synthase(참고: Lu).

(4) GSH 포합기전

• GSH에 의해서 포합되는 대부분의 화학적 구조는 유기 양이온인 carbonium, 질소를 가진 활성중간대사체인 nitrenium(예: R_2N^+) 그리고 3개 원자의 고리형 에테르인 epoxide 등이 대표적이다.

제2상반응의 대부분 포합반응이 제1상반응을 통해 생성된 친핵성 물질과의 반응을 통해 일어나는 반면에 GSH에 의한 포합반응은 대부분의 활성중간대사체, 특히 친전자성 대사체와 직접적으로 이루어진다. 부분적 또는 전체적으로 양전하를 띠며 전자가 부족한 물질인 친전자성 물질의 대표적 화학적 구조는 탄소원자 상에 양전하를 띠는 유기양이온인 carbonium, 양전하를 띠는 질소를 가진 활성중간대사체인 nitrenium(예: R_2N^+) 그리고 3개원자의 고리형 에테르인 epoxide가 있다. 전자가 부족한 특성 때문에 친전자성 물질은 상당히 불안정하며 전자가 풍부한 친핵성 물질로부터 전자를 끌어당겨 결합하려는 특성이 강하다. 일반 환경에서는 친전자성 물질은 강한 반응성 때문에 존재하지 않으며 생체내의 대사를 통해 생성되는 대사체이다. 대부분의 독성을 지닌 이들 대사체는 DNA, 단백질, 지질 등의 친핵성 부분과 결합하여 독성을 유발한다. 반감기는 반응성이 높기 때문에 초단위 이하로 짧다. 따라서 GSH포합은 실제적으로 독성물질에 대한 방어를 위한 생체내의 가장 중요한 반응이다.

　GSH포합반응은 tripeptide중 cysteine의 친핵성 -SH기(nucleophilic thiol group)와 기질의 친전자성 부위와의 thioether결합(R-S-R)을 통해 이루어진다. 이들 결합은 <그림 3-51>처럼 효소-의존성으로 glutathione-S-transferase(GST 또는 GSH S-transferase)에 의해 촉매된다. 그러나 GSH의 -SH기는 GST의 촉매작용이 없이도 금속성 복합체(metal complex)의 금속과 비효소적(nonenzymatic) 결합에 의한 포합반응도 가능하다. 이러한 GSH의 비효소-의존성 결합은 금속이온의 수송, 저장 및 대사에 중요한 역할을 한다. 또한 ROS 역시 비효소적으로 GSH와 반응하지만 외인성 물질에 의해 독성이 유발하는데 핵심적 역할을 하는 대부분의 유기성 프리라디칼성 대사체 또는 친전자성 대사체는 GST-의존성(GSH S-transferase-dependent) 반응에 의해 포합된다. 이러한 결과로 GSH는 활성중간대사체를 제거하는 동시에 세포내의 산화-환원 상태의 변화를 유도하여 산화적 스트레스를 예방한다.

$$\text{Electrophiles (E) + GSH} \xrightarrow{\text{GST}} \text{GS-E}$$

$$\text{Metals (M) + GSH} \xrightarrow{\text{비효소적 결합}} \text{GS-M}$$

〈그림 3-51〉 GSH의 효소-의존성 및 효소-비이존성 포합반응
GSH의 포합은 효소 및 금속이온에 의해 이루어지지만 대부분의 활성중간대사체에 대한 포합은 효소-의존성이다.

　이와 같이 GSH의 기능은 제2상반응에서 활성중단대사체의 포합과 더불어 항산화적 방어로 요약된다. GSH의 친핵성 -SH에 의한 독성물질 및 친전자성 물질에 대한 무독화(detoxification) 기전은 포합반응에 의해 최종대사체에 n-acetylcysteine(또는 mercapturic acid)이 형성되기 때문에 멀캅투르산 경로(mercapturic pathway)라고도 한

다. <그림 3 - 52>처럼 기질 X의 친전자성 부위와 GSH의 -SH가 GSH S-transferase에 의해 결합된다. γ-glutamyl 부분(γ-Glu)이 γ-glutamyltranspeptidase에 의해 분리되고 cysteinyl-glycine 포합체로 전환된다. 펩티드결합을 절단하는 dipeptidase에 의해 생성된 cysteinyl 포합체(CyS-X)는 N-acetylase에 의한 N-아세틸화(N-acetylation)을 통해 최종적으로 n-acetylcysteine 또는 mercapturic acid로 전환되어 배출된다. 배출은 대부분 담즙산이나 신장으로 통해 이루어지는데 GSH가 분리되는 재대사 과정을 통해 신장에서 독성을 나타내는 경우도 있다. 이와 같이 GSH 포합반응에 의한 최종산물은 n-acetylcysteine인데 GSH에 의한 포합대상물질은 친전자성 탄소 - 함유 대사체(electrophilic carbon-containing metabolite)와 ROS를 포함한 프리라디칼로 구분하여 설명된다.

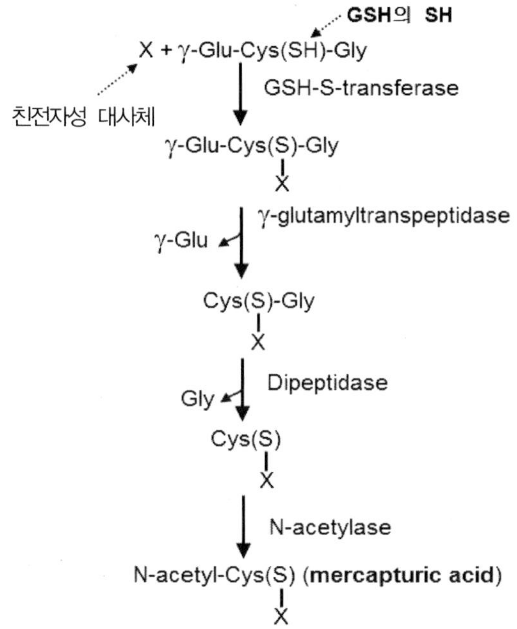

〈그림 3 - 52〉 Mercapturic pathway를 통한 GSH의 무독화 과정
친전자성 물질 또는 대사체인 X에 GSH와 포합반응을 거쳐 최종적으로 n-acetylcysteine(mercapturic acid)이 결합되어 배출된다. 이와 같이 GSH포합반응을 통해 대사체에 n-acetylcysteine이 형성되기 때문에 이를 멀캅투르산 경로(mercapturic pathway)라고 한다.

- Saturated carbon atoms와 aromatic carbon atoms의 electrophilic carbon-containing metabolite를 비롯하여 탄소가 아닌 electrophilic heteroatom인 -O, -N와 -S에서 GSH 포합반응이 이루어진다.

GSH 포합반응이 이루어지는 부위를 가진 친전자성 탄소-함유 대사체(electrophilic carbon-containing metabolite)는 크게 포화탄소원자(saturated carbon atoms)와 방향족탄소원자(aromatic carbon atoms)로 구분된다. 그 외 탄소가 아닌 친전자성 헤테로원자(electrophilic heteroatoms)인 -O, -N과 -S에 GSH가 포합된다. <그림 3 - 53>은 포화탄소원자를 가진 alkyl halide(알킬그룹에 halogen 원자인 F, Cl, Br, I가 결합한 구조), lactone(고리형 유기 에스테르의 일종)과 epoxide(3개원자의 고리형 에테르)을 비롯하여 불포화탄소원자를 가진 α, β - 불포화 화합물(unsaturated compound: 탄소 이중결합을 가진 탄소화합물)인 quinone과 quinonimine, ester와 방향족 탄소원자를 가진 aryl halide(방향족탄소에 할로겐원자를 가진 것)와 nitro compound(질소가 결합한 화합물)에 대한 GSH포합반응을 나타낸 것이다.

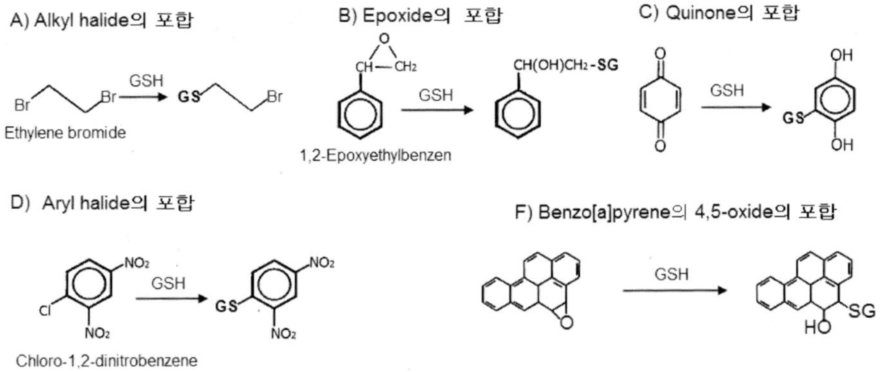

〈그림 3 - 53〉 다양한 친전자성 물질에 대한 GSH의 포합반응

GSH 포합반응은 포화탄소원자를 가진 alkyl halide(알킬그룹에 halogen 원자인 F, Cl, Br, I가 결합한 구조), lactone(고리형 유기 에스테르의 일종)과 epoxide(3개 원자의 고리형 에테르)을 비롯하여 불포화탄소원자를 가진 α, β—불포화 화합물(unsaturated compound: 탄소 이중결합을 가진 탄소화합물)인 quinone과 quinonimine, ester와 방향족탄소원자를 가진 aryl halide(방향족탄소에 할로겐원자를 가진 것)와 nitro compound(질소가 결합한 화합물)에서 이루어진다.

(5) 미토콘드리아에서의 ROS생성과 GSH

- Free radical 및 ROS는 chain reaction을 통해 지속적으로 radical을 생성하여 GSH 포합반응 및 SOD효소의 소모를 유도하는데 이러한 과정을 라디칼 싱크대 가설(radical sink hypothesis)이라고 한다. 미토콘드리아는 GSH고갈을 유도하는 ROS생성의 최대 세포소기관이다.

부족한 전자를 가진 친전자성 물질이 프리라디칼과 같이 산화적 특성을 가진 것은 유사하다. 그러나 프리라디칼은 전자가 부족한 것보다 전자의 상실 및 획득을 통하거나 공유결합의 상동성 분열(homolytic fission)을 통해 최외각 오비탈에 비쌍전자(unpaired electron)를 가진 물질을 의미한다. 이들 산화성 물질들은 독성기전이 유사점도 있지만 친전자성 물질이 세포내 4대 거대분자와 단일한 상호작용을 통해 독성을 유발하는 것에 국한된다. 그러나 프리라디칼은 연쇄반응을 통해 수많은 독성 부산물을 생성하여 다양한 상호작용을 유발할 수 있다는 점에서 친전자성 물질과는 차이가 있다. Cytochrome P450에 의한 산화반응을 통해 생성되는 대부분의 라디칼은 유기프리라디칼(organic free radical) 또는 탄소 – 집중 라디칼(carbon-centered radical: R˙)이다. 이들 라디칼은 거대분자, 산소, 철과 상호작용과 연쇄반응을 통해 다른 유기라디칼 대사체 및 수많은 ROS 생성을 유도하게 된다. <그림 3 – 54>처럼 이러한 연쇄반응을 통해 생성된 ROS 및 유기라디칼 등을 제거하는 GSH의 역할이 "라디칼 싱크대 가설(radical sink hypothesis)"로 설명된다. 라디칼 싱크대 가설이란 수돗물이 싱크대에 흘러나오는 것처럼 라디칼의 연쇄반응을 통하여 다양하고 수많은 라디칼이 생성되는데 이를 GSH와 superoxide dismutase(SOD)의 항산화적 상호협력작용(concerted antioxidant interaction)에 의해 마치 싱크대의 오물이 청소되듯이 제거되는 것을 말한다.

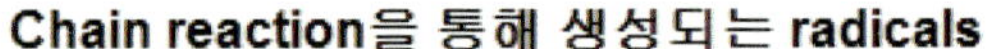

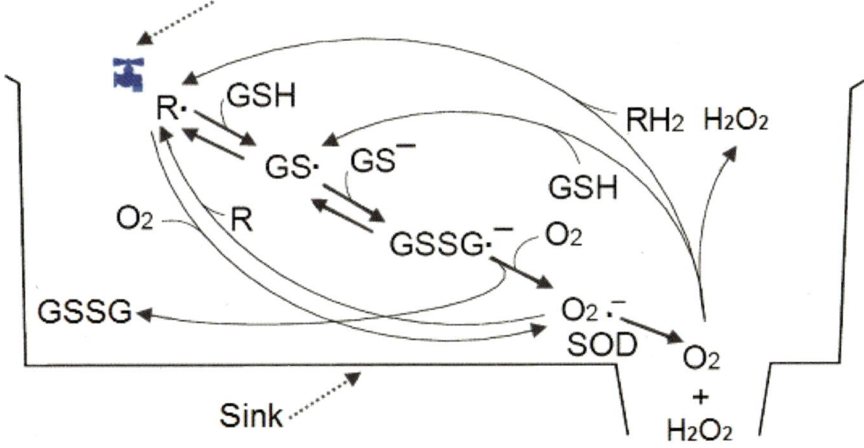

〈그림 3-54〉 라디칼 싱크대 가설(Radical sink hypothesis)
유기라디칼 대사체의 연쇄반응을 통해 생성된 수많은 라디칼이 마치 싱크대에서 오물이 청소되듯이 GSH를 비롯하여 SOD(superoxide dismutase)에 의해 청소되는 현상을 "라디칼 싱크대 가설"이라고 한다(참고: Winterbourn).

    GSH와 SOD에 의한 라디칼 싱크대 가설은 여러 단계를 통해 이루어진다. 먼저 GSH에 의해 탄소-집중 라디칼은 환원되어 RH와 라디칼인 GS·(thiyl radical)가 생성된다(반응식1). 이때 반응은 GST에 의해 촉매된다. 산화성 thiyl radical은 생체내에서 독성을 유발할 수 있으며 여러 단계의 유해한 반응을 지속적으로 유도한다. Thiyl radical은 GS⁻(glutathione anion)와 반응하여 GSSG·⁻(glutathione disulfide radical anion)을 생성한다(반응식2). 다음으로 GSSG·⁻은 산소분자와 반응하여 GSSG(glutathione disulfide)와 $O_2^{·-}$를 생성한다(반응식3). 생성된 $O_2^{·-}$는 SOD의 효소적 전환에 의해 산소와 H_2O_2로 분해되어 제거된다(반응식4). 그러나 vitamin C같은 항산화물질에 의해 이러한 경로의 "radical sink"는 변경될 수 있지만 GSH는 또 다른 경로를 통한 상호협력으로 라디칼을 제거할 수 있다.

$$R·+GSH \longleftrightarrow RH+GS· \qquad \text{(반응식1)}$$

$$GS·+GS⁻ \longleftrightarrow GSSG·⁻ \qquad \text{(반응식2)}$$

$$GSSG·⁻+O_2 \longleftrightarrow GSSG+O_2^{·-} \qquad \text{(반응식3)}$$

$$2O_2^{·-}+2H \overset{SOD}{\longleftrightarrow} O_2+H_2O_2 \qquad \text{(반응식4)}$$

또한 GSH는 외인성 물질의 대사에 의해 생성된 탄소-집중 라디칼의 제거와는 다른 방법을 통해 세포 자체의 대사과정에서 발생하는 내인성 라디칼에 의한 산화적 스트레스(oxidative stress)도 중요한 기능을 수행한다. 산화적 스트레스란 ROS를 포함한 산화성 물질이 세포내 항산화체계가 방어할 수 있는 능력 이상으로 과잉 생성된 상태를 의미한다. 이러한 상태에서 ROS는 세포내 거대분자인 지질, 단백질, 탄수화물, 핵산 등과 반응하여 세포 손상을 유도한다. <그림 3-55>에서처럼 세포내에서 ROS 또는 O_2^-을 가장 많이 발생하는 세포소기관은 미토콘드리아이다. 정도의 차이가 있지만 모든 유산소성 생물체의 미토콘드리아에서는 호흡을 통해서 ROS가 생성되어 산화적 스트레스가 유발된다. 즉, 미토콘드리아 전자전달계의 복합체 I(complex I)과 복합체 III(complex III)을 통해 외부로 나온 전자가 산소와 결합하여 아주 낮은 농도로 O_2^-이 생성된다. 생성된 O_2^-는 미토콘드리아에서 ROS중에서 가장 독성이 강한 OH · (hydroxyl radical)와 H_2O_2로 전환된다. 또한 O_2^-의 일부는 불포화 지방산과 반응을 통해서 organic peroxide(ROOH) 생성을 유도한다.

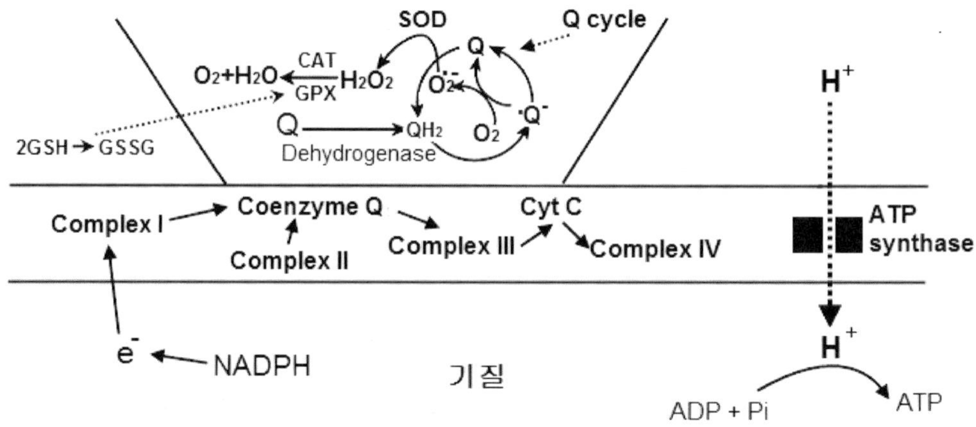

〈그림 3-55〉 ROS의 주요 생성 장소인 mitochondria의 complex III

Complex I 또는 II의 탈수소효소(dehydrogenase)로부터 전자가 coenzyme Q(Q)에 전달된다. 결과적으로 coenzyme Q의 환원된 QH₂는 산화 또는 환원 형태의 cytochrome b와 c(Cyt C)를 이용하여 2번의 연속적 일원자 환원(one-electron reduction: Q cycle) 과정을 거친다. Q cycle에서 불안정한 중간체인 Q⁻는 전자를 직접적으로 산소분자에 전달하면서 superoxide anion radical(O_2^-) 생성을 유도한다. 생성된 superoxide anion radical은 SOD(superoxide dismutase)에 의해 hydrogen peroixde(H_2O_2)로 전환되어 일부는 catalase(CAT)에 의해 산소분자와 H_2O로 전환되기도 한다. 그러나 대부분 glutathione peroxidase(GPX)에 의해 물과 산소로 분해된다. O_2^-은 비효소적으로 생성될 수 있기 때문에 대사가 많아질수록 ROS생성은 더 많이 되어 산화적 스트레스를 유발할 수 있는 가능성이 높다. 이러한 연유로 ROS생성은 GSH의 고갈을 유도할 수 있으며 고갈로 인한 세포내 독성유발 가능성이 높아지게 된다.

미토콘드리아에서의 산화적 스트레스는 O_2^{-} 생성에 기인한다. 미토콘드리아 전자전 달계의 복합체 I과 복합체 III을 통해 외부로 나온 전자가 산소와 결합하여 아주 낮은 농도로 O_2^{-}이 생성된다. 생성된 O_2^{-}는 미토콘드리아에서 OH˙ (hydroxyl radical), H_2O_2로 전환되거나 또는 이들에 의한 불포화 지방산과의 반응으로 organic peroxide(ROOH) 생성을 유도한다. 이와 같이 미토콘드리아에서 생성된 O_2^{-}와 이에 기인하는 라디칼은 산화적 스트레스들 증가시킨다. 일반적으로 미토콘드리아 전자전 달계에 전달되는 총 전자의 약 1%가 산소에 전달되어 superoxide anion radical을 생 성에 이용되며 체내 산소의 3~5%가 O_2^{-}로 전환되는 것으로 추정되고 있다. 미토콘드 리아에서 이러한 ROS생성의 가장 중요한 이유는 전자전달계에서의 부조화 반응에 기 인한다. 부조화 반응(uncoupling reaction)이란 전자전달계에서 전자의 과잉 공급에 의 해 전자의 이동과 수용이 원활치 않을 경우 배출된 전자가 산소에 전달되어 superoxide anion radical이 발생한다. 이와 같이 정도의 차이가 있지만 모든 유산소성 생물체의 미토콘드리아에서는 호흡이라는 과정을 통해 ROS가 생성되어 산화적 스트 레스 유발의 주요 원인이 된다. 그러나 생성된 O_2^{-}는 다른 활성산소로 전환되기 전에 SOD에 의해 H_2O_2 전환된다. 전환된 H_2O_2의 일부는 세포질의 peroxisome의 catalase, 대부분은 GSH peroxidase(GPX)에 의해서 세포질이나 미토콘드리아에서 산소와 H_2O 로 전환된다. 이 과정에서 2분자의 GSH는 한 분자의 GSSG(glutathione disulfide)로 산화된다. 이러한 GSSG로의 산화는 체내 GSH고갈을 유도하며 ROS의 독성유발의 시발점이 된다. GSSG는 NADPH를 조효소로 하여 GSH reductase에 의해 2분자의 GSH로 다시 환원된다. GSSG는 GSH reductase에 의해 정상적인 생리적 조건 하에 서 GSH 형태로 약 98% 정도가 환원되며 나머지 GSSG는 단백질의 SH와 결합한 형 태인 혼합형(mixed) disulfide, GSSG 자체 그리고 thioester(R_1-S-R_2)형태로 세포내에 존재한다. 또한 ROS의 공격에 의해 생성된 ROOH(hydroperoxide)은 GSH peroxidase와 GSH S-transferase에 의해 R-OH을 가진 알코올 유도체로 전환된다. <그림 3－56> 산화적 스트레스 정도가 심한 경우에는 GSH로의 환원에 대한 세포능 력의 한계로 GSSG가 축적될 수 있다. GSSG의 축적은 곧 세포내의 산화－환원 평 형(redox equilibrium)에 영향을 줄 수 있다. 이러한 경우에는 산화－환원 평형을 유 지하기 위해 GSSG가 세포밖으로 이동하거나 단백질-SH(protein-SH)와 결합하여 혼 합형 disulfide(PSSG) 형성하게 된다. 정상적인 상황에서 PSSG는 thiol-transferase효

소에 의해 GSSG로 재분리되면서 GSH합성에 재사용되는데, 즉 (protein-SSG
(PSSG) + GSH → Protein-SH + GSSG)의 반응식이 된다. 무엇보다도 중요한 점은
peroxisome내 catalase에 의한 peroxide제거는 세포질에 한정되지만 GSH에 의한
peroxide제거는 세포질뿐 아니라 생성의 원천인 미토콘드리아에서도 이루어진다는
것이다. 세포의 전체 GSH는 세포질에서 약 80~85%, 미토콘드리아에서 약 10~15%
에 존재한다. 그러나 미토콘드리아에서 ROS의 과잉생성으로 GSH가 고갈될 수 있으
며 결과적으로 미토콘드리아 손상이 유발될 수 있다. 또한 미토콘드리아에서 합성효
소의 부족으로 GSH합성은 어렵고 대부분 세포질에서 합성되어 GSH가 미토콘드리
아로 이동한다는 점을 고려할 때 미토콘드리아에서의 ROS의 과잉생성은 GSH고갈
을 유도하여 세포 전체에 독성을 유도할 수 있다.

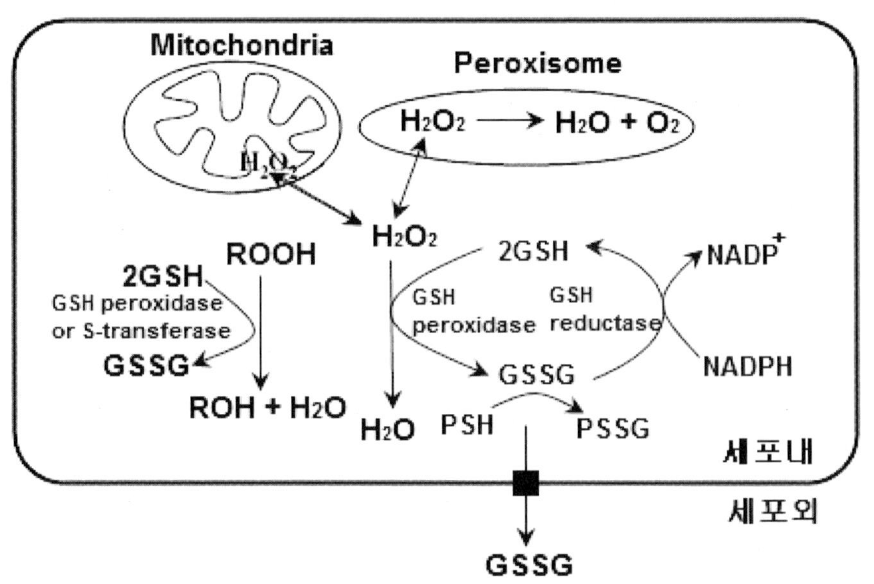

〈그림 3-56〉 ROS에 대한 GSH의 항산화 기전

호흡을 통해 생성된 H_2O_2가 세포질과 미토콘드리아에서 GSH peroxidase의 촉매로 GSH에 의해 H_2O로 전
환된다. 세포질에서는 catalase가 H_2O_2 제거에 참여하지만 미토콘드리아에서는 GSH만 H_2O_2를 제거에 참여
한다. 두 분자의 GSH에 의해 산화된 GSSG(disulfide)는 GSSG reductase에 의해 다시 GSH로 환원된다.
ROS의 과잉생성과 GSH의 고갈로 세포내 산화-환원 평형에 영향을 주게 되면 GSSG는 단백질의 SH와
결합하여 혼합형 disulfide(mixed disulfide)를 형성하거나 세포 밖으로 배출되면서 산화-환원 균형을 조절한
다. GSH는 또한 ROS와 불포화 지방산과 반응하여 생성된 organic peroxide(ROOH)를 알코올 유도체인
ROH로 전환시킨다(참고: Lu).

(6) Glutathione-S-transferase

- **GSH포합반응은 광범위한 기질특이성을 가진 GST의 Pi계열 효소에 의해 이루어진다.**

GST는 GSH가 내인성 - 및 외인성 - 유래 친전자성 물질, 대사체 그리고 프리라디칼 등과의 포합반응을 촉매하는 효소이다. 사람 세포질의 GST는 7군으로 분류되며 아미노산서열 유사성에 있어서 75%이상을 군, 50%이상을 하위군으로 분류된다. 각각의 군과 하위군은 GST Alpha(A1에서 A5), GST Mu(GSTM1에서 GSTM5), GST Pi(GSTP), GST Theta(GSTT1과 GSTT2), GST Zeta(GSTZ)와 GST Omega (GSTO1과 GSTO2)이 있다. 각 군의 유전자는 gene cluster형태로 염색체에 존재한다. 예를 들면, 사람의 간에는 주요 GST유전자인 GSTA1과 GSTA2는 6p12에 함께 존재한다.

GST는 한약을 비롯하여 모든 외인성 물질에 대해 GSH포합반응을 수행하며 광범위한 기질특이성을 나타낸다. 이러한 GST의 기질에 대한 다양성은 소수성 기질의 결합부위에 비특이적인 특성과 여러 GST동질효소의 존재 때문이다. GST는 전체 세포질의 단백질중 3~5%를 차지하는데 미토콘드리아와 소포체에도 존재하지만 대부분은 세포질에 가장 많다.

GST는 200~250개의 아미노산과 23~30kDa분자량으로 2개의 소단위로 구성된 이종 이합체이다. GST의 소단위는 GSH 결합부위(G-site)와 가까이 친전자성 기질의 결합부위(H-site)로 구성되어 있다. GST의 기질은 GSH가 포합하는 대부분의 기질과 중복된다. 특히 내인성 유해물질인 hydroxyalkene과 base propenal(lipid peroxidation의 분해산물), DNA hyddroperoxide와 외인성 물질의 대사과정에서 생성되는 epoxide와 quinone 구조를 가진 친전자성 물질 및 활성중간대사체를 포함한 대부분의 독성대사체에 대한 기질 특이성을 가지고 있다. 독성대사체 또는 독성물질의 제거와 관련된 GST는 Theta, Alpha와 Pi계열의 효소이다. 또한 GST는 GPX(glutathione peroxidase) 활성을 가지고 있는데 이러한 활성을 보이는 GST효소는 Theta와 Alpha계열이 대표적이다. GST Pi계열은 지질과산화의 결과물인 산화성 DNA-base, lipid hydroperoxide와 유도체인 hydroxyalkenals, malondialdehyde와 base propenolals의 기질에 대해 GSH포합반응을 유도한다. 또한 GST Pi는 GSH의 -SH를 통해 ROS와 직접적으로 반응하여 제거하기 때문에 ROS-유도성 산화적 스트레스 방어에 중요한 GST계열의 효소이다. GPX는 selenium-dependent GPX와 selenium-independet GPX의 2가지 효소로 분류된다. Se-dependent GPX는 H_2O_2와 organic hydroperoxide의 환원반응을 촉매한다. Se-dependent GPX는 GPX1에서 GPX5까지 5군으로 구성되어 있으며 주로 항산화적 특성을 가지고 있다. Se-independent GPX는 H_2O_2에 의해 불활성화되며 단순히 organic hydroperoxide의 환원반응을 촉매한다.

GST활성을 증가시키는 유도체는 발암물질, 세포독성물질, 양약, 중금속을 비롯하여 금속함유 약물 등의 수많은 물질이 있으며 내인성 물질도 있다. 또한 여러 한약성분 역시 GST활성을 증가를 유도한다. 일반적으로 GST는 특히 Phase I에 의해 생성된 GST기질 자체에 의해 활성이 증가된다. 대부분의 GST기질은 외인성 물질 및 산화적 스트레스에 의한 부산물이며 또한 이들에 의해 활성을 증가하는 유도체이다. 여기서 중요한 점은 제1상반응과 관련된 효소와 GST효소 발현의 동시성이다. 대부분의 활성중간대사체는 초단위 이하로 반감기가 짧다. 이는 제1상반응을 통해 생성된 활성중간대사체가 생성 즉시 GSH에 의해 포합되지 않는다면 4대 거대분자와의 결합을 통해 독성 유발 가능성을 의미한다. 따라서 GSH포합반응을 촉매하는 효소 역시 P450과 같은 제1상반응을 수행하는 효소와 거의 동시에 유도되고 발현되어야 한다. 이와 같이 외인성 물질이 GSH포합반응을 하기 위한 GST유전자 발현의 유도는 제1상반응의 주요 효소인 P450유전자의 활성과 연관되는데 이것을 유전자-공동발현 조절(gene-coordinate regulation) 기전이라고 하며 다음 장에서 설명할 것이다.

3) 기타 제2상반응

(1) Sulfate conjugation

- Sulfate conjugation은 무기황산이온(SO_3^-)을 기질의 수산기(-OH)와 아미노기 (-NH_2)에 포합하는 반응이다.

황산포합반응(sulfate conjugation)은 무기황산이온(SO_3^-)을 기질의 수산기(-OH)와 아미노기(-NH$_2$)에 포합하는 반응이다. 그러나 황산포합반응에 필요한 무기황산이온 (SO$_3^-$) 농도가 체내에서 낮기 때문에 글루쿠론산 포합반응보다 발생 비율이 낮다. 황산포합반응은 세포질에서 sulfotransferase에 의해서 일어나며 <그림 3-57>와 같이 3단계 과정을 통해 이루어진다. 황산이온이 ATP sulfurylase에 의해 ATP와 결합하여 2분자의 인산이 제거된 APS(adenosine-5'-phosphosulfate)가 합성된다. APS는 APS phsophokinase에 의해 ATP로부터 인산이온을 받아 PAPS(3'-Phosphoadenosine-5'-phosphosulfate)로 전환된다. PAPS는 황화보조인자(sulfation cofactor)로 sulfotransferase에 의해 기질에 황산이온을 제공하여 PAP(3'-Phosphoadenosine-5'-phosphophate)로 전환된다. 이와 같은 과정에 대한 전반적인 반응식과 단계별 반응은 아래와 같다.

$$\text{PAPS+ROH} \rightarrow \text{R-O-SO}_2\text{-OH+ PAP}$$

- ATP에 의한 무기황산(inorganic sulfate)의 활성화
- ATP의 3'-OH에 인산화를 통해 황화보조인자(sulfation cofactor)가 생성
- 기질의 -OH에 황산이 포합되어 황산포합체 생성

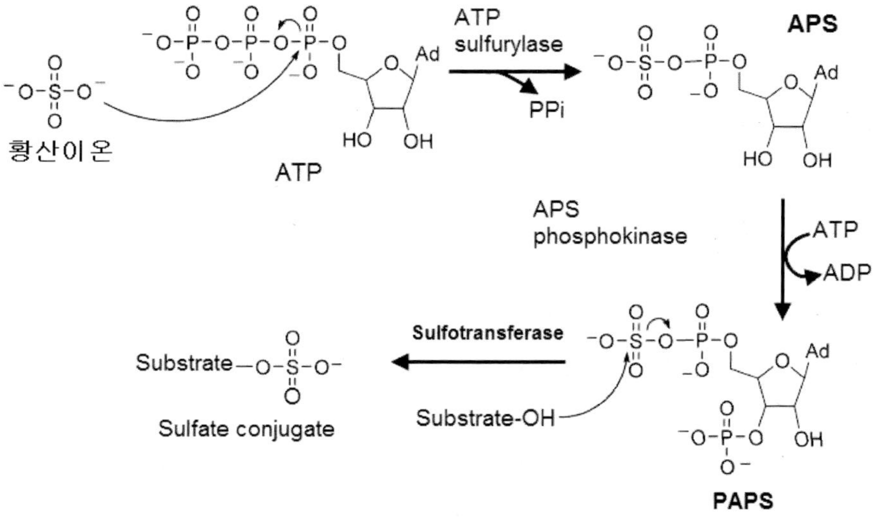

〈그림 3-57〉 황산포합의 과정

최종적으로 생성된 황산보조인자(sulfation cofactor)인 PAPS의 황산이온이 기질의 -OH에 전달되어 황산포합체(conjugate)가 생성된다. APS: adenosine-5'-phosphosulfate. PAPS: 3'-Phospho-adenosine-5'-phosphosulfate.

황산포합은 기질의 수산기와 아미노기에 주로 이루어지는데 수산기의 황산포합이 되는 기질은 페놀성 물질, 1차 및 2차 알코올류(primary 및 secondary alcohols), 아민류의 N-hydroxy arylamines와 N-hydroxy heterocyclic amine 등이다. 또한 아미노기에 황산이 포합되는 기질은 2-naphthylamin과 같은 아릴아민(aryl amine: 방향족 고리에 N이 존재하는 화합물)이 있다.<그림 3-58>

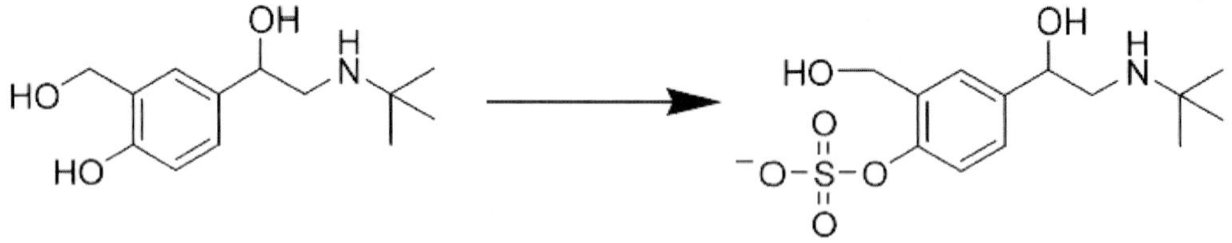

<그림 3-58> Albuterol의 황산포합체

황산포합반응 페놀성 물질의 수산기에서 가장 많이 일어나며 그 외 알코올 및 아릴아민의 수산기와 아미노기 부위에서 일어난다.

PAPS로부터 황산이온을 기질의 수산기나 아미노기에 포합반응을 촉매하는 효소는 황산전이효소(sulfotrnasferase, SULT)이다. SULT는 생체조직에서 광범위하게 분포하며 3군, 즉 SULT1(phenol sulfotransferase<PST> family), SULT2(hydroxysteroid sulfotransferase<HST> family)와 brain-specific(뇌-특이적) SULT4의 군으로 분류된다. SULT1군은 다시 4개의 하위군인 SULT1A(phenolic-type xenobiotics), SULT1B(dopa/tyrosine과 thyroid hormones), SULT1C(hydroxyarylamines), SULT1E(estrogens)로 분류되며 약 13개의 동질효소가 있다(괄호 안은 각 효소에 대한 대표적인 기질을 나타냄). SULT2군은 SULT2A(neutral steroids/bile acids)와 SULT2B(sterols)로 분류된다. SULT1군과 SULT2군이 가장 활성이 높고 외인성 물질을 비롯하여 내인성 물질의 황화(sulfation: SO_3^-)를 촉매한다. 특히 SULT1이 외인성 물질의 황산포합에 있어서 대표적인 효소이다. 반응부위 측면에서 SULT1A1과 SULT1A2는 페놀성 물질의 수산기에 황화를 유도하며 SULT1A3은 방향족 물질의 아미노기에 황화를 촉매한다.

(2) Acetylation conjugation

- Acetylation conjugation는 N-acetyltransferase에 의해 공여체인 acetyl-CoA로부터 acetyl group을 제1상반응 대사체에 포합하는 반응이다.

<그림 3-59>처럼 제2상반응의 아세틸화 포합반응(acetylation conjugation)는 N-acetyltransferase에 의해 공여체인 acetyl-CoA로부터 acetyl group(CH_3COO^-)을 제1상반응 대사체에 포합하는 반응이다. 아세틸화는 2단계로 진행되며 반응식은 아래와 같다.

$$CoA\text{-}S\text{-}CO\text{-}CH3 + R\text{-}NH2 \rightarrow RNH\text{-}CO\text{-}CH3 + CoA\text{-}SH$$

- 보조인자 acetyl-CoA에 의한 acetyltransferase(NAT: 아세틸기전이효소)의 활성화
- Acetyltransferase에 의한 아세틸기의 기질에 포합

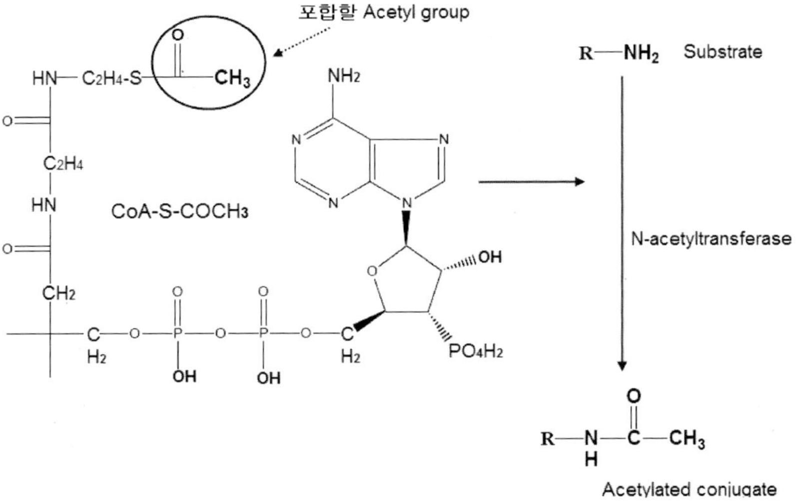

〈그림 3-59〉 Acetyl-CoA로부터 기질의 아세틸화

아세틸화 포합반응은 N-acetyltransferase이 Acetyl-CoA로부터 분리된 acetyl group을 기질의 전이를 통해 이루어진다. CoA-S-COCH₃: Acetyl-CoA.

아세틸화가 이루어지는 기질의 반응부위는 aromatic-NH$_2$(aryl amine), R-OH, hidrazine(N$_2$H$_2$C$_4$), aliphatic-NH$_2$와 -SO$_2$NH$_2$ 등이 있다.<그림 3-60> 일반적으로

아세틸화 포합반응은 다른 포합반응보다 친수성이 높지 않기 때문에 체외배출에는 다소 문제가 있을 수 있다.

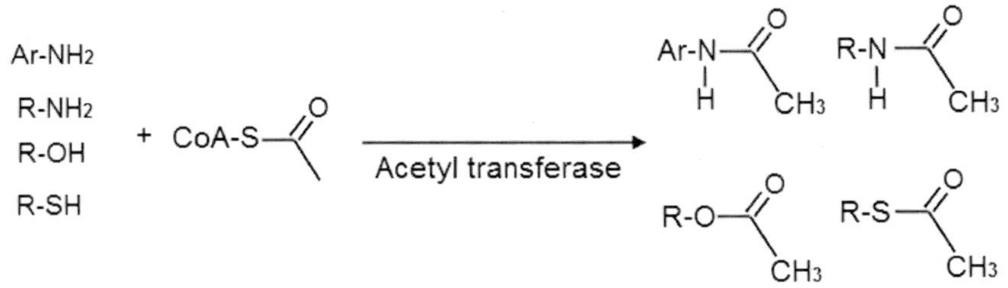

<그림 3-60> 기질 반응부위와 아세틸화
아세틸화는 기질의 방향족물질의 아미노기, 탄화수소의 아미노기, 수산기와 thiol기에서 일어난다. Ar: aromatic(방향족), R: 탄화수소.

    Acetyl-CoA의 아세틸기를 기질의 반응부위에 포합을 유도하는 효소는 아세틸전이효소(acetyltransferase, NAT)이다. NAT에 의한 대부분의 아세틸기포합반응은 외인성 물질의 독성을 무독화를 유도한다. 그러나 포합체에서 아세틸기는 **acetoxy ester**로 분해되어 DNA 및 단백질에 결합하여 부가물(adduct)형성을 통해 독성을 유발할 수 있다. Acetyl ester생성의 대표적인 예로는 기질인 **N-hydroxyarylamine**의 **O-acetylation** 과정을 들 수 있다. 사람의 NAT는 NAT1과 NAT2의 2종류가 있다. NAT1은 생체 내 대부분의 조직에서 발현되는 반면에 NAT2는 간과 위장관에서 주로 발현된다. NAT의 기질은 **isoniazid, procainamide, aminoglutethimide, sulphamethoxazole, 5-aminosalicylic acid, hydralazine, phenelzine**과 **dapsone**이 있으며, 약물과 산업에서 이용되는 외인성 물질인 **2-naphthylamine, benzidine, 2-aminofluorene**과 **4-aminobiphenyl**이 있다. 또한 연소된 고기나 흡연에서 발생하는 발암성 물질인 **heterocyclic amine**이 대표적 NAT의 기질이다.

(3) Methylation

- **Methylation는 세포질에서 methyltransferase에 의해 -CH₃가 기질의 반응부위인 aromatic-OH, -NH₂, -NH, -SH에 전달되는 포합반응이다.**

메틸화(Methylation)는 세포질에서 메틸기전이효소(methyltransferase에 의해 메틸기(-CH₃)가 기질의 반응부위인 aromatic-OH, -NH₂, -NH, -SH에 전달되는 메틸화는 외인성 물질의 포합에 중요한 반응은 아니다. 오히려 내인성 호르몬인 epinephrine과 melatonin의 합성에 중요한 역할을 한다. 아세틸화와 같이 메틸화 역시 친수성이 다른 포합반응처럼 높지 않다. 제2상반응 후 대사체의 친수성이 높지 않다는 것은 체외배출에 그렇게 효율적이지 않다는 의미이다. 오히려 메틸화는 친지질성을 높여 기질의 독성을 증가시키는 경우도 있다. 메틸화의 전반적인 반응은 아래와 같으며 2단계 과정은 이루어진다.<그림 3 - 61>

$$RO\text{-, } RS\text{-, } RN\text{-} + SAM \rightarrow RO\text{-}CH_3 + SAH$$

- 아미노산 methionine으로부터 메틸기 공여체인 S–adenosylmethionine(SAM) 합성
- Methyltransferase에 의해 SAM의 methyl group(CH3)이 기질의 반응부위에 포합되고 SAM, SAH (S–adenosylhomocysteine)로 전환

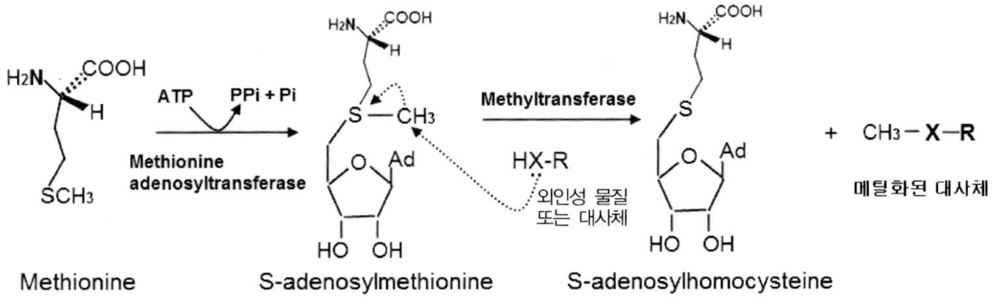

<그림 3 - 61> 외인성 물질의 메틸화 포합반응

Methionine으로부터 메틸기(CH₃) 공여체인S–adenosyltransferase(SAM)이 합성되어 methyltransferase에 의해 외인성 물질 HX–R에 메틸기가 전달된다. Ad: adenine.

메틸화는 반응부위에 따라 O-, N- 및 S-methylation으로 진행된다. 또한 산소에 메틸기를 전달하는 O-methylation은 대부분 catechol에서 일어난다. 이러한 O-methylation의 과정은 아래의 <그림 3 - 62>처럼 기관지확장제인 isoproterenol을 통해 이해할 수 있다.

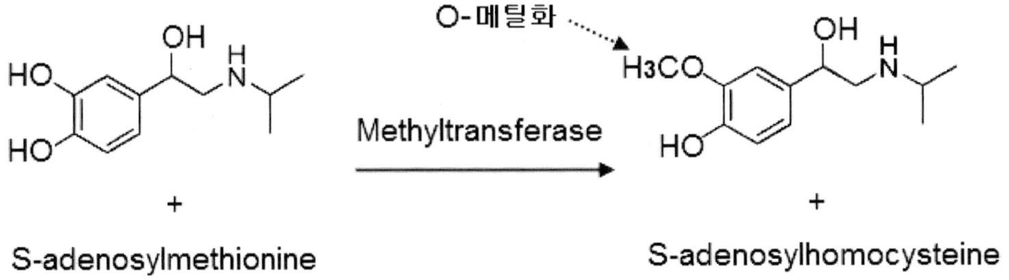

〈그림 3-62〉 Isoproterenol의 O-methylation

Methyltransferase에 의해 S-adenosylmethionine의 methyl group이 Isoproterenol에 전달되어 메틸화 포합반응이 진행된다. 특히 포합반응은 기질의 산소 부위에 유발되어 O-methylation이라고 한다.

N-Methylation은 흔히 일어나는 반응은 아니다. 주로 방향족탄화수소 내의 질소원자(heterocyclic nitrogen atom)가 메틸화의 주요 반응부위이다. 심혈관확장제인 oxprenolol이 P450에 의해 제1상반응 후 생성된 대사체에 N-methylation이 이루어지는 과정을 이해할 수 있다.<그림 3-63>

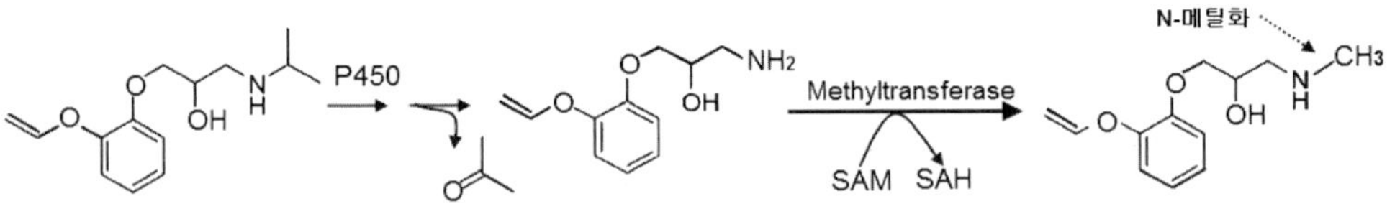

〈그림 3-63〉 Oxprenolol의 N-Methylation:

SAM(S-adenosylmethionine)으로부터 methyl group이 methyltransferase에 의해 oxprenolol의 N 반응부위에 전이되는 메틸화 포합반응이다. SAH: S-adenosylhomocysteine.

S-methylation은 방향족 또는 지방족 탄화수소의 sulfhydryl group(-SH)에서 일어난다. S-methylation의 중요한 특성 중 하나는 일반적으로 제1상반응 후 제2상반응이 일어나는 것이 아니라 역순으로 반응이 일어나 독성을 유발할 수 있다는 점이다. 예를 들면 <그림 3-64>처럼 메틸화 후 FMO와 같은 제1상반응 효소에 의해 sulfoxide(S=O) 또는 sulfone(O=S=O)이 형성되어 독성을 유발할 수 있다.

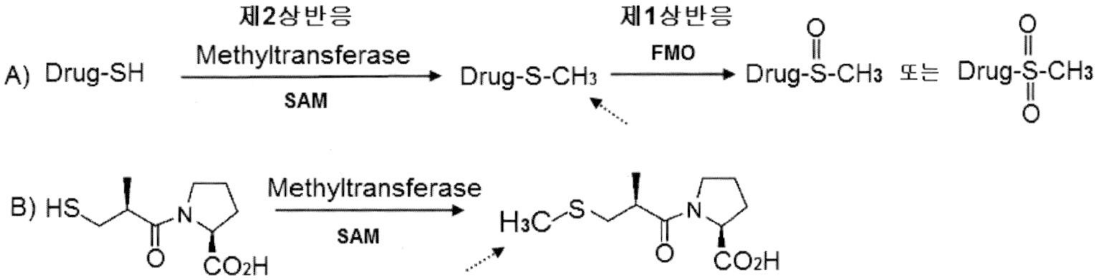

A) Drug-SH →(제2상반응 / Methyltransferase / SAM)→ Drug-S-CH₃ →(제1상반응 / FMO)→ Drug-S-CH₃ 또는 Drug-S-CH₃

B) HS-...-N-...CO₂H →(Methyltransferase / SAM)→ H₃C-S-...-N-...CO₂H

〈그림 3-64〉 S-Methylation 포합반응

외인성 물질의 생체전환 기전은 대부분 제1상반응 이후 제2상반응의 포합반응이 이루어진다. 그러나 메틸화 포합반응의 S-methylation은 FMO에 의한 제1상반응 이전에 유도되는 특이한 생체전환의 예이다. A)는 SH기를 가진 약물이 제2상반응의 S-methylation을 통해 메틸기를 가진 대사체로 전환된 후 FMO에 의해 제1상반응이 수행된다. B)는 항고혈압인 captopril의 S-methylation에 의한 포합반응이다.

SAM으로부터 메틸기를 전달하는 methyltransferase는 기질의 O-, N-과 S- 반응부위에 따라 다른 군으로 분류된다. 대부분의 methyltransferase는 단위체(monomer)로 존재하며 메틸공여체로 SAM을 이용한다. 이들 효소에 의한 메틸화는 외인성 물질보다 내인성 물질 합성에 더 중요하다. O-Methylation과 관련하여 catechol-O-methyltransferase(COMT)는 catechol(HOC₆H₄OH, 벤젠의 유도체)을 포함하고 있는 dopamine과 norepinephrine의 신경전달물질에 대한 메틸화를 촉매한다. COMT는 내인성 물질뿐 아니라 외인성 물질의 대사에도 가장 중요하며 가장 많이 연구된 효소이다. S-methylation은 sulfur(황)-containing 외인성 물질에서 일어나며 2개의 효소인 thiol methyltransferase(TMT)와 thiopurine methyltransferase(TPMT)에 의해 촉매된다. TMT는 세포막에 결합된 효소로써 captopril, d-penicillamine을 비롯한 탄화수소사슬 황화물(aliphatic sulfhydryl compound)인 2-mercaptoethanol의 메틸화를 촉매한다. 반면에 TPMT는 세포질 효소로 방향족 황화물(aromatic 및 heterocyclic sulfhydryl compound)인 6-mercaptopurine과 항신경성 약물인 ziprasidone을 비롯하여 기타 thiopurin의 메틸화를 촉매한다. N-methylation을 유도하는 Nicotinamide N-methyltransferase(NNMT)는 serotonin, tryptophan과 nicotinamide 등과 같은 pyridine-containing 화합물을 메틸화, histamine-N-methyltransferase는 간에 존재하며 imidazole ring을 가진 약물의 메틸화를 촉매한다.

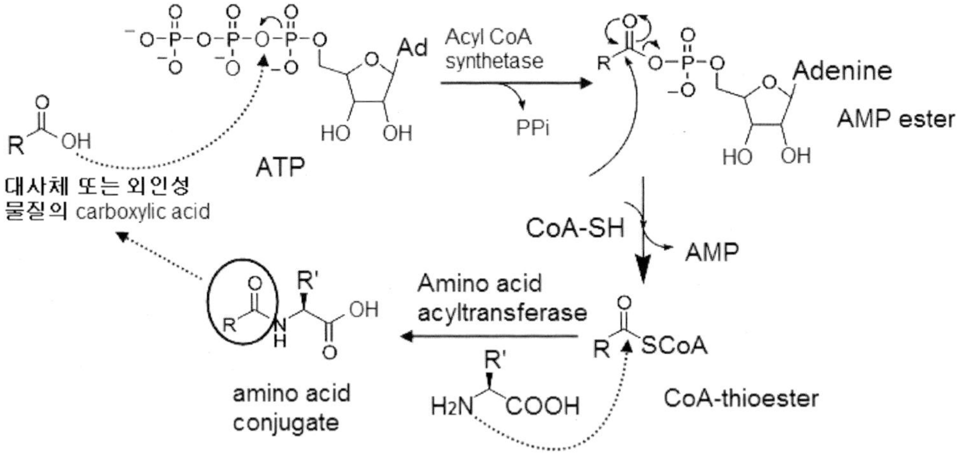

〈그림 3-65〉 아미노산포합의 경로

외인성 물질 또는 제1상반응 대사체의 카르복실산과 ATP의 결합을 통해 Co-A thioester가 생성된다. Co-A thioester 의 기질-카르복실산과 아미노산의 아미노기의 결합이 amino acid acyltransferase에 의해서 이루어진 포합반응이 유 도된다.

(4) Amino acid conjugation

- 아미노산 포합반응은 기질이 ATP 및 CoA-SH에 결합되는데 포합되는 대표적인 아미노산은 glycine과 glutamine이다.

아미노산 포합반응은 제1상반응으로 생성된 대사체 및 외인성 물질의 카르복실산 (carboxylic acid)부위에 amide 결합(-N-)을 통해서 아미노산의 결합으로 이루어진다. 아미노산포합은 소포체와 미토콘드리아에서 amino acid acyl transferase에 의해 일 어난다. <그림 3-65>처럼 기질의 제1상반응을 통해 생성된 -COOH를 가지고 있는 카르복실산 대사체는 카르복실산의 ATP 공격에 의해 2인산이 분리되면서 대사체가 결합한 AMP ester(R-COO-R) 생성을 유도한다. 기질이 결합한 AMP ester는 CoA-SH와 반응하여 AMP가 분리되면서 CoA-thioester로 전환된다. CoA-easter내 기질 부분의 카르복실산과 주변 아미노산의 아미노기의 amide 결합이 acyltransferase에 의해 촉매된다. 이러한 전반적인 과정은 ATP에서 인산이 분리되면서 생성된 에너지 가 동시에 에너지가 필요한 다른 반응을 위해 소비되는 반응인 공역반응(coupled reaction)에 의해 이루어진다. 이와 같이 공역반응을 통한 아미노산포합반응의 전반적인 3단계 과정은 아래와 같이 진행된다.

- 대사체 또는 기질의 carboxylic acid가 ATP의 공격을 통해 AMP ester(R-COO-R) 생성
- AMP ester가 CoA-SH와 반응하여 CoA-thioester로 전환
- Acyltransferase에 의해 아미노산과 thioester의 카르복실산의 공역반응을 통한 아미노산포합

　사람의 아미노산포합반응에 관여하는 대표적인 아미노산은 <그림 3-66>처럼 glycine과 glutamine이다. 그 외 육식동물에서 taurine과 arginine이 있으며 파충류나 조류에서는 ornithine이 대표적인 포합아미노산이다. Glycine포합반응은 benzoic acid 같은 방향족 산(aromatic acid)을 비롯하여 다양한 기질에서 발생한다. 반면에 glutamate포합반응은 phenylacetic acid, naphthylacetic acid와 indolylacetic acid 등의 arylacetic acid류에 제한되어 사람 및 영장류에서 일어난다.

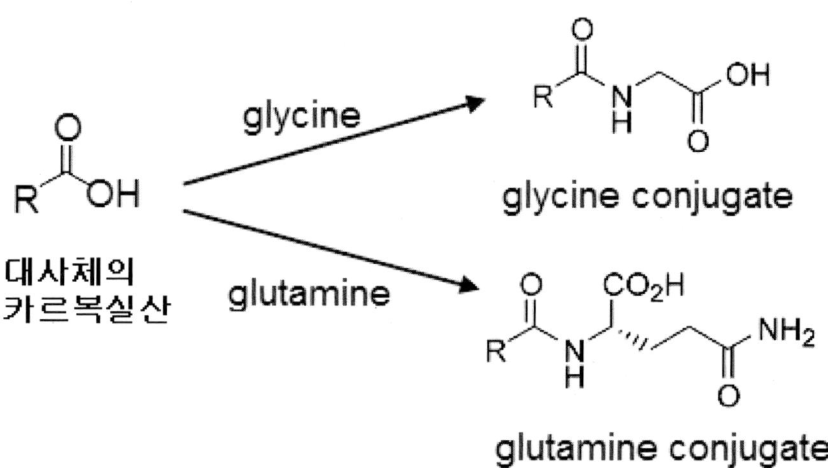

〈그림 3-66〉 대표적인 포합아미노산인 glycine과 glutamine
사람의 아미노산 포합반응이며 대표적인 아미노산은 glycine과 glutamate이다.

　Glycine포합반응이 일어나는 곳은 간과 신장의 미토콘드리아이며 특히 간보다 신장에서 더 많은 반응이 이루어진다. 예를 들어 항여드름제이면서 페놀성 식물-호르몬(phenolic phytohormone)인 salicyclic aicd는 약 70%가 신장, 약 30%가 간에서 glycine포합반응이 일어난다. 이러한 포합반응의 비율에 대한 경향은 <그림 3-67>처럼 안식향산이라고 불리는 benzoic acid의 경우에서도 유사하게 나타난다. 특히

benzoic acid는 간과 신장에서 glycine 포합반응의 부위인 para-, meta와 ortho-에서
도 차이가 있다. 간의 미토콘드리아에서는 benzoic acid의 meta-와 para- 위치, 신장의
미토콘드리아에서는 ortho - 부위에서 주로 glycine 포합반응이 유발된다. Glycine 포
합반응은 아미노산 활성과 아미노산 결합을 촉매하는 두 효소인 acyl-CoA synthetase
와 acyl-CoA:glycine N-acyltransferase에 의해 연속적으로 이루어진다. 간과 신장에
는 Acyl-CoA synthetase와 acyl-CoA:glycine N-acyltransferase 등 두 종류의 효소가
있다. Glycine N-acyltransferase는 34kDa의 단위체이다.

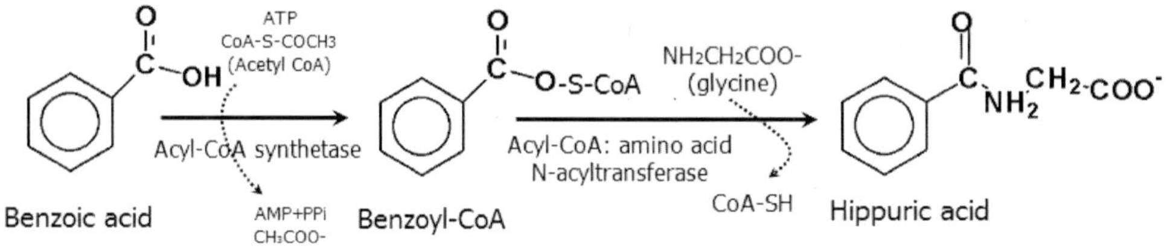

〈그림 3 - 67〉 Benzoic acid의 glycine 포합반응
Benzoic acid는 간과 신장에서 glycine포합반응이 유발된다.

4) 제1상반응 및 제2상반응의 유전자 - 공동발현 조절

- 제1상반응 및 제2상반응 효소들의 유전자 - 공동발현조절 기전은 독성대사체
  생성을 막는 가장 중요한 생체방어기전의 하나이다.

제2상반응에서 GSH와 이를 포합하는 효소인 GST가 특별히 중요한 이유는 다른 6
가지 포합반응 중 활성중간사체를 유일하게 제거하기 때문이다. 제1상반응을 통해 대
부분의 외인성 물질은 극성을 가진 친핵성 대사체로 전환되기 때문에 독성 측면에서
큰 문제는 아니다. 그러나 제1상반응에서 세포내 거대분자와 신속한 결합을 통해 독
성을 유발할 수 있는 친전자성 대사체가 생성된다면 제2상반응의 신속한 대응이 대단
히 중요하다. 친전자성 대사체는 반응성이 높기 때문에 신속한 제2상반응의 GSH포합
반응이 없다면 주변 물질과의 결합을 통해 독성을 유발하게 된다. 따라서 제1상반응
과 제2상반응을 수행하는 효소의 유전자는 거의 동시 발현이 필요하다. 이와 같이 유

전자 - 공동발현조절(gene-coordinate regulation)이란 특정 외인성 물질의 생체전환과
정에 관련된 제1상반응과 제1상반응의 여러 효소들이 동시에 발현되는 기전을 의미한
다. 특히 외인성 물질의 생체전환을 통해 생성되는 친전자성 대사체는 반감기가 아주
짧을 정도로 반응성이 높다는 측면을 고려할 때 제1상반응과 제2상반응관련 유전자들
의 유전자 - 공동발현조절에 의한 신속한 동시 발현은 독성예방에 대단히 중요하다고
할 수 있다. 제1상반응 및 제2상반응관련 유전자 - 공동발현조절은 "receptor-gene
battery" 그리고 "제1상반응에서 생성된 친전자성 대사체 및 ROS에 의한 신호"로 설
명될 수 있다.

- "Receptor-gene battery"는 특정 핵수용체에 반응하는 제1상반응 및 제2상반응
  의 모든 유전자가 동시에 발현되는 유전자 - 공동발현 조절 기전의 일종이다.

제1상반응에서 외인성 물질대사에 관여하는 유전자인 CYP1, CYP2B, CYP2C와
CYP3A의 전사는 핵수용체 - 의존성 기전에 의해 대부분 이루어진다. 이들 유전자
발현과 관련된 세포질의 주요 핵수용체는 aryl hydrocarbon receptor(AhR),
constitutive androstane receptor(CAR), peroxisome proliferators-actived receptors(PPARs),
liver X receptor(LXR), glucocorticoid receptor(GR), vitamin D receptor(VDR), farnesoid
X receptor(FXR)와 estrogen receptor(ER)가 있다. 이들은 궁극적으로 프로모터의 핵
수용체반응 염기부위(receptor-responsive element)라는 특정염기서열과 결합하여 여
러 P450 유전자의 전사를 발현하게 한다. 이들 핵수용체는 세포의 외인성 물질의 생
체전환에 필요한 외인성 물질 - 대사 효소체계(xenobiotic-metabolizing enzymes)의 유
전자 - 공동발현 기전의 활성화를 유도한다. 즉 특정 외인성 물질의 세포내 유입으로
핵수용체가 활성화되면 외인성 물질의 대사와 관련된 제1상반응에 관련된 효소뿐만
아니라 제2상반응과 관련된 효소의 유전자 발현도 동시에 이루어진다. 이와 같이 특
정 핵수용체를 통해 제1상 또는 제2상반응과 관련된 여러 유전자가 집단 또는 세트
로 발현되는 기전을 "동일수용체 - 의존성 유전자 집단(receptor-gene battery)"이라고
한다. 예를 들어 <그림 3 - 68>의 A)처럼 핵수용체인 AhR이 TCDD를 비롯한 외인
성 물질에 의해 활성화되어 AhR-Arnt 이종 이합체를 형성하고, 프로모터의 XRE에
결합하여 제1상반응 및 제2상반응에 관련 효소들이 발현되는 것을 "AhR-gene

battery"라고 한다. 특히 AhR-gene battery와 더불어 진핵세포의 유전자-공동발현조절에서 가장 잘 알려진 핵수용체의 gene battery로는 PXR-CAR-RXR gene battery와 PPAR-RXR gene battery 등이 있다. 유전자-공동발현조절은 핵수용체의 이종 이합체 또는 동종 이합체가 해당 유전자의 프로모터내의 xenobiotic response element(XRE 또는 dioxin response element; DRE)에 결합을 통해서 이루어진다. 유도물질 또는 기질에 의해 이들 이합체가 활성화되며 이합체와 결합하는 제1상반응의 유전자(대부분 P450)들이 발현되며 또한 제2상반응의 유전자 역시 발현된다. <그림 3-68>의 A)의 AhR-gene battery기전처럼 AhR수용체는 TCDD에 의해 활성화되어 HSP90, p23과 ARA9(XAP2와 AIP 등과 동의어) 등의 복합체에서 분리되어 핵으로 들어간다. 핵에서 AhR-TCDD는 Arnt(AhR nuclear translocator), AhR-TCDD와 이종 이합체를 형성하여 XRE에 결합해서 AhR-gene battery에 해당하는 다양한 유전자의 전사를 촉진한다. <표 3-21>처럼 AhR-gene battery에는 제1상반응의 다양한 P450유전자뿐만 아니라 제2상반응에 관련된 NQO, GST, UGT 등의 다양한 유전자들이 AhR의 핵수용체의 활성에 반응하여 유전자-공동발현조절 기전을 통해 발현된다.

　Nrf2-gene battery는 대부분의 제2상반응과 관련된 효소의 유전자들이며 특히 독성을 발휘하는 활성중간대사체에 방어기전을 위한 유전자-공동발현조절의 가장 대표적인 예이다. <그림 3-68>의 B)처럼 친전자성 물질 및 ROS에 반응하여 Nrf2(nuclear factor-erythroid 2 p45-related factor 2)는 다양한 단백질 및 전사인자와 이합체를 형성하여 유전자 프로모터내의 EpRE(electrophilic-response element) 또는 ARE(antioxidant-responsive element)에 결합하여 유전자의 전사발현을 유도한다. 동종 이합체를 형성하지 않는 Nrf2는 이종 이합체를 형성하기 위해 JunD, c-Jun, ATF4r과 결합하지만 Nrf2-gene battery의 발현은 Nrf2-small Maf protein의 이종 이합체에 의해 이루어진다. Small Maf protein은 MafF, G와 K로 구성되며 bZIP(basic leucine zipper protein) 및 bi-directional transcription regulator(양방향 전사조절단백질)의 일종이다. <그림 3-68>의 B)처럼 핵수용체 Nrf2가 친전자성 물질 및 ROS에 반응하여 keap1에서 분리되어 핵으로 이동한다. Nrf2는 small Maf와 이종 이합체를 형성하여 ARE에 결합하며 Nrf2-gene battery기전을 통해 전사가 활성화되는 유전자들의 전사를 촉진한다. <표 3-21>처럼 Nrf2에 반응하여 전사되는 유전자들의 집단인 Nrf2-gene battery를 확인할 수 있는데 대부분 제1상반응에 관여하는 유전자들보다 외인성 물질의 대사체 및 친전자성 대사체의 제거에 관여하는 제2상반응의 유전자들이 대부분이다. 이는 Nrf2가 제2상반응과 관련된 효소를 발현하는 유전자들의 전사를 위한 대표적인 핵수용체이며 특히 외인성 물질의 대사를 통해 생성되는 활성중간대사체에 대한 항독기전의 핵심 핵수용체라고 할 수 있다.

A) AhR-gene battery의 전사기전

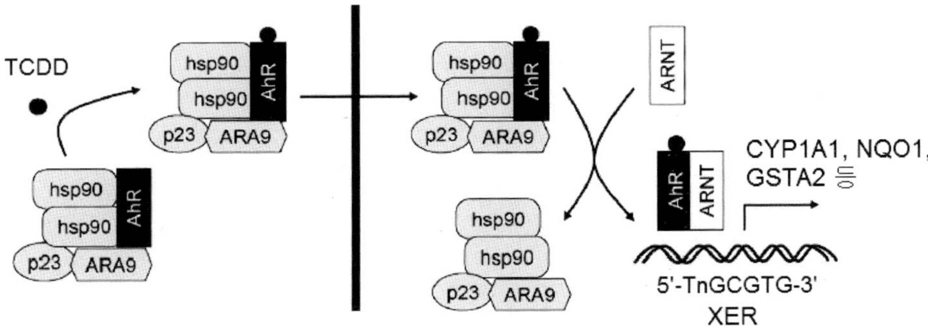

B) Nrf2-gene battery의 전사기전

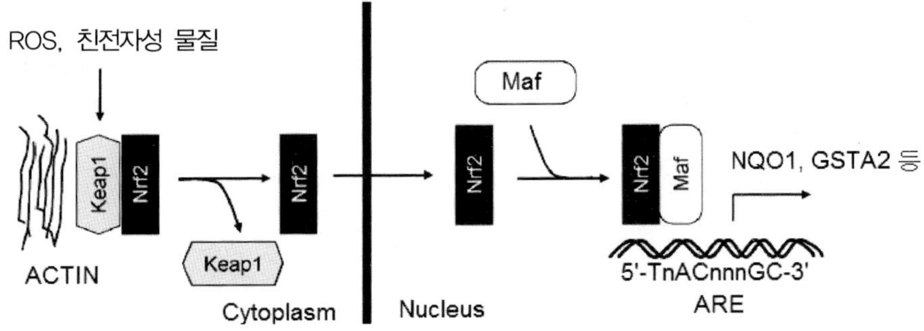

〈그림 3-68〉 AhR-gene battery와 Nrf2-gene battery의 전사기전

A)에서처럼 핵수용체인 AhR이 TCDD를 비롯한 외인성 물질에 의해 활성화되어 AhR-Arnt 이종이합체를 형성. 프로모터의 XRE에 결합하여 제1상반응 및 제2상반응에 관련 효소들인 P450과 GST유전자 발현이 유도되는데 이를 "AhR-gene battery"라고 한다. B)는 Nrf2가 친전자성 물질 및 ROS에 반응하여 keap1에서 분리되어 핵으로 이동하여 제2상반응과 관련된 유전자들인 NQO 및 GST 유전자들의 발현을 유도하는데 이를 "Nrf2-gene battery"이라고 한다. 이와 같이 핵수용체를 통해 제1상 및 제2상반응과 관련된 유전자들이 동시에 발현되는 것을 유전자-공동발현조절 기전이라고 한다. ARA9는 XAP2와 AIP와 동의어(참고: Kohle).

<표 3-21> AhR and Nrf2 gene battery members

AhR gene/protein battery	Nrf2 gene/protein battery
CYP1A1	NQO1
CYP1A2	NQO1(rat)
CYP1B1	NQO1(mouse)
NQO1	GSTA1(mouse)
NQO1(rat)	GSTA2
NQO1(mouse)	GCS
GSTA2	ALDH3A1(mouse)
ALDH3A1(mouse)	UGT1A6
UGT1A1	Thioredoxin
UGT1A6	Thioredoxin reductase-1
Nrf2	Metallothionein-1/2
	Heme oxygenase-1
	Ferritin
	Nrf2

−표의 ( )은 발현되는 동물이며 나머지는 전부 사람에게서 발현되는 유전자(참고: Kohle).

- AhR-gene battery와 Nrf2-gene battery의 발현은 "제1상반응에서 생성된 친전자성 대사체 및 ROS의 신호"에 의한 유전자-공동발현조절의 대표적인 예이다.

   AhR-gene battery와 Nrf2-gene battery의 유전자-공동발현조절 기전은 "제1상반응에서 생성된 친전자성 대사체 및 ROS의 신호"뿐 아니라 Nrf2유전자의 XRE에 의해서도 설명이 된다. Nrf2유전자의 프로모터에는 여러 개의 XRE가 존재하는데 이는 XRE에 결합하는 AhR를 통해 전사가 유도될 수 있는 가능성을 의미한다. 그러나 친전자성 대사체 또는 ROS에 의한 Nrf2단백질 활성이 유전자-공동발현 조절에 있어서 더 중요한 요인이다. <그림 3-69>처럼 Nrf2-gene battery유전자들의 발현은 외인성 물질의 제1상반응을 통해 생성된 친전자성 대사체, 그리고 P450반응 과정에서 발생하는 ROS에 의해 활성화된 Nrf2를 통해 이루어진다. 비록 Nrf2유전자의 여러 개의 XRE에 의해 AhR-의존성 Nrf2발현이 증가할지라도 이러한 발현이 Nrf2의 활성과 관련이 되는 것은 아니다. Nrf2-gene battery의 발현은 Nrf2활성이 Keap1 산화에 의해 분리가 우선적으로 이루어져야 한다. Keap1산화는 P450의 활성을 통해 생성된 ROS와 친전자성 대사체 등에 이루어지기 때문에 AhR-gene battery의 유전자 활성에 의한 Nrf2 – gene battery의 유전자 – 공동발현조절에 있어서 ROS와 친전자성 대사체의 신호가 중요하다. 또한 역으로 Nrf2활성에 의해 P450 유전자 전사가 이루어지지 않거나 ROS에 의해 P450 활성이 자동음성조절(autoregulation)된다는 것은 외인성 물질이 제1상반응을 거쳐 제2상반응으로 이어지는 순차적 대사가 이루어지는 것처럼 AhR-gene battery와 Nrf2 – gene battery의 유전자 – 공동발현 조절 역시 순차적으로 이루어진다고 할 수 있다.

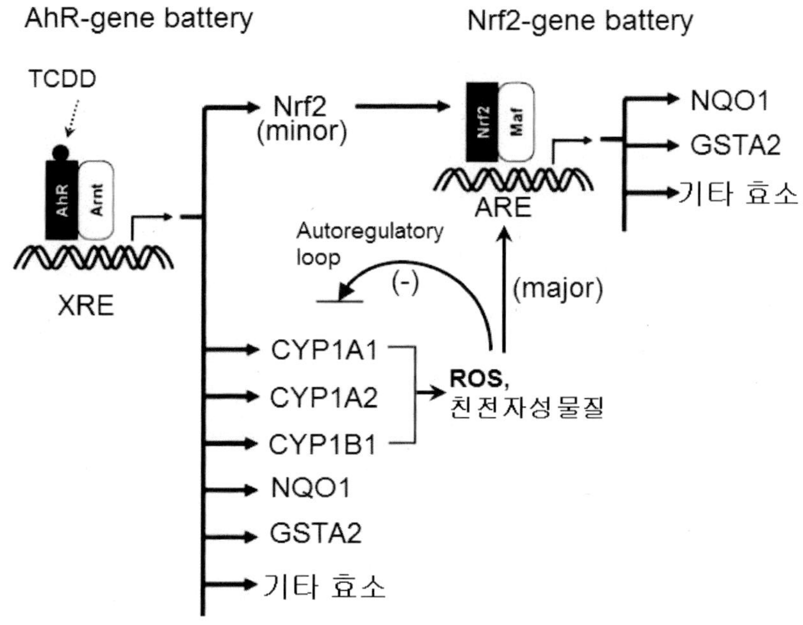

〈그림 3-69〉 AhR-gene battery와 Nrf2-gene battery의 gene-coordinate regulation
TCDD에 반응하여 AhR활성으로 다양한 AhR-gene battery에 해당하는 유전자들이 발현된다. 또한 AhR에 의해 Nrf2 역시 발현이 되나 P450효소들의 활성에 의해 생성되는 친전자성 대사체나 ROS에 의해 Nrf2가 더 잘 반응하여 Nrf2-gene battery의 유전자들의 전사가 활성화된다(참고: Kohle).

그러나 AhR의 활성을 유도하는 모든 외인성 물질이 Nrf2의 발현을 유도하지 않고 여러 물질에 의해 다양하게 활성이 이루어질 수도 있다. <표 3 – 22>는 AhR과 Nrf2의 전사 유도에 단독활성 유도물질(monofunctional inducer) 및 복수활성 유도물질(bifunctional inducer)을 나타낸 것이다. AhR 리간드(ligands 또는 agonists)는 AhR 핵수용체에 직접적으로 결합하여 AhR활성을 유도하는 물질이며 Nrf2활성물질

(activator)은 Keap1분해 또는 분리를 촉진하여 Nrf2 활성을 유도하는 물질이다. 이와 같이 리간드 및 활성물질은 각각의 기능에 따라 단독활성 유도물질의 기능을 수행한다. 그러나 AhR 및 Nrf2의 두 단백질 모두 활성을 유도하는 복수활성 유도물질인 "mixed AhR/Nrf2 activator"의 역할은 곧 gene-coordinate regulation의 활성을 유도하는 기전으로 이해할 수 있다. 즉 제1상반응을 통해 생성된 친전자성 대사체가 AhR의 리간드로 작용하여 AhR-gene battery에 속하는 유전자의 활성을 유도하고 동시에 친전자성 대사체 자체가 ROS생성을 통해 Nrf2-gene battery의 유전자들의 발현을 유도할 수 있다. 리간드와 활성물질의 기능을 통합한 "mixed AhR/Nrf2 activator"에 의한 AhR-gene battery와 Nrf2-gene battery의 활성정도는 대사과정에서 생성되는 리간드 그리고 ROS에 의한 산화적 스트레스 정도에 의해 결정될 것으로 추정된다.

〈표 3-22〉 식물성 천연화학물질의 AhR와 Nrf2의 단독 활성물질 및 공동 활성물질

Class	Compounds
AhR ligands(또는 agonists)	Indol-3-carbinol
	3,3'-Diindolylmethane(DIM)
	Indolo[3,2-b]carbazole
	TCDD
Nrf2 activators	Sulforaphane
	β-Phenethyl isothiocyanate(PEITC)
	Ethoxyquin
Mixed AhR/Nrf2 activators	Quercetin
	Luteolin
	Apigenin
	Chrysin
	1,2-Dithiol-3-thione
	Oltipraz
	tert.-Butylhydroquinone (tBHO)
	β-Naphthoflavone (β-NF)

*ligands: 수용체와 결합하는 작용제, activator: keap1으로부터 Nrf2 분리를 통한 활성물질(참고: Kohle).

〈참고문헌〉

Denisov, I. G., T. M. Makris, S. G. Sligar, and I. Schlichting, Structure and chemistry of cytochrome P450, Chem. Rev., 2005, 105: 2253 – 2278.

Grinkova, Yelena V., Ilia G. Denisov, Michael R. Waterman, Miharu Arase, Norio Kagawa, and Stephen G. Sligar, The ferrous-oxy complex of human Aromatase, Biochemical and Biophysical Research Communications, 2008, 372: 379 – 382.

Hasler, Julia A., Ronald Estabrook, Michael Murray, Irina Pikuleva, Michael Waterman, Jorge Capdevila, Vijakumar Holla, Christian Helvig, John R. Falck, Georey Farrell, Laurence S. Kaminsky, Simon D. Spivack, Eric Boitier, and Philippe Beaune, Human cytochromes P450, Molecular Aspects of Medicine, 1999, 20: 1 – 37.

Isin, Emre M., and F. Peter Guengerich, Complex reactions catalyzed by cytochrome P450 enzymes, Biochimica et Biophysica Acta, 2007, 1770: 314 – 329.

Cytochrome P450 Nomenclature Committee, drnelson.utmem.edu/CytochromeP450

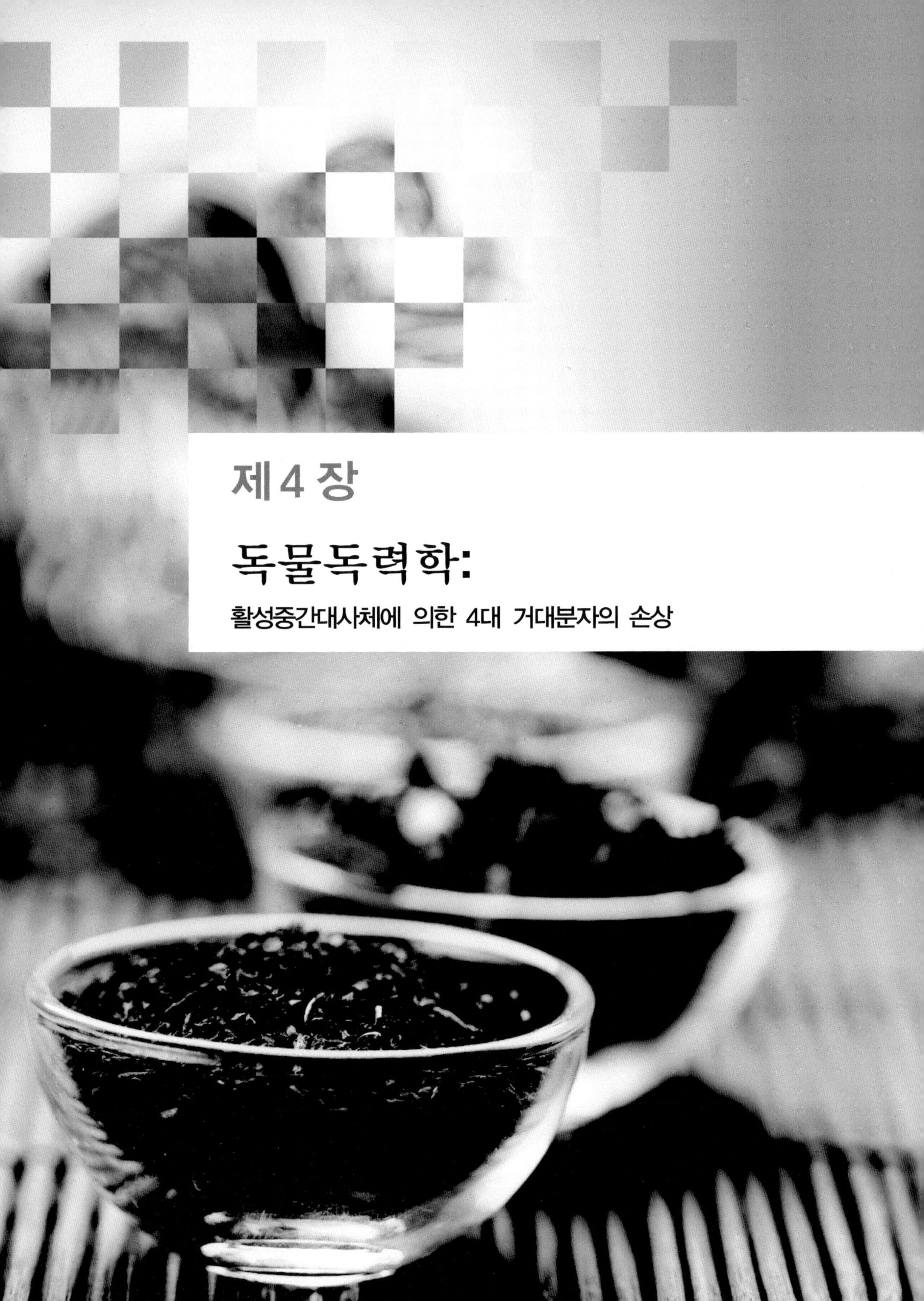

제 4 장

독물독력학:

활성중간대사체에 의한 4대 거대분자의 손상

◎ 주요 내용

● 독물독력학은 생체전환으로 생성된 활성대사체(활성형 물질 및 원물질 포함)와 세포유지, 세포조절에 관여하는 4대 거대분자간에 결합하는 독성기전을 밝히는 분야이다.

● **독물독력학은 생체전환으로 생성된 활성대사체(활성형 물질 및 원물질 포함)와 세포유지, 세포조절에 관여하는 4대 거대분자간에 결합하는 독성기전을 밝히는 분야이다.**

외인성 물질의 흡수부터 배출, 그리고 독성과 관련된 생체내 모든 과정은 독물동태학과 독물독력학으로 구분하여 설명된다. 독물동태학은 독성물질의 체내 대사와 이동을 밝히는 분야이다. 반면에 독물독력학은 외인성 물질이 생체전환으로 생성되는 다양한 활성중간대사체, 자연분해에 의한 활성형 물질 그리고 원물질이 생체 내에서 4대 거대분자와 상호작용을 통해 나타나는 모든 독성 양상을 연구하는 분야이다. <그림 4－1>과 같이 상호작용을 통해 나타나는 독성의 주요 특성은 알르레기성 반응(allergic reaction), 개체 특이적 반응(idiosyncratic reaction), 즉각적－지연적 반응(immediate versus delayed reaction), 가역적－비가역적 반응(reversible versus irreversible reaction), 국소적－전신적 반응(local versus systemic reaction) 측면의 크게 5가지 영역으로 구분된다. 이러한 다양한 독성의 특성이 발현하는 데 무엇보다도 중요한 것은 최종독성물질(ultimate toxicants)과 상호작용하는 표적분자(target molecules)의 생체내에서 기능적 역할 때문이다. 이와 같이 독성물질에 의해 표적분자의 기능적 역할에 따라 나타나는 세포수준의 영향은 분자수준의 결과(molecular outcome)로 표현된다. 최종독성물질과 표적분자의 결합을 통한 "molecular outcome"은 크게 세포유지와 세포조절로 구분된다. 세포가 다른 세포의 기능에 도움을 줄 뿐 아니라 세포의 항상성을 위해 자체적으로 구조 및 기능을 정상적으로 작동하는 것을 세포유지라고 한다. 거대분자와의 결합을 통해 독성물질은 세포유지에 있어서 다양한 변화를 유도한다. 세포 내부적으로 이러한 변화는 기능의 유지측면에서 ATP 고갈, Ca^{2+} 축적, ROS/RNS생성, 단백질합성의 저해가 있으며, 구조의 유지 측면에서 미세소관과 세포막의 이상이 있다. 결과적으로 세포의 죽음을 초래하거나 세포들과 관련된 통합적인 기능의 상실로 조직 및 기관 차원에서의 문제가 외부적으로 나타나게 된다. 예를 들어 독성물질이 혈소판 감소에 의한 기능장애를 초래한다면 외부적으로는 지혈하는데 문제점으로 나타난다. 또 다른 중요한 현상은 신호전달체계와 관련된 세포조절의 장애이다.

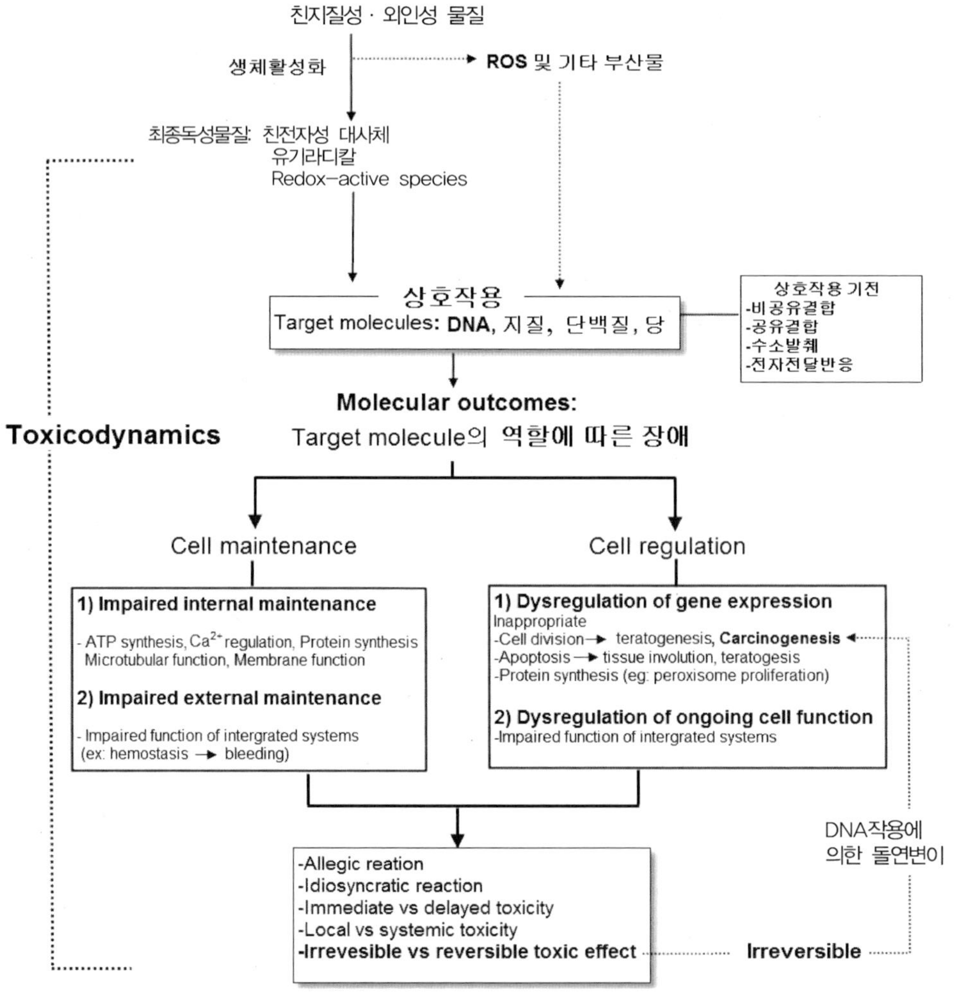

〈그림 4-1〉 Toxicodynamics의 영역과 대표적인 비가역적 독성기전인 carcinogenesis

독물독력학은 최종독성물질과 거대분자의 상호작용을 통해 독성기전을 밝히는 영역이다. 독성의 결과는 거대분자의 역할에 따라 세포유지와 세포조절에 대한 영향으로 나타난다. 이들에 대한 영향은 다양한 독성의 특성을 결정하게 된다. 특히 발암화는 화학물질에 의한 비가역적 독성의 대표적인 특성이며 독물독력학의 중요한 영역이다.

세포유지가 항상성 유지를 위해 세포 자체 기능에 의해 수행되는 반면에 세포조절은 항상성을 유지하기 위해 호르몬, 신경전달물질 등의 세포 외부신호에 대한 세포내부의 반응이다. 독성물질이 세포의 외부적 신호에 영향을 준다면 정상적인 세포조절은 불가능하게 되며 이에 따른 세포조절의 장애가 발생한다. 세포조절의 장애는 진행 중인 세포기능에 즉각적인 조절장애(dysregulation of ongoing cell function)와 유전자 발현에 대한 조절장애(dysregulation of gene expression)가 있다.

진행중인 세포기능의 즉각적인 조절 장애는 신호전달체계에 있는 효소및 수용체 등에 직접 결합하여 장애를 유발하는 것을 의미한다. 신경전달물질 및 세포기능의 즉각적인 조절장애는 진행 중인 세포의 기능에 신호전달체계 효소 및 근육활성과 관련이 있는 이온채널, 효소, 독성물질 간의 직접적인 상호작용을 통해 개체의 경련이나 마취, 발작 증상들을 나타나는 현상이 세포기능 - 진행의 즉각적인 조절장애의 좋은 예이다. 이러한 장애는 독성물질이 유전자 측면에 영향을 주는 것이 아니며 독성물질이 제거되면 다시 원상회복이 가능한 가역적인 독성을 유발한다. 반면에 유전자 발현의 조절장애는 영구히 돌이킬 수 없는 상태로 세포 또는 개체의 비가역적 독성을 유발할 수 있다. 특히 세포분열의 조절장애인 경우에는 암이나 기형, 조직의 함몰 등의 비가역적 독성을 유발한다.

이와 같이 독물독력학은 대사를 거쳐 생성된 최종 독성물질과 4대 거대분자의 상호작용을 통해 나타나는 독성의 양상 및 특성을 밝히는 분야로 요약된다. 생체전환을 통해 생성된 최종독성물질인 친전자성 대사체, 유기라디칼 대사체(carbon-centered radicals), redox-active species 등의 활성중간대사체와 특정 표적분자와의 상호작용은 <표 4 - 1>과 같이 비공유결합, 공유결합, 수소발췌(hydrogen abstraction), 전자전달 반응의 4가지 결합반응을 통해 이루어진다. 이들 결합반응은 독성물질의 독성양상에 대해 영향을 준다. 비공유결합은 세포유지나 진행 중인 세포기능에 즉각적인 조절장애와 관련된 효소와의 상호작용 그리고 가역적 독성반응과 관련이 많다. 공유결합은 표적분자와의 비가역적 결합이며 이를 통해 영구적인 기능의 변화를 유도하여 다양한 비가역적 독성을 유발할 수 있다. 특히 친전자성 대사체에 의한 DNA 알킬화 및 DNA adduct형성은 공유결합의 대표적인 예이다. 수소발췌는 중성을 띤 프리라디칼이나 RAS의 활성중간대사체가 불포화지방산의 생리활성물질이나 세포막의 지질 성분에 작용하여 지질과산화를 통해 독성을 유발하는 반응이다. 특히 지질과산화를 통해 생성된 malondialdehyde(MDA), MDA 부산물은 단백질 및 DNA에 반응하여 추가적인 손상을 유발한다. 전자전달 반응은 주로 RAS의 전자 공여체 또는 수용체의 역할을 통해서 이루어지며 산화-환원의 순환 반응으로 세포내 산화-환원비율의 변화를 유도한다. 또한 이러한 과정을 통해 ROS생성 그리고 fenton pathway 경로가 활성화되어 추가적인 독성이 유발된다.

〈표 4-1〉 독성대사체의 표적분자의 결합 및 독성기전

결합 종류	결합특성 및 독성기전
비공유결합	수소결합 및 이온 결합 등이며 가역적 결합 단백질인 막수용체, 세포내 수용체 및 이온채널 효소(ion channels enzyme) 등과 결합 2차 신호전달체계 유도 독성대사체가 가수분해효소의 발현 유도 및 활성 유도
공유결합	비가역적 결합이며 표적 거대분자의 영구적으로 기능을 변형 독성대사체는 DNA와 단백질 등과의 결합을 통해 adduct형성을 통한 DNA, 단백질 손상 Protein-protein, DNA-DNA, DNA- protein 등 cross link형성 발암화 기전
수소발췌	중성을 띤 프리라디칼 및 redox-active species 등이 지질 및 생리활성물질 등의 내인성 물질을 수소발췌를 통해 또 다른 라디칼 생성 Protein-protein, DNA-DNA, DNA- protein의 cross link형성 Lipid radicals 생성: 지질과산화(lipid peroxidation) DNA와 단백질 등의 strand break
전자전달 반응	Redox active species가 전자의 수용체 및 공여자로 역할 ROS생성 및 fenton pathway를 통해 라디칼 생성 세포의 산화-환원 비율 등 세포내 환경변화

외인성 물질의 제1상반응을 통해 생성된 활성중간대사체의 이러한 다양한 결합반응 중 활성중간대사체와 DNA의 공유결합은 치명적인 DNA손상으로 체세포의 비가역적 독성으로는 가장 심각한 발암화(carcinogenesis)를 유도할 수 있다. 따라서 본 장에서는 독물독력학 측면에서 활성중간대사체에 의한 DNA손상에 대해서 가장 많이 설명하였으며 활성중간대사체에 의한 단백질과 지질의 손상은 간단히 설명되었다. 그리고 4대 거대분자의 하나인 탄수화물에 의한 손상은 외인성 물질에 의한 독성이 미미하여 생략하였다.

1. 활성중간대사체에 의한 DNA손상

◎ 주요 내용

- DNA 이중나선을 형성하는데 주요결합은 수소결합, N-glycoside결합, ester와 phosphodiester결합 등이며 결합형태는 DNA손상이 많이 발생한다.
- 공유결합에 의한 DNA손상은 염기소실(base loss), 화학적 변형(chemical modification), 자외선손상(photo-damage), 나선간 교차결합(inter-strand crosslink), DNA-단백질 교차결합(DNA-protein crosslink), 나선절단(strand break) 등이 있다.
- DNA염기의 손상은 alkylated base, 염기의 거대 DNA 부가물(bulky DNA adduct)형성, oxidative lesion을 통해 발생한다.
- 유기성 외인성 물질의 활성중간대사체에 의한 DNA손상은 주로 공유결합으로 유발되며 2가지 주요 활성중간대사체인 친전자성 대사체 및 유기라디칼 대사체에 기인한다.
- DNA 손상은 replication을 통해 염기수준의 돌연변이인 점돌연변이(point mutation)와 염색체수준의 염색체돌연변이(chromosomal mutation)를 유발한다.
- 단일작용기성 알킬화-유도물질은 유전자수준 돌연변이(gene mutation), 복수작용기성 알킬화-유도물질은 염색체수준 돌연변이(clastogenic mutation)를 유발한다.
- 복수작용기성 알킬화-유도물질의 2개 활성기는 대부분 대칭구조이며 활성기의 생성과정 역시 유사하다. 그러나 복수작용기성 알킬화-유도물질이라도 염색체수준 및 유전자수준의 혼합적 DNA손상을 유발한다.

1) DNA손상의 종류

- DNA 이중나선을 형성하는데 주요결합은 수소결합, N-glycoside결합, ester와 phosphodiester결합 등이며 결합부위는 DNA손상이 많이 발생한다.

DNA는 염기가 짝을 이룬 이중나선으로 구성되어 있다.<그림 4-2> DNA 염기의 종류로는 질소와 탄소로 구성된 6각형과 5각형의 이중환 형태의 adenine, guanine의 purine계열, 질소와 탄소로 구성된 6각형의 단일환 형태의 thymine, cytosine의 pyrimidine계열이 있다. 네 종류의 염기는 서로 상보적으로 A=T, G≡C형태의 수소결합으로 염기쌍을 이루고 있다. DNA의 이중나선은 길지만 직경은 아주 짧으며 외측형태는 작은 홈(minor groove)과 큰 홈(major groove)으로 구분된다. 작은 홈은 폭이 약 10Å, 큰 홈은 약 24Å이다. DNA의 외측에 홈(groove)이 형성되는 이유는 상보적인 염기의 수소결합이 이중나선에서 당(sugar)이 120°돌출되어 있기 때문이다. 따라서 큰 홈층은 염기쌍의 윗부분에 위치하고 있으며, 당-인산 골격 내부에 질소와 산소원자들이 채워져 있다. 반면에 작은 홈은 그들의 골격으로부터 질소와 산소원자들이 외부로 돌출되어 있다. 염기내 질소와 산소원자 등의 헤테로원자는 대부분 친핵성을 띠기 때문에 이들의 위치는 친전자성 대사체와의 상호작용에 영향을 주며 결과적으로 손상의 형태도 다르게 나타나는 원인이 된다.

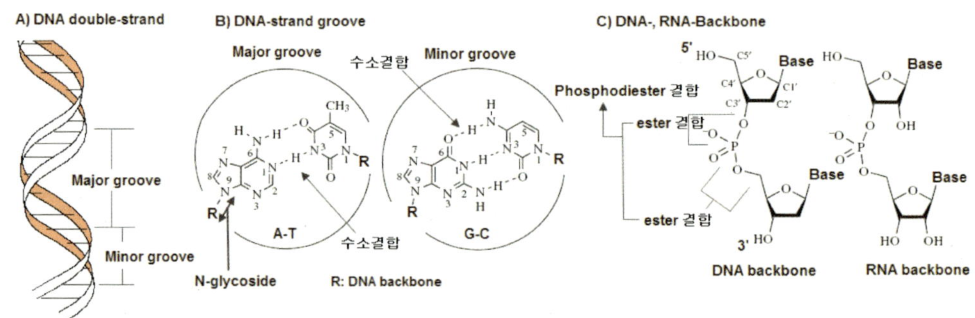

〈그림 4-2〉 DNA 이중나선의 기본 구조

A) DNA이중나선은 이중나선구조의 외측형태는 작은 홈(minor groove)와 큰 홈(major groove)으로 구분된다. DNA이중나선은 4개의 주요 결합으로 형성된다. 염기와 당을 연결하는 N-glycoside 결합(B), 염기와 염기를 잇는 수소결합(B), 염기 내의 당과 인산을 연결하는 ester 결합(C)과 인산을 통해 당과 당을 연결하는 phosphodiester 결합(C)이 있다.

DNA손상은 다양하게 일어나는데 최종 독성물질과 DNA상의 결합부위가 주요 손상 부위이다. DNA이중나선을 형성하는데 주요 결합인 수소결합, N-glycoside결합, ester와 phosphodiester결합이 있다. 먼저 염기의 수소결합은 adenine과 thymine의 A-T 염기쌍 사이에 2개, guanine과 cytosine의 G-C 염기쌍 사이에 3개의 수소결합으로 연결되어 있다. 염기와 오탄당의 결합으로 이루어진 nucleoside형성은 purine염기의 9 위치나 pyrimidine염기의 1 위치의 N-과 D-ribose(RNA의 경우)나 2'-deoxy-D-ribose(DNA의 경우)의 1' 위치의 C-사이에서 탈수축합반응을 통한 β-N-glycoside결합으로 이루어진다. 핵산염기, D-ribose(또는 2-deoxy-D-ribose), 인산의 3종류분자가 결합한 핵산을 구성하는 기본단위가 nucleotide이다. Nucleotide는 nucleoside의 오탄당 부분의 3' 또는 5'에 인산이 ester결합으로 연결된 구조이다. DNA의 당과 인산의 결합을 DNA의 당-인산 골격(sugar-phosphate backbone)이라고 하며 DNA와 RNA의 긴 사슬을 이루는 결합이다. RNA와 DNA는 nucleotide가 phosphodiester결합으로 연결된 polynucleotide의 일종이다. 특히 DNA이중나선을 구성하는 염기-당-인산 결합을 비롯하여 염기와 염기 사이의 결합부위에 절단이 많이 발생하며 손상의 주요 부위이다.

- 공유결합에 의한 DNA손상은 염기소실(base loss), 화학적 변형(chemical modi-fication), 자외선손상(photo-damage), 나선간 교차결합(inter-strand crosslink), DNA-단백질 교차결합(DNA-protein crosslink), 나선절단(strand break) 등이 있다.

DNA손상은 화학적, 물리적 요인을 비롯하여 내인성 및 자연발생의 다양한 요인으로 발생한다. 외인성 물질과 자외선과 방사선의 물리적 요인에 의한 DNA손상은 DNA와의 공유 및 비공유 결합형태에 따라 구분된다. 비공유결합에 의한 DNA손상은 주로 생체전환 전의 원물질에 의해 이루어지며 공유결합에 의한 손상은 생체전환을 통해 생성되는 활성중간대사체에 의해 이루어진다. <그림 4-3>처럼 공유결합에 의한 DNA손상은 염기소실, 염기변형(base modification), 자외선손상, 나선간 교차결합, DNA-단백질 교차결합, 나선절단 등이 있다. 비공유결합(non-covalent DNA interacting)에 의한 DNA손상은 DNA 홈 결합(DNA groove binding)과 DNA 삽입(DNA intercalation)이 있다. 대부분의 DNA손상은 염기와 DNA의 이중나선 또는 단일나선을 구성하는 골격을 유지하는 phosphodiester 결합부위에서 유발된다.

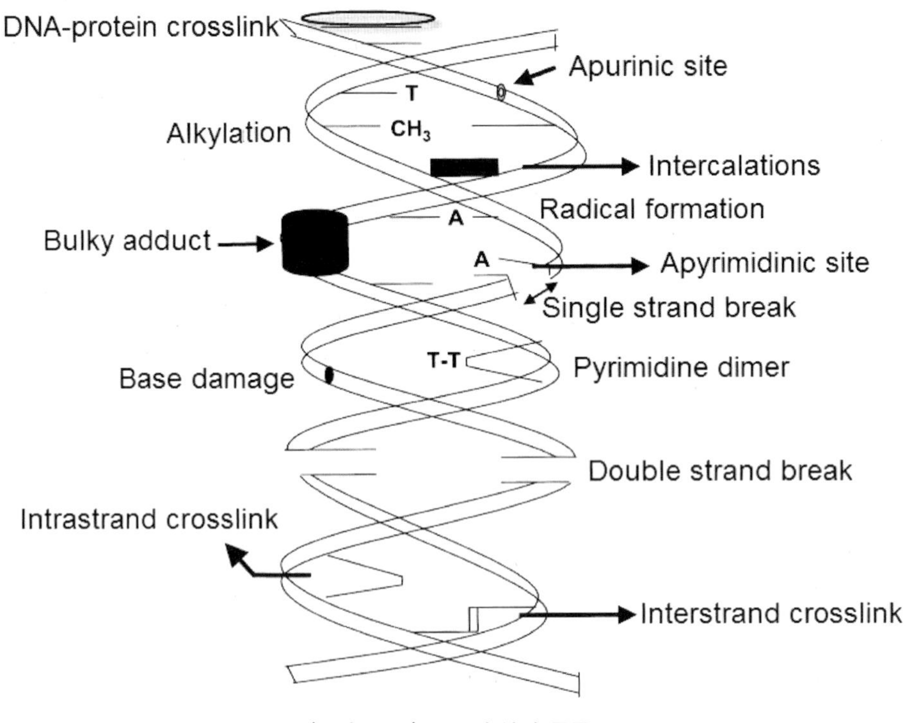

〈그림 4-3〉 DNA손상의 종류

DNA손상은 최종독성물질과 DNA와의 공유결합 및 비공유결합 등의 결합형태에 따라 구분된다. 공유결합에 의한 DNA손상은 염기소실(base loss)인 apurinic site와 apyrimidinic site, 염기의 화학적 변형(chemical modification)인 alkylation, adduct, 자외선 손상(photo-damage)인 pyrimidine dimer,나선간 교차결합 (inter-strand crosslink), DNA-단백질 교차결합(DNA-protein crosslink) 그리고 나선절단(strand break) 등이 있다. 비공유결합(non-covalent DNA interacting)에 의한 DNA손상은 DNA 홈 결합(DNA groove binding)과 염 기층간 삽입(DAN intercalation) 등이 있다.

○ 염기소실 또는 탈염기부위: Deoxyribose와 염기를 연결하는 N-glycoside결합이 절단되면서 purine 및 pyrimidine계열 염기가 분리되어 떨어져 나간 부분을 말한다. 이 부위를 apurinic/apyrimidinic(AP) 또는 탈염기 부위(abasic site)라고 한다.

○ 염기변형: 염기변형은 염기의 탈아미노화(deamination)와 염기의 알킬화를 포함한 DNA adduct가 형성되는 것을 의미한다. 염기의 아미노기는 다소 불안정하여 다른 구조로 변형되는데 이를 염기의 탈아미노화반응이라고 한다. Cytosine의 C_4에 붙어 있는 아미노기(NH_2)가 keto기(C=O)로 변형되어 RNA의 염기인 uracil로 전환 되는 것이 염기의 탈아미노화반응의 예이다. 이러한 전환은 자연발생적으로 일어나 기도 한다. 다른 탈아미노화의 예는 adenine의 hypoxanthine으로의 전환, guanine의 xanthine으로의 전환, 5-methyl cytosine의 thymine으로 전환이 있다. DNA alkylation

과 DNA adduct는 DNA손상에 핵심적 형태이다.

○ 나선간 및 나선내 교차결합: 반대 나선간의 염기 또는 나선내 염기들이 알킬화 되거나 친전자성 대사체의 adduct형성을 통해 공유결합하여 염기 – 염기가 연결된 상 태를 의미한다. 이는 주로 bifunctional alkylating agent에 의해 주로 발생한다.

○ 나선절단: DNA 나선절단은 DNA의 골격을 이루는 당과 인산의 phosphodiester결합의 절단에 의해서 발생된다. 나선 2개 중 하나가 절단되는 것을 single-strand break, 2개 모두 절단되는 것을 double-strand break이라 한다. DNA손 상 중에서 가장 일반적이면서 가장 심각한 결과를 가져온다.

○ DNA – 단백질 교차결합: DNA – 단백질 교차결합이란 공유결합을 통해 DNA 와 단백질의 결합한 형태의 DNA손상을 의미한다.

○ 자외선손상: 자외선이나 방사선의 빛이 염기에 흡수되어 생성되는 에너지에 의 해 DNA가 손상되는 것을 의미한다. 자외선 손상이 가장 빈번하게 발생하는 것은 한 쪽의 나선에서 이웃한 pyrimidine계열의 염기끼리 결합되어 형성되는 이량체(dimer) 이다. 특히 thymine염기의 CH_3와 이웃한 thymine의 CH_3사이에 이량체가 형성되는 것을 cyclobutane pyrimidine dimers(CPD)라 하며 가장 빈번히 발생한다. 다음으로 T-T, C-T, C-C순으로 이량체가 방사선 또는 자외선에 의해 발생한다. CPD의 결합은 정상적인 DNA구조보다 염기끼리 더욱 가깝게 당겨 나선 변형을 유발하게 된다. 염 기의 이량체는 pyrimidine의 6번 위치와 3'쪽의 이웃한 pyrimidine의 4번 위치 사이 에 공유결합에 의해서도 생성된다. 이러한 이량체를 6 – 4 PP이라고 하며 T-C, C-C, T-T와 C-T순으로 자외선 또는 방사선에 의해 생성된다.

○ DNA 홈 결합: DNA 이중나선에 작은 홈과 큰 홈에 원물질이 비공유결합의 정 전기적 또는 상호작용을 통해 결합되는 있는 상태를 의미한다. 외인성 물질에 의한 DNA 홈 결합은 전사인자 및 핵수용체 등의 유전자 조절단백질이 유전자에 결합하 는 것을 방해한다.

○ 염기층간 삽입: 독성물질이 상하의 인접한 염기쌍들의 n-orbital과 상호작용 또 는 수소결합 등의 비공유결합을 통해 두 나선 중간에 끼어 있는 것을 말한다. 염기층 간삽입은 대사체보다 주로 원물질 자체에 의해 DNA손상을 유발하는 기전이다. 삽입 은 DNA 이중나선 확장을 통해 구조를 변형시키거나 합성을 위해 나선의 풀림을 방 해한다.

2) DNA손상의 기전

- DNA염기의 손상은 alkylated base, 염기의 거대 DNA 부가물(bulky DNA adduct)형성, oxidative lesion을 통해 발생한다.

일반적으로 단일뉴크레오티드의 DNA손상은 손상물질의 종류에 따라 DNA 산화, 염기의 알킬화, **염기의** 거대 DNA 부가물 형성으로 분류된다. DNA산화는 염기와 ROS의 반응을 통해 이루어지는 손상기전이다. ROS는 외인성 물질의 생체전환과정에서 P450의 효소활성을 통해 생성되거나 유기라디칼 대사체와 반응을 통해 생성된다. ROS에 의한 가장 빈번하게 발생하는 DNA산화에 의한 손상은 <그림 4 - 4>의 A)처럼 산소가 결합되어 염기가 산화된 8 - oxo - 7,8 - dihydroguanine(8 - oxodG)과 2,6 - diamino - 4 - hydroxy - 5 - formamidopyr imidine(FaPy-dG)을 예로 들 수 있다. 염기알킬화는 친전자성 대사체에 의해 염기에 알킬기가 전달되어 발생하는 대표적인 DNA 손상기전이다. <그림 4 - 4> B)처럼 염기에 알킬화 - 유도물질에 의해 염기에 메틸화(methylation, CH_3)는 알킬화의 좋은 예이다. 이와 같이 생체전환을 통해 생성된 친전자성 대사체 일부 및 자체가 DNA의 특정 부위에 공유결합하여 생성된 염기구조물을 DNA 부가물(DNA adduct)이라고 한다. DNA 부가물는 크기로 구분이 되는데 거대 DNA 부가물(bulky DNA adduct)란 비교적 큰 분자인 방향족 친전자성 대사체 전체가 염기와의 공유결합을 통해 형성된 adduct를 의미한다. 대표적인 거대 DNA 부가물의 예로 <그림 4 - 4>의 C)처럼 친전자성 대사체로 B[a]P-diol epoxide와 Guanine N2와 공유결합을 통한 부가물 형성을 들 수 있다.

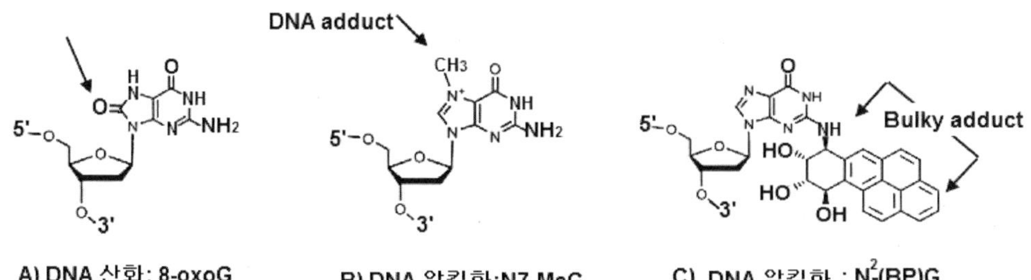

〈그림 4 - 4〉 DNA손상과 부가물(adduct)의 종류

DNA염기의 손상은 ROS에 의한 산화, 작은 분자의 염기 알킬화를 통한 DNA 부가물 및 큰 분자의 알킬화에 의한 **거대 DNA 부가물**(bulky DNA adduct) 등에 의하여 유도된다(참고: Schneider).

- 유기성 외인성 물질의 활성중간대사체에 의한 DNA손상은 주로 공유결합으로 유발되며 2가지 주요 활성중간대사체인 친전자성 대사체 및 유기라디칼 대사체에 기인한다.

공유결합에 의한 DNA손상은 염기소실, 염기의 화학적 변형, inter 및 intra-strand crosslink, DNA-protein crosslink을 비롯하여 strand break가 있다. 공유결합에 의한 DNA손상의 특징은 원상태로 DNA수복이 되지 않으면 대부분 비가역적인 변형을 유발하여 비공유결합에 의한 DNA손상보다 더 심각한 독성의 결과를 가져온다. 외인성 물질과 DNA의 공유결합은 대부분 제1상반응을 통해 생성된 친전자성 대사체의 활성중간대사체와 DNA의 친핵성부위와 반응을 통해 이루어진다. 또한 제1상반응을 통하지 않고 생체내에서 비효소적인 자연분해를 통해 생성되는 직접 – 작용 독성물질의 활성형물질 역시 친전자성을 띠며 DNA와 결합을 통해서 손상을 유발하는데 cysplatin 및 mitomycin C가 이에 속한다. 공유결합 이외에도 유기라디칼 대사체에 위한 수소발췌 역시 DNA손상의 중요 기전이다.

이와 같이 외인성 물질의 활성중간대사체에 의한 DNA손상은 주요 활성중간대사체인 친전자성 대사체, 유기라디칼 대사체, 활성형 물질로 요약된다. 그러나 DNA 손상은 <그림 4 – 5>처럼 기본적으로 다음과 같은 2가지 원리인 ① 친전자성 대사체 및 활성형물질의 DNA의 친핵성 부위와의 반응, ② 유기라디칼 대사체에 의한 DNA의 π bond(C=C 결합 내의 전자가 오비탈의 공간 내에서 비교적 자유롭게 움직이며 반응이 쉽게 일어나는 bond)에서의 수소발췌로 설명된다. 또한 외인성 물질의 대사과정이나 생체내 여러 물질과의 반응을 통해 부산물로 생성되는 ROS 역시 DNA손상에 중요한 원인 물질이다. ROS는 라디칼의 일종이지만 유기라디칼 대사체와 비교하여 또 다른 기전으로 DNA손상을 유발한다. 따라서 외인성 물질에 의한 DNA손상은 친전자성 대사체와 활성형 물질, 유기라디칼 대사체와 ROS을 서로 비교하면서 이해하는 것이 바람직하다.

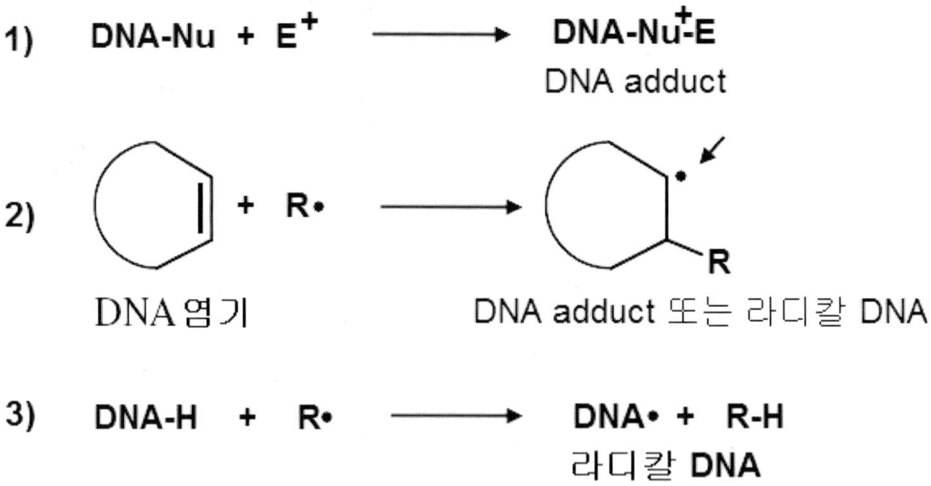

1) DNA-Nu + E$^+$ $\longrightarrow$ DNA-Nu-E$^+$
DNA adduct

2) DNA염기 + R· $\longrightarrow$ DNA adduct 또는 라디칼 DNA

3) DNA-H + R· $\longrightarrow$ DNA· + R-H
라디칼 DNA

〈그림 4-5〉 친전자성 대사체 및 유기라디칼 대사체에 의한 DNA와의 반응

1) DNA-Nu(DNA의 친핵성 부위)와 친전자성 대사체(E$^+$)와 반응하여 DNA adduct를 형성한다. 2) DNA염기에 유기라디칼 대사체(R·)가 결합하여 DNA adduct형성과 더불어 라디칼-DNA를 형성한다. 3) 유기라디칼 대사체(R·)에 의한 DNA의 수소발췌를 통해 라디칼성 DNA가 형성되고 수소이온을 얻은 유기라디칼 대사체는 활성을 잃게 된다(참고: Gates).

3) 염기와 염색체수준의 돌연변이

- DNA손상은 replication을 통해 염기수준의 돌연변이인 점돌연변이(point mutation)와 염색체수준의 염색체돌연변이(chromosomal mutation)를 유발한다.

점돌연변이는 하나 또는 몇 개의 뉴클레오티드를 변화시키는 것을 의미하며 염색체돌연변이는 염색체 절편의 재배열, 결실 또는 추가에 의한 구조적 변이와 염색체의 수적 이상을 의미한다. 점돌연변이는 크게 염기치환(base substitution mutation), 사슬종결돌연변이(chain-termination mutation), 염기의 첨가 및 결실, 격자이동돌연변이(frame-shift mutation)로 구분된다. 염기치환돌연변이는 하나의 염기쌍이 치환되거나 다른 것으로 교체되는 것을 의미한다. 염기치환돌연변이는 단백질합성에 다른 종류의 아미노산으로 교체될 수 있으며 이는 단백질의 구조와 기능에 심각한 영향을 줄 수 있다. 그러나 비록 아미노산이 교체되었더라도 단백질 구조에 영향을 미치지 않는 침묵돌연변이(silent mutation)와 단백질 구조를 변화시키나 기능에는 영향을 주지 않는 중립돌연변이(neutral mutation)도 있다. 사슬종결돌연변이는 돌연변이에 의해 생긴 새로운 코돈이 세 종류의 종결코돈(UUG, UUA, UUG) 중 하나로 유도되는 염기치환을 의미한다. 사슬종결돌연변이는 단백질합성 과정에서의 번역이 미리 종결되어 아무런 기능을 하지 못하는 폴리펩티드 형성을 하게 된다. 새로운 염기가 뉴클레오티드 서열에 끼어 들어가는 첨가(addition), 염기가 뉴클레오티드 서열에서 빠져나가는 결실(deletion)에 의해 DNA 정보의 번역 격자를 변경시키는 것을 격자이동돌연변이라고 한다. 격자이동돌연변이가 유전자 발현이 되는 암호화 코돈내에서 발생하면 번역격자를 변화시키기 때문에 치환현상보다 더 심각한 결과를 초래한다.

염색체의 구조적 돌연변이는 DNA분자에서 이중나선이 완전히 절단되고, 회복이 안 되는 경우에 발생한다. 염색체결실(chromosome deletion)은 절단된 두 절편 중 하나의 절편이 복제 후 상실되는 손상을 의미한다. 이는 두 절편 중 하나는 동원체를 갖고 있는 동원체(centric) 절편이지만 다른 하나는 그렇지 않은 비동원체(acentric) 절편이다. 즉 세포분열 후기에 이르러 동원체 절편은 정상적으로 이동하나, 비동원체 절편은 딸세포에 도달하지 못하는 경우에 발생한다. 염색체역위(inversion)는 중간 절편이 양 끝 절편과 거꾸로 재결합되는 것을 말한다. 염색체중복(duplication)이란 상동염색체가 서로 다른 위치에서 절단되어 비정상적인 융합회복이 일어나면 한 염색체는 결실이 생기고 긴 염색체는 중복되는 경우를 말한다. 염색체전좌(translocation)는 2개의 비상동염색체가 절단된 후, 융합회복이 잘못 일어나 한 염색체의 절편이 다른 염색체에 붙는 현상을 의미한다. 수적 이상의 염색체돌연변이는 주로 방추사가 끊어지면서 한쪽으로 전체 또는 일부 염색체가 이동이 중단하는 경우를 의미한다. 특히 1~3개의 염색체가 추가되는 것을 이수체(aneuploid)라고 하며 전체 염색체가 추가되는 것을 다수체(polyploid)라고 한다.

4) 단일 및 복수작용기성 알킬화 - 유도물질

- 단일작용기성 알킬화 - 유도물질은 유전자수준 돌연변이(gene mutation), 복수작용기성 알킬화 - 유도물질은 염색체수준 돌연변이(clastogenic mutation)를 유발한다.

알킬화된 염기는 염기의 탈아미노화를 비롯하여 탈피리미딘화와 탈퓨린화의 염기소실, 오탄당의 분해, 환구조 파괴 등의 DNA손상이 유도된다. 그러나 이러한 손상은 알킬화 - 유도물질의 단일작용기성 및 복수작용기성 특성에 따라 다르게 나타난다. 돌연변이는 돌연변이원(mutagen)에 의해 DNA 염기서열의 변화를 의미한다. 특히 돌연변이의 결과가 단순히 염기변형 또는 염기치환같은 염기수준에서 일어나는 돌연변이는 점돌연변이며 이는 유전자단위의 변형으로 단순히 하나의 유전자 수준에서 발생하는 손상으로 이를 유전자수준 돌연변이라고 한다. 유전자수준 돌연변이는 염기 및 당에서 돌연변이를 유발하는데 염기에 특별히 돌연변이를 유발하는 것을 염기수준 돌연변이라고 한다. 염색체수준 돌연변이는 수많은 유전자를 포함하고 있는 염색체에 있어서 결실, 추가 또는 재배열에 의한 손상을 의미하며 특히 이를 유도하는 물질을 clastogen(염색체 - 손상물질)이라 한다. 넓은 의미에서 보면 clastogen 역시 mutagene의 일부이다. 그러나 여기서 유전자수준 돌연변이와 염색체수준 돌연변이에서 가장 중요한 차이는 DNA나선에서의 interstrand-crosslink 유발 유무이다. 유전자수준 돌연변이에 의한 DNA손상은 단 하나의 염기손상부터 단일나선의 절단수준이며 단일작용기성 알킬화 - 유도물질에 의한 interstrand-crosslink 유발이 가능하지 않다. 염색체수준 돌연변이는 단 하나의 복수작용기성 알킬화 - 유도물질에 의해 interstrand-crosslink가 형성되는 수준으로 염색체가 절단되어 심각한 DNA손상을 유발한다. 이와 같이 단일작용기성 알킬화 - 유도물질은 염기수준의 DNA손상인 유전자수준 돌연변이, 복수작용기성 알킬화 - 유도물질은 interstrand-crosslink에 의한 염색체수준 돌연변이를 유발하는 것으로 요약된다.<그림 4 - 6>

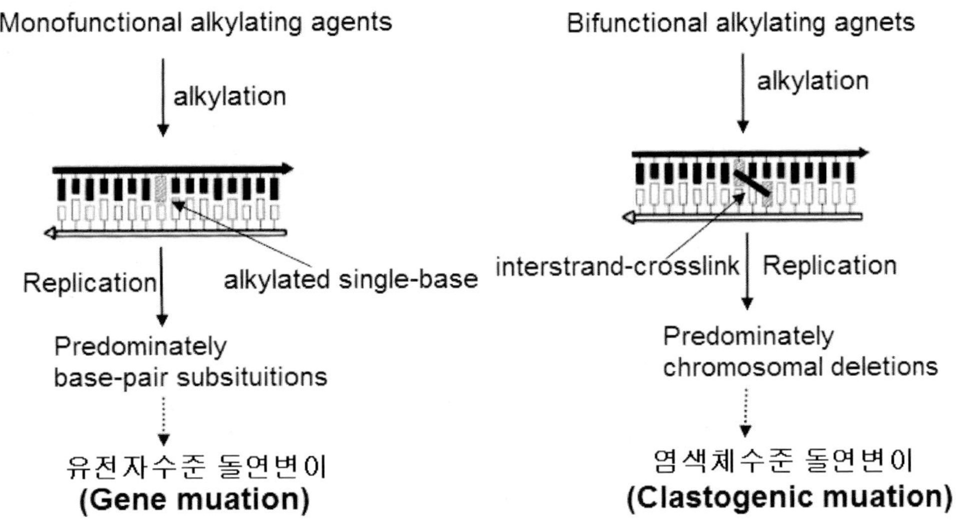

〈그림 4-6〉 단일 및 복수작용기성 알킬화-유도물질의 DNA손상의 특성

단일 및 복수작용기성의 주요 차이점은 알킬화-유도물질이 DNA와 결합할 수 있는 활성기가 하나 또는 둘인가 하는 점이다. 하나를 가졌으면 주로 염기손상 또는 단일나선 절단의 최대 DNA손상이 유발된다. 2개의 활성기를 가진 복수작용기성 알킬화-유도물질은 interstrand-crosslink을 유발시켜 이중나선절단을 통해서 염색체 절단의 최대 DNA손상을 유발한다(참고: Noll).

단일작용기성 알킬화-유도물질에 의한 대표적인 DNA 손상인 점돌연변이는 하나의 염기가 다른 염기로 대체되는 단일염기치환(single base substitution)을 의미하여 염기쌍의 치환인 동일계열-염기전위(transition: purine-purine의 치환, pyrimidine-pyrimidine 치환)와 비동일계열-염기전위(transversion: purine - pyrimidine 치환)를 유도한다. 결과적으로 단일작용기성 알킬화-유도물질은 유전정보의 코돈(codon)변화는 nonsense mutation(종말코돈을 형성하는 돌연변이)과 missense mutation(다른 아미노산을 지정하는 돌연변이)을 통해 유전독성을 유발하게 된다. <그림 4-7>은 단일작용기성 알킬화-유도물질에 의한 동일계열-염기전위를 유도하는 담배-특이적 nitrosamine인 N-Nitrosodimethylamine의 예이다. N-Nitrosodimethylamine은 'CYP2E1의 대사를 통해 친전자성 대사체인 methyldaizonium ion 및 carbenium ion을 생성하여 알킬화를 유도한다. 활성중간대사체인 carbenium ion은 guanine의 O^6에서 메틸화 또는 알킬화를 유도한다. DNA 복제 시 메틸화된 O^6-methylguanine(O^6MeG)은 상보적인 cytosine을 대체한 thymine과 염기쌍을 이루게 된다. 결과적으로 O^6MeG:T의 염기쌍은 다음 DNA복제 시 T:A와 T:O^6MeG 염기쌍으로 전환된다. 이러한 과정을 전체적으로 보면 메틸화에 의해 GC→TA으로 전환되는 동일계열-염기전위 또는 GC→

TA transition이다. 반드시 메틸화 또는 알킬화에 의해 GC→TA으로 치환되는 것은 아니고 상황에 따라 GC→AT으로 치환으로 되는 경우도 있는데 이러한 경우 비동일 계열 – 염기전위 또는 GC→AT transversion이라고 한다. 이와 같이 단일작용기성 알킬화 – 유도물질은 결과적으로 단일염기치환을 통해 염기쌍 치환을 가장 많이 유발하는 유전자수준의 돌연변이원이다.

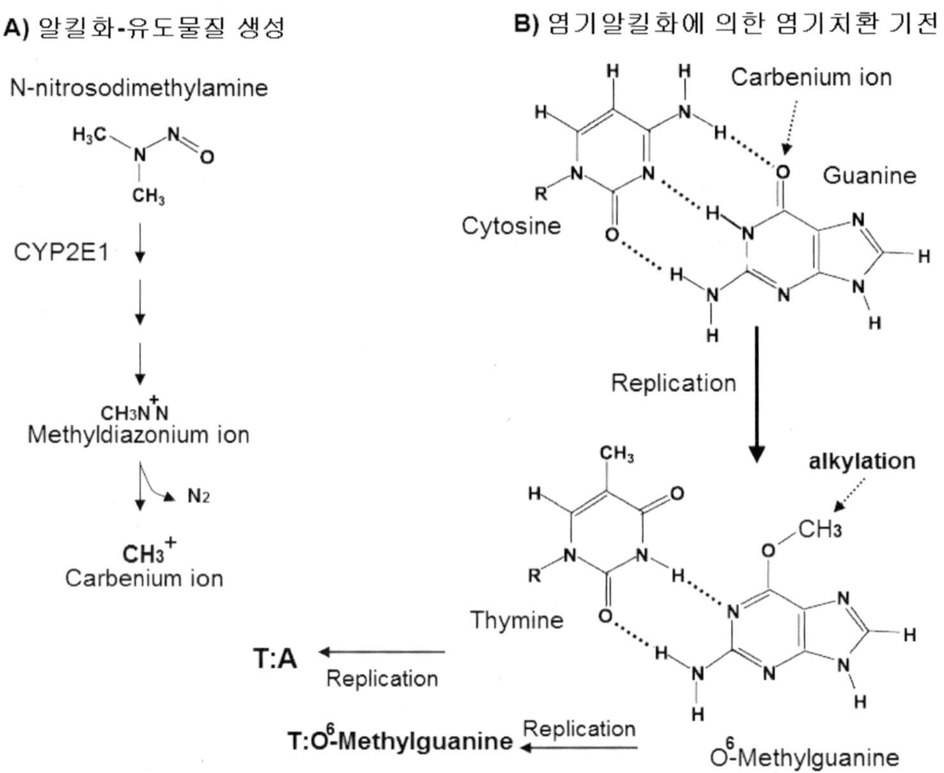

〈그림 4-7〉 N–Nitrosodimethylamine의 친전자성 대사체에 의한 염기 alkylation

A) N–Nitrosodimethylamine은 생체전환을 통해 2개의 알킬화 – 유도 대사체인 methyldaizonium ion과 carbenium ion 등을 생성한다. B) 2개의 친전자성 대사체 중 methyldaizonium ion인 경우에는 N7G, O2T, O6G, N3A, 또 다른 대사체인 carbenium ion인 경우에는 guanine의 O6에서 우선적으로 알킬화가 이루어진다. Carbenium ion에 의해 guanine 알킬화는 O6–Methylguanine으로 염기변형을 유도하여 DNA합성 시 cytosine 대신 thymine과 결합하는 염기전위가 유도된다. 이는 다음 복제에서 T:A와 T:O6MeG 염기쌍으로 또한 전위된다. 결과적으로 N–Nitrosodimethylamine의 대사체에 의해 guanine이 adenine으로 전환하는 동일계 염기전위가 유도된다(참고: Bertram).

복수작용기성 알킬화 – 유도물질은 2개의 활성기에 의한 interstrand-crosslink뿐 아니라 다양한 DNA손상을 유발한다. <그림 4 – 8>처럼 A와 B의 2개의 활성기를 가진 복수작용기성 알킬화 – 유도물질은 활성기 A를 통해 염기 하나에 결합하여

monoadduct를 형성한다. 나머지 활성기 B는 주변 환경에 의해 수산화를 통해 더 이
상 활성을 상실하여 monoadduct 상태로 유지될 수 있고 또한 주변 단백질의 친핵성
과 결합하여 DNA-protein crosslink를 유도할 수도 있다. 나선의 crosslink를 위해 활
성기 B는 동일나선 또는 상대나선의 염기와 결합하여 나선내 교차결합과 나선간 교
차결합을 유도한다. 또한 활성기 A가 결합한 이중나선이 아닌 다른 이중나선과 결합
하여 이중나선‒이중나선 교차결합(interherical crosslink)을 유도할 수 있다.

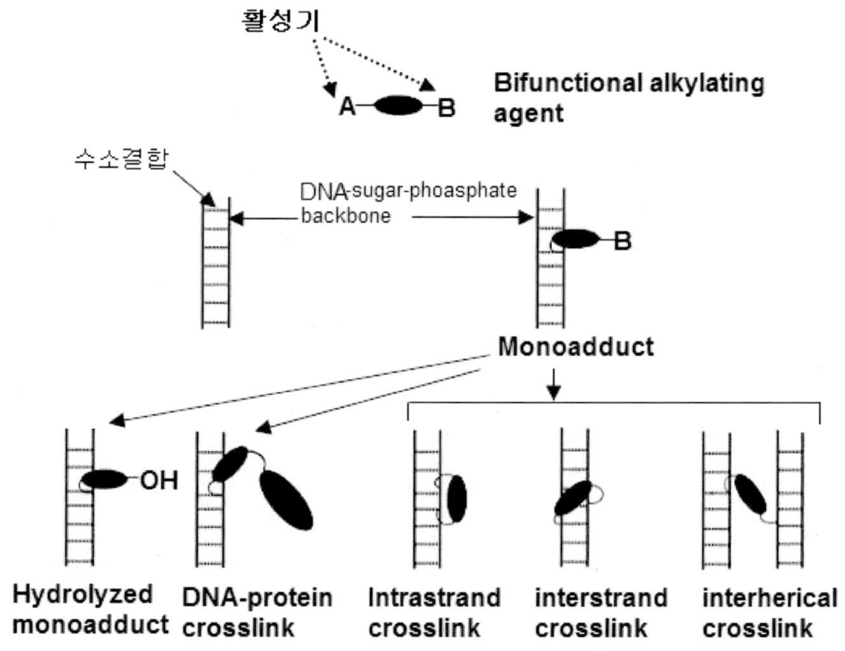

〈그림 4-8〉 복수작용기성 알킬화‒유도물질의 다양한 DNA손상

복수작용기성 알킬화‒유도물질은 단일작용기성 알킬화‒유도물질에 의한 adduct 등의 유전자수준에서
의 손상뿐 아니라 염색체수준에서의 손상인 나선간 및 나선내 교차결합 그리고 이중나선‒이중나선 교차
결합(interherical crosslink) 등을 통한 나선절단의 염색체수준의 손상을 유발하며 개체 및 세포에 심각한
독성을 유발할 수 있다(참고: de Abreu).

- 복수작용기성 알킬화‒유도물질의 2개 활성기는 대부분 대칭구조이며 활성기
  생성과정 역시 유사하다. 그러나 복수작용기성 알킬화‒유도물질이라도 염색
  체수준 및 유전자수준의 혼합적 DNA손상을 유발한다.

나선간 및 나선내 교차결합을 위해 염기와 염기를 연결할 수 있는 활성기는 2개가

존재하여야 한다. <그림 4 - 9>는 다양한 nitrogen mustard와 이로부터 만들어진 합성물질 또는 유도체를 나타낸 것이다. 하나의 활성기를 가진 단일작용기성 알킬화 - 유도물질과는 달리 복수작용기성 알킬화 - 유도물질은 대부분 2개의 활성기를 가지고 있으며 또한 화학구조적으로 이들은 대칭적인 특징이 있다.

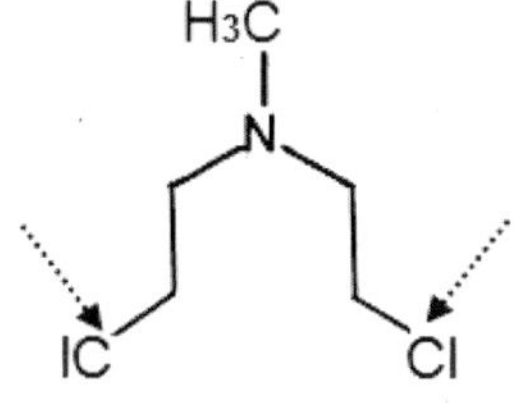

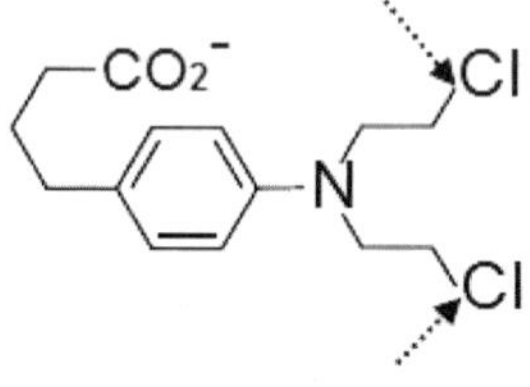

〈그림 4 - 9〉 Nitrogen mustard의 단일 및 복수작용기성 알킬화 - 유도물질의 구조

하나의 활성기를 가진 단일작용기성 알킬화 - 유도물질과는 달리 나선간 교차결합을 유발하는 복수작용기성 알킬화 - 유도물질은 대부분 2개의 활성기를 가지고 있으며 또한 화학구조적으로 이들은 대칭적인 특징이 있다. 화살표는 DNA의 알킬화를 유도하는 활성기가 생성되는 부위이다. 이들 대부분의 nitrogen mustard의 활성기는 N원자의 불안정에 기인한 염소이탈에 의해 이루어진다(⋯➤는 절단되어 활성기가 되는 부위).

2. 활성중간대사체에 의한 단백질 및 지질 손상

◎ 주요 내용

- 활성중간대사체에 의한 단백질 손상 역시 DNA 부가물 형성 기전과 유사하며 단백질 내의 친핵성의 특성보다 알킬화 – 유도물질의 s-value에 의해 protein adduct 정도가 결정된다.
- Hard electrophile은 DNA결합을 통해 genotoxicity, soft electrophile은 단백질과의 결합을 통해 cytotoxicity를 유발하는 경향이 있다. 특히 soft electrophile은 생체전환을 통해 hard electrophilic metabolite로 전환된다.
- 외인성 물질로 인한 지질독성은 생체전환에 의해 생성된 유기라디칼 대사체(organic radical metabolites) 및 redox-active species의 lipid peroxidation에 기인한다.
- Lipid peroxidation은 개시(initiation), 전파(propagation), 종결(termination)의 3단계 과정으로 이루어지며 지질과산화 – 특이적 친전자성 물질이 생성된다.

1) 활성중간대사체에 의한 단백질 손상

- **활성중간대사체에 의한 단백질 손상 역시 DNA 부가물 형성기전과 유사하며 단백질 내의 친핵성의 특성보다 알킬화 – 유도물질의 s-value에 의해 protein adduct 정도가 결정된다.**

친전자성 대사체와 유기라디칼 대사체 같은 활성중간대사체의 종류에 따라 단백질 손상기전은 다르다. 친전자성 대사체에 의한 단백질 손상기전은 공유결합에 의한 아미노산의 친핵성 부위와의 부가물 형성에 의해 이루어지는데 이는 DNA손상기전과 유사하다. 그러나 유기라디칼 대사체에 의한 단백질손상은 단백질에 carbonyl group ($\rangle$C=O)이 형성되는 단백질 카르보닐기화(protein carbonylation)의 산화적 스트레스에 기인한다. 따라서 활성중간대사체의 단백질 손상기전은 친전자성 대사체의 공유결합에 의한 부가물 형성, 유기라디칼 대사체 의한 carbonyl group생성은 산화적 스트레스 측면에서 이해할 수 있다.

친전자성 대사체와 단백질의 친핵성 부위의 부가물 형성에 중요한 요소는 단백질의 친핵성 부위 및 친전자성 대사체의 물리화학적 특성이라고 할 수 있다. DNA의 친핵성 부위와 결합에 의해 부가물이 형성되는 것처럼 친전자성 대사체는 단백질의 친핵성 부위와의 공유결합을 통해 부가물을 형성한다. 또한 DNA염기에 친핵성이 높은 부위가 알킬화를 위한 선호부위인 것처럼 단백질의 아미노산 역시 부가물 형성이 잘 발생하는 친핵성이 높은 아미노산 잔기부위가 존재한다. <그림 4-10>은 pH 7정도에서 친전자성 대사체와의 결합을 선호하는 친핵성 활성(nucleophilic reactivity)을 표시한 아미노산의 side-chain부위이다.

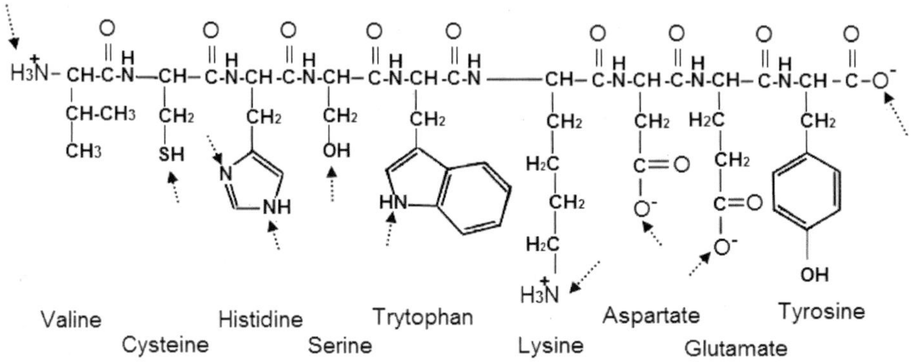

〈그림 4-10〉 친전자성 대사체와 단백질 부가물을 형성하는 아미노산과 친핵성 잔기
이들은 pH 7 부근에서 양성자화 또는 비양성자화가 가장 잘 발생하는 친핵성 부위(→)이다(참고: Tornqvist).

친전자성 대사체의 단백질 및 DNA 친핵성 부위에 대한 선별적 공유결합은 친핵성 부위와의 반응강도를 나타내는 Swain-Scott constant(s value)로 설명된다. <그림 4-11>은 Hb내 친핵성 부위인 histidine의 imidazole nitrogen의 알킬화-유도물질에 대한 s-value에 따른 부가물 형성 정도를 나타낸 것이다. 알킬화-유도물질의 s-value는 ethylene oxide(EtO), N-methyl-N-nitrosourea(MNU), N-hydroxyethyl-N-nitrosourea(HO-EtNU)의 순으로 높으며 histidine의 imidazole nitrogen의 알킬화에 의한 부가물 형성 역시 비례적으로 증가하는 것을 알 수 있다.

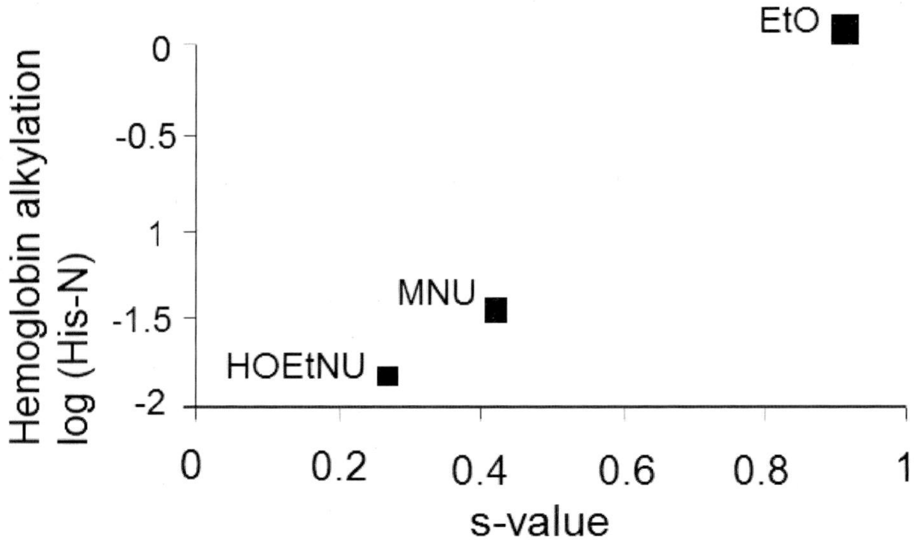

〈그림 4-11〉 알킬화-유도물질의 s-value에 따른 hemoglobin의 adduct형성

s-value는 ethylene oxide(EtO), N-methyl-N-nitrosourea (MNU) 그리고 N-hydroxyethyl-N-nitrosourea(HO-EtNU) 순으로 높으며 histidine의 free base인 imidazole nitrogen의 알킬화에 의한 adduct 형성이 비례적으로 증가하는 것을 알 수 있다(참고: Pérez).

- Hard electrophile은 DNA결합을 통해 genotoxicity, soft electrophile은 단백질 결합을 통해 cytotoxicity를 유발하는 경향이 있다. 특히 soft electrophile은 생체전환을 통해 hard electrophilic metabolite로 전환된다.

또한 s-value와는 달리 친전자성 대사체의 물리화학적 특성은 단백질과의 친핵성 부위와 공유결합을 통한 부가물을 형성하는데 중요한 기전이다. 반응부위에서 전하밀도가 높은 중친전자성 대사체(hard electrophilic metabolite)는 DNA의 친핵성 부위와의 결합이 잘 유도되는 반면에 단백질 부가물은 전하밀도가 낮고 극성화가 잘 이루어지는 경친전자성 물질(soft electrophile)에 의해 유도가 잘된다. 이러한 측면에서 중친전자성 대사체는 genotoxicity, 경친전자성 물질은 cytotoxicity를 유발하는 것으로 이해할 수 있다. 외인성 물질의 경친전자성 물질과 중친전자성 대사체 생성은 생체내에서 생체전환이 중요한 요소로 작용한다. 일반적으로 원물질은 대부분 친지질성으로 친전자성을 띠지 않는 경우가 대부분이다. 친전자성을 가지게 되면 생체외에서 반응성이 있기 때문에 생체내로 들어오기 어렵다. 그러나 원물질 자체가 친전자성을 가지며 이들을 친전자성 원물질(electrophilic parent compound)이라고 한다. 이러한 원물질의 경우에는 생체전환 없이 단백질과 부가물 형성이 가능한 경친전자성 물질의 특성을 가진다. 그러나 친전자성을 가진 원물질의 경친전자성 물질은 대부분 체내에서 생체전환을 통해 더 독성이 강한 중친전자성 대사체가 된다. 신경독성을 유발하는 acrylonitrile이나 acryamide 등이 대표적인 친전자성 원물질이며 생체전환을 통해 중친전자성 대사체로 전환된다. Acrylonitrile인 경우에는 <그림 4 - 12>처럼 세 경로를 통해 전환되는데 CYP2E1에 의해 2 - cyanoethylene oxide의 중친전자성 대사체로 전환된다. 중친전자성 대사체의 특성을 지닌 2 - cyanoethylene oxide는 DNA의 친핵성 부위와 결합하여 DNA 부가물을 형성한다. 또한 acrylonitrile은 GSH transferase에 의해 GSH의 SH기와 결합하여 GSH고갈을 유발한다. 마지막 경로는 친전자성 원물질의 특성을 통해 효소 - 비의존적으로 단백질의 cysteine과 결합하여 protein 부가물을 형성한다. 그러나 acrylonitrile은 이러한 세 경로의 전환과정과 더불어 제2상반응의 glucuronidation을 통해 mercapturic acid로 전환되어 체외로 배출되기도 한다.

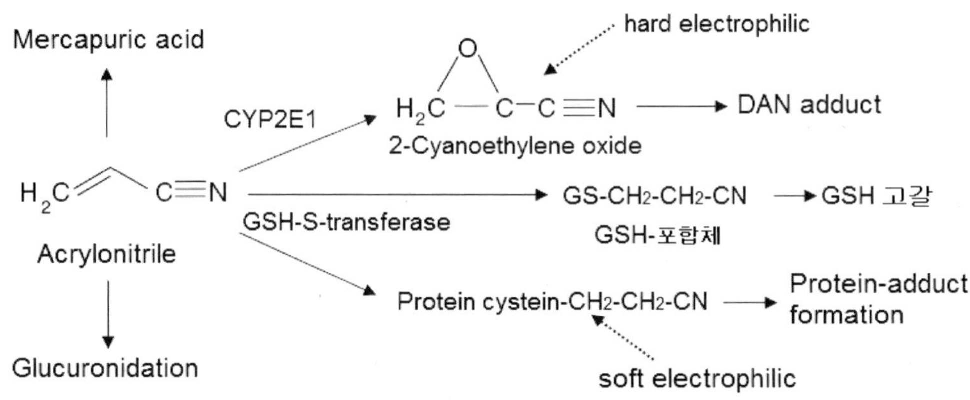

〈그림 4 - 12〉 Acrylonitrile의 protein 부가물 형성기전

Acrylonitrile은 친전자성 원물질로 생체전환 없이 직접적으로 단백질내 cysteine의 SH기와 결합하여 protein adduct형성을 유도한다. 이러한 protein adduct형성은 acrylonitrile의 soft electrophile의 특성에 기인한다. 또한 CYP2E1에 의해 생성된 중친전자성 대사체(hard electrophilic metabolite)는 DNA의 친핵성부위와 결합하여 DNA 부가물을 형성한다(참고: LoPachin).

Acrylamide 역시 acrylonitrile와 같이 <그림 4 - 13>처럼 친전자성 원물질이며 CYP2E1에 의한 생체전환을 통해 더 독성이 강한 중친전자성 대사체가 된다. CYP2E1에 의해 생성된 glycidamide는 DNA 부가물을 형성하며 또한 GSH-S-transferase에 의해 GSH의 SH와 결합하여 GSH-acryamid 부가물을 형성한다. 반면에 친전자성 원물질은 직접적으로 hemoglibin과 결합하여 hemoglobin-부가물을 형성한다. 이들 친전자성 원물질은 친지질성 물질보다 물과 용해성이 강하기 때문에 있기 때문에 체내로 유입은 쉽지 않지만 생체내로 들어오면 혈액에 존재하는 단백질들과의 protein-부가물을 주로 형성한다. 또한 생체전환을 통해 형성된 중친전자성 대사체는 DNA와 주로 결합하지만 protein과 결합하여 단백질 부가물이 형성된다.

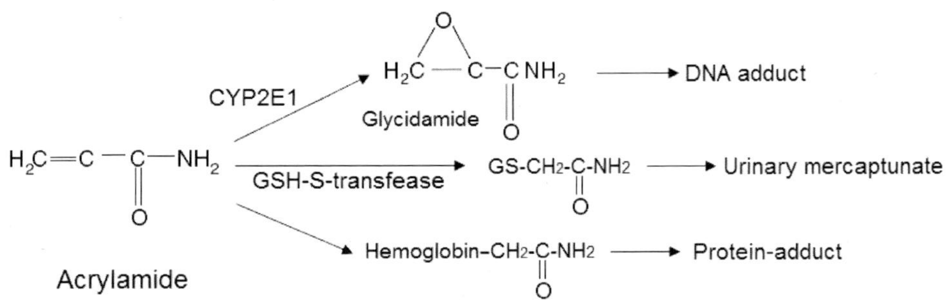

〈그림 4-13〉 Acrylamide의 다양한 대사경로와 hemoglobin과의 adduct형성

Acrylonitrile은 친전자성 원물질로 생체전환 없이 직접적으로 단백질내 cysteine의 SH기와 결합하여 protein-부가물을 유도한다. 이는 soft electrophile의 특성에 기인하며 또한 CYP2E1에 의해 생성된 hard electrophilic metabolite는 DNA의 친핵성 부위와 결합하여 DNA 부가물을 유도하기도 한다(참고: LoPachin).

신경종말 및 Purkinje세포의 신경세포독성을 유발하는 acrylamide의 독성기전은 명확하게 알려지지 않았지만 protein 부가물 형성 기전을 통해 일부 설명되고 있다. Acrylamide는 <그림 4-14>처럼 carbonyl carbon atom부위에 친전자성을 가진 α,β-unsaturated aldehyde이다. Acrylamide의 친전자성 부위는 단백질의 amine, imidazole 그리고 sulfhydryl group의 친핵성 부위와 "Michael 카르보닐 농축반응(Michael carbonyl condensation reaction)"을 통해 protein-부가물을 형성한다. Michael 카르보닐 농축반응이란 친핵성 carbonion부위에 α,β-unsaturated carbonyl compound가 첨가되는 반응을 의미한다. 그러나 여러 친핵성 부위와의 결합이 가능하지만 단백질내의 cysteine과 GSH의 SH와의 결합이 in vivo에서 가장 많이 이루어진다. 이들 -SH 결합을 통해 형성된 acrylamide-부가물은 <그림 4-14>처럼 S-(2-carbamoylethyl)cystein 부가물이다. 신경조직에서의 이러한 부가물 형성은 신경전달물질의 방출 감소를 유도하여 신경독성을 유발하는 기전으로 추정되고 있다.

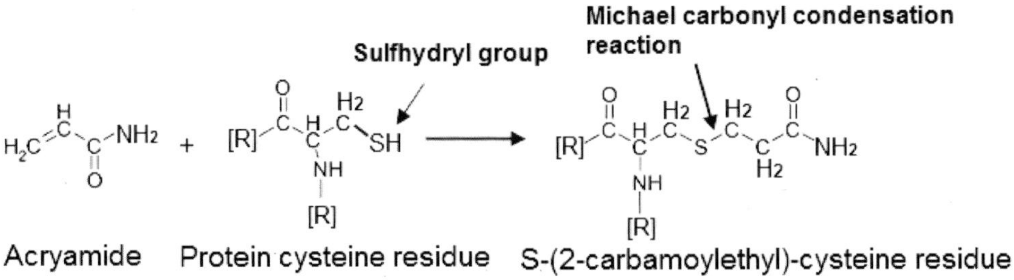

〈그림 4-14〉 Acrylamide의 protein내 cysteine-SH와의 부가물 형성 기전
Acrylamide의 친전자성 부위는 단백질의 amine, imidazole, sulfhydryl group 등의 친핵성 부위와 "Michael 카르보닐 농축반응(Michael carbonyl condensation reaction)"을 통해 protein-부가물을 형성한다(참고: LoPachin).

2) 활성중간대사체에 의한 지질 손상

- 외인성 물질에 의한 지질독성은 생체전환으로 생성된 유기라디칼 대사체(organic radical metabolites) 및 redox-active species의 lipid peroxidation에 기인한다.

외인성 물질에 의한 지질독성은 생체전환으로 생성된 친산화성 물질 또는 산화촉진제(pro-oxidant)의 대사체을 통해 주로 이루어진다. 생체전환에 의해 생성된 대부분의 유기라디칼 대사체(organic radical 또는 carbon-centered radical metabolites) 및 redox-active species는 산화촉진제이다. 일반적으로 산화촉진제는 유해활성산소를 생성하거나 항산화체계의 활성저해를 통해 산화적 스트레스를 유발하는 화학물질을 의미한다. 그러나 산화촉진제에 의한 지질의 독성은 다중불포화 지질화합물(polyunsaturated lipid components)의 과산화성 분해(peroxidative decomposition) 또는 지질과산화 유도 때문이다.<그림 4-15>

외인성 물질에 의한 지질과산화는 대사체의 직접적인 방법과 생화학적인 전환에 의해 생성된 부산물인 ROS 특히 hydroxyl radical에 의한 간접적인 방법에 의해 유발된다. 직접적인 지질과산화 과정은 CCl₄와 같이 생체전환을 통해 생성된 trichloromethyl rdical 및 trichloromethylperoxyl radical의 유기라디칼 대사체가 "수소발췌"와 같이 다중불포화 지질화합물로부터 직접적으로 전자를 도용하여 진행될 수 있다. 간접적인 방법은 앞서 설명한 redox-active species의 활성에 의해 생성된

ROS, 특히 hydroxyl radical에 의해 지질과산화가 진행될 수 있다.

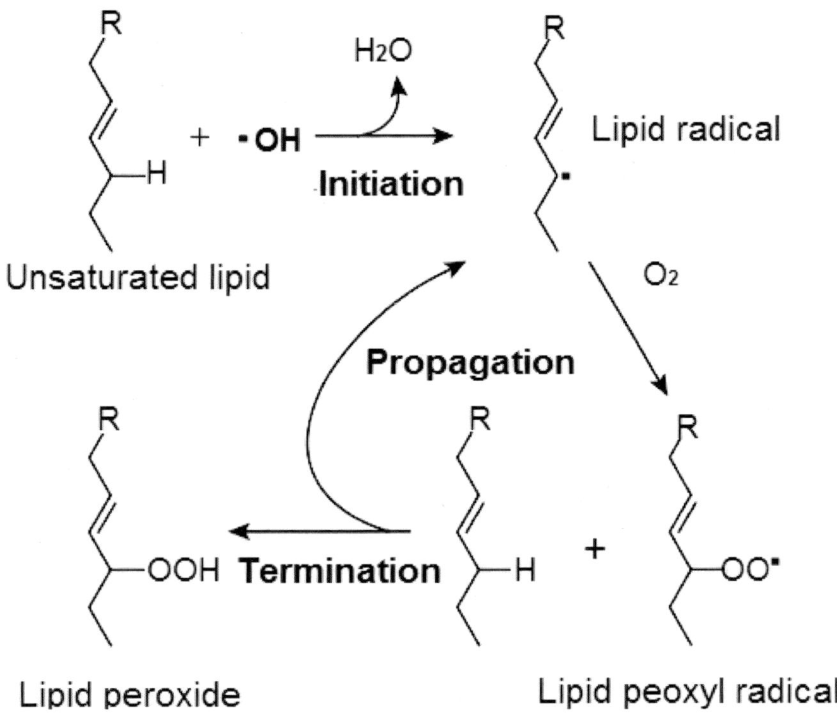

〈그림 4-15〉 불포화지방산의 지질과산화의 과정
지질과산화는 ROS 및 유기라디칼에 의해 개시(initiation), 전파(propagation), 종결(termination)의 단계로 진행된다.

- Lipid peroxidation은 개시(initiation), 전파(propagation), 종결(termination)의 3단계 과정으로 이루어지며 지질과산화-특이적 친전자성 물질이 생성된다.

일반적으로 지질과산화는 <그림 4-15>처럼 개시, 전파, 종결로 진행된다. 개시단계에서 유기라디칼 대사체(X·) 또는 ROS에 의해 전자가 상실되어 불포화지방산의 지질라디칼(lipid radical: R·)로 전환된다.

$$X· + RH → R· + XH$$

지질라디칼은 산소와 반응하여 lipid peroxyl radical(ROO·)로 전환된다. 특히 lipid

peroxyl radical 역시 불안정하여 주위의 다른 불포화지방산을 lipid radical로 전환시
키며 자신은 lipid peroxide(ROOH)로 전환된다. 이와 같이 하나의 라디칼이 또 다
른 라디칼을 생성하는 반복적인 단계를 전파라고 하며 라디칼의 연쇄반응기전이라
고 한다.

$$R^\cdot + O_2 \rightarrow ROO^\cdot$$

$$ROO^\cdot + RH \rightarrow ROOH + R^\cdot$$

라디칼 연쇄반응에서 종결은 여러 종류의 라디칼이 서로 반응하여 비라디칼성 종
(non-radical species)생성을 통해 이루어진다.

$$ROO^\cdot + ROO^\cdot \rightarrow ROOR + O_2$$

$$ROO^\cdot + R^\cdot \rightarrow ROOR$$

$$R^\cdot + R^\cdot \rightarrow RR$$

외인성 물질에 의한 지질과산화는 지질손상을 유도하는 주요 기전이지만, cholesterol
ester, phospholipids, triglycerides의 다중불포화지방산의 지질과산화 과정에서 생성
되는 부산물 역시 세포독성을 유발하는 다른 중요 기전이다. 이들 물질에 의한 지질
과산화를 통해 생성되는 부산물은 다양한 탄소사슬 aldehyde의 길이 및 크기 측면에
서 광범위한 종류가 있다. 화학구조적인 측면에서 활성을 지닌 짧은 탄소-사슬
aldehyde은 <그림 4-16>처럼 크게 3가지, 즉 2-alkenals, 4-hydroxy-2-
alkenals, ketoaldehyde으로 구분되며 지질과산화-특이적 부산물이다. 2-Alkenal은
2개의 친전자성 반응기를 가진 높은 반응성을 지닌 aldehyde이다. Acrolein, 2-
Hexenal 및 crotoaldehyde이 지질과산화-특이적 2-alkenal이며 강력한 친전자성을
지녔다. 특히 4-Hydroxy-2-alkenal은 가장 대표적인 지질과산화-특이적
aldehyde이다. 이들 중 4-hydroxy-2-nonenal(HNE)은 linoleic acid와 arachidonic
acid 같은 ω-6 다중불포화지방산의 지질과산화 과정, 4-hydroxy-2-hexenal
(HHE)은 ω-3 다중불포화지방산의 지질과산화 과정에서 발생하는 대표적인 부산물
이다. HNE는 세포내 친핵성 물질과의 반응을 통해 동맥경화증 및 Alzheimer질병을

유발한다. HNE는 cysteine, histidine, lysine의 잔기와 반응하여 protein 부가물을 형성한다. 지질과산화-특이적 ketoaldehyde는 malondialdehyde(MDA), glyoxal, 4-oxo-2-nonenal(ONE)이 있다. MDA는 지질과산화-특이적 부산물이며 가장 많이 생성되어 2-thiobarbituric acid(TBA)에 의해 정량되어 지질과산화의 지표물질로 이용되고 있다.

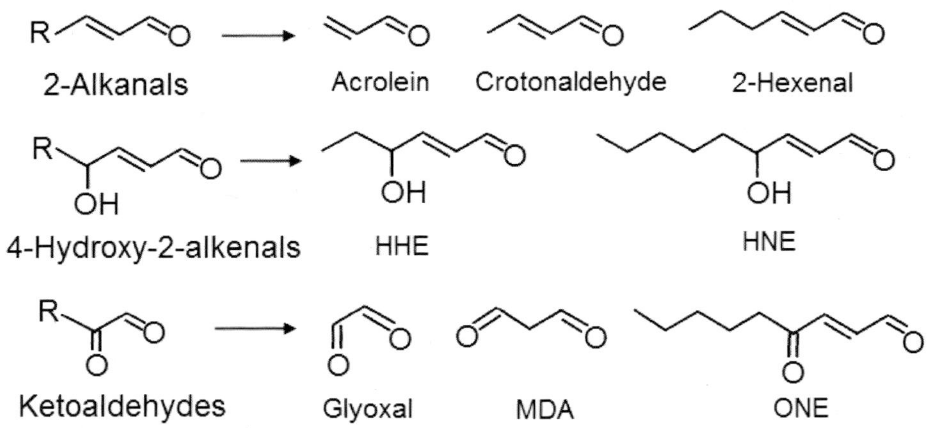

〈그림 4-16〉 지질과산화 과정에서 생성된 주요 aldehyde

화학구조적인 측면에서 활성을 지닌 짧은 탄소-사슬 aldehyde은 그림에서처럼 크게 3가지 즉 2-Alkenals, 4-Hydroxy-2-alkenals, Ketoaldehyde 등으로 구분되며 이들은 각각 지질과산화-특이적 부산물들이 있다. HHE; 4-hydroxy-2-hexenal, HNE: 4-hydroxy-2-nonenal(참고: Uchida).

Bertram, John, S., The molecular biology of cancer, Molecular Aspects of Medicine, 2001, 21: 167 – 223.

de Abreu, Fabiane C., Patrícia A. de L. Ferraz, Marília O. F. Goulart, Some Applications of Electrochemistry in Biomedical Chemistry, Emphasis on the Correlation of Electrochemical and Bioactive Properties. J. Braz. Chem. Soc., 2002, 13(1): 19 – 35.

Gates, Kent S., Tony Nooner, and Sanjay Dutta, Biologically Relevant Chemical Reactions of N7-Alkylguanine Residues in DNA, Chemical Research in Toxicology, 2004, 17(7): 840 – 856.

LoPachin, Richard M., and Anthony P. DeCaprio, Protein Adduct Formation as a Molecular Mechanism in Neurotoxicity, Toxicological science, 2005, 86(2): 214 – 225.

Noll, David M., Tracey McGregor Mason, and Paul S. Miller, Formation and Repair of Interstrand Cross-Links in DNA, Chem. Rev., 2006, 106: 277 – 301.

Pérez H. L., Segerbäck D., and Osterman-Golkar S., Adducts of acrylonitrile with hemoglobin in nonsmokers and in participants in a smoking cessation program, Chem. Res. Toxicol., 1999, 12(10): 869 – 73.

Schneider, Hans-Jorg, Ligand binding to nucleic acids and proteins: Does selectivity increase with strength?, European Journal of Medicinal Chemistry, 2008, 43: 2307 – 2315.

Tornqvist, M., C. Frea, J. Haglund, H. Helleberg, B. Paulsson, and P. Rydberg, Protein adducts: quantitative and qualitative aspects of their formation, analysis and applications, Journal of Chromatography B., 2002, 778: 279 – 308.

Uchida, Koji, 4 – Hydroxy – 2 – nonenal: a product and mediator of oxidative stress, Prog Lipid Res., 2003, 42(4): 318 – 343.

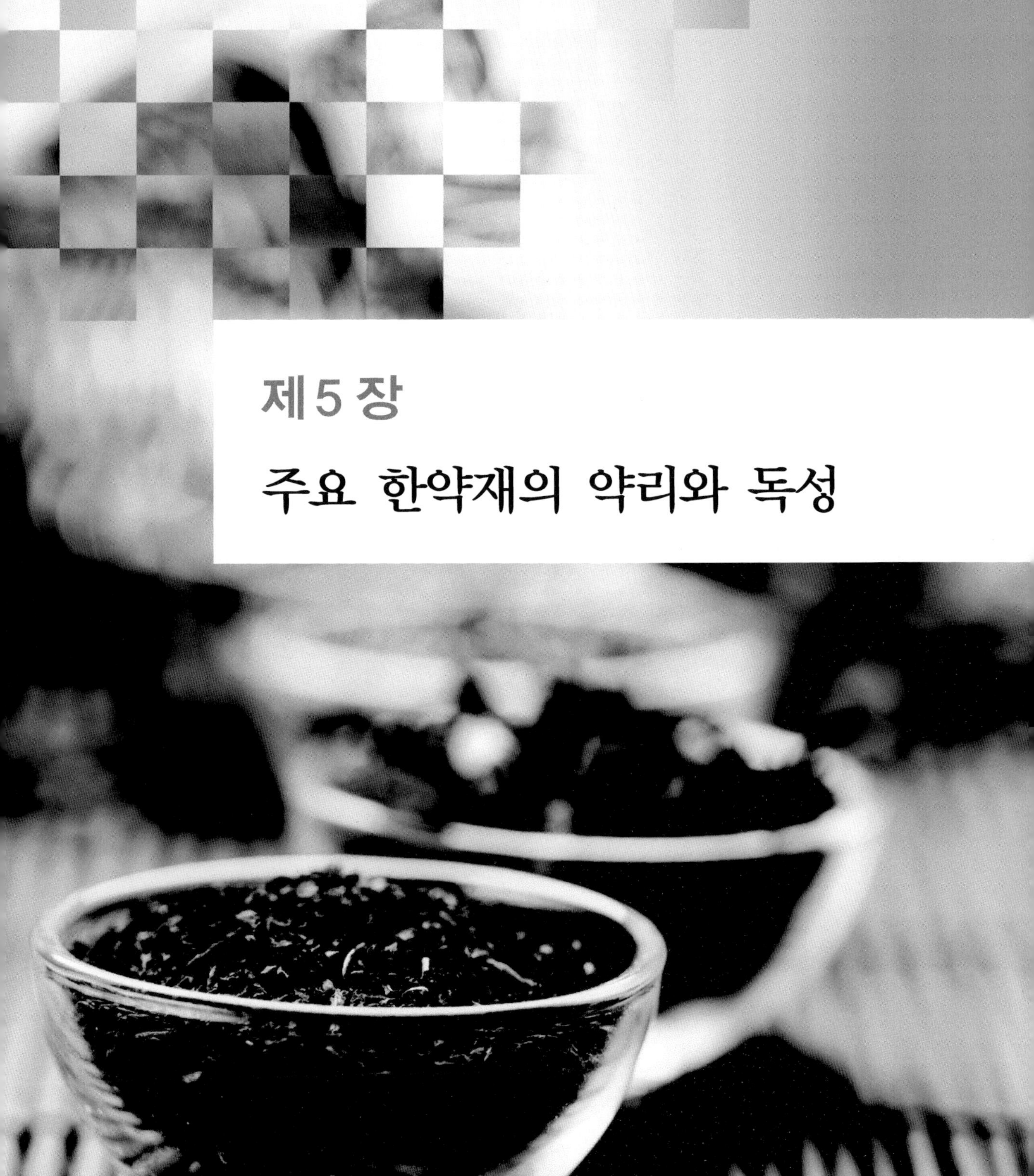

제 5 장

주요 한약재의 약리와 독성

　한의학과 서양의학의 치료약물 측면의 주요 차이는 처방원리와 약물제제의 구성에 있다. 서양의학에 바탕을 둔 독성학은 한약독성에 대한 접근에서 처방원리의 차이로 인하여 접근에 한계가 있을 수밖에 없다. 그러나 현실적으로 발생하는 한약의 부작용에 대하여 한의학 자체적으로 해결할 수 있는 방안이 없거나 부족하다는 점과 유사한 부작용의 사례가 반복적으로 발생한다는 것이 오늘날 한의학이 안고 있는 문제이다. 이를 해결하기 위해서는 한약의 부작용 원인을 이해하는 것은 무엇보다도 중요하다. 한약독성학은 이러한 원인을 규명을 확인하는 가장 우선적이며 기초적인 과정이라고 할 수 있다. 이를 위해 한약재의 구성성분에 대한 분석부터 시작된다. 이들 성분에 대한 독물동태학적 특성과 더불어 이를 바탕으로 약물상호작용에 대한 접근이 한약독성학의 출발점이 된다. 독물동태학적 특성에 있어서 무엇보다도 중요한 것은 P450에 의한 활성중간대사체로 전환되는 한약재의 성분의 유무이다. 이는 모든 유기성 독성물질이 독성을 유발하는 기본 기전이기 때문이다. 또한 한약처방은 처방전에 따라 한약재 2~15종의 복합제로 이루어진다. 이는 양약이 단일성분의 단일제라는 측면과 비교하여 각 성분들의 약물상호작용에 의한 약리작용이 더 좋은 효능을 유발할 수도 있으며 또한 하나의 한약재에 의해 다른 한약재의 독성을 무독화할 수도 있다. 그러나 이러한 한약의 복합제는 약물의 상호작용에 따른 약리작용의 상가효과(synergistic effects)에 의해서 독성을 유발할 수 있다. 따라서 한약의 안전성이나 한약독성학의 접근을 위해서는 한약의 처방원리에 따른 약리보다 서양의학적인 약리작용에 대한 이해가 필요하다. 한약독성학에서는 다양한 한약재에 대한 약리기전을 포함하고 있는데 본장에서는 주요 한약재의 12종을 선정하여 한약의 약리작용을 조사하였다. 또한 각각의 한약재 성분의 활성중간대사체 생성을 비롯하여 한약재에 대한 일반독성을 알아 보았다.

　한약은 여러 약재의 혼합과 많은 성분 때문에 특정 한약재 및 성분에 의한 독성 자체를 확인하기 어렵기 때문에 한약독성학에 대한 연구가 거의 산발적이었으며 체계적이지 못한 것이 현실이다. 따라서 한약의 서양의학적인 약리와 활성중간대사체를 생성하는 한약성분에 대한 접근은 한약독성학 접근을 위한 기본모델이 될 수 있다..

1. 당귀(Angelica Radix)

◎ 주요 내용

- 당귀의 뿌리에서 현재까지 약 70여 종의 물질이 분리되었다.
- 자궁과 여성호르몬, 조혈, 항산화 효능은 ligustilide, ferulic acid, polysaccharide biotin, vitamin B_{12}와 folinic acid 등의 성분에 기인한다.
- 당귀의 ligustilide, caffeic acid와 safrole 등은 활성중간대사체로 전환되어 독성을 유발할 수 있다.
- 당귀는 P450효소 활성을 저해하여 양약의 독성을 감소시킬 수 있다.
- 당귀의 Z-ligustilide는 NAD(P)H:quinone oxidoreductase 1 효소활성을 증가시켜 quinone화합물에 의한 독성을 감소시킨다.
- 당귀는 여성호르몬인 에스트로겐의 효능 때문에 유방암, 난소암, 자궁암 환자에게 투여하는 것은 금물이다.

1) 당귀의 유효성분

- **당귀의 뿌리에서 현재까지 약 70여 종의 물질이 분리되었다.**

당귀는 미나리과(Apiaceae)에 속하며 중국당귀인 *Angelica sinensis*와 *Chinese angelica* 그리고 조선당귀 또는 참당귀로 불리는 *Angelica gigas*가 있다. 두 종은 성분에서 큰 차이가 없지만 일반적으로 당귀는 *Angelica sinensis*를 의미한다. 당귀의 뿌리에서 현재까지 약 70여 종의 물질이 분리되었다. 당귀에는 필수지방인 **phthalide**를 포함하여 **phthalide dimers, coumarins,** 유기산과 에스테르, **polysaccharides, polyacetylenes,** 비타민, 그리고 아미노산이 함유되어 있다. 특히 **organic acid**와 **phthalide**은 당귀의 중요한 유효성분이다. 이중 **phthalide**는 환상구조에 케톤(=O)이 붙은 구조의 lactone계열이며 <그림 5-1>처럼 다양한 형태로 존재한다. 특히 당귀의 **n-butylidenephthalide, ligustilide**(또는 **Z-ligustilide**), **n-butylphthalide**은 휘발성 오일(volatile oil)로 당귀의 향을 내는 중요 성분이다. 또한 ligustilide는 당귀 뿌리의 윗부분에 위치하여 전체의 5% 정도 포함되어 있다. 당귀는 적어도 7가지의 **coumarin** 유도체인 **oxypeucedanin, osthole,** imperatorin,, psoralen과 bergapten을 함유하고 있다. 이들 유도체들은 혈관확장과 진정제 역할을 하는 것으로 알려졌다.

당귀의 약 40%를 차지하는 sucrose와 glucose의 당(sugar) 이외에도 약리효능으로 새롭게 주목받고 있는 polysaccharide도 존재한다. 이들 polysaccharide 외에도 중성다당류인 ASP1과 산성다당류인 ASP2와 ASP3이 분리되었다. 그 외 vitamin A와 carotenoids(0.675% 정도 포함. 거의 모든 살아 있는 동식물에 보편적으로 분포하는 노란색, 주황색, 빨간색의 무질소성 색소), vitamin B$_{12}$(0.25~0.40mcg/100g), vitamin E, ascorbic acid, folinic acid, biotin, calcium, magnesium의 비타민, 유기산과 미량필수원소를 비롯하여 beta-sitosterol과 같은 다양한 phytosterols(식물성스테롤, 고등식물에 포함되어 있는 스테로이드 골격을 가진 알코올의 총칭)들이 당귀에 함유되어 있다. 또한 항응고물질인 coumarin과 유도체인 angelol, angelicone, bergapten, oxypeucedanin, osthole, psoralen과 7-desmethylsuberosin이 확인되고 있다.

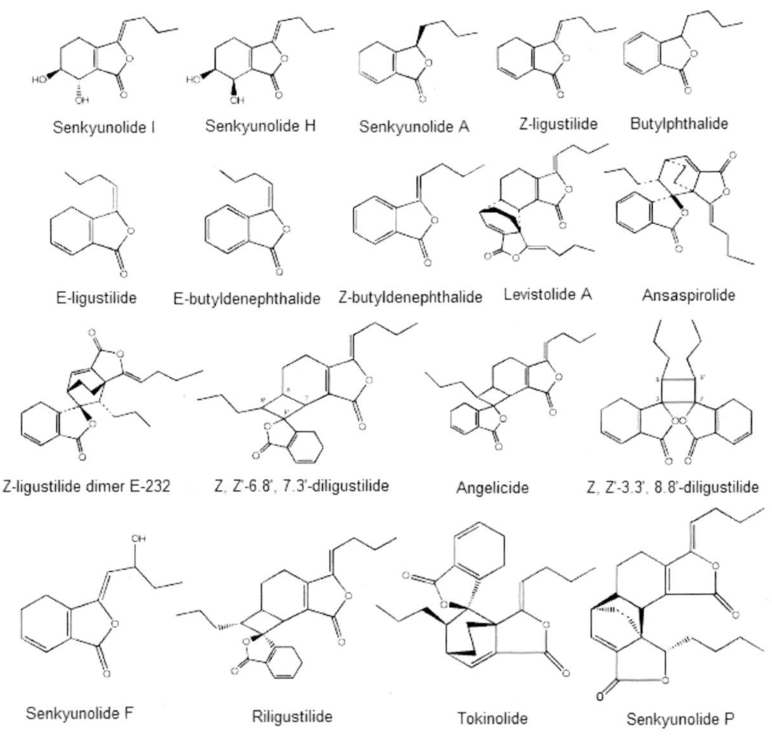

〈그림 5-1〉 당귀의 다양한 유효성분인 phthalide
Phthalide는 환상구조에 케톤(=O)이 붙은 구조의 lactone 계열이며 다양형태로 당귀에 존재한다 (참고: Yi).

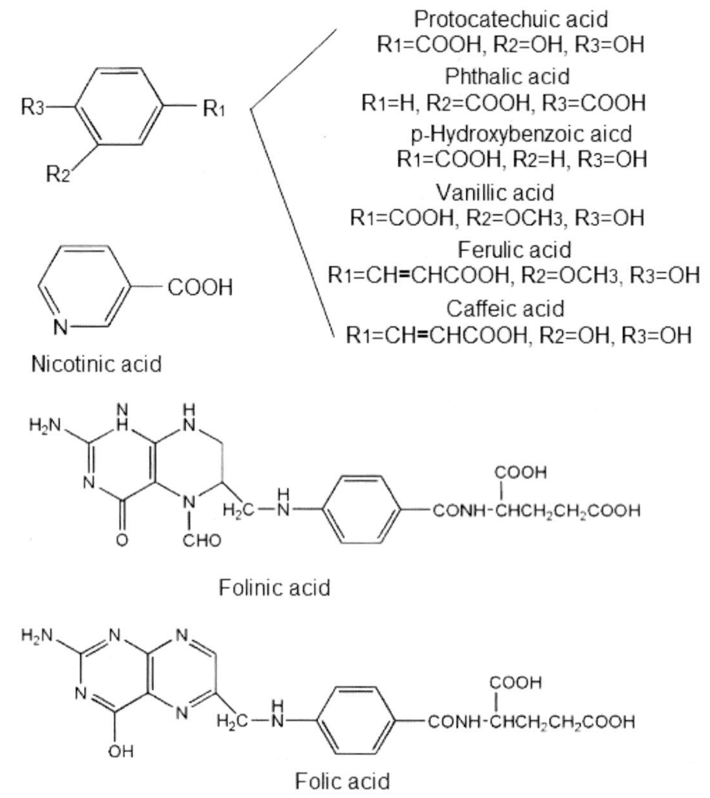

〈그림 5－2〉 당귀의 다양한 유기산

유기산 화합물 역시 당귀에서 분리되었으며 약리효능의 주요 유효성분이다. 또한 양쪽에 탄소화합물이 위치하는 구조를 지닌 카르복실산(carboxyl acid, RCOOR′)이 당귀에 존재한다. 대표적으로 ferulic acid가 에스테르화된 coniferyl ferulate가 있다(참고: Yi).

유기산 화합물 역시 당귀에서 분리되었으며 약리효능의 주요 유효성분이다.<그림 5－2> 당귀의 유기산으로는 procatechuic acid, phthalic acid, hydroxybenzoic aicd, vanillic acid, ferulic acid, caffeic acid, nicotinic aicd, folinic aicd, folic acid가 있다. 또한 양쪽에 탄소화합물이 위치하는 구조인 카르복시산(carboxyl acid, RCOOR′)이 당귀에 존재한다. 대표적으로 ferulic acid가 에스테르화된 coniferyl ferulate가 있다. 항응고물질인 coumarin과 유도체인 angelol, angelicone, bergapten, oxypeucedanin, osthole, psoralen과 7－desmethylsuberosin이 확인되고 있다. 이외에도 소량으로 n-valerophenone-O-carboxylic acid, delta－2,4－dihydrophthalic anhydride, uracil, adenine, carvacrol, bergaptan, safrole, isosafrole, sesquiterpenes, beta-cadinene, n-dodecanol, n-tetradecanol, palmitic acid, angelic acid와 myristic acid가 포함되어 있다.

2) 당귀의 약리작용 및 기전

- **자궁과 여성호르몬, 조혈, 항산화 효능은** ligustilide, ferulic acid, polysaccharide biotin, vitamin B_{12}와 folinic acid 등의 성분에 기인한다.

당귀는 '여성의 인삼(female ginseng)'이라고 불릴 정도로 여성에게 특별한 효능을 지니고 있다. 구체적으로 자궁과 여성호르몬, 조혈, 항산화 효능이 있으며 주요 성분은 ligustilide, ferulic acid, polysaccharide biotin, vitamin B_{12}와 folinic acid 등이다.

① 자궁에 대한 영향

당귀는 월경전에 발생하는 월경통에 약리효능이 있다. 월경통은 골반내 특별한 이상 징후없이 월경시에 주기적인 통증을 보이는 1차성 월경통(primary dysmenorrhoea)과 골반내의 병리적 변화와 연관되어 나타나는 2차성 월경통(secandary dysmenorrhoea)으로 나누어진다. 특히 1차성 월경통은 질병과 관련이 없이 자궁근육의 고수축과 더불어 이어지는 혈류의 감소와 자궁 저산소증으로 발생한다. 이러한 1차성 월경통의 가장 중요한 원인으로는 프로스타글란딘(prostaglandin) 분비에 의해 자궁의 강한 수축을 통해 통증을 유발한다. 따라서 이를 치료하는 약물로는 프로스타글란딘의 생성을 억제하는 비스테로이드성 항염증제가 이용되고 있다.

당귀의 휘발성 오일인 ligustilide, butylidenephthalide와 butylphthalide 등은 자궁 평활근의 경련을 저해하는 진경제 효능(antispasmodic effect)이 있다. <그림 5 - 3>의 A)는 출산 시 분비되는 자궁수축 호르몬인 oxytocin처리 후 ligustilide의 자궁에 대한 영향을 나타낸 것이다. Oxytocin에 의해 유도된 자궁의 평활근 수축이 ligustilide에 의해 농도 - 의존적으로 감소되는 것을 알 수 있다. 특히 ligustilide에 의한 자궁의 근수축 감소는 자궁근의 이완을 유도하여 혈액의 흐름을 원활하게 유도한다. 또한 <그림 5 - 3>의 B)처럼 Ca^{2+}가 제거된 상태에서 oxytocin의 유도된 자궁평활근 수축도 ligustilide에 의해 완화되는 것이 확인되었다.

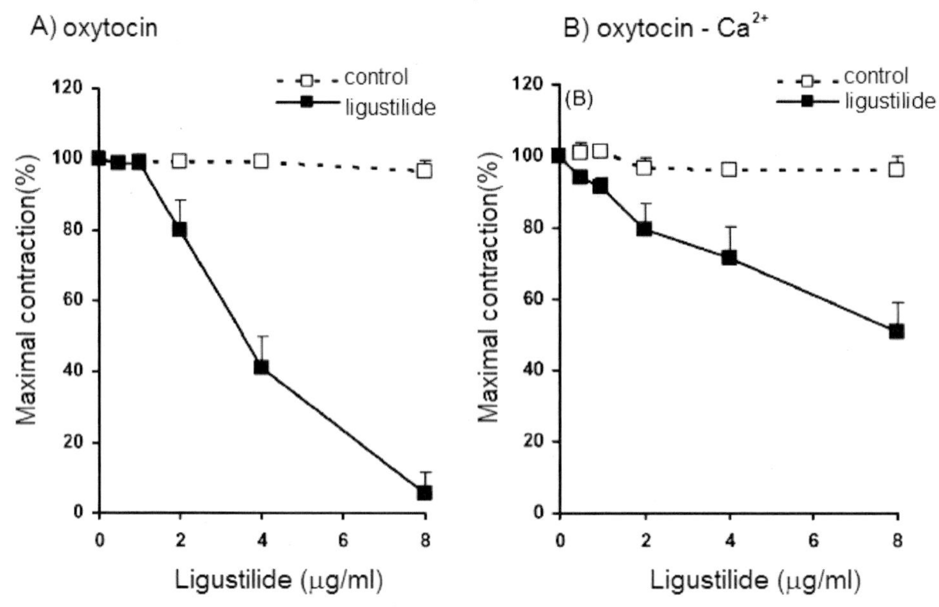

〈그림 5-3〉 당귀의 ligustilide에 의한 랫드 자궁의 근수축에 대한 영향
Oxytocin에 의해 유도된 자궁의 평활근 수축이 ligustilide 농도-의존적으로 감소되는 것을 알 수 있다(A). 또한 Ca^{2+}가
제거된 상태에서 oxytocin의 유도된 자궁 평활근 수축 역시 완화되는 것이 확인되었다(B)(참고: Du).

자궁의 평활근수축은 <그림 5-4>처럼 평활근의 근소포체에서 방출되는 Ca^{2+}에
의해 활동전위(action potential: 근육, 신경 등 흥분성 세포의 흥분에 의한 세포막의 일시적인
전위변화)가 발생한다. 방출된 Ca^{2+}는 myosin에 결합되어 있는 Ca^{2+}-결합단백질인
calmodulin(횡문근에서는 troponin, 평활근에서는 calmodurin)에 결합한다. Myosin의 머리에
actin이 많이 붙어 cross-bridge형성으로 근수축이 이루어진다. 이와 같이 Ca^{2+}는 근
수축을 유도하는데 Ca^{2+}를 제거하거나 존재하는 상태의 모두에서 ligustilide는 근
육이완을 유도한다. 이는 ligustilide가 Ca^{2+}에 의한 자궁근수축에 대한 영향이 아니
고 자궁근육에 직접적인 이완작용을 통해 자궁의 근수축을 감소시키는 것으로 이
해된다.

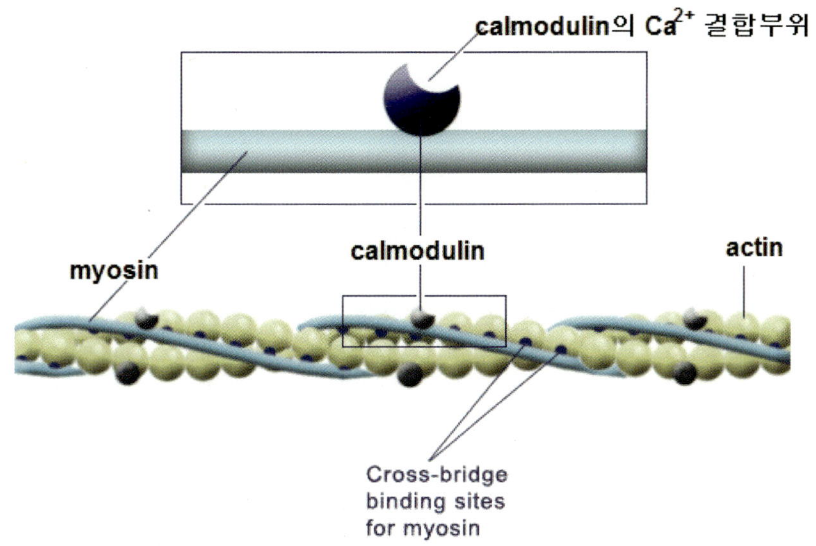

〈그림 5-4〉 Ca^{2+}의 자궁근수축 기전

근소포체에서 방출된 Ca^{2+}는 myosin에 결합되어 있는 Ca^{2+}-결합단백질인 calmodulin에 결합한다. Myosin의 머리에 actin이 많이 붙게 되어 cross-bridge 형성을 통해 근수축이 이루어진다.

이와 같이 당귀의 월경통 효능은 자궁근육의 수축 완화를 통해 이루어지는 것으로 추정된다. 그러나 월경에서 가장 중요한 것은 통증에 대한 고통이다. 따라서 월경통증에 대한 ligustilide의 진통효능에 대한 확인이 필요하다. <그림 5-5>은 마우스에 acetic acid를 처리한 후 통증으로 극심하게 온몸을 비트는(writhing) 횟수에 대한 ligustilide의 영향을 측정한 것이다. Acetic acid는 말초 및 중추신경계 통증-유발모델로 이용되는 물질이다. 마우스에 통증 유발물질인 acetic acid를 10ml/kg을 복강투여한 후 30분 동안 비틀림 횟수를 측정하여 ligustilide와 aspirin의 진통효능을 비교하였다. Ligustilide의 농도 5mg/kg과 10mg/kg 경구투여에 의해 대조군의 비틀림 횟수 27.1±9.2보다 유의하게 적은 18.5±7.1과 9.4±3.3으로 확인되었다. 특히 10mg/kg의 ligustilide에서는 진통제로 잘 알려진 aspirin의 비틀림 수와 유사한 진통효과가 있다는 것을 알 수 있다. 따라서 당귀의 ligustilide에 의한 월경통 효능은 자궁근육 수축완화와 더불어 신경성 통증 완화를 통해서 이루어지는 것으로 추정된다.

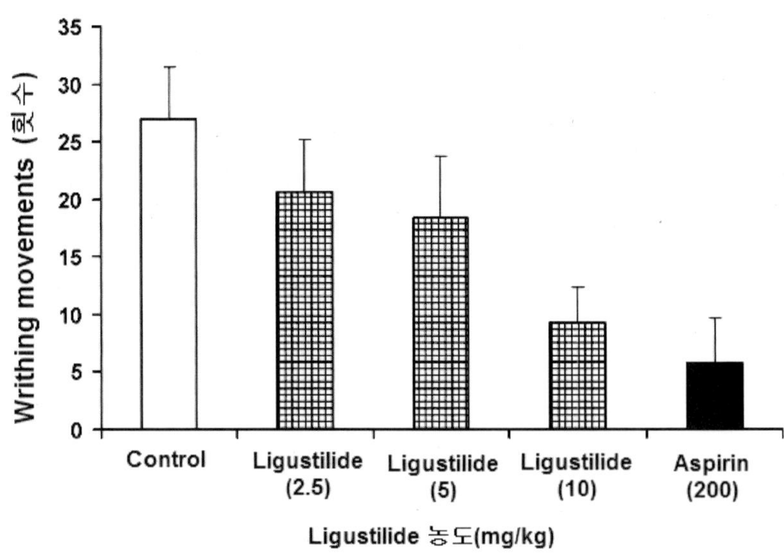

〈그림 5-5〉 Ligustilided에 의한 acetic acid-유도 통증에 대한 효과
Acetic acid는 신경계 통증을 유발하는 통증-유발물질이며 통증 정도는 극심하게 온몸을 비트는 (writhing) 횟수로 나타낸다. 고농도의 ligustilide 투여에 의해 비틀림 수가 진통제인 aspirin 정도 까지 감소되었다(참고: Du).

그러나 ligustilide와 butylidenephthalide은 자궁의 경련을 막는 기능을 하지만 당 귀탕제는 마우스에서 자궁근세포의 수축강도를 증가시키기 때문에 자궁근 수축과 이 완의 양면성이 있는 것으로 추정되고 있다.<표 5-1> 특히 ligustilide같은 당귀의 휘 발성-수용성 성분은 자궁근의 이완, 비휘발성-수용성 성분은 수축강도를 증가시키 는 것으로 설명되고 있다. 즉 월경기간에 발생하는 월경통은 자궁경련의 완화를 유도 하지만 출산할 때에는 당귀가 정상적인 자궁근 수축과 이완의 조절을 유도하는 것으 로 이해되고 있다.

〈표 5-1〉 당귀의 자궁에 대한 영향

실험 대상	약리작용 및 영향	당귀의 작용물질과 투여형태
Rats	암컷의 자궁수축을 저해	Ligustilide, Butylidenephthalide
Mouse	in vitro 자궁을 자극	당귀 탕제
Mouse	자궁의 움직임을 저해	Ferulic acid의 복강투여
Mouse	암컷의 성적활성을 증가	당귀 탕제

또한 중요한 것은 여성호르몬인 estrogen에 대한 영향이다. Estrogen은 생식주기에 직접적인 영향을 주기 때문에 월경이상이 발생했을 때 치료제로 사용된다. 특히 40대 중반 이후에 발생하는 폐경은 12개월간 지속적으로 월경이 없는 경우인데 이 기간에는 estrogen과 progesterone호르몬의 생산이 서서히 줄어들기 때문이다. 그런데 당귀의 estrogen과 progesterone활성에 대한 연구결과는 상반적이다. Estrogen은 유방암을 유발하는데 당귀의 열수추출물은 estrogen-의존성 유방암을 증가시키는 것을 볼때 당귀가 estrogen활성을 유도하는 것으로 추정할 수 있다. 그러나 임상연구에서는 당귀가 estrogen대한 영향은 거의 없는 것으로 확인되었다. 일반적으로 estrogen활성과 월경의 측정지표는 가장 강력한 약리작용을 하는 estrogen의 유도체인 estradiol농도와 이에 의한 영향으로 질 성숙도(vaginal maturation index)와 자궁내막 두께이다. <표 5-2>는 폐경이 시작된 후 6개월이 지난 건강한 여성 83명을 대상으로 12주 동안 건당귀을 1일 4.5g에 해당되는 당귀 열수추출물 정제와 위약인 maltodextrin(녹말의 불완전 가수분해로 생성된 탄수화물) 투여 후 확인된 각종 지표이다. 혈청 estradiol 농도, 자궁내막의 비후, 월경 등의 지표가 위약군과 당귀투여군간의 비교에서 유의한 차이가 없었다. 또한 폐경기 홍조(menopausal flushing)같은 폐경증후군 완화에도 당귀의 영향은 없었다. 따라서 비록 당귀가 in vitro연구에서 estrogen의 긍정적인 영향이 확인되었지만 폐경을 가진 여성에 대한 임상시험에서는 영향이 없는 것으로 추정된다. 그렇지만 당귀의 estrogen에 대한 임상시험이 폐경상태에서 이루어졌기 때문에 월경이 진행 중인 여성에서 estrogen 연구가 필요할 것으로 사료된다.

〈표 5-2〉 폐경 여성에서 당귀의 estrogen 및 월경 징후에 대한 영향

항목	투약	복용 전	복용 후 12주
자궁내막 두께(mm)	위약	2.5±0.7	3.6±2.3
	당귀열수추출물 정제	2.6±1.1	3.4±2.0
질 성숙도	위약	40.7±24.2	38.7±22.9
	당귀열수추출물 정제	38.1±26.1	38.1±26.6
Estradiol 농도(p/ml)	위약	9.0±11.8	8.8±10.3
	당귀열수추출물 정제	11.8±17.1	8.9±11.8

(참고: Hirata)

② 혈액에 대한 영향

당귀의 ferulic acid, polysaccharide biotin, vitamin B$_{12}$, folinic acid를 비롯하여 당귀의 열수추출물은 혈액, 혈류, 혈관과 관련된 심장근육의 불응기, 항혈소판응집, 죽상경화, 혈관 확장을 비롯하여 조혈작용을 한다.<표 5 - 3>

〈표 5-3〉 당귀의 혈액 및 혈류에 대한 영향

약리효능	약리작용 및 영향	당귀의 작용물질과 투여형태
심장근육의 불응기 증가 (Cardiotonic activity)	심장에 대한 quinidine-like action을 통해 심장수축력 증가	당귀추출물
항혈소판응집 효능 (Antiplatelet Activity)	혈소판의 응집을 예방	Ferulic acid 및 당귀열수추출물
죽상경화 (Atherogenesis)	LDL-cholesterol 산화 방지 및 중성지방 농도 감소	Ferulic acid 및 당귀열수추출물
혈관	혈관확장	Nicotinic acid
조혈작용 (haematopoiesis)	조혈성장인자 및 골수 자극	Polysaccharide biotin, vitamin B12 과 folinic acid

당귀는 심방세동(atrial fibrillation: 심방의 근육이 불규칙적이고 조화되지 않는 리듬으로 수축되는 질병)을 보정하며 심근육의 불응기(refractory period)를 연장시킨다.<그림 5 - 6> 일반적으로 심근육은 심근섬유의 활동전위(action potential)에 의한 탈분극(depolarization)을 통해 수축되며 재분극(repolarization)에 의해 이완된다. 이와 같이 혈액을 전신에 순환시키는 펌프로서의 역할을 하는 심근은 수축과 확장을 규칙적으로 반복하고 있다. 이러한 근섬유의 탈분극과 재분극의 전위 변화가 전극에 탐지되어 심전도(electrocardiograph; ECG)에 기록된다. 탈분극이 끝나면 심근섬유의 세포막은 안전 막전위로 되돌아간다. 이때 자극이 주어지면 다시 재분극 - 탈분극의 유발될 수 있는데 골격근에서는 수축이 반복되는 수축의 가중이 있는 반면에 심장근에서는 연속적인 자극에 반응하지 않는 불응기가 존재한다. 불응기이란 심방이나 심실에 혈액이 충분히 찬 다음에 수축할 수 있는 시간적 여유를 의미한다. 이러한 불응기가 없이 수축 - 이완이 반복된다면 심장의 주요 기능인 혈액순환을 원활하게 할 수 없게 된다. 당귀는 이와 같이 심장에 혈액이 충분히 들어갈 수 있는 불응기의 시간 연장을 유도한다. Atropine, pituitrin, strophanthin, acetylcholine과 전기자극에 의해 유도된 심방세동효능뿐 아니라 심근육의 불응기를 연장시키는 quinudue - 유사 작용의 효능이 있

다. Quinidin은 심근억제제인데 신경 및 근육자극의 흥분성과 전도 속도를 감소시키고 심장근육의 수축성을 떨어뜨리는 약물이다. 당귀 역시 quinidine과 유사한 기전을 통해 심장불응기 연장으로 원활한 혈액순환을 유도하는 것으로 사료된다.

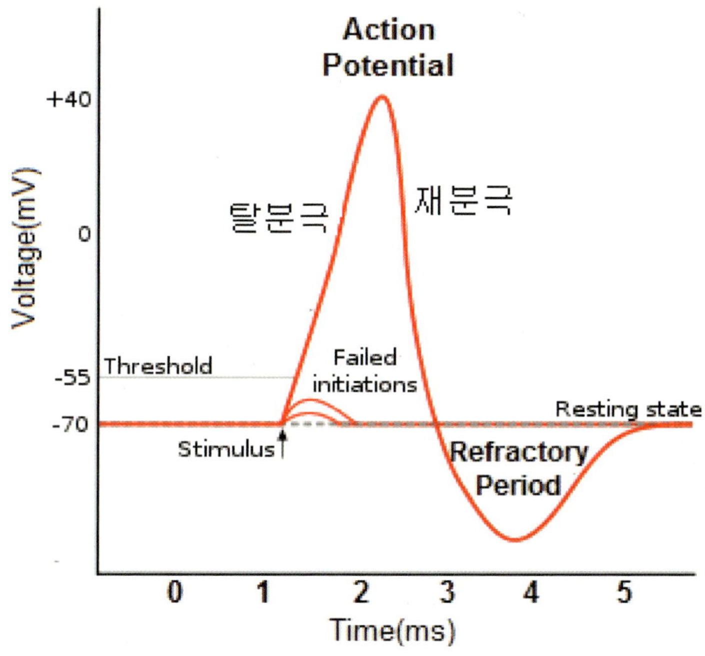

〈그림 5-6〉 심근육의 탈분극 및 재분극 후의 불응기(Refractory period)
일반적으로 심근육 섬유의 활동전위(action potentila)로 인하여 탈분극(depolarization)에 의한 수축과 재분극(repolarization)에 의한 이완이 이루어진다. 골격근에서는 수축이 반복되는 수축의 가중이 있는 반면에 심장근에서는 연속적인 자극에 반응하지 않는 불응기(refractory period)에 혈액이 충분히 찬 다음에 수축할 수 있는 시간적 여유를 의미한다.

한의학에서 당귀는 피가 정체되는 울혈에 처방된다. 울혈이 발생하는 과정 및 상태를 어혈이라고 한다. 당귀는 혈액의 점도를 낮추어 혈액응고를 감소시키는 것으로 확인되었다. 혈액의 점도는 일정한 혈액의 흐름과 정상적인 혈압을 유지하는 데 중요한 요인이다. 점도가 높을 경우에는 혈액이 모세혈관을 통과할 때 흐름이 어려워 압력이 높아지고 혈압도 상승하게 되는 반면에 점도가 낮으면 혈액이 원활히 모세혈관을 통과하여 혈압이 낮아진다. 혈액 점도(blood viscosity)는 적혈구와 혈장내 단백질의 함유량에 따라 결정된다. 혈액에서의 적혈구의 용적을 hematocrit(적혈구의 용적

백분율)이라고 하는데 '적혈구부피/혈액부피'로 나타낸다. Hematocrit가 전혈의 50% 이상이면 점도가 높아지고 혈압도 상승한다. 당귀는 이러한 혈액의 점도를 감소시켜 울혈을 예방하는 것으로 확인되었다. 또한 당귀는 혈소판응집을 저해하는 항응고 효능을 통해 혈액의 흐름을 원활히 한다. 일반적으로 혈소판응집은 thrombin, ADP(adenosine diphosphate), collagen, 혈소판 활성화 인자(platelet activating factor; PAF)와 serotonin 등의 자극에 의해 이루어진다. 이러한 당귀의 항혈소판응집 효능은 혈소판으로부터의 serotonin과 ADP의 방출 지연 때문으로 추정된다. 또한 당귀의 ferulic acid는 혈소판 활성화 인자인 thromboxane A2의 생성을 저해하거나 fibrinogen(섬유소원, 불용성 섬유소 fibrin을 변하여 혈소판 및 다른 혈구들과 더불어 응고를 일으킴) 농도를 낮추어 혈소판응집을 저해하는 것으로 확인되었다. 특히 sodium ferulate는 thromboxane A2를 합성하는 효소인 thromboxane A2 synthetase의 활성을 저해한다. 또한 당귀는 LDL-cholesterol의 산화 예방과 중성지방의 혈청농도 감소를 통해 죽상경화(atherogenesis)의 발생을 저하시켜 죽상동맥경화증(atherosclerosis)을 예방하는 것으로 확인되었다. 죽상경화에서 죽상이란 기름을 의미하는데 혈관의 가장 안쪽을 덮고 있는 내막에 산화된 LDL-cholesterol, 혈액세포 침착과 더불어 내피세포의 증식이 일어난 결과, <그림 5 – 7>처럼 죽종(atheroma: 기름덩어리 또는 동맥경화반)이 형성되는 혈관질병을 말한다. 죽종 내부는 죽처럼 묽어지고 그 주변 부위는 단단한 섬유성 막인 경화반으로 둘러싸이게 된다. 경화반이 불안정하게 되면 파열되어 혈관내에 혈전이 생긴다. 또한 죽종 안으로 출혈이 일어나는 경우 혈관 내부의 지름이 급격하게 좁아지거나 혈관이 막히게 되어 말초혈관에서 혈액순환 장애가 발생한다. 최근에는 죽상경화증과 동맥경화증을 혼합하여 죽상동맥경화라고 사용한다. 동맥경화증(arteriosclerosis)은 주로 혈관의 중간층에서 퇴행성 변화가 유발되어 섬유화가 진행되고 혈관의 탄성이 줄어드는 노화현상의 일종이다. 이 때문에 수축기 고혈압이 초래되어 심장근육이 두꺼워지는 심장비대 현상이 나타나게 된다. 이와 같이 당귀는 죽상동맥경화의 직접적인 원인되는 LDL-cholesterol의 산화를 예방하는 것으로 알려졌다.

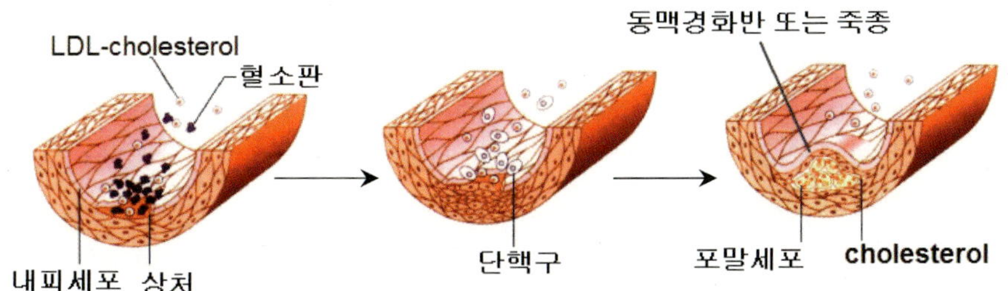

〈그림 5 - 7〉 죽종(atherom)의 형성 과정

죽상경화증은 죽종(기름 및 세포덩어리)이 형성되는 과정이다. 먼저, 혈관벽 손상으로 인해 지질이 축적되고 혈소판 및 대식세포의 분비물이 혈관내피세포를 증식된다. 마지막으로 증식된 세포사이에 지방이 축적과 지방이 축적되어 포말세포(foam cell)로 전환되어 혈관벽이 좁아지게 된다. 단핵구는 대식세포로 바뀌어 산화된 지방질을 잡아 먹지만 이 세포의 수가 지나치게 증가하면 거품형태의 포말세포를 형성한다(참고: A.D.A.M. www.onlinebenefits.com).

또한 당귀의 polysaccharide는 마우스의 대식세포, 섬유아세포와 림프구를 직간접적으로 자극하여 조혈성장인자(haematopoietic growth factor)인 골수계 성장인자(colony stimulating factor; CSF) 분비를 유도하여 조혈작용을 증가시킨다. 특히 biotin, vitamin B12, folinic acid는 골수에서 조혈작용을 증가시킨다. 또한 당귀의 nicotinic acid는 혈관확장을 유도하는 것으로 알려졌다.

③ 기타 효능

또한 당귀는 랫드의 간을 이용한 실험에서 유해활성산소 또는 라디칼에 의한 지질과산화를 저해하는 항산화 효능과 더불어 면역조절에 영향을 준다. 당귀추출물과 ferulic acid는 식작용 및 IL - 2 증가를 시킨다. 당귀추출물은 IgE 형성을 저해하여 알레르기 반응과 염증을 완화시킨다. 당귀의 polysacchride는 면역력을 증가시켜 항암 효능도 있다. 이 외에도 당귀는 herpes, poliomyelitis와 influenza virus에 대한 항바이러스 효능, 그람음성 및 양성 박테리아에 대한 항박테리아 효능이 확인되었다. 당귀의 ferulic acid, ligustilide, butylidenephthalide와 butylphthalide은 항염증 효능이 있다. 특히 ferulic acid, sodium ferulate은 간에서의 제2상반응에서 glutathione 고갈을 예방하여 간 보호작용을 한다. 당귀의 polysaccharide는 acetic acid에 의해 유도된 랫드의 대장염에 효능이 있다. 이것은 성장인자의 촉진과 유해활성산소의 감소와 더불어 항염증 효능 때문으로 알려졌다. 또한 polysaccharide를 함유한 당귀추출물은 정상적인 위장 상피세포의 이동과 증식을 촉진하는 항위궤양 효능이 있다. 당귀는 멜라닌세포의 증식, 멜라닌 합성과 이를 합성하는 tyrosinase의 활성을 증가시켜 피부착색에 도움이 되는 것으로 확인되었다.

최근 연구에 의하면 당귀의 Z-ligustilide(3 – butylidene – 4,5 – dihydrophthalide)에 의해 노인성 치매의 일종인 알츠하이머병(Alzheimer's disease; AD)에 효능이 확인되었다. 이전 연구를 통해 당귀의 Z-ligustilide는 종양괴사인자인 TNF-α(tumor necrosis factor-α) 생성과 활성의 저해를 통해 항염증 효능을 비롯하여 허혈성 뇌경색에 신경보호효능이 있다. TNF-α는 염증을 유발하는 cytokine의 일종이다. 특히 TNF-α는 NF-κB를 활성화를 통해 염증을 유도한다. NF-κB 단백질들은 염증과 면역반응과 관계된 유전자를 조절하는 전사인자로 면역시스템의 발달, 분화와 조절에서 필수적이다. 특히 염증성 자극이 주어지면 NF-κB에 의해 염증성 표적 유전자의 발현이 증가되어 염증화가 이루어진다. 알츠하이머병은 학습과 기억을 담당하는 뇌영역이 손상되는 신경퇴행성 질병이다. 또한 신경의 염증도 알츠하이머병의 주요 기전으로 설명되고 있다. 알츠하이머병의 치료와 예방을 위한 다양한 방법이 제시되고 있으며 최근에는 알츠하이머병의 발병 위험성을 낮추는 방법으로 항염증 물질이 개발되고 있다. 대부부의 알츠하이머환자의 뇌에서 신경독성물질이며 아미노산 약 39~42개로 구성된 peptide인 amyloid β(Aβ) plaque가 확인된다. <그림 5 – 8>는 amyloid β의 일부인 Aβ$_{25-35}$를 랫드의 뇌혈관 내로 처리하여 신경독성에 대한 Z-ligustilide의 효능을 학습과 기억에 관여하는 뇌의 해마 그리고 전전두 피질에서 확인한 것이다. Aβ$_{25-35}$처리로 A)와 B)의 해마와 전전두 피질에서 TNF-α와 NF-κB가 증가되는 것이 확인되었다. 그러나 Aβ$_{25-35}$ 투여 약 1시간 전에 투여된 40mg/kg Z-ligustilide는 TNF-α와 NF-κB를 유의하게 감소시킨다. 또한 Aβ$_{25-35}$투여에 의해 해마세포의 신경세포의 수가 유의하게 감소되었는데 이것은 Z-ligustilide에 의한 신경세포 사멸의 감소 때문이다. 이러한 결과를 통해 Aβ의 신경세포에 대한 독성이 Z-ligustilide에 의해 감소되어 신경세포의 손상이 예방되는 것으로 설명된다. 특히 Z-ligustilide는 AD의 주요 원인 중의 하나인 염증화를 유도하는 TNF-α와 NF-κB 활성 저해를 통해 알츠하이머를 예방하는 것으로 추정된다.

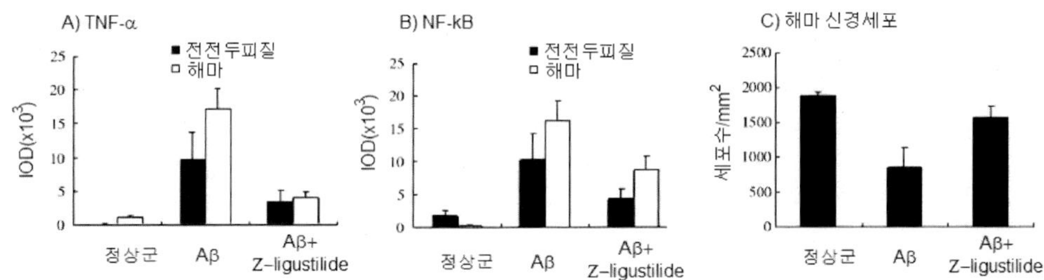

〈그림 5-8〉 Z-ligustilide의 TNF-α, NF-κB및 해마신경세포에 대한 영향

Aβ25-35 처리에 의하여 A)와 B)처럼 해마와 전전두피질에서 TNF-α와 NF-κB가 증가되는 것이 확인되었다. 그러나 Aβ25-35 투여 약 1시간 전 투여된 40 mg/kg Z-ligustilide는 TNF-α와 NF-κB의 유의한 감소를 유도한다. 또한 Aβ25-35 투여에 의해 해마세포의 신경세포의 수가 유의하게 감소되었는데 Z-ligustilide에 의해 신경세포의 죽음이 저해되는 것으로 확인되었다. IOD: integrated optical density(적분광학밀도)(참고: Kuang).

④ 임상시험(참고: www.findarticles.com/p/articles)

○ 내분비계 장애: 내분비계 장애란 온몸에 흩어져 있는 여러 기관들의 활성을 통합하고 조절하며 항상성을 유지하는 역할을 하는 호르몬 분비의 장애 및 이상을 의미한다. 따라서 생식호르몬을 포함한 모든 호르몬 이상은 신체의 기능에 대해서 비정상 상태를 유발한다. 자궁난관 폐색에 의한 불임을 가진 환자에게 당귀를 9개월의 장기간 투여하여 약 50%에서 성공적인 임신이 확인되었다. 월경통을 가진 112명의 환자에게 당귀의 탕제와 주요 성분인 ligustilide 450mg을 각각 투여하여 lugustilide가 탕제보다 2배 정도 더 효능이 있었다. 현호색, 작약, 천궁이 포함된 당귀 탕제를 월경이 끝나기 5일 전부터 지속적으로 투여하여 환자의 약 93%정도에서 월경통이 완화되었다.

○ 심혈관질병: 말초 동맥과 정맥에 염증을 일으키는 질병인 버거씨병(Buerger's disease)과 동맥의 염증을 유발하는 협착성 대동맥염(constrictive aortitis)의 증상 완화에 당귀가 도움이 되는 것으로 임상시험을 통해 확인되었다. 40명의 원발성 폐고혈압을 가진 환자 40명을 당귀추출물 주사(Group 1), 항협심증 약물인 nifedipine(Group 2), 당귀추출물 주사+nifedipine(Group 3) 그리고 대조군(Group 4)으로 분류하여 임상시험 연구에서 Group 3에서 폐동맥압의 유의한 감소, 심박출량과 혈액산소분압 등이 유의하게 증가되었다. 또한 단순히 nifedipine약물만 투여한 Group 2와의 비교하여 Group 3에서는 산소분압이 유의하게 높았다. 산소분압은 혈액에 녹아있는 산소의 양을 의미하는데 조직세포의 산소분압이 비정상적으로 낮으면 저산소증이 유발된다. 저산소증은 우선적으로 중추신경계에 영향을 주게 되며 신경세포 파괴도 유

발한다. 따라서 nifedipine는 폐동맥의 혈압을 감소시키며 심박출량을 증가시키지만 산소분압에 대한 약점을 당귀와 복합투여를 통해 극복할 수 있다는 것을 의미한다.

○ 기침과 천식: 당귀의 정유(essential oil)를 1일 3번으로 총 7일간 기침과 천식을 가진 51명 환자에게 투여하여 약 90% 환자에서 효능이 확인되었다. 대부분의 환자는 투여 후 2~3시간 이내에 반응이 나타나고 최대 8시간에서 24시간 정도에서 최대 효능이 나타나는 것으로 확인되었다.

○ 부정맥: 부정맥을 가진 100명의 환자에게 120ml의 25~50% 당귀조제물을 1일 1회 15일 동안 정맥주사하여 약 83.5% 정도에서 효과가 확인되었다.

○ 뇌졸중: 허혈성 뇌졸중을 가진 환자 40명에게 15~30일 투여하여 환자 중 12명은 완전한 회복, 13명은 상당히 호전, 11명은 다소 호전, 그리고 4명은 반응이 없는 것으로 확인되었다.

○ 편두통: 당귀추출물을 편두통을 가진 35명의 환자에서 약 82.9%가 호전되는 효과가 확인되었다.

○ 통증: 흉부수술 후 가슴에 통증이 있는 환자 105명에게 5%당귀추출물을 국소주사하여 84명은 상당한 호전, 16명은 어느 정도 호전 그리고 5명은 무반응으로 확인되었다.

○ 상부위장 출혈: 상부위장 출혈을 가진 환자 40명에게 분말화된 당귀 4.5g을 1일 3회 투여하여 30명에게는 상당한 호전, 4명에게는 호전 그리고 나머지 6명에게는 반응이 없는 것으로 확인되었다.

○ 간질병: 간경화증을 가진 10명 환자와 만성간염환자 17명에게 건당귀 4g을 2개월 투여하여 증상이 완화되는 것으로 확인되었다.

○ 야뇨증: 야뇨증은 방광기능의 조절이 가능한 어린이 또는 성인이 밤에 수면 중에 무의식적으로 방뇨하는 질병을 의미한다. 2년 이상 동안 야뇨증을 가진 환자 87명에게 5% 당귀추출물 투여와 더불어 침술을 병행하여 약 90%이상 호전된 것으로 확인되었다.

○ 월경통: 당귀의 정유를 1일 3회 15~20일 정도 투여하여 112명 환자의 76.79%에서 통증이 감소되는 것이 확인되었다.

○ 자궁탈출증: 자궁탈출증이란 자궁이 정상 위치에서 아래쪽 또는 위쪽으로 이동하면서 자궁의 일부 혹은 전체가 질밖으로 나온 것을 말한다. 67명의 자궁탈출증을

가진 환자에게 50% 당귀추출물 2ml를 주사하여 전체 90%에서 호전이 확인되었다. 이들 중 27명은 완전한 회복, 34명은 다소 호전 그리고 6명은 무반응으로 나타났다.

○ 불면증: 불면증을 가진 환자 50명에게 5%의 당귀추출물 1ml를 10일 동안 근육 투여하여 약 88%의 환자에서 불면증이 개선되는 것으로 확인되었다.

○ 대상포진: 대상포진이란 보통 수두－대상포진 바이러스가 소아기에 수두를 일으킨 뒤 몸속에 잠복상태로 존재하고 있다가 다시 활성화되면서 발생하는 질병이다. 대상포진을 가진 54명 환자에게 당귀분말 0.5~1.0g을 6~7일간 투여 후 증상이 호전되는 것이 확인되었다.

○ 원형탈모증: 원형탈모증은 갑자기 원형 또는 타원형의 탈모반이 두발이나 눈썹, 수염 부위에 나타나는 질병이다. 모발은 대부분 12개월 이내에 다시 자라나지만 일부 환자에서는 더 오래, 더 심하게 지속될 수 있고 두피 전체가 완전히 탈모가 되거나(전두 탈모증) 체모까지 소실(범발성 탈모증)될 수 있다. 당귀(500g)와 백자인(500g)을 혼합하여 만든 9g의 환제를 1일 3회 원형탈모증을 가진 환자 40명에게 투여하여 환자의 만족스러운 반응이 있는 것으로 확인되었다.

○ 건선: 건선은 은백색의 비늘로 덮여 있어 병변의 경계가 뚜렷하고 크기가 다양한 붉은색의 구진이나 발진이 전신의 피부에 반복적으로 발생하는 만성 염증성 피부병이다. 건선은 조직학적으로 표피의 증식과 진피의 염증을 특징으로 하며 인구의 1~2% 빈도로 나타난다. 건선을 가진 100명의 환자에게 국소마취제인 novocaine 2%와 당귀추출물 2%를 근육주사를 통해 투여하여 80%가 완전히 회복되었으며 15%가 다소 호전, 그리고 5%가 무반응으로 확인되었다.

○ 피부질병: 다양한 피부질병을 가진 353명에게 0.5% 당귀용액 0.1ml에서 0.2ml를 귀 주위에 10~20일 주사하여, 환자의 90.7%에서 증상이 호전되는 것으로 확인되었다.

○ 급성 난청: 200% 당귀추출물(v/w) 20ml를 정맥주사를 통해 20일 동안 투여하여 105명의 환자 중 21명이 완전 회복, 29명 상당한 호전, 29명 다소 호전, 그리고 26명이 무반응으로, 약 75%가 회복 또는 호전되는 것으로 확인되었다.

○ 치열: 치열이란 항문입구에서 항문 안쪽 치상선에 이르는 항문관 부위가 찢어지는 현상을 의미한다. 당귀와 1%의 국소마취약이면서 항부정맥약인 lidocaine의 혼합액을 치열부위에 주사하여, 114명의 환자 중 96.5%가 증상이 호전되는 것으로 확

인되었다.

○ 만성 인두염: 인두염은 침이나 음식을 삼킬 때 목에 통증이 발생하는 것을 의미하며 상기도염(급성 비인두염, 감기 등)과 함께 올 수 있고 전신 질병의 일부로 나타나기도 한다. 당귀추출액을 10일 동안 1일 1회 주사한 결과, 130명의 만성 인두염 환자 중 다수의 환자가 증세가 호전되는 것으로 확인되었다.

○ 요통 및 다리 통증: 당귀와 천궁의 추출액을 10일 동안 주사하여 환자의 약 97%에서 요통 및 다리 통증의 증상이 완화되는 것으로 확인되었다.

3) 당귀의 독성과 부작용

● 당귀의 ligustilide, caffeic acid와 safrole 등은 활성중간대사체로 전환되어 독성을 유발할 수 있다.

① 활성중간대사체의 생성 여부

당귀의 주요 유효성분인 ligustilide(또는 Z-ligustilide)는 활성중간대사체로 전환된다. 따라서 당귀는 활성중간대사체 생성을 유발하는 한약재로 분류된다. 또한 caffeic acid도 당귀에 존재하는 것으로 활성중간대사체로 전환된다. Caffeic acid는 발암저해, 항산화효능, 면역조절효능, 항염증 효능 등의 약리효능이 있는 것으로 알려졌다. 이와는 대조적으로 <그림 5 – 9>처럼 caffeic acid는 활성중간대사체로의 전환이 확인되고 있다. Caffeic acid는 CYP2E1에 의해 활성중간대사체의 일종인 redox-active species(RAS, 산화 – 환원 순환대사체)의 O-quinone 대사체를 생성한다. O-quinone 대사체는 caffeic aicd-semiquinone radical과 산화와 환원을 반복하는 redox cycle(산화 – 환원 순환반응)을 통해 유해활성 산소(reactive oxygen species, ROS)인 superoxide anion radical(O_2 · ⁻)을 생성하게 된다. Superoxide anion radical은 Fe^{3+} 등과 반응하여 ROS인 hydroxyl radical(-OH ●)으로 전환되어 지질, DNA와 결합하여 독성을 유발하게 된다. 물론 O-quinone는 제2상반응을 통해 GSH와 반응, 친수성을 가진 GS-caffeic acid로 전환되어 배출될 수 있다. 또한 caffeic aicd는 O-quinone대사체로의 전환이 아니라 catechol-O-methyltransferase(COMT)효소에 의해 ferulic acid로 전환되어 약리효능을 나타낼 수도 있다.

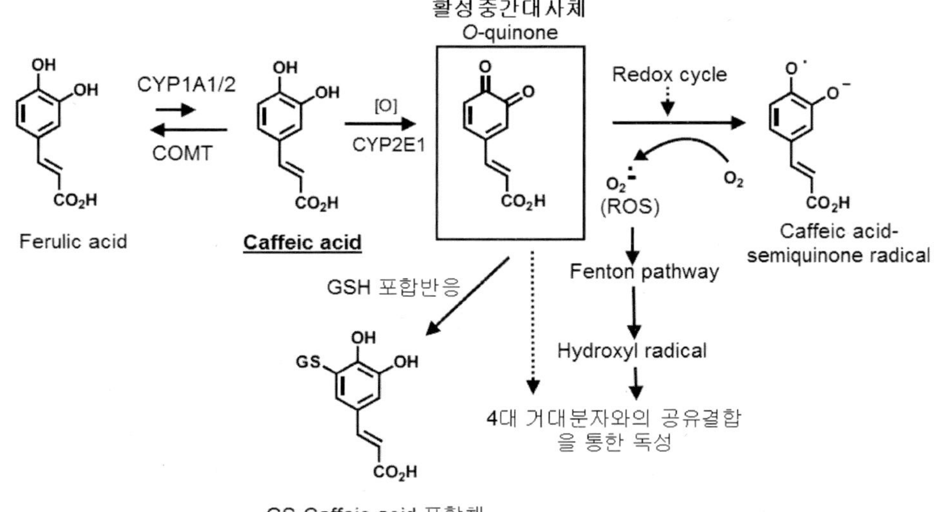

〈그림 5-9〉 caffeic acid의 활성중간대사체로 전환기전

Caffeic acid는 CYP2E1에 의해 활성중간대사체의 산화-환원 순환대사체인 RAS, redox-active species)인 O-quinone 대사체를 생성한다. O-quinone 대사체는 caffeic aicd-semiquinone radical과 산화와 환원을 반복하는 redox cycle(산화-환원 순환반응)을 통해 유해활성 산소(reactive oxygen species, ROS)인 superoxide anion radical($O_2^{\bullet-}$)을 생성하게 된다. 또한 caffeic aicd는 O-quinone 대사체로의 전환이 아니라 catechol-O-methyltransferase(COMT) 효소에 의해 ferulic acid로 전환되어 약리효능을 나타낼 수도 있다.

또한 safrole(1-allyl-3,4-methylenedioxybenzene)은 P450에 의해 활성중간대사체가 생성된다. <그림 5-10>처럼 CYP2C9 또는 CYP2E1의 P450 효소에 의해 safrole의 benzylic group(benzene 환에 CH2가 붙은 형태)이 수산화되거나 dioxybenzene 부분이 에폭시화 형태의 대사체로 생체전환되어 친전자성 대사체의 활성중간대사체로 전환된다. 이들은 DNA, 특히 guanine의 친핵성 부위에 결합하여 DNA 부가물을 형성한다. 따라서 safrole은 동물에서는 돌연변이원으로 알려져 있으나 아직 사람에게는 확인되지 않았다.

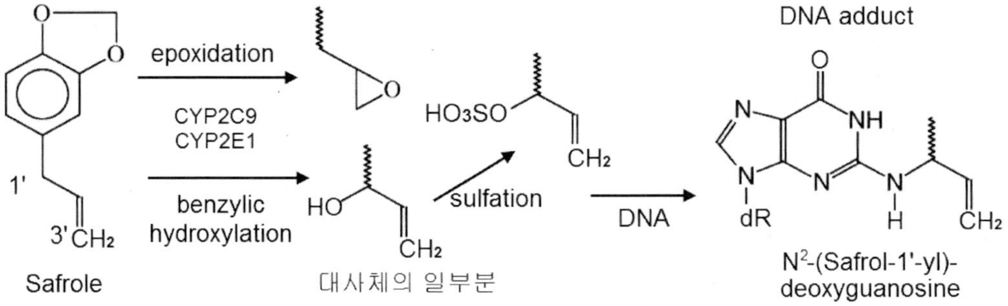

〈그림 5-10〉 Safrole의 활성중간대사체 생성과 DNA 부가물의 생성기전

CYP2C9, CYP2E1의 P450 효소에 의해 safrole의 benzylic group(benzene 환에 CH₂가 붙은 형태)이 수산화되거나 dioxybenzene 부분이 에폭시화(epoxidation) 형태의 대사체로 생체전환되어 친전자성 대사체의 활성중간대사체로 전환된다. 특히 guanine의 친핵성부위에 결합하여 DNA adduct를 형성한다(참고: Jeffrey).

② Cytochrome P450영향 및 약물상호작용

• 당귀는 P450활성을 저해하여 양약의 독성을 감소시킬 수 있다.

이와 같이 caffeic acid가 활성중간대사체인 RAS에 의해 독성을 유발할 수 있는데 양약 해열진통제인 acetaminophen에 의해 유도된 간독성을 보호하는 작용을 한다. <표 5-11>은 간독성 유발약물인 acetaminophen(상품명, Tyrenol 또는 Paracetamol)은 간독성 지표인 aspartate transaminase(AST)와 alanine transaminase(ALT)의 혈청 중 농도 증가에 대한 caffeic acid와 quercetin의 영향을 나타낸 것이다. Quercetin($C_{15}H_{10}O_7$)은 식물에 널리 포함되는 flavonoid로 항산화와 항염증에 탁월한 효능을 지닌 식물성 천연화학물질이다. Acetaminophen 640mg/kg 투여는 혈청 AST와 ALT가 유의하게 증가되었다. 그러나 acetaminophen과 함께 quercetin(10mg/kg), caffeic acid(6mg/kg)를 함께 투여한 군에서는 AST와 ALT 혈청농도가 거의 대조군 수준과 유사하게 감소되었다. 또한 quercetin과 caffeic acid는 acetaminophen에 의한 사망률보다 각각 20~30% 낮은 것으로 확인되었다. 따라서 caffeic acid는 acetaminophen에 의해 유도된 간독성을 감소하는 것으로 추정된다.

<표 5-4> acetaminophen-유도된 quercetin와 Caffeic aicd의 혈청 AST 및 ALT농도에 대한 영향

Group	Treatment	AST(IU/l)	ALT(IU/l)
1	Saline+vehicle (10ml/kg+13ml/kg)	89±13	41±10
2	Saline+paracetamol (10ml/kg+640ml/kg)	813±158	475±124
3	Caffeic acid+paracetamol (6mg/kg+640mg/kg)	138±13	54±13
4	Quercetin+paracetamol (10mg/kg+640mg/kg)	105±11	46±09

(참고: Janbaz)

이러한 acetaminophen-유도된 간독성의 caffeic acid에 의한 보호 효능은 CYP2E1과 CYP3A4의 caffeic acid영향에 기인한다. Acetaminophen은 CYP2E1과 CYP3A4에 의해 활성중간대사체인 N-acetyl-p-bezoquinone imine(NAPQI)로 전환된다. caffeic acid는 P450효소들의 활성을 저해한다.<그림 5-11> 또한 이러한 저해는 acetaminophen의 활성중간대사체로의 전환을 감소시켜 활성중간대사체 생성으로 인한 독성을 예방하게 된다. Caffeic aicd는 CYP2E1와 CYP3A4 외에도 CYP1A2, CYP2A6와 CYP2D6의 활성을 저해한다.

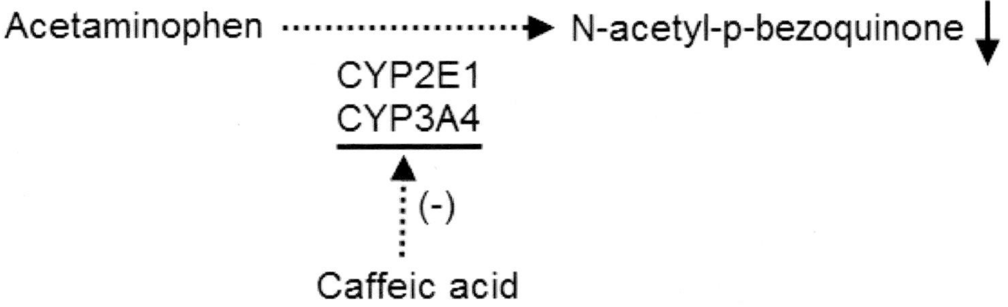

<그림 5-11> Caffeic acid에 의한 acetaminophen의 활성중간대사체 생성억제기전

Caffeic acid에 의한 acetaminophen-유도 간독성의 보호 효능은 간에서 활성중간대사체인 N-acetyl-p-bezoquinone imine(NAPQI)으로 acetaminophen 전환을 유도하는 P450 효소인 CYP2E1와 CYP3A4 등에 대한 caffeic acid의 활성저해에 기인한다.

- 당귀의 Z-ligustilide는 NAD(P)H:quinone oxidoreductase 1 효소활성을 증가시켜 quinone화합물의 독성을 감소시킨다.

당귀의 Z-ligustilide는 NAD(P)H:quinone oxidoreductase 1(NQO1)의 활성을 증가시킨다. <그림 5 - 12>은 간세포에서 NQO1 유전자의 프로모터 영역에 존재하는 ARE(antioxidants-responsive element)활성이 ligustilide의 농도에 비례하여 반응하는 것을 나타낸 것이다. 이는 ligustilide에 의해 NQO1 유전자 발현이 ligustilide - 의존적으로 이루어진다는 것을 의미한다. NQO1은 quinone을 활성중간대사체인 semiquinone 생성이 없는 1단계(single-stage) 촉매반응을 통해 hydroquinone생성을 유도한다.

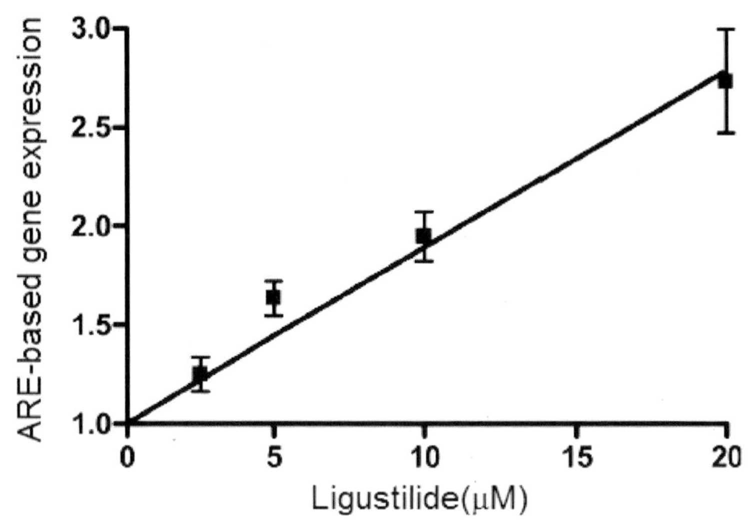

〈그림 5 - 12〉 Ligustilide에 의한 ARE활성
NQO1 유전자의 프로모터 영역에 존재하는 ARE(antioxidants-responsive element) 활성이
ligustilide의 농도에 따라 비례하여 반응하며 이는 ligustilide에 의해 NQO1 유전자 발현이
ligustilide - 의존적으로 이루어진다는 것을 의미한다(참고: Dietz).

일반적으로 quinone화합물은 제1상반응에서 일전자 환원에 의해 semiquinone으로 전한되며 이는 caffeic acid처럼 redox cycle을 통해 독성을 유발한다. 그러나 P450효소에 의한 일전자 - 환원과는 달리 이전자 - 환원은 quinone을 semiquinone의 중간대사체 생성이 없는 일단계 촉매반응을 통해 quinone화합물 자체보다 독성이 약한 hydroquinone으로 전환시킨다. Hydroquinone의 수산기 - OH는 결과적으로 제2상 반응인 포합반응의 부위를 제공하는 작용기이며 결과적으로 친수성을 띠게 되어 체외배출이 유도된다. 이와 같이 quinone의 이원자 환원을 유도하는 효소가 NQO1이다. 일반적으로 NQO1의 유전자 활성은 유도물질에 의해 핵수용체인 Nrf2(nuclear factor-erythroid 2 p45 - related factor 2)에 의한 Nrf2 - 매개 전사(Nrf2 - mediated transcription) 기전으로 이루어진다. 유도물질이 없을 경우 Nrf2(NF-E2 − related factor 2)는 억제단백질인 keap1과 결합하여 불활성 상태로 존재한다. <그림 5 − 13> 처럼 유도물질에 반응하여 kinase(아데노신삼인산(ATP)의 말단 인산기를 전달하여 인산 화합물을 만드는 반응을 촉매하는 효소의 총칭)에 의해 Nrf2가 인산화되면서 keap1로부터 분리된다. 또한 keap1의 25번째 아미노산인 cysteine의 산화에 의해서도 Nrf2가 분리된다. Nrf2 단백질내 2개의 이동신호인 leucine zipper와 이동활성 영역(transactivation domain)의 작동에 의해 Nrf2는 핵으로 이동한다. 핵에서 Nrf2는 c-Jun 또는 Maf 단백질과 이종 이합체를 형성, 프로모터내 ARE(antioxidants- responsive element)에 AP − 1 element에 결합하여 NQO1 유전자의 전사를 유도한다.

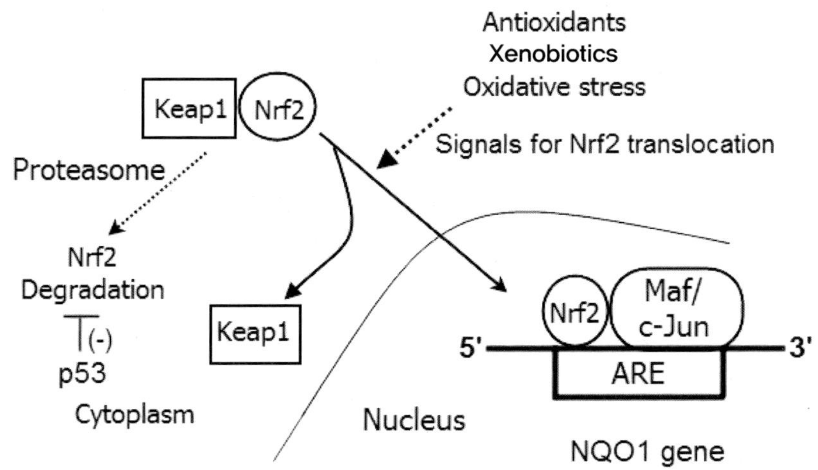

〈그림 5 − 13〉 NQO1의 유전자 전사기전

NQO1 유전자의 전사는 Nrf2 − 매개 기전에 의해 이루어진다. 다양한 유도물질 및 세포내의 환경에 의해 Nrf2가 keap1로부터 분리, 핵으로 이동하여 Maf 또는 c-Jun 단백질과 이종이합체를 형성한다. 이종 이합체는 유전자의 프로모터내의 ARE(antioxidants−responsive element)에 결합하여 전사를 유도한다. 또한 p53은 Nrf2의 분해(degradation)를 막는다(참고: Aleksunes).

당귀의 Z-ligustilide(또는 ligustilide)는 <그림 5 − 14>처럼 Nrf2와 결합하여 있는 keap1의 알킬화를 통해 free-Nrf2가 NQO1과 GST 유전자의 ARE에 결합하여 전사를 촉진시킨다. 결과적으로 quinone의 수산화를 증가시키며 활성중간대사체를 제거하는 GSH포합효소인 GST(glutathione-S-transferase)의 활성을 증가시키게 된다. 또한 이들 유전자뿐 아니라 Nrf2가 결합할 수 있는 ARE가 존재하는 epoxide hydrolase, heme oxygenase와 thioredoxin reductase 등의 유전자를 발현시켜 해독 유전자의 활성이 Z-ligustilide에 의해 유도된다. Z-ligustilide가 활성중간대사체로 전환되며 이러한 활성중간대사체에 의해 keap1과 결합하며 다양한 해독 유전자의 활성을 유도하는 것으로 추정되고 있다. 이는 당귀가 항암물질을 비롯한 다양한 활성중간대사체 생성을 막는 주요 기전이다.

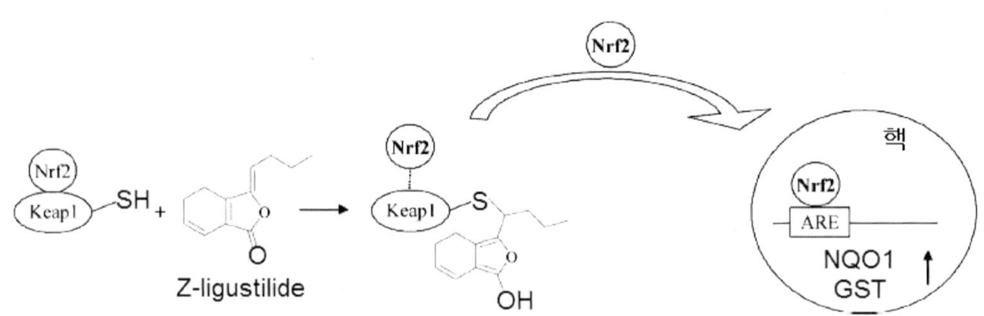

〈그림 5-14〉 Z-ligustilide의 해독 유전자의 활성기전

당귀의 Z-ligustilide는 Nrf2와 결합하여 있는 keap1의 알킬화를 통해 free-Nrf2가 NQO1과 GST 유전자의 ARE에 결합하여 전사를 촉진시킨다(참고: Dietz).

당귀와 양약의 상호작용은 항응고제인 warfarin의 기능을 저해한다. 따라서 Warfarin과 함께 당귀를 투여하면 혈액이 응고되는 데 걸리는 시간인 프로트롬빈 시간(prothrombin time; PT)을 지연시키는 것으로 동물실험을 통해 확인되었다. 임상에서도 warfarin과 당귀의 동시투여에 의한 부작용이 확인되었다.

③ 부작용과 일반 독성

● **당귀는 여성호르몬인 에스트로겐의 효능 때문에 유방암, 난소암, 자궁암 환자에게 투여하는 것은 금물이다.**

당귀는 에스트로겐 효능 때문에 유방, 자궁, 난소의 부위에 암을 가진 여성에게는 금물이다. 또한 coumarin 성분의 항혈소판응집 효능으로 출혈 위험이 있기 때문에 유의하여야 한다. 약 2년 동안 별다른 문제없이 warfarin(5mg/day)을 복용해 온 46세 여성이 폐경증후군 예방을 위해 당귀 564mg을 4주간 복용하였다. INR(international normalized ratio; 환자의 PT/정상인의 PT)이 2~3에서 4.9 정도로 증가되었다. 이는 당귀 자체는 **PT**에 영향을 주지 않지만 **warfarin**과 함께 복용하면 응고 시간을 지연시키는 것으로 추정된다. 또한 당귀 복용을 중단하였을 경우에 다시 정상적인 정상으로 돌아오는 것으로 확인되었다. 그러나 이러한 폐경증후군 치료를 위한 당귀 투여는 고혈압, 두통, 구토, 쇠약 등을 방해시키는 것으로 확인되었다. 따라서 당귀의 고용량 및 장기 투여는 주의할 필요가 있다.

In vitro 세포내에서 멜라닌 색소과립을 생성하는 세포인 멜라닌세포(melanocyte)에서 2.5g/ml 이상의 당귀추출물 투여는 세포독성이 유발되는 것으로 확인되었다. 이러한 독성은 **coumarin**를 제거하는 **polyvinylpolypyrrolidone** 첨가 후 얻은 당귀추출물에 의해 상당히 감소된다. 당귀추출물(8~16:1)의 랫드에 대한 LD_{50}은 100g/kg이다. 복용량은 1일 4.5~9g 정도이다.

2. 숙지황(Rehmanniae Radix)

◎ 주요 내용

- 약 70여 종의 단일물질이 지황의 뿌리로부터 분리되었다.
- 지황은 혈액유변성(hemorheology)을 증가시켜 모세혈관에서의 혈액 흐름을 원활하게 한다.
- 지황의 polysaccharide는 p53 유전자 발현을 유도한다.
- 지황은 다양한 사이토카인의 활성으로 면역기능을 조절한다.
- 지황은 신경세포성장인자의 활성을 통해 신경세포의 분화와 손상 보호를 한다.
- 지황은 심혈관의 근육세포의 사멸을 예방한다.
- 지황은 내분비계 호르몬인 갑상선호르몬 자극을 통해서 당대사 증가와 인슐린의 분비를 유도하여 혈당을 조절한다.
- 지황은 조골세포의 활성을 유도하여 골형성을 촉진한다.
- 지황은 항산화, 항궤양 효능을 비롯하여 신장기능 개선을 유도한다.
- 지황의 aucubin은 β-glycosidase에 의한 생체전환되어 당이 분리된 aucubigenin으로 전환된다. Aucubigenin은 단백질의 친핵성 부위와 공유결합이 가능한 친전자성 대사체의 활성중간대사체로 독성을 유발할 수 있다.
- 지황은 갑상선호르몬의 유도를 촉진하기 때문에 갑상선호르몬 치료약물과 상가효과를 유발할 수 있다.
- 지황의 부작용은 과량복용에 의한 복부팽배와 묽은 변이다.

1) 숙지황의 유효성분

● 약 70여 종의 단일물질이 생지황의 뿌리로부터 분리되었다.

숙지황은 현삼과(*Scrophulariaceae*)에 속하는 다년생초인 생지황(*Rehmannia glutinosa*)의 뿌리를 9번 찌고 9번 건조한 한약재이다. 약 70여 종의 단일물질이 지황의 뿌리로부터 분리되었으며 다당류(polysaccharides: 가수분해에 의하여 한 분자에서 두 개 이상의 단당류를 생성하는 탄수화물을 통틀어 이르는 말), 올리고당(oligosaccharides: 3~10개의 단당류로 이루어진 탄수화물이며 당단백질이나 당지질의 구성성분), 스타치오즈(stachyose: 4당류, 갈락토스 2분자 + 포도당 1분자 + 과당 1분자로 구성)와 단당류(monosaccharide)의 당이 주요 성분이다. 또한 catalpol와 dihydrocatalpol같은 이리도이드 배당체(iridoid glycoside), phenol glycoside ionone, flavonoid, 아미노산과 무기염류 등이 포함되어 있다. 한약으로 이용되는 숙지황은 여러 번 열로 찌고 건조를 통해 제조되는데 이런 과정에서 주요 성분의 구성이 상당히 변화되고 소실되기도 한다. 특히 숙지황이 검은 이유는 지황의 가장 중요한 유효성분인 catalpol이 분해되어 생성된 glucose분자들이 결합한 중합 때문으로 추정되고 있다. 이러한 연유로 catalpol은 숙지황으로 전환된 후에 약 1/20~1/30 정도로 감소된다. 이와 같이 숙지황은 생지황 뿌리의 가공을 통해 만들어지는데 숙지황 및 생지황에 대한 약물동태학 및 독물동태학에 대한 연구는 거의 알려지지 않았다. 따라서 지황에 대한 주요 유효성분 및 탕제의 동태학은 향후 연구가 많이 필요하다.

① Iridoids, monoterpenes and glycosides

이리도이드 배당체는 지황의 가장 중요한 유효성분이다. 이리도이드 배당체는 당이 비당 화학물질에 결합하여 있는 일종의 이종당류(heterosaccharide)로 monoterpen에 당이 붙은 구조를 의미한다. 이리도이드 배당체는 단위체(monomer)인 catapol를 포함하여 약 33여 종의 이리도이드 단위체와 분리된 monoterpen이 지황으로부터 확인되었다. 이들 이리도이드 배당체는 <그림 5 - 15>처럼 catalpol를 비롯하여 dihydrocatalpol, danmelittoside, acetylcatalpol, leonuride, aucubin과 melittoside이 있다. 이들 이리도이드 배당체는 지황의 뿌리에서 전체 함량이 16~52% 함유되어 있는 것으로 추정되고 있다.

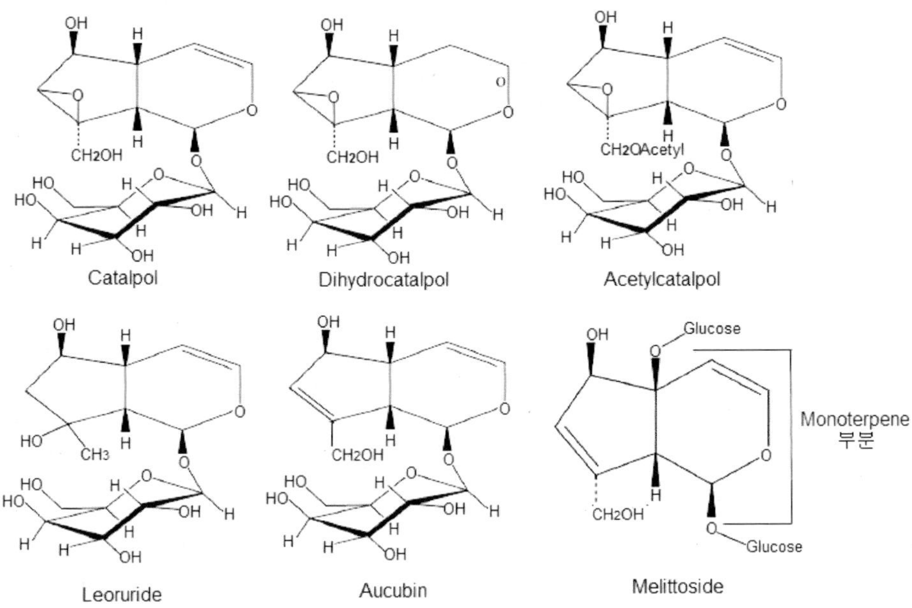

〈그림 5 - 15〉 다양한 Iridoid glycoside와 monoterpene

Monoterpene에 당이 붙은 것을 iridoid glycoside이라고 하며 catalpol이 가장 간단한 iridoid이다(참고: Zhang).

또한 <그림 5 - 16>처럼 rehmannioside A, B, C, D와 rehmaglutin A, B, C, D를 비롯하여 cerebroside glutinoside, rehmapicroside, purpureaside C, echinacoside, cistanoside A, F, jionoside A1, B1, jioglutoside A와 B, geniposide, ajugoside, 8 - epiloganic acid, ajugol, 6 - O-vanilloylajugol, 6 - Op-coumaroylajugol, 6 - O-E-feruloylajugol, 6 - O-Z-ferulylajugol, 6 - O - (4 - O-l-rhamnopyranosyl), vanilloyl-ajugol, methoxyrehmagluti, 6,8 - dihydroxyboschnial-actone D와 E, jioglutin A, B, C, jioglutoside, jiofuran, jionoside A2, B2, C, D, E, 2 - acetylacteoside, martynoside의 이리도이드 배당체와 monoterpen이 확인되었다.

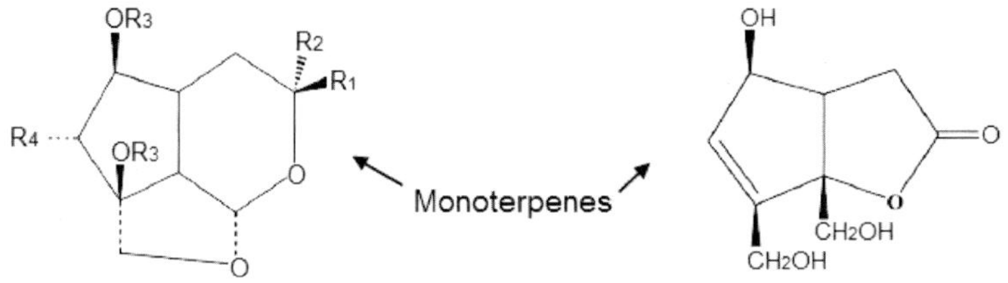

Rehmaglutin A : $R_1=R_2=R_3=H$ $R_4=OH$
Rehmaglutin B : $R_1=OH$ $R_2=R_3=H$ $R_4=Cl$
Rehmaglutin D : $R_1=R_2=R_3=H$ $R_4=Cl$

Rehmaglutin C

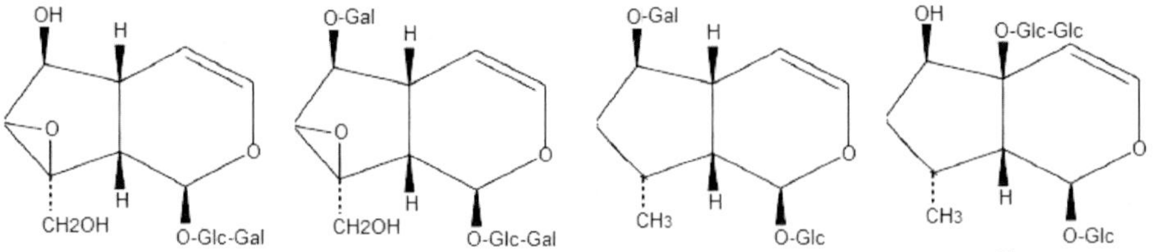

A B C D

Rehmannioside

〈그림 5－16〉 다양한 Iridoid glycoside와 monoterpene

Monoterpene에 당이 붙은 것을 iridoid glycoside이라고 하며 catalpol이 가장 간단한 iridoid이다(참고: Zhang).

이리도이드 배당체 외의 다른 배당체로는 daucosterol, 1－ethyl--d-galactoside, acteoside, isoacteoside, forsythiaside, 3,4－dihydroxy-O-β-d-glucopyranosyl-(1→3)－4－O-caffeoyl-β-d-glucopyranoside,3,4－dihydroxy-β-phenethyl-O-d-glucopyranosyl-(1→3)-O-α-l-rhamno-pyranosyl-(1→6)－4－O-caffeoyl-β-d-glucopyranoside, 3,4－dihydroxy-β-phenethyl-O-α-l-rhamnopyranosyl-(1→3)-O-β-d-glucopyranosyl-(1→6)－4－O－caffeoyl-β-d-glucopyranoside이 지황으로부터 분리되었다. 또한 rehmannan SA와 SB의 heterosaccharide 역시 분리되었는데 분자량이 각각 6.4×10^4 and 7.9×10^4이다.

② 당류

단당류로는 glucose, galactose와 fructose, 올리고당으로는 <그림 5－17>처럼 mannitol, sucrose, raffinose, mannotriose, stachyose와 verbascose 그리고 다당류로는 *Rehmannia glutinosa* polysaccharide a, b가 지황으로부터 분리되었다. Stachyose는 올리고당의 일종으로 암예방 효능이 확인되었는데 지황의 뿌리에 전체 당의 64.9%가 함유되어 있다. Polysaccharide b는 면역기능과 암세포생장－저해 효능이 있다.

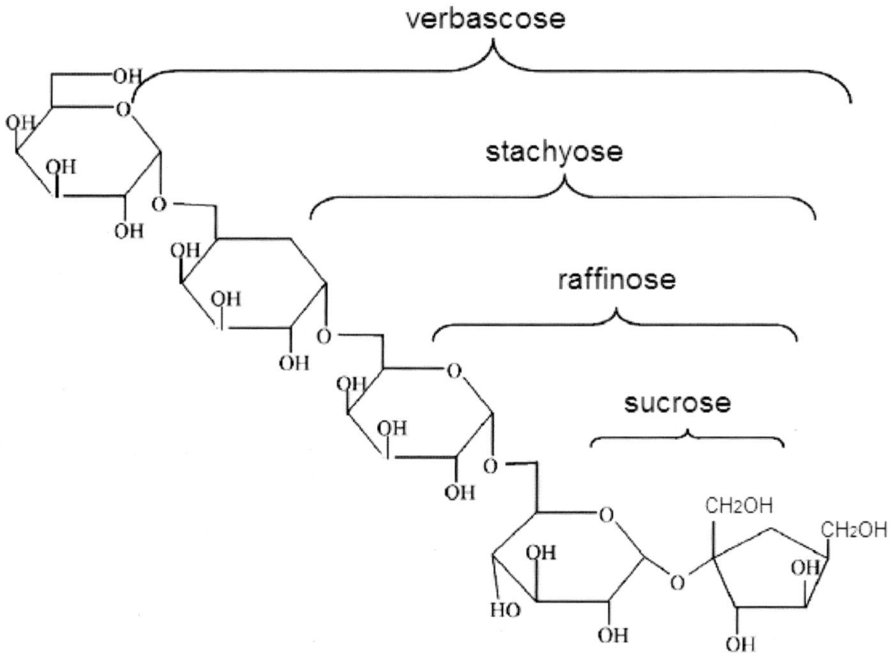

〈그림 5-17〉 생지황에서 분리된 올리고당

올리고당으로는 mannitol, sucrose, raffinose, mannotriose, stachyose와 verbascose이 지황으로부터 분리되었다.

③ 아미노산과 유기산

지황의 뿌리에는 약 20여 종의 아미노산이 포함되어 있는데 이 중 **arginine**이 가장 많다. 뿌리줄기에는 약 15여 종의 아미노산이 있으며 **alanine**이 가장 많은 아미노산 이다. 유기산으로는 benzoic acid, caprylic acid, phenylacetic acid, nonanoic acid, decanoic acid, cinnamic acid, 3-methoxy-4-hydroxybenzoic acid, lauric acid, tetradeeanoic acid, pentadecanoic acid, oleic acid, palmitic acid, heptadecanoic acid, linoleic acid, stearic acid, nonadecanoic acid, eicosanic acid, heneicosanoic acid, docosanoic acid이 분리되었다.

2) 지황의 약리작용 및 기전

catalpol은 가장 중요한 이리도이드 단당 배당체(iridoid monosaccharide glycoside) 이다. **Catalpol**은 최고 약 **5.95mg/g** 정도로 함유되어 있으며 추출량에 따라 효능에

다소 차이가 있다. 지황에서 열수추출된 catalpol은 혈당저하, 이뇨, 소염과 간보호 효능이 있다. 또한 지용성-catalpol은 항무산소 효과(anti-anoxia effect), 열수 및 에탄올-추출 catalpol은 면역조절효능이 확인되었다. Catalpol 외에도 다양한 glycoside가 존재하는데 이들의 다양한 추출 및 투여는 다양한 기능이 확인되어 지황의 약리효능에 핵심적인 성분이다.

① 혈액

- **지황은 혈액 유변성(hemorheology)을 증가시켜 모세혈관에서의 혈액 흐름을 원활하게 한다.**

<표 5-5>는 지황의 다양한 추출물에서 확인된 혈관계에서의 약리효능을 나타낸 것이다. 혈액에서의 지황의 효능은 크게 지혈, 혈액 유변성과 골수의 조혈작용(hematopoiesis)으로 구분된다. 출혈정지를 의미하는 지혈은 혈관수축과 더불어 혈소판응집 및 섬유소형성 등으로 이루어 진다. 지황의 지혈은 항응고물질인 아스피린에 의해 유도된 응고시간의 지연을 막아 주는 길항작용에 기인한다. 또한 지황추출물은 혈액 유변성 감소도 확인되었다. 혈액 유변성이란 생체내에서 산소를 전달해 주는 적혈구는 혈관 내부의 흐름 정도를 나타내는 지표인데 적혈구응집에 영향을 받는다. 적혈구응집은 적혈구세포의 덩어리이며 이는 모세혈관을 통한 산소 및 혈액의 흐름을 방해한다. 결과적으로 혈액의 점도는 정상적인 상태보다 증가하여 혈액 유변성을 악화시킨다. 이는 고혈압 및 혈관 동맥경화증 등의 질병을 유발하게 된다. 반면에 적혈구 변형능은 혈액의 점도를 낮추는 역할을 한다. 적혈구 변형능(erythrocyte deformability)이란 핵이 없어 가운데가 오목한 원반(biconcave disc)형태인 적혈구가 좁은 모세혈관을 통과할 때 그 형태가 크게 변화하는 정도를 의미한다. 혈구의 변형능이 저하되면(주로 당뇨병환자에서 쉽게 발견됨), 혈액의 점도가 증가하게 되어 적혈구응집이 유발되며 모세혈관을 통과하기 어렵게 된다. 이는 혈액순환장애를 초래하고 주변에 있는 조직세포의 기능이 저하되는 증상을 수반하게 된다. 지황의 추출물은 다양한 기전을 통해 적혈구 변형능을 증가시켜 적혈구응집을 예방한다. 이는 polybrene (hexadimethrine bromide)으로 유도된 적혈구응집이 지황추출물에 의해

감소되는 것으로 확인되었다. 또한 응고물질인 **fibrin**농도의 감소를 유도하여 혈액의 흐름을 원만하게 하는 것으로 알려졌다.

〈표 5-5〉 지황의 혈관작용과 성분

작용	실험 대상	약리작용 및 영향	투여방법
지혈	Rats	적혈구를 만드는 조혈줄기 세포과 전구세포(progenitor cell)의 증식과 분화 촉진에 대한 영향: Stimulatory	열수추출물
	Rats	항응고물질인 아스피린에 의해 유도된 응고시간 연장에 영향: Antagonism	탕제(2.6, 5, 10 g/kg, 4일 동안 복강투여
혈액 유변성	Rats	응고물질인 fibrin의 파괴 감소와 적혈구 변형능(erythrocyte deformability) 감소에 대한 영향: Antagonism 염증 유발 모델의 흉부동맥에서의 결합조직 비후에 대한 영향과 적혈구 변형능에 대한 영향: Antagonism	50% ethanol - 지황추출물 (200 mg/kg, 복강투여)
	Rats	적혈구 변형능과 적혈구 ATP 용량에 대한 영향: Stimulatory 응고물질인 fibrin의 파괴에 대한 영향: Stimulatory Polybrene - 유도 적혈구 응집에 대한 영향: Antagonism	50% ethanol - 지황추출물
	Rats	Collagen과 ADP - 유도 혈액혈소판응집에 대한 영향: Antagonism Thrombin에 의해 유도된 fibrinogen의 fibrin으로의 전환에 대한 영향: Antagonism Plasminogen 또는 plasmin 활성에 대한 영향: Antagonism	숙지황 24%를 함유한 11 종류의 한약으로 조제된 대조환 (Dae-Jo-Hwan)
골수의 조혈작용	Rats	골수의 조혈줄기세포 증식과 CFU-GM와 CFU-E, BFU-E 등의 분화에 대한 영향: Stimulatory	지황의 polysaccharide
	Rats	조혈미세환경 활성 및 조혈성장인자의 분비에 대한 영향: Stimulatory	지황의 oligosaccharide
	Rats	Thyroid, reserpine, cyclophosphamide에 의해 유도된 마우스 혈액부족에서 백혈구, 혈소판, 망상적혈구 등의 수, 골수 DNA와 체중에 영향에 대한 영향: Stimulatory	지황의 glycoside D

(참고: Zhang)

일반적으로 혈구세포는 출생 후에 적혈구, 백혈구, 혈소판은 골수에서만 만들어지며 림프구는 주로 비장이나 림프절에서 만들어진다. 지황은 골수의 조혈작용을 통해 다양한 혈구세포의 증가를 유도한다. 조혈작용(hematopoiesis)이란 혈액속의 혈구세포가 조혈줄기 세포(hematopoietic stem cell; HSC, 또는 조혈모세포)로부터 분화되는 것을 말한다. HSC는 전체 골수세포의 약 0.01% 정도이다. 조혈줄기세포는 다기능 세포(multipotent cell)이며 적절한 조건하에서 자기복제(self-renewal: forming another HSC)와 모든 혈구세포 계통으로 분화의 경로를 거친다. 분화란 <그림 5-18>처럼 HSC로부터 분화 또 다른 조혈줄기세포인 림프줄기세포(lymphoid stem cell)와 골수줄기세포(myeloid stem cell), 그리고 "혈구세포 - 위임 전구세포(committed progenitor cell)"의 경로를 통해 주요 혈구세포 계통으로 혈구가 생성, 성숙되는 과정이다. 혈구세포의 종류는 B와 T lymphocytes, erythrocytes, megakaryocytes/platelets, basophils/mast cells, eosinophils, neutrophils/ granulocytes, monocytes/macrophages이 있다. 지황은 이들 세포의 전구세포인 CFU-GM(Colony forming units-granulocytes/macrophages), CFU-E(colony-forming units erythroid)와 BFU-E(Erythroid restricted burst-forming units-erythroid)의 분화를 촉진시키는 것으로 확인되었다.

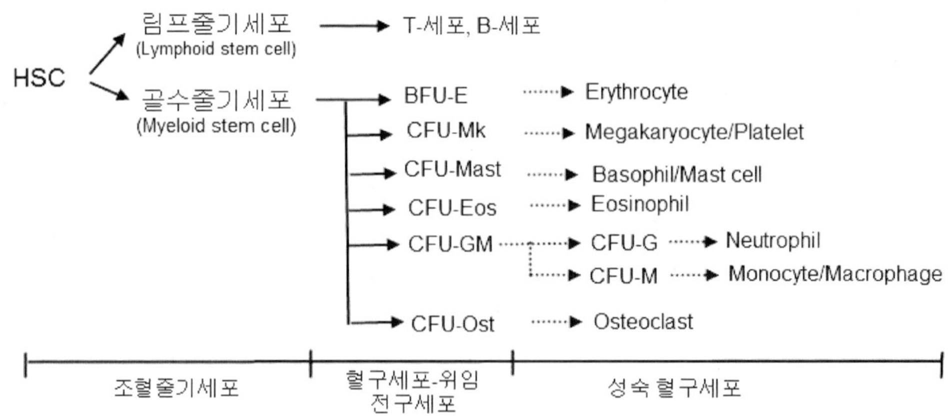

〈그림 5-18〉 조혈작용에서 조혈줄기세포(HSC)가 혈구세포로 분화하는 과정

HSC: hematopoietic stem cell, BEU-E: burst-forming units-erythroid, CFU-Mk: colony-forming units-megakaryocyte, CFU-Mast: colony-forming units-mast cells, CFU-Eos, colony-forming units-eosinophils, CFU-GM: colony forming units-granulocytes/macrophages, CFU-G: colony-forming units-granulocytes, CFU-GM: colony forming units-granulocytes/macrophages, CFU-Ost: colony-forming units-osteoclast. 각 조혈줄기세포로부터 분화된 혈구세포 - 위임 전구세포(committed progenitor cell)는 군락을 형성한 세포인 colony-forming cell(CFC)이라고 한다.

② 항암

● 지황의 polysaccharide는 p53 유전자 발현을 유도한다.

지황의 항암효능 가능성이 동물실험을 통해 확인되었는데 주로 polysaccharide에 의한 것으로 추정된다. 지황에서 분리된 다당류로는 polysaccharide a, b가 있다. 이들 polysaccharide에 의한 항암효능은 <표 5-6> p53, C-fos, C-myc유전자의 발현과 관련이 있다. 특히 p53 단백질은 세포주기 진행중지, 손상된 DNA 수선, 아포토시스(apoptosis, 세포자멸, programmed cell death: 신체에 그 세포가 더 필요 없거나 암세포로의 전환과 같이 그 세포의 존재가 유기체 전체의 건강을 위협하는 등 여러 가지 경우에 세포 스스로 파고 하는 기전) 유도, 신생혈관생성 억제를 통해 발암을 억제한다. 특히 p53단백질활성의 저하와 이를 발현하는 항발암유전자의 돌연변이는 모든 암의 50%이상에서 확인되고 있다. 지황의 polysaccharide는 랫드의 폐암종 조직(Lewis pulmonary carcinoma tissue)에서 p53 유전자 발현을 유도하는 것으로 확인되었다. 또한 지황의 polysaccharide는 발암유전자인 C-fos C-myc 유전자의 활성을 억제한다. 지황의 polysaccharide b는 Lyt-2^+ CTL(Lyt-2^+ Cytotoxic T-Lymphocyte, Lyt-2^+ 세포독성 T세포)의 활성을 유도하는데 이 T$-$세포는 perforin이라는 물질을 분비하여 암세포를 공격한다.

〈표 5$-$6〉 지황의 향암효능 및 성분

실험 대상	약리작용 및 영향	투여방법
Rats(in vivo)/human(in vitro)	H$-$4$-$II$-$E(랫드의 간암세포) 세포의 증식에 대한 영향: Antagonism HA22T/VGH(간암세포) 증식에 대한 영향: Antagonism	열수추출물 (2~10g/L)
Rats	HCC(Hepatocellular carcinoma) 세포에서 p53$-$매개 apoptosis(세포자멸): Stimulatory	열수추출물 (2~10g/L)
Rats	Hela cell의 증식에 대한 영향: Antagonism	추출물
Rats	Lyt-2+CTL 생산과 독성에 대한 영향: Stimulatory	지황 polysaccharide b (20mg/kg 복강 8일간 투여)
Rats	Lewis pulmonary carcinoma tissue(폐암종 조직)에서의 p53 유전자 발현: Stimulatory	지황 polysaccharide
Rats	C-myc 유전자 발현, 폐암종 증식, 정상세포의 암세포로의 분화에 대한 영향: Antagonism	지황 polysaccharide

$-$ Lyt-2^+ CTL: Lyt-2^+ Cytotoxic T-Lymphocyte(Lyt-2^+ 세포독성 T$-$세포)(참고: Zhang)

③ 면역계

● 지황은 다양한 사이토카인의 활성으로 면역기능을 조절한다.

지황의 면역계에 대한 효능은 <표 5$-$7>처럼 polysaccharide와 oligosaccharide, rehmannan SA와 SB이다. Polysaccharide b는 TNF-α(tumor necrosis factor-α, 암세포괴사인자의 일종)와 interleukin$-$1(IL$-$1) 발현을 억제하는 것으로 알려졌다. 일반적으로 IL$-$1은 염증반응을 매개하는 cytokine인데 과량으로 발현되면 발열 및 알레르기

반응, 감염과 외상 등의 생리적 과정인 급성기 염증반응(acute phase response: 혈청에서 의 C - 반응성 단백질 증가, 고열, 혈관투과성 증가와 대사이상 등의 반응)을 유발한다. TNF-α는 그 람음성세균의 세포막에 존재하는 내독소(bacterial endotoxin)인 lipopolysaccharide (LPS)에 의해 활성화된 림프구에서 생성되는 cytokine이다. 과량의 TNF-α는 내분비 호르몬 작용을 통해 체온상승 또는 간세포에서 C - 반응성 단백질과 같은 급성기 반 응 - 단백질(acute phase reactant protein) 생성을 유도한다. 마우스의 성상세포 (astrocyte)를 이용한 연구에서 지황의 polysaccharide b는 TNF-α와 IL - 1 분비를 저 해하였다. 반면에 T - 세포의 생장을 촉진시키는 IL - 2가 지황의 polysaccharide b와 열수추출물에 의해 증가된다. B - 세포 역시 지황의 oligosaccharide에 의해 활성화되 어 항체생성이 증가되었다.

〈표 5 - 7〉 지황의 면역계 효능 및 성분

실험 대상	약리작용 및 영향	작용물질과 투여방법
Mouse	마우스의 말초 백혈구에 대한 영향: Stimulatory	열수추출물
Rats	췌장에서 Con A - 유도 림프구 DNA와 단백질 합성에 대한 영향: Stimulatory interleukin - 2 생산: Stimulatory	열수추출물
Mouse	Hydroprednisone acetate - 유도 면역 억제된 마우스에서 복막의 대식세포 식작용 기능에 대한 영향: Stimulatory	열수추출물
Rats	복막 대식세포의 항원 발현: Antagonism	열수추출물(25, 50, 100mg/kg, 복강 7일 투여)
Mouse	마우스의 성상세포(astrocyte)를 이용한 실험에서 tumor necrosis factor-α(TNF-α)와 interleukin - 1(IL - 1) 분비에 대한 영향: Antagonism	지황의 polysaccharide b
Rats	용혈플라크형성세포(hemolytic plaque-forming cell)의 수에 대한 영향: Antagonism	지황에서 분리된 phenethyl alcohol glucoside-like compounds (30mg/kg, 복강투여)
Rats	T세포 증식과 림프구의 IL - 2 분비: Stimulatory	지황의 polysaccharide b
Rats	탄소청소시험(carbon clearance test)에서 망내피세포계 - 강화 활성에 대한 영향: Stimulatory	2개의 heterosaccharide rehmannan SA, SB
Rats	늙은 마우스의 비장에서의 T - 세포와 B - 세포에 대한 영향: Stimulatory 복막 대식세포의 식작용에 대한 영향: Stimulatory	지황의 polysaccharide (10, 20ml/kg, 6일 복강투여)
Rats	흉선피질의 비후와 더불어 흉선과 비장 등 면역 장기의 위축(atrophy)에 대한 영향: Antagonism	지황의 polysaccharide
Mouse	면역 - 억제된 마우스의 B - 세포에서 항체 생성의 회복력에 대한 영향: Stimulatory	지황의 oligosaccharide (20, 40mg/kg, 복강투여)

(참고: Zhang)

④ 중추신경계

● 지황은 신경세포성장인자의 활성을 통해 신경세포의 분화와 손상 보호를 한다.

지황의 대표적인 유효성분인 **catalpol**은 허혈에 의한 신경세포 보호기능과 중추신경계 약리효능이 있는데 <표 5-8>에서 설명하고 있다. 허혈이란 조직이나 장기의 산소수요에 대해 그 공급원인 혈류가 절대적 또는 상대적으로 부족한 상태를 의미한다. 허혈은 산소가 요구되는 호기성 대사장애, 산소부족에 기인하는데 미토콘드리아에서의 **ATP**생산 저하와 세포의 기능부전, 괴사 등을 시킬 수 있다. 특히 심장에서 허혈해제 후의 정상적인 재관류(**reperfusion**)가 발생하면 갑작스러운 산소공급에 따른 **ROS(reactive oxygen species**, 유해활성 산소) 또는 **cytokine**생성에 의해 심장의 기능장애의 중요한 원인이 될 수 있다. 동맥경화성 혈관협착으로 인한 주요 장기의 허혈은 심근경색, 뇌경색 등 중증질병의 원인이 되고 있으며, 특히 뇌에서의 허혈은 뇌신경세포에 손상을 가져올 수도 있다. 이러한 허혈에 의한 뇌신경세포의 손상을 **catalpol**이 예방한다. 특히 **ROS**인 H_2O_2에 유도된 **PC12** 세포(랫드의 부신수질-유래세포)의 세포자멸이 **catalpol**에 의해 저해되는 것이 확인되었다. 이는 허혈 상태에서 재관류에 의한 세포자멸 예방을 통해 뇌의 중추신경세포의 보호기전으로도 설명할 수 있다. 또한 지황의 중추신경계에 대한 효능으로는 신경영양성 인자(**neurotrophic factors**)를 통해 확인되었다. 신경영양성 인자는 신경세포의 생존 및 분화를 유도하는데 이를 유도하는 물질을 신경성장인자(**nerve growth factor; NGF**)라고 한다. 신경교세포(**glial cell**) 및 성상세포에서 지황이 신경영양성 인자의 발현을 유도하는 것으로 확인되었는데 이는 지황의 **NGF** 역할의 가능성을 의미한다.

〈표 5-8〉 지황의 중추신경계 효능 및 성분

실험대상	약리작용 및 영향	지황의 작용물질과 투여방법
Rats	H_2O_2에 유도된 PC12 세포(랫드의 부신수질-유래세포)의 apoptosis (세포자멸)에 대한 영향: Antagonism	Catalpol (iridoid glucoside)
Rats	전뇌허혈(Global cerebral ischemia)에 대한 영향: Antagonism	Catalpol
Rats	신경교세포(glial cell) 및 성상세포에서는 신경영양성인자(neurotrophic factor) 발현에 대한 영향: Stimulatory	지황

Rats	잠재의식을 유발할 수 있는 농도(subliminal dosage)로 진정제 nembutal과 thiopental sodium에 의한 최면에 대한 영향과 caffeine sodium benzoate에 의해 유도된 흥분에 대한 영향: Antagonism	열수추출 (1.5~3g/kg, 복강투여)
Rats	진정, 저혈압과 항염증에 대한 영향: Stimulatory	열수추출의 산성부분 추출물 (0.15g/kg, 복강투여)
Rats	일시적 전뇌허혈이 유발된 모래쥐에서의 신경보호에 대한 영향: Stimulatory	Catalpol

(참고: Zhang)

⑤ 심혈관계

● **지황은 심혈관의 근육세포 사멸을 예방한다.**

심혈관계효능 역시 뇌의 허혈로 인한 중추신경계 손상과 같이 지황의 효능과 유사한 기전으로 일부 설명되고 있다.<표 5 - 9> 심혈관에서의 허혈은 ATP고갈을 유도하여 심혈관 손상을 유발하는데 지황의 추출물은 허혈성 심혈관 손상을 예방한다. 또다른 한편으로는 지황은 심혈관 근육세포의 세포자멸을 저해하며, 또한 인위적으로 유도된 고혈압에 효능이 있다.

〈표 5 - 9〉 지황의 심혈관계 효능 및 성분

실험대상	약리작용 및 영향	작용물질과 투여
Rats	기니어피그에서 심방의 자율 - 운동신경과 심장기능에 대한 영향: Antagonism	지황 0.15mg/g
Rats	신장 - 유래 용액에 의한 고혈압에 대한 영향: Antagonism	지황의 열수추출물
Rats	저혈에 의한 ATP 고갈로 유도된 심혈관 상해에 대한 영향: Antagonism	지황
Human (in vitro)	Adriamycin - 유도 심근육세포(H9C2)의 apoptosis에 대한 영향: Antagonism	지황(2mg/ml)

(참고: Zhang)

<그림 5 - 19>은 항암제 adriamycin을 심근육세포(H9C2)에 투여한 후에 지황추출물을 처리하여 세포자멸에 대한 영향을 확인한 것이다. 세포자멸는 세포가 적절한 신호 자극을 받았을 때 스스로를 죽음을 유도하는 기전인데 이 신호는 caspase - 3이라는 단백질분해효소의 활성을 통해 세포자멸이 유도된다. 항암제인 adriamycin은 세포의 세포자멸를 유도한다. 지황은 adriamycin - 유도 세포자멸을 caspase - 3활성저해를 통해 심혈관 근육세포의 죽음을 보호한다.

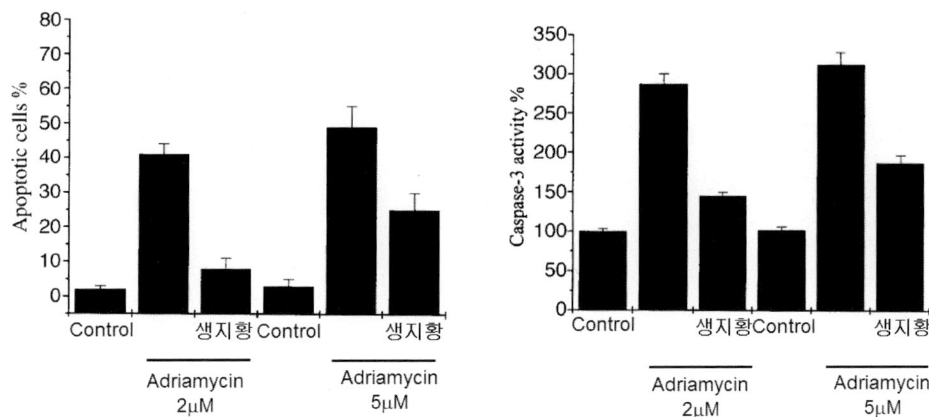

〈그림 5-19〉 지황의 adriamycin-유도 심근육세포의 세포자멸에 대한 영향

항암제인 adriamycin은 세포의 세포자멸를 유도한다. 지황은 adriamycin-유도 세포자멸을 caspase-3 활성 저해를 통해 심혈관 근육세포의 죽음을 보호하는 것으로 알려졌다(참고: Chae).

⑥ 내분비계와 당대사

● **지황은 내분비계 호르몬인 갑상선호르몬을 통해서 당대사 증가와 인슐린 분비를 유도하여 혈당을 조절한다.**

지황은 내분비계 호르몬인 갑상선호르몬과 인슐린의 분비를 유도하여 당대사 및 혈당을 조절한다. 갑상선호르몬은 목부위에 위치한 갑상선에서 분비되는 호르몬으로 <그림 5-20>처럼 뇌하수체와 연결되어 있는 시상하부에 의해 조절된다. 즉 시상하부에서 갑상선자극호르몬-방출호르몬(TRH; Thyrotropin Releasing Hormone)→뇌하수체전엽에서 갑상선자극호르몬(TSH; Thyrotropin Stimulating Hormone)→갑상선으로 이어지는 자극을 통해 갑상선호르몬이 혈액으로 분비된다. 갑상선호르몬은 아미노산인 tyrosine과 요오드 원자(I, iodine)로 이루어진 티록신(thyroxine, T4, 요오드 4개)과 트리요오도티로닌(triyiodothyronine, T3, 요오드 3개)이 있다. 혈중 T4와 T3의 비는 약 20/1정도로 T4의 혈중수치는 T3보다 높다. 그러나 작용의 강도는 T3이 T4보다 4배나 강력하다. 생체에서 필요시 탈요오드효소인 deiodinases(5'-iodinase)에 의해 T4에서 T3로 전환된다. 갑상선호르몬의 가장 중요한 역할은 신체의 발달과 성장, 더불어 지방을 분해시키는 카테콜라민(catecholamine)의 분비촉진을 비롯한 에너지 대사의 조절이다. 특히 단백질 및 지질 대사뿐 아니라 당대사 조절에 갑상선호르몬이 주요한 역할을 한다. 갑상선호르몬의 활성이 높아지면 당대사의 증가 등을 통해 기초대사율(basal metabolic rate: 에너지를 소모할 때 생산되는 열)이 증가하게 되며 이는 몸에서 열이 발생하는 원인이 된다.

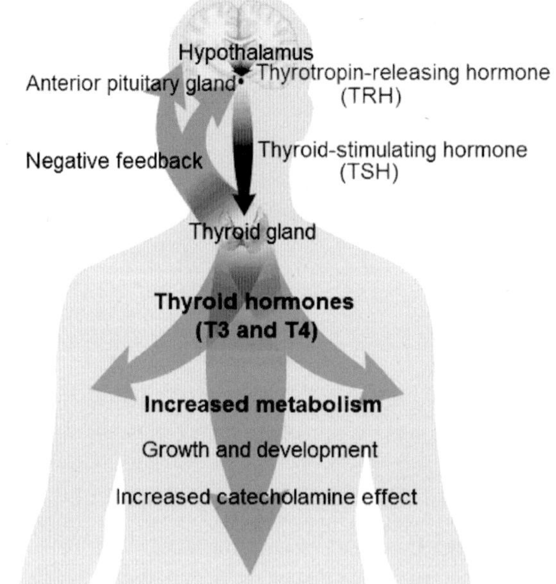

〈그림 5-20〉 갑상선호르몬분비의 전달체계와 기능

시상하부에서 갑상선자극호르몬 - 분비유도호르몬(TRH; Thyrotropin Releasing Hormone)→뇌하수체전엽에서 갑상선호르몬자극호르몬 (TSH; Thyrotropin Stimulating Hormone)→갑상선으로 이어지는 자극을 통해 갑상선호르몬이 순차적 전달체계를 통해 혈액으로 분비된다. 갑상선호르몬의 가장 중요한 역할은 지방을 분해시키는 카테콜아민 (catecholamines)분비를 촉진하며 에너지 대사의 조절이다. 또한 갑상선호르몬은 과량일 경우 직접적으로 시상하부와 뇌하수체에 작용하여 호르몬분비를 저해하는 음성 피드백(negative feedback) 기전을 통해 조절된다.

지황은 갑상선호르몬인 T4와 T3의 활성을 증가시키는 것으로 확인되었다. 지황의 catalpol, iridoid glycoside 배당체 그리고 rehmannioside D 등은 혈당저하를 유도하는데 이는 갑상선호르몬의 활성으로 추정된다.<표 5-10> 이들 성분에 의한 혈당저하는 glucose분해를 촉진하는 glucokinase를 비롯하여 glucose-6-phosphate dehydrogenase (G-6-PD)효소의 활성 때문이다. 또한 지황은 췌장에서 인슐린을 분비하는 β-세포 활성을 통해 인슐린 분비를 증가시켜 혈당저하를 유도한다. 인슐

린은 간에서 포도당의 저장형태인 글리코겐으로 전환을 유도하며 **glucose**생성과정
(**gluconeogenesis**: 비탄수화물 공급원으로부터 포도당을 만드는 것)을 억제한다.

〈표 5-10〉 지황의 내분비계, 당대사 효능 및 성분

실험대상	약리작용 및 영향	작용물질과 투여
Rats	갑상선호르몬(T3, T4)에 대한 영향: Stimulatory	지황
Rats	뇌하수체-내부분비계의 형성과 기능에 대한 glucocorticoids의 영향: Antagonism	지황(3g/kg)
Rats	혈당저하에 대항 영향: Stimulatory	Catalpol과 iridoid glycoside monomer, rehmannioside D
Mouse	마우스 간의 glucokinase와 G-6-PD, 그리고 인슐린 분비에 대한 영향: Stimulatory	에탄올추출물
Rats	3T3-L1 지방전구세포의 glucose 소비에 대한 영향: Stimulatory Alloxan-유도 당뇨에 있어서 glucose 수준에 대한 영향: Antagonism	지황(100mg/kg, 15일 복강투여)
Mouse	당뇨 마우스에서 혈당에 대한 영향: Antagonism	Glycoside D
Rats	혈당농도의 변화에 대한 미세조절 및 β-세포에 대한 영향:	지황
Rats	3T3-L1 지방세포와 Hs68 피부 섬유아세포에 대한 당 흡수에 대한 영향: Stimulatory	지황
Rats	당뇨성 신증(diabetic nephropathy): Antagonism	건지황

(참고: Zhang)

⑦ 골대사(Bone metabolism)

● **지황은 조골세포의 활성을 유도하여 골형성을 촉진한다.**

골(bone)은 일생을 통해 골개형(bone remodelling)이라는 과정을 통해 지속적으로 교체된다. 골개형은 오래된 골을 제거하는 파골세포(ostoclast)에 의한 골흡수(bone resorption)와 제거된 위치에서 조골세포(osteoblast)에 의한 새로운 골형성(bone formation)의 2과정으로 이루어진다. <그림 5-21>처럼 이러한 두 과정의 골흡수와 골형성은 서로 밀접히 연관되어 이루어지며 이를 상호 조화적인 짝지음 반응(coupling reaction)이라고 한다. 짝지음 반응은 골의 정상적인 구조를 유지하는 데 중요하다. 그러나 골개형이 두 세포 간의 균형적인 역할에 부조화가 일어나면 골질병이 발생한다. 예를 들어 노화와 에스트로겐 결핍에 의해 폐경기 여성에게 많이 발생하는 골다공증은 총골량(total bone mass)이 감소하는 골질병인데 이는 파골세포에 의한 골흡수 증가에 의한 골상실(bone loss)이 그 원인으로 설명되고 있다. 즉 골흡수

가 골형성보다 더 많이 발생하여 골상실이 유도된다. 따라서 골개형과 관련하여 조골세포와 파골세포의 세포 생물학적 활성 기전과 이들 기전을 조절하는 요소들에 대한 이해는 골질병 발생에 중요하다.

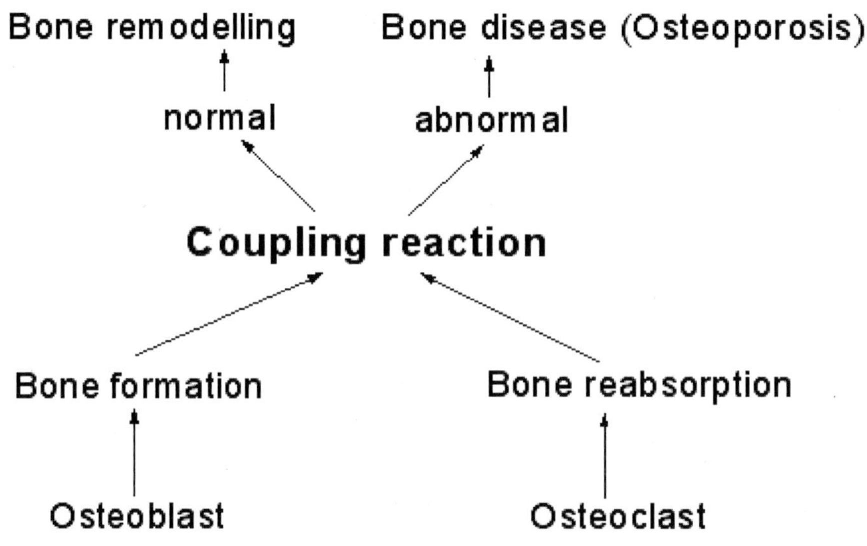

〈그림 5-21〉 골개형과 골다공증의 일반적 기전

골개형은 일반적으로 조골세포(osteoblast)와 파골세포(osteoclast)에 의한 골형성과 골흡수의 상호조화적인 짝지음반응(coupling reaction)을 통해 발생한다. 그러나 이러한 조화적인 짝지음반응의 이상으로 인해 골상실(bone loss)을 유도하여 골다공증을 유발하게 된다.

지황은 골흡수(bone resorption)에 의해 제거된 위치에서 조골세포의 활성을 유도하여 골형성(bone formation)을 유도하는 것으로 확인되었다. 이러한 지황의 조골세포 활성에 대한 영향은 alkaline phosphatase 측정을 통해 확인된다. Alkaline phosphatase는 세포내 다양한 분자화합물인 뉴클레오티드, 단백질 그리고 알칼로이드 물질로부터 인산을 제거하는 가수분해효소의 일종이다. 특히 alkaline phosphatase는 간과 뼈에서 가장 활성이 많다. 특히 alkaline phosphatase는 골을 생성하는 조골세포로부터 만들어져 혈액으로 방출된다. 따라서 혈청에서의 alkaline phosphatase활성이 높다는 것은 조골세포의 활성이 높다는 것을 의미한다. <표 5-11>처럼 랫드에 지황을 투여한 연구에서 혈청 alkaline phosphatase활성이 증가되며, 이외에도 지황은 대퇴골에 칼슘과 골밀도를 증가시키는 것으로 확인되었다. 따라서 지황은 조골세포의 활성을 유도하여 골형성을 촉진하는 것으로 이해된다.

<표 5-11> 지황의 골대사에 대한 효능 및 성분

실험대상	약리작용 및 영향	투여약물
Rats	조골세포(osteoblasts)의 alkaline phosphatase 활성과 증식에 대한 영향: Stimulatory	지황
Rats	골흡수(bone resorption)에 있어서 peptide 기질의 인산화에 대한 영향: Antagonism	숙지황이 포함된 육미지황탕
Rats	대퇴골의 칼슘 보유와 골밀도(Bone mineral density, BMD)에 대한 영향: Stimulatory	지황

(참고: Zhang)

⑧ 기타 약리효능

● **지황은 항산화, 항궤양 효능을 비롯하여 신장기능 개선을 유도한다.**

지황은 노화의 중요한 원인의 하나인 산화적 스트레스에 대한 항산화적 효능이 있는 것이 확인되었다. <표 5-12>처럼 지황은 산화적 스트레스의 원인이 되는 유해활성 산소인 H_2O_2를 산소와 H_2O로의 전환을 유도하는 GSH peroxidase(GPX) 활성과 superoixde anion radical을 제거하는 superoxide dismutase(SOD)의 활성을 증가시킨다. 이러한 지황의 역할은 ROS를 비롯하여 프리라디칼에 의한 지질의 산화적 손상 과정인 지질과산화의 최종산물인 malondialdehyde(MDA) 생성을 감소시킨다. 이와 같이 지황은 항상화적 효능을 통해서 항노화 효능의 가능성이 추정되고 있으며 이외에도 만성위축성 위염과 위산분비의 억제로 항궤양 효능을 비롯하여 신장기능 개선의 효능이 있는 것으로 추정되고 있다.

<표 5-12> 기타 지황의 효능 및 성분

작용	실험대상	약리작용 및 영향	투여방법
항노화 (anti-senscence)	Rats	혈액 GSH-Px(glutathione peroxidase) 활성과 세포-매개 면역과 IL-2 유전자 발현 등에 대한 영향: Stimulatory	지황
	Rats	간의 지질과산화에 대한 영향: Antagonism	지황
	Rats	뇌의 미토콘드리아에서의 monoamine oxidase activity: Antagonism	Chloroform 및 열수, ethanol 등에 의한 지황추출물
	Rats	뇌의 SOD 활성에 대한 영향: Stimulatory Malondialdehyde(MDA) 농도: Antagonism	Chloroform 및 열수, ethanol 등에 의한 지황추출물
	Rats	d-galactose amine에 의해 유도된 세네센스 모델 마우스에서 뇌의 NOS와 SOD 활성에 대한 영향: Stimulatory	지황

항궤양 (anti-ulcer)	Rats	Chronic atrophic gastritis(만성위축성위염)에 대한 영향: Antagonism	지황
	Rats	위산 분비에 대한 영향: Antaginism 궤양 치료: Stimulatory	건지황
신장기능 개선 (improvement of kideney function)	Rats	사구체 상피세포 발돌기융합(Glomeruli epithelia foot process fusion): Stimulatory	10% 열수추출물

(참고: Zhang)

⑨ 임상시험(참고: www.duiyaoonline.com/herbs/shudihuang)

○ 면역질환: 23명의 류마티스관절염 환자에게 탕제를 투여하여 대부분의 환자에서 관절통증, 관절움직임과 부종이 호전되었으며 적혈구침강속도(erythrocyte sedimentation Rate, 정상이 아닌 사람이 빨리 떨어짐)가 정상화되며, 또한 두드러기와 천식을 가진 환자에 효능이 있다. 그러나 일부 환자에서는 복용 후 부종을 비롯하여 부신피질호르몬에 의해 유도된 것과 유사한 부작용이 발생한다.

○ 전염성 간염: 간염을 가진 50명의 환자에게 지황 12g과 감초 6g에서 추출액을 약 10일간 근육주사하여 41명에게서 증상이 상당히 호전되었고 특히 혈청 ALT(GPT)와 AST(GOT)가 감소되며 정상적인 간기능이 확인되었다.

○ 고혈압: 고혈압을 가진 52명의 환자에게 매일 지황 30~50g의 탕제를 10일간 경구투여하여 혈압, 혈청콜레스테롤과 중성지방 농도 등이 감소되며 뇌혈류와 심전도가 개선된다.

○ 피부병: 습진과 신경피부염 등을 가진 환자에게 90g의 지황탕제를 경구투여하여 증상이 호전되었다.

3) 지황의 독성과 부작용

① 활성중간대사체의 생성 여부

- 지황의 aucubin은 β-glycosidase에 의해 생체전환되어 당이 분리된 aucubigenin으로 전환된다. Aucubigenin은 단백질의 친핵성 부위와 공유결합이 가능한 친전자성 대사체의 활성중간대사체로 미약한 독성을 유발할 수 있다.

지황의 중요한 유효성분은 이리도이드 배당체이며, 가장 중요한 단위체인 catalpol 를 포함하여 약 33여 종의 이리도이드 단위체와 분리되었다. 이리도이드는 monoterphen에 당이 붙어 있는 형태인데 당 부분이 분리된 aglycon은 monoterephen 형태가 된다. 지황의 이리도이드 배당체인 aucubin은 β-glycosidase에 의한 생체전환을 통해 당이 분리된 aucubigenin으로 전환된다. 특히 aucubigenin이 단백질의 친핵성 부위와 공유결합이 가능한 친전자성 대사체의 활성중간대사체라는 것이 추정되고 있다. <그림 5-22>은 aucubin의 활성중간대사체로의 전환기전을 나타낸 것이다. Aucubin이 β-glycosidase에 의해 당이 분리되면서 aucubigenin으로 전환된다. Aucubigenin 자체적으로 친전자성을 가져 단백질 등과 결합을 통해 독성을 유발할 수 있지만 또한 대사체로 전환되어 더 강력한 독성을 유발할 수 있다. 일반적으로 이리도이드 배당체는 당이 분리되며 화학구조적으로 대단히 불안정하여 산과 같은 환경에서 쉽게 구조가 변한다. Aucubigenin은 monoterphen의 pyran ring이 쉽게 깨지면서 2개의 aldehyde인 dialdehyde로 전환된다. Aldehyde구조는 단백질 또는 DNA의 전자가 풍부한 부위인 친핵성 부위와의 'shift base(분자 내에서 자연적인 전자의 이동을 통해 형성되는 분자구조의 재배열)' 기전을 통해 결합하는 친전자성이다.

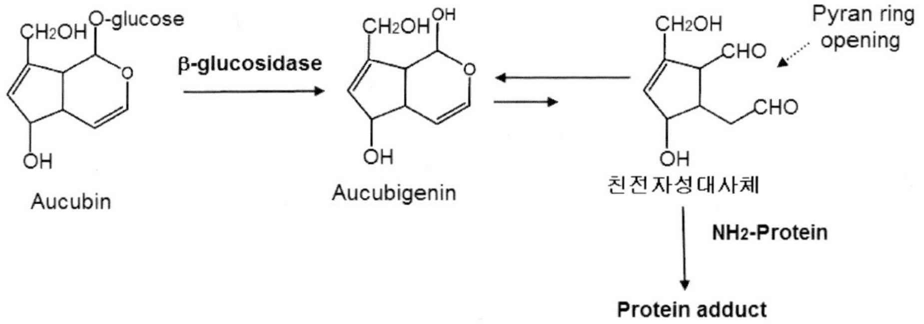

〈그림 5-22〉 Aucubin의 활성중간대사체와 protein adduct(부가물) 생성기전:
Aucubin이 β-glycosidase에 의해 당이 분리되면서 aucubigenin으로 전환된다. Aucubigenin은 자체적으로 독성을 유발할 수 있지만 monoterphen의 pyran ring이 쉽게 깨지면서 2개의 aldehyde인 dialdehyde로 전환되어 더 강한 독성을 유발할 수 있다(참고: Kim).

따라서 aucubin은 β-glycosidase와 자연분해를 통해 친전자성 대사체의 활성중간대사체로 전환되어 독성을 유발할 수 있다.

<그림 5-23>는 aucubin과 혈청단백질인 albumin이 β-glycosidase의 유무에 따라

aucubigenin-albumin 부가물의 생성 정도를 확인한 것이다. β-glycosidase를 넣은 군에서는 aucubigenin-albumin 부가물의 생성 함량이 β-glycosidase를 넣지 않은 군과 비교하여 유의하게 증가하는 것을 알 수 있다. 이는 aucubin이 β-glycosidase에 의해 aucubigenin으로 전환되며 aucubigenin은 자연분해에 의해 친전자성 대사체로의 전환을 통해 albumin 부가물을 형성한다. β-glycosidase는 소장의 세균에 많이 분포되어 있는데 이는 지황의 독성기전에 중요하다고 할 수 있다. 지황의 주요 성분인 aucubin은 친전자성 대사체로 전환되어 독성을 유발할 수 있는 가능성이 있다. 실제로 aucubin를 랫드에 경구투여하여 독성이 확인되었다. 이러한 독성은 aucubin의 친전자성 대사체로의 전환을 통해 단백질의 친핵성 부위와 공유결합을 하여 비가역적이다. 따라서 지황을 과량으로 투여할 경우에는 aucubin에 의한 독성 가능성이 있다.

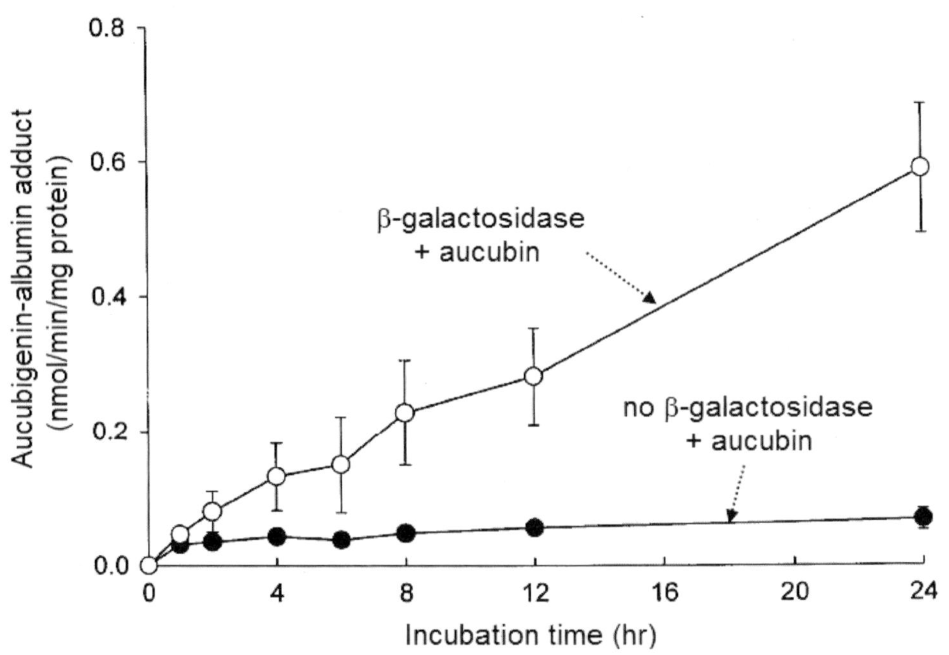

〈그림 5-23〉 Aucubin의 β -glycosidase에 의한 aucubigenin-albumin 부가물 형성
지황의 aucubin이 β-glycosidase에 의해 aucubigenin으로 전환되며 aucubigenin은 자연분해되어 친전자성 대사체로 전환되는데 이때 첨가된 albumin과 부가물을 형성한다. 반면에 β-glycosidase가 추가되지 않은 군은 친전자성 대사체로 전환되는 aucubigenin으로 전화할 수 없어 aucubigenin-albumin 부가물을 생성할 수 없다(참고: kim).

그러나 숙지황은 열을 가하고 다시 건조하는 것을 아홉 번씩 한 후에 사용하기 때문에 이 과정에서 숙지황속의 이리도이드 배당체가 변성되어 aucubin의 함량은 상당히 감소되어 aucubin의 친전자성 대사체 생성을 통한 독성은 미약할 것으로 사료된다.

② Cytochrome P450영향 및 약물상호작용

● **지황은 갑상선호르몬의 유도를 촉진하기 때문에 갑상선호르몬 치료약물과 상가효과를 유발할 수 있다.**

지황과 cytochrome P450의 관련성은 거의 연구가 되어 있지 않으며 활성중간대사체를 생성하는 aucubin은 cytochrome P450의 활성을 저해하는 것으로 확인되었다. 따라서 지황의 aucubin에 의한 cytochrome P450에 대한 많은 연구가 향후 필요하다. 지황과 양약의 약물상호작용의 가능성은 지황의 약리효능을 바탕으로 추정되고 있다. Man-Shen-Ling(한약처방이름)은 지황을 포함하고 있는 탕제로 출혈효능이 있는 양약과 함께 복용 시 출혈의 위험성을 증가시킨다. 예를 들어 aspirin, warfarin, heparin 등의 항응고제를 비롯하여 clopidogrel의 항혈소판제, ibuprofen과 naproxen 등의 비스테로이드성 항염증제는 지황과 함께 투여하면 출혈의 위험성을 증가시킨다. 은행잎 추출물과 마늘 그리고 전립선비대증 예방과 치료에 이용되는 '쏘 팔메토(Saw Palmetto)'와 함께 지황을 복용하면 출혈의 위험성이 증가된다. 또한 지황이 포함된 탕제인 '육미지황탕'은 혈압을 낮추기 때문에 항고혈압제와 동시 투여는 주의하여야 한다. 지황은 이론적으로는 항암제의 독성을 감소시킬 수 있다. 지황이 포함된 십전대보탕은 항암제투여 및 방사선치료의 효능을 강화하는 반면에 이들에 의한 부작용을 감소시킨다. 지황은 이뇨제와 함께 투여하였을 경우에 상가효과(additive effect: 두 물질을 동시에 투여할 경우 정확히 개별적으로 투여한 경우의 효능을 합한 것과 동일효과를 나타내는 경우)가 나타난다. 지황은 혈당 감소를 유도하기 때문에 저혈당이나 당뇨병을 가진 환자에게 투여는 지속적인 혈당을 측정하면서 지황을 투여할 필요가 있다. 또한 항콜레스테롤 약물 역시 지황에 의해 상가효과가 추정된다. 그리고 지황은 갑상선호르몬의 유도를 촉진하기 때문에 갑상선호르몬 약물과 상가효과를 유발할 수 있다. 쉬이한 증후군(Sheehan's syndrome)은 분만 후 뇌하수체괴사라고 하는데 이것은 분만 뒤 산소결핍으로 뇌하수체전엽의 세포가 파괴되어 발생하는 질병이다. 특히 쉬이한 증후군은 임신 및 분만 뒤에 오는 뇌하수체호르몬 부족증(뇌하수체기능 감퇴증)

때문으로 지황투여를 통해 뇌하수체－시상하부계(hypothalamic-pituitary system) 자극을 유도하여 갑상선호르몬의 생성을 증가시킨다. 이와 같이 지황은 갑상선호르몬의 상가작용을 통해 갑상선호르몬의 생성을 증가시킬 수 있다.

이 외에 지황은 항히스타민제(특정 비만세포에서 방출되는 히스타민의 약리학적 효과를 선택적으로 길항시키는 약물)와 상호작용 가능성을 제시되고 있다. 지황은 스테로이드호르몬인 corticosteroid와 상호작용을 통해 corticosteroid작용의 상승을 유발할 수 있다. 이들 호르몬은 보통 신장에 위치한 부신피질이라는 곳에서 생성된다. 지황과 이들 호르몬의 동시 투여는 흥분능력과 신경전달물질 모두에 영향을 주는 상가효능이 있다.

③ 부작용과 일반 독성

● **지황의 부작용은 과량복용에 의한 복부팽만과 묽은 변이다.**

일반적으로 지황은 독성이 매우 미약한 것으로 추정되고 있다. 지황의 가장 잘 알려진 부작용은 과량복용에 의한 복부팽만과 묽은 변이 있다. 또한 다른 한약과 함께 복용하면 복용시작과 더불어 졸음, 에너지 부족과 가슴이 두근거리는 심계항진 등이 있다. 이러한 증상들은 탕제의 지속적인 복용하는 동안에 사라지는 가역적이다. 임상적으로 투여되는 양은 12~20g 정도이다. 쉬이한 증후군을 가진 환자에게는 900ml의 물에 약 90g의 지황뿌리를 탕제로 만들어 약 200ml 정도 투여하였다. 또한 3일 및 6일 그리고 14일 간격으로 동일한 용량이 3~4번 정도 투여되었다. 알레르기 반응이 있거나 임산부 투여는 다소 주의가 요망되며 가능한 투약을 삼가는 것이 바람직하다.

지황의 LD_{50}은 탕제로 마우스의 복강투여를 통해 약 2.8g/kg으로 확인되었다. 또한 지황－알코올추출물 또는 지황탕제를 1일 60g/kg을 3일간 마우스 투여한 결과 어떠한 부작용과 사망이 없었다. 동일한 지황탕제를 랫드에 2개월 동안 18g/kg을 경구 투여한 결과에서도 조직병리학 및 혈액학, 체중에서 변화를 동반한 부작용이나 독성이 없었다.

3. 감초(Glycyrrhizae Radix)

◎ 주요 내용

- 감초의 대표적인 유효성분은 glycyrrhizin이며 triterpenoid aglycone의 saponin이다.
- 감초의 약리작용은 mineral corticoid에 대한 영향, 항염증, 항위궤양과 항암효능으로 설명되고 있다.
- 감초는 "수백 가지의 독성물질을 해독시킨다"는 감초의 해독(anti-toxicity) 작용은 3가지 기전을 통해 설명된다.
- Glabridin이 활성중간대사체의 친전자성 대사체로 전환되어 P450을 파괴한다.
- 감초는 남녀 모두에서 혈청의 testosterone농도를 감소시키는 것으로 추정된다.
- cortisol증가는 감초독성의 가장 중요한 기전이며 renin-angiotensin-aldosterone 시스템의 억제를 통해 부작용이 유발된다.
- 염의 종류 및 투여방법에 따라 glycyrrhizin의 LD_{50}은 700~12,700mg/kg의 범위이다.
- 감초의 초고용량 투여에서 고혈압, 유전독성의 가능성이 미미하게 확인되었으며 최기형성은 없었다.
- 60kg의 성인이 하루 최대 18g 정도를 열수추출로 감초를 복용해도 독성을 유발하지 않는 것으로 추정된다.

1) 감초의 유효성분과 약물동태학

- **감초의 대표적인 유효성분은 glycyrrhizin이며 triterpenoid aglycone의 saponin이다.**

감초(Glycyrrhizae Radix)는 콩과(Leguminosae)에 속하는 다년생 초본인 *Glycyrrhiza uralensis, G. inflata, G. glabra*의 뿌리와 뿌리줄기를 건조한 생약으로 상당히 많이 이용되는 한약재 중의 하나이다. 감초의 가장 중요한 유효성분은 무게의 6~14% 또는 추출물의 약 35%를 차지하는 glycyrrhizin(glycyrrhizic acid; glycyrrhizinate)이다. 감초의 단맛은 glycyrrhizin 때문인데 설탕보다 약 50배 정도 높다. 이와 같이 glycyrrhizin은 인삼의 ginsenoside처럼 triterpenoid의 비당부분(aglycone)의 saponin이다. Glycyrrhzin구조는 당분자인 glucuronic acid(또는 glucuronide) 2개가 포함되어 있는

glycyrrhetic acid이다. Glucuronic acid는 생체전환의 제2상반응에서 글루쿠론산포합 반응을 수행하는 물질이다. 또한 glycyrrhizin은 glycyrrhizic acid에 Ca^{2+} 또는 K$^+$ 등의 염이 부착되어 다양한 형태로 존재할 수 있다. 특히 암모니아가 결합한 glycyrrhizin 은 식품, 맥주, 담배와 캔디 등에 향료도 사용되기도 한다. 또한 glycyrrhetic acid의 유도체인 benoxolone(18 - glycyrrhetinic acid hydrogen succinate)은 소화성 궤양의 치료에 이용된다. 감초의 성분 중 glycyrrhizic acid은 서로 glycyrrhetic acid와 혼동 이 되는데 glycyrrhizic acid는 glycyrrhizin에서 염이 분리된 상태의 물질이며 glycyrrhetic acid는 당이 분리된 glycyrrhizin의 장내 대사체이다. 또한 감초는 배당 체인 liquiritin, isoquiritin와 neoliquiritin 등의 12가지 이상을 함유하고 있다. flavonoid 배당체인 liquiritin. isoliquiritin liquiritoside, isoliquiritoside, rhamnoliquiritin 과 rhamnoisoliquiritin, coumarin 유도체인 hemiarin과 umbelliferone이 포함되어 있 다. 항궤양 물질로 알려진 licorione과 methanol추출물인 FM 100, nonacid 물질인 phenylpentol, plaunotol과 teprenon, 그리고 면역억제 기능을 가진 LX라는 물질도 감초에서 분리되었다.

Glycyrrhizin의 구강투여는 혈액에서의 생체이용률이 높지 않다. 랫드에서 50mg/kg 이상 경구투여한 후에 혈장에서 glycyrrhizin이 확인되었다. 사람에서도 100~1,600mg/kg 정도 투여하여도 아주 적은 양의 glycyrrhizin이 혈장에 존재한다. 반면에 glycyrrhizin 의 비당부분의 골격인 glycyrrhetic acid는 glycyrrhizin 또는 감초추출물(licorice extract) 의 투여에 의해 사람 또는 랫드의 혈장에서 다량으로 존재한다. 특히 glycyrrhetic acid는 감초추출물에 포함되어 있는 양의 2.5배 정도로 혈장에 존재한다. <그림 5 - 24> 는 사람에게 감초탕제를 통한 glycyrrhizin투여와 glycyrrhizin 단일물질 자체만 투여 한 후, 대변에서 대사체인 glycyrrhetic acid를 측정한 결과이다. 감초탕제보다 glycyrrhizin 자체만 투여한 경우에 대사체인 glycyrrhetic acid가 월등히 많다는 것이 대변에서 확 인되었다. 대변으로의 배출은 투여 후 2~4시간에서 가장 높은 농도에 도달하였으며 이러한 농도가 24시간 지속적으로 유지된다. 감초탕제의 glycyrrhizin을 경구 투여하 여 glycyrrhetic acid가 대변에서 배출되는 양이 적지만 유사한 형태를 나타내며 투여 후 혈장에서 최고용량의 glycyrrhetic acid에 도달하는 시간은 약 10시간 정도이다. 따라서 대변을 통해서도 glycyrrhizin의 장내 주요 대사체가 glycyrrhetic acid이라는 것을 확인할 수 있다.

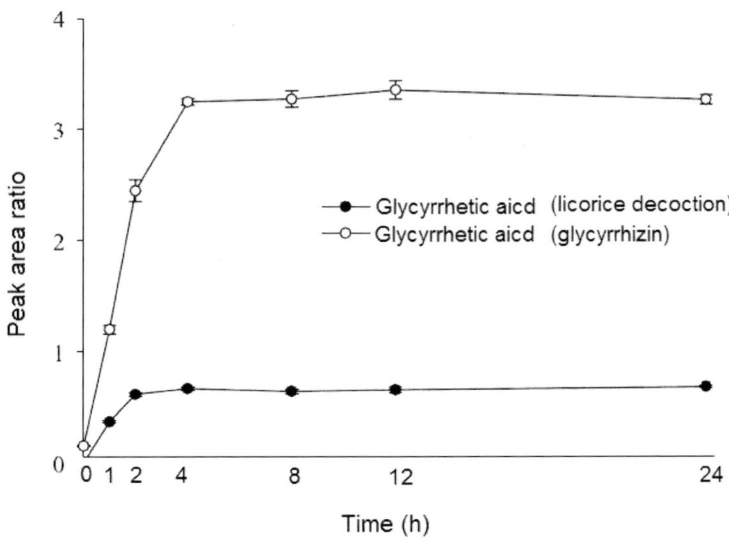

〈그림 5-24〉 감초추출물과 glycyrrhizin투여 후 대변을 통한
glycyrrhetic acid의 배출
감초추출물보다 glycyrrhizin 자체만 투여한 경우에 대사체인 glycyrrhetic acid가 월등히
많은 것을 확인할 수 있다(참고: Hou).

이와 같이 glycyrrhizin이 glycyrrhetic acid로 전환되어 혈장에서 흡수되는 것은 장
내세균에 기인한다. 장내세균으로는 *Streptococcus* sp와 *Eubacterium* sp이 있으며 이
들의 glucuronidase효소에 의해 glycyrrhizin의 당이 분리된다. 장내세균의 glucuronidase
에 의한 glucuronic acid분리를 통해 <그림 5-25>처럼 다른 대사체로 전환되는데 1
개가 분리되어 3-monoglucuronyl-18-glycyrrhetic acid(3MGA)로 전환되거나 2
개의 당 모두가 분리되어 glycyrrhetic acid로 전환된다. 일반적으로 *Eubacterium* sp는
두 분자의 glucuronic acid를 제거하며 *Streptococcus* sp는 한 분자의 glucuronic acid
를 제거한다. 이들 glycyrrhizin과 glycyrrhetic acid는 조직에 축적되지는 않으며 혈
장의 알부민과 결합하여 이동한다. 특히 이들 물질들이 임산부가 섭취할 경우에 태아에게
이동하는 것으로 추정되고 있다. 배출은 간에서 제2상반응의 포합을 통해 친수성으로 전환
된 후 약 30%는 담즙, 나머지는 소변을 통해 이루어진다. 제2상반응은 글루쿠론산포합과 황산
포합을 통해 18 β-glycyrrhetyl-30-glucuronide, 18 β-glycyrrhetyl-3-O-glucuronide와 18
β-glycyrrhetyl-3-O-sulfate로 전환된다. 또한 이들 대사체들은 담즙을 통해 배출
된 후 소장에서 다시 당 분리가 되면 재흡수되는 장(腸)-간(肝) 재순환(enterohepatic

recycling)이 되기도 한다.

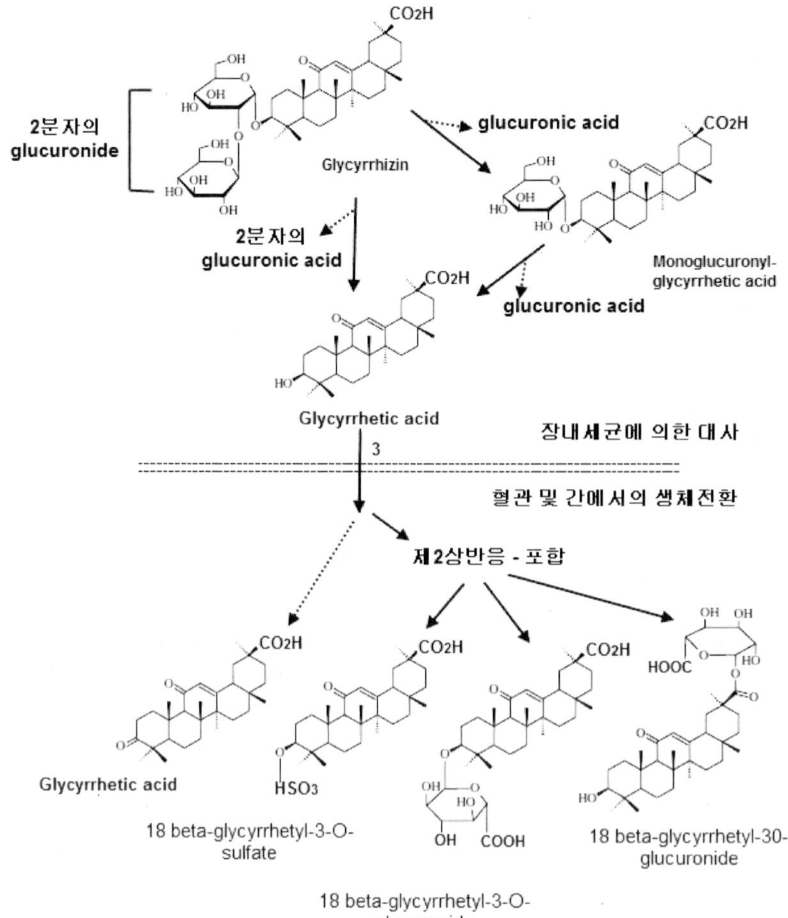

〈그림 5-25〉 glycyrrhizin의 생체전환과 흡수기전

Glycyrrhizin은 장내세균인 *Streptococcus* sp와 *Eubacterium* sp에 의해 glycyrrhetic acid로 전환되어 흡수된다. 배출은 간에서 제2상반응의 포합을 통해 친수성으로 전환 후 30%는 담즙, 나머지는 소변을 통해 이루어진다.

2) 감초의 약리작용 및 기전

고대 의학서적인 『본초강목』에 감초는 소화계의 활성, 기의 충만, 열과 독성물질의 제거, 폐의 수분보충, 기침, 경련과 통증의 감소 효능이 있다. 서양의학에서는 경, 중증의 hypocorticosteroidism, Addison질병과 궤양에 사용되고 있다. 동물을 이용한 감초의 약리효능은 glycyrrhizin과 그 대사체인 glycyrrhetic acid, glabridin같은 주요 성분에 기인하는 것으로 추정된다.<표 5 - 13> 특히 glycyrrhizin 자체는 제2상반응의 주요 포합물질인 UDP-glucuronic acid와 활성중간대사체를 제거하는 유일한 효소인 glutathione-S-transferase를 유도한다. 이와 더불어 glycyrrhetic acid의 mineral corticoid 활성, liquritin의 항염증, glabridin의 항산화 효과 및 동맥경화증 예방이 감초의 약리 효능으로 추정되고 있다. 감초의 약리작용과 부작용은 서로 밀접한 연관이 있다. 그 러나 감초효능에서 가장 중요한 것은 해독효과이며, 부작용으로는 고혈압이다.

〈표 5 - 13〉 감초 유효성분의 생리적 기능

유효성분	효능 및 응용	작용 기전
Glycyrrhetic acid	mineral corticoid 활성, Addison's disease	11-β-hydroxysteroid dehydrogenase 저해 Cortisol 증가
Liquritin	항염증	Hyaluronidase 활성저해 Histamine 방출 억제
Glycyrrhic acid Phenypentol Plauntol	항궤양	Prostaglandin 대사억제 Mucous 분비 증가 Secretin 분비 촉진 $NaHCO_3$ 분비 증가
Glabridin	항산화 효능 동맥경화증 예방	NADPH oxidase, Xanthine oxidase 활성 저해 LDL-cholesterol 산화 저해
Glycyrrhizin	항독효과	UDP-glucuronic acid 증가 glutathione-S-transferase증가
Glycyrrhetic acid licochalcone-A isoliquiritigenin	항암효능	Orinithine decarboxylase 활성 저해 세포자멸 유도 신생혈관형성 저해

- **감초의 약리작용은 mineral corticoid에 대한 영향, 항염증, 항위궤양과 항암 효 능으로 설명되고 있다.**

감초의 약리작용은 주로 mineral corticoid효과에 대해 집중되었다. 부신피질은 30 여 가지의 스테로이드호르몬을 분비하는데 그중 대표적인 호르몬은 미네랄 대사에 관 여하는 aldosterone(mineral corticoid)과 당질대사에 관여하는 cortisol(glucocorticoid)이 있다. 일반적으로 aldosterone은 신장에서 칼륨과 수소이온을 세뇨관강(tubular lumen)으로 분비를 촉진시켜 요를 통해 배설하며 또한 sodium bicarbonate의 재흡수 증가를 유도한다. 이와 같이 감초의 mineral corticoid 효능은 glycyrrhizin의 가수분해 대사체인 glycyrrhetic acid에 기인한다. 부신피질에서 생성된 cortisol은 주로 간에서 대사되어 glucuronic acid와 결합하여 배설되는데 일부는 11 − keto형태인 cortisone으로 전환되어 불활성화가 이루어진다. 이 전환은 11 − β-hydroxysteroid dehydrogenase (11β HOSD)효소의 촉매작용으로 이루어진다. 따라서 11βHOSD의 유전적 결함은 cortisol의 활성 증가에 의한 선천적 고혈압 증상을 나타내는 무기질코르티코이드 과잉증후군(apparent mineralocorticoid excess syndrome)을 유도한다. 감초의 glycyrrhetic acid는 glucocorticoid의 비활성 효소인 11βHOSD의 활성을 저해하여 cortisol의 cortisone으로 전환을 차단한다. Cortisone은 mineral corticoid 수용체에 친화력이 없지만 cortisol은 aldosterone보다 훨씬 친화력이 높다. 따라서 수용체와 cortisol이 결합하여 aldosterone을 대신하여 유사효과를 촉진시키는 효과(pseudo- aldosterone-like effect)를 유발하게 된다. 결과적으로 미네랄 대사, 즉 체액 내에서 Na^+의 방출을 감소시키고 K^+의 요를 통한 방출을 유도하여 결과적으로 수분의 재흡수를 증가시켜 체내 수분의 소실을 막아주게 된다. 이와 같은 감초의 작용으로 Addison질병의 치료 목적으로 cortisol과 함께 투여된다. Addison질병은 전신 멜라닌 색소증(melanosis)이 대표적인 증상인데 이는 멜라닌세포 자극호르몬(melanocyte stimulatng hormone; MSH)의 분비를 저해하는 부신피질호르몬의 부족 때문이다. 감초는 부신피질을 자극함으로써 호르몬분비를 유도, MSH의 활성을 저해하여 Addison질병 치료에 도움이 된다. 이와 같이 감초의 중요한 약리작용 중의 하나가 11βOHSD에 대한 활성 저해에서 비롯된다.

감초의 다른 중요한 약리작용은 항염증에 대한 효능이다. 감초의 항염증 효과는 glycyrrhetic acid에 의해 증가된 cortisol의 활성으로 인하여 리소좀 파괴로 이해되기도 하지만 감초의 성분 중 배당체인 iquritin, isoquiritin과 neoliquiritin에 의한 hyaluronidase의 활성 저해 때문일 수 있다. 일반적으로 체내에 들어온 항원이 삼출세포(exudate cell)에서 histamine 방출을 유도, 혈관에서 조직 파괴를 비롯한 염증성 반응을 일으키게 된다. 이때 hyaluronidase는 막의 구성물을 분해시켜 histamine방출을 유도한다. 감초의 배당체는 hyaluronidase활성을 저해하여 과민반응을 감소시켜 항염증 효능을 유도한다. 또한 glycyrrhizin이 thrombin생성을 저해시키며 glycyrrhetic acid가 보체의 C2부위에 작용하여 면역기능을 조절함으로써 항염증 효과를 확인하였다.

이 외에도 glabridine이 superoxide anion radical 생성, cyclooxygenase 활성 저해 그리고 phagocyte를 통한 면역신호 전달 억제를 통한 항염증 효과가 있다. 또한 감초에 의한 histamine방출 저해는 위산 과다분비에 의한 위궤양 치료효과가 있다. Histamine은 위점막내의 비만세포와 히스타민분비 세포(histaminocyte)에서 분비된다. 이때 분비된 histamine은 강력하게 염산 분비를 자극하여 궤양을 유발한다. 이러한 과다 분비가 감초에 의한 histamine방출을 저해하여 항궤양 효능이 있다. 또한 감초의 열수추출물에 의한 15 - hydroxyprostaglandin dehydrogenase와 δ13 - prostaglandin reductase의 활성 저해로 항궤양 효능이 추정된다. 감초의 glycyrrhizic acid(glycyrrhizin에서 염이 분리된 형태)에 의한 두 효소의 활성 저해는 prostaglandin대사를 억제하는데 이는 국소적으로 prostaglandin농도의 증가를 유도한다. 증가된 prostaglandin이 위에서 mucous분비와 세포증식을 촉진시킴으로써 감초의 항궤양 효능을 나타낼 수 있다. 감초의 메탄올 추출물 중 FM 100과 nonacid 물질인 phenylpentol, plaunitol과 teprenon이 또 다른 기전의 항궤양 효능이 있다. 이들 물질들은 십이지장의 췌장계 세포(gastroenteropancreatic cell; GEP)에서 분비되는 secretin분비를 촉진하여 췌장에서 $NaHCO_3$방출을 유도하여 위산을 중화시킨다. 특히 plaunitol은 postprandial gastrin의 활성을 저해하여 벽세포(parietal cell)에서 위산의 분비를 억제한다. 이러한 저해는 앞서 언급한 것처럼 이들 물질에 의해 prostglandin의 농도가 증가하는 것으로 보아 감초의 glycyrrhizic acid와 함께 상승효과를 가진다고 사료된다.

이소플라보노이드(isoflavonoids)의 일종인 감초의 glabridin은 LDL-cholesterold에 의한 산화적 스트레스에 강력한 항산화 효능이 있다. 이러한 항산화 효능은 glabridin이 protein kinase C와 serotonin 재흡수를 저해하여 대식세포의 NADPH-oxidase의 활성을 저해하기 때문이다.

감초의 항암기전으로는 DNA손상의 예방과 ornithine decarboxylase효소로 설명되고 있다. 발암물질인 benzo(a)pyrene에 의해 유도된 DNA상해가 glycyrrhetic acid 투여로 약 70%가 감소되었으며 DNA손상의 합성이 약 80%가 증가되었다. 이는 감초의 glycyrrhizic acid가 DNA손상의 예방과 손상된 DNA수복을 증가시키기 때문이다. 또한 glycyrrhetic acid는 발암의 초기단계 및 촉진단계에서 발현이 증가하는 ornithine decarboxylase효소의 활성이 저해된다. Orinithine decarboxylase는 세포의 성장주기를 촉진시키는 효소로 암세포의 생장을 유도한다. 따라서 감초의 성분이 정상세포에서 암세포로의 전환되는 과정에서 항개시인자(anti-initiator)와 항촉진인자(anti-promotor)의 가능성을 보여 주는 것이다. 감초의 항암효능의 또 다른 기전으로는 에스트로겐성 플라보노이드(estrogenic flavonoid)인 licochalcone-A(LA)에 의한 암세포의 bcl-2 단백질 발현을 조절한다. 단백질 bcl-2는 세포의 예정된 죽음(programmed cell death)인 세포자멸(apoptosis)을 저해하는 기능으로 암세포의 생장을 유도한다. LA는 bcl-2 발현의 저해를 통해 bcl-2/bax의 비를 감소시켜 암세포의 세포자멸을 촉진하여 항암 효능을 나타낸다. 이러한 결과는 감초의 주요 성분이 암화기전과 세포주기의 분자생물학적 측면 및 신호전달 체계의 영향을 미치는 기전으로 볼 수 있다. 또한 감초는 암세포의 성장에 필요한 신생혈관형성 저해를 통해 항암효능이 설명된다. 감초의 성분 중에 isoliquiritigenin, isoliuiritin, liquiritigenin은 혈관내 상피세포의 생장을 통한 혈관 형성을 저해하여 육아종의 성장을 억제시키는 것으로 확인되었다. 그러나 감초의 glycyrrhizin과 glycyrrhetic acid성분은 신생혈관 형성을 촉진시킨다. 이는 감초가 신생혈관형성의 촉진과 저해를 모두 유도하는 것으로 해석할 수 있다. 그러나 감초의 혈관 형성의 저해물질과 억제물질을 동시 투여했을 때는 혈관형성이 억제되었다. 이와 같이 감초의 항암효능연구는 아직 초기단계이지만 항산화적 역할, DNA수복 증가, 암세포의 성장주기에 관련하는 조절인자에 영향 및 신생혈관 형성의 저해 등으로 요약된다.

- **감초는 "수백가지의 독성물질을 해독시킨다"는 감초의 해독(anti-toxicity)작용은 3가지 기전을 통해 설명된다.**

본초강목에 "감초는 수백 가지의 독성물질을 해독시킨다."라고 하였다. 감초의 이러한 해독기능은 다음과 같이 3가지 기전인 ① GSH 및 GST활성을 통한 활성중간대사체의 직접적인 제거, ② 제2상반응의 포합반응 활성을 통한 활성중간대사체 생성경로의 불활성화, ③ 산화물질-유도 산화적 스트레스에 대한 항산화 효능 등으로 설명된다.

① GSH 및 GST활성으로 활성중간대사체의 직접적인 제거

감초는 활성중간대사체를 직접적으로 제거할 수 있는 유일한 기전인 제2상반응의 glutathione뿐만 아니라 glutathione-S-transferase(GST)의 활성을 증가시킨다. <그림 5-26>은 발암물질인 aflatoxin B_1이 간에서 제1상반응을 통해 활성중간대사체인 친전자성 대사체로 전환되는 기전을 나타낸 것이다. Aflatoxin B_1은 *Aspergillus flavus*와 *Aspergillus parasiticus*의 곰팡이에서 발생하는 발암성 곰팡이독소이다. Aflatoxin B1의 친전자성 대사체는 P450에 의하여 epoxide을 형성한다. CYP3A4에 의해 aflatoxin B_1은 aflatoxin B_1 exo 8,9-epoxide, CYP1A2에 의해서 aflatoxin B1은 aflatoxin B1 endo 8,9-epoxide로 전환된다. 이들 epoxide을 지닌 2개의 친전자성 대사체 중 aflatoxin B_1 exo 8,9-epoxide가 aflatoxin B_1 endo 8,9-epoxide보다 DNA와 결합력이 약 1,000배 정도 높기 때문에 독성이 더 강하다. 특히 간에서 이들 친전자성 대사체를 제거하는 유일한 기전은 GSH 포합반응이다. 따라서 aflatoxin B1의 epoxide 대사체 역시 GSH에 포합되어 친수성으로 전환되어 배출된다. <그림 5-24>처럼 감초의 glycyrrhizic acid는 GSH가 epoxide부분의 포합을 유도할 수 있도록 GSH 농도를 증가시키며 GSH 포합반응을 촉매하는 GST 활성도 증가시킨다.

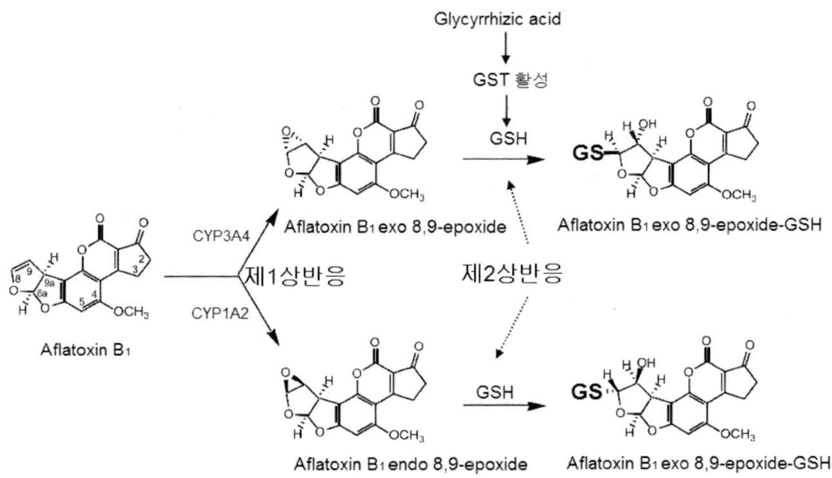

〈그림 5-26〉 Aflatoxin B1의 P450에 의한 친전자성 대사체 형성과
glycyrrhizic acid의 친전자성 대사체 제거 기전

Aflatoxin B_1은 CYP3A4에 의해 aflatoxin B_1 exo 8,9-epoxide, CYP1A2에 의해서는 aflatoxin B_1 endo 8,9-epoxide으로 에폭시화되어 친전자성 대사체로 전환된다. 이들 천전자성대사체에 대해 감초의 glycyrrhizic acid는 GSH가 epoixde부분과 포합을 하는 GSH의 농도를 증가시키며 포합반응을 촉매하는 GST효소의 활성을 증가시킨다(참고: Park).

<그림 5-27>의 A)는 glycyrrhizic acid농도에 따른 GST활성을 나타낸 것이다. Glycyrrhizic acid를 사람의 간세포인 HepG2세포에 투여한 결과, 약 1.5배 정도 GST 효소활성이 증가되었다. <그림 5-27>의 B)는 aflatoxin B1농도에 따라 HepG2의 세포생존율에 대한 glycyrrhizic acid와 감초추출물의 영향을 나타낸 것이다. Glycyrrhizic acid가 aflatoxin B1에 의해 유도된 세포사멸을 예방하는 것을 확인할 수 있다. 이와 같은 glycyrrhizic acid의 aflatoxin B1 독성에 대한 보호작용은 제1상반응에서 친전자성 대사체를 제거하는 유일한 기전인 GSH의 포합과 이를 유도하는 효소인 GST의 활성 증가에 기인하는 것으로 추정할 수 있다.

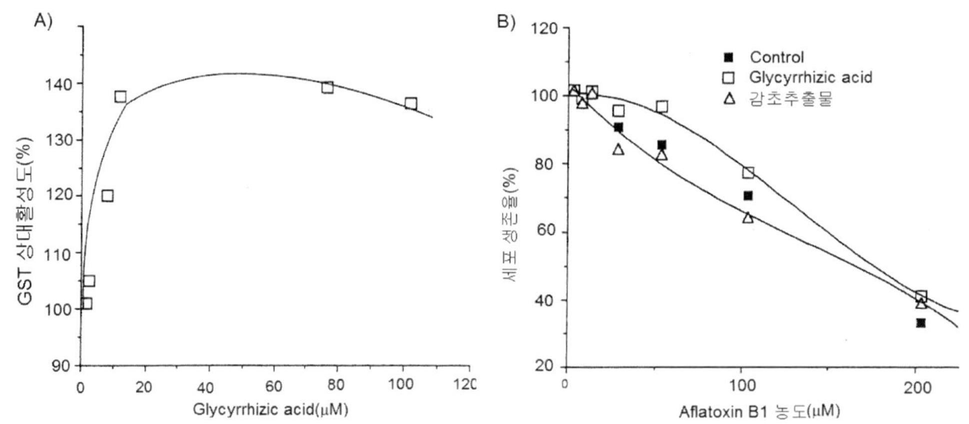

〈그림 5-27〉 Glycyrrhizic acid의 GST활성과 Aflatoxin B1-유도 세포생존율에 대한 영향
Glycyrrhizic acid를 사람의 간세포인 HepG2세포에 투여한 결과, 약 1.5배 정도 GST 효소활성이 증가된다. 이는 glycyrrhizic acid가 aflatoxin B1에 의해 유도된 세포사멸을 예방하는 주요 기전이다. GST: glutathione-S-transferase(참고: Chan).

또한 glycyrrhizic acid는 GST뿐만 아니라 GSH농도를 증가시킨다. CCl4는 유기라디칼 대사체의 전환을 통해 간독성을 유발하는 대표적인 활성중간대사체 생성을 하는 독성물질이다. <그림 5-28>처럼 랫드에 투여한 후, CCl4생체전환의 장소인 간에서의 GSH 농도를 측정하였다. 사전에 투여된 glycyrrhizic acid 농도에 따라 약 3배 정도까지 GSH 농도가 증가되었다. 이와 같이 감초의 해독기능은 glycyrrhizic acid에 의해 친전자성 대사체를 제거하는 유일한 기전인 GSH농도의 증가와 GST 활성의 증가를 통해서 GSH포합반응을 증가시키는 것으로 추정된다.

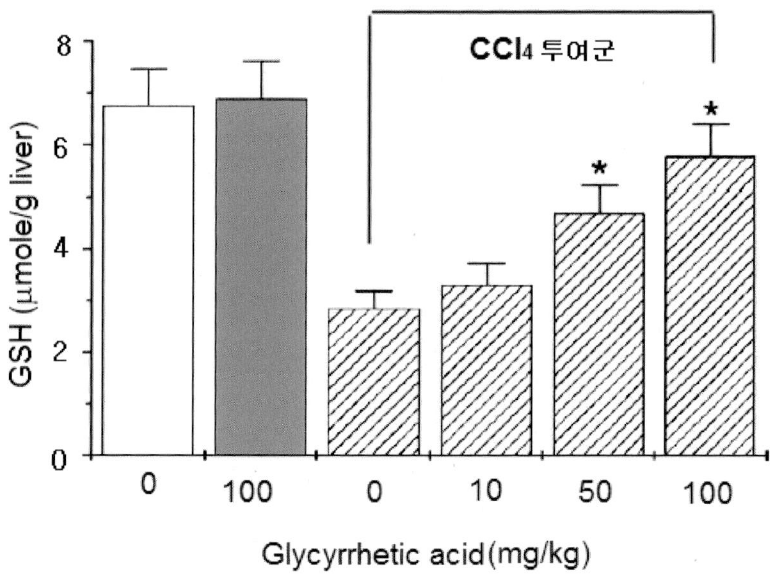

〈그림 5-28〉 Glycyrrhizic acid와 CCl4-유도에 의한 GSH농도의 영향
랫드에 투여한 후, CCl4 생체전환의 장소인 간에서 감소된 GSH 농도가 glycyrrhizic acid 농도
에 비례하여 약 3배 정도까지 증가되었다(참고: Jeong).

② 제2상반응은 포합반응활성을 통한 활성중간대사체의 불활성화

감초의 해독기능은 **glycyrrhizin**에 의한 제2상반응에서의 글루쿠론산포합(glucuronidation)
의 활성화를 유도하여 활성중간대사체 생성을 억제하는 기전으로 설명된다. 글루쿠
론산포합이란 제1상반응에서 생성된 극성대사체에 **UDP-glucuronic acid** 포합을 유
도하여 체외배출을 유도하는 대표적인 제2상반응이다. 만약 글루쿠론산포합 활성이 낮
다면 극성대사체 생성이 감소되고 활성중간대사체 생성이 증가되어 외인성 물질의 무독
화기전보다 독성화기전이 활성화된다. <그림 5-29>처럼 acetaminophen은 CYP2E1과
CYP3A4에 의한 활성중간대사체 생성의 독성화 경로와 제2상반응의 글루쿠론산포합을
통해 체외로 배출되는 2가지의 무독화 경로가 있다. 양약인 Acetaminophen 역시 간에서 생
체전환을 통해 독성화와 무독화 경로로 대사될 수 있다. 감초의 glycyrrhizin은 글루쿠론산
포합 활성을 5배 정도 증가를 유도한다. 감초에 의한 이러한 증가는 acetaminophen의
제2상반응인 포합반응을 증가시켜서 무독화 경로가 활성화되며 상대적으로 활성중
간대사체를 생성하는 독성화 경로의 활성을 감소시키게 된다. 따라서 감초에 의해 증가된
글루쿠론산포합은 acetaminophen의 활성중간대사체 생성을 억제하여 acetaminophen독
성을 감소시킬 수 있다.

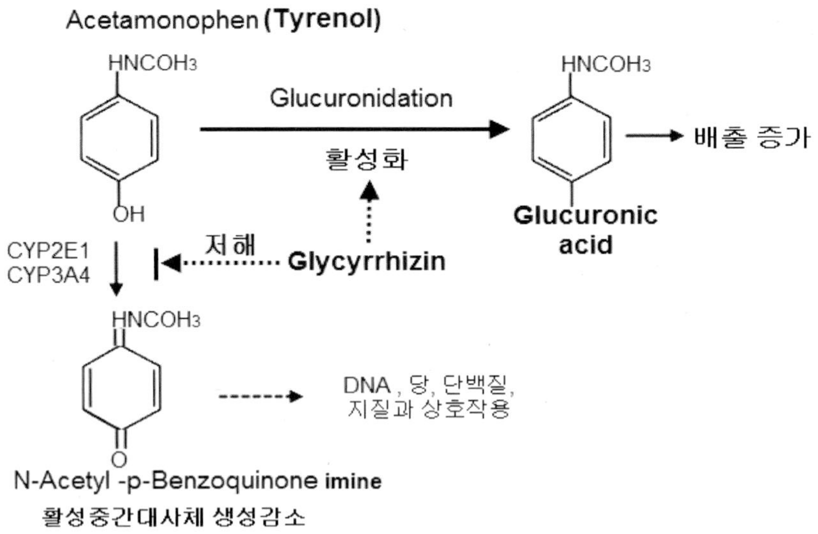

〈그림 5-29〉 Acetaminophen의 생체전환과 Glycyrrhizin의 glucuronidation 활성기전

감초의 glycyrrhizin은 glucuronidation 활성을 5배 정도 증가시켜 acetaminophen의 활성중간대사체 생성을 억제하여 acetaminophen의 독성을 감소시킬 수 있다.

③ 산화물질 – 유도 산화적 스트레스에 대한 항산화 효능

감초의 해독기능은 산화적 스트레스에 대한 항산화 작용 때문이다. 산화적 스트레스는 체내 항산화 물질과 산화 물질의 불균형에 의해 지질, 단백질을 비롯하여 핵산의 산화를 유도하여 만성적 질병을 유발하는 원인이 된다. 또한 산화적 스트레스는 모든 질병을 발생하는데 약 90%정도로 직, 간접적인 원인이 된다. 이러한 산화적 스트레스에 대한 감초의 항산화 효능을 유도하는 대표적인 유효성분은 〈그림 5-30〉처럼 isoflavin계열인 glabridin이다.

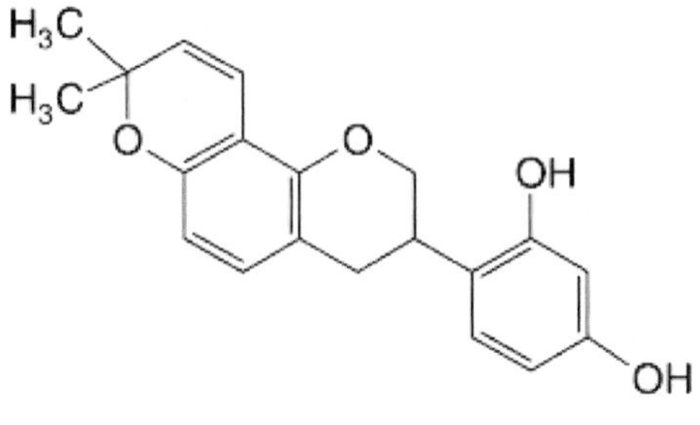

〈그림 5-30〉 Glabridin의 화학 구조

Glabridin의 항산화 효과는 자체의 OH group을 통해 이루어지는 것으로 추정된다.

감초의 항산화 효능은 동맥경화증의 예방을 통해서 이해할 수 있다. 당귀에서 설명된 것처럼 동맥경화증은 초기에 대식세포에서 방출되는 유해활성산소인 superoxide에 의해 LDL-cholesterol(low density lipoprotein-cholesterol) 산화가 중요한 원인인 것은 잘 알려진 사실이다. 선천면역을 담당하는 주요 세포인 대식세포는 혈액에 존재하면서 ROS를 생성하는 여러 효소인 phospholipase A2, cyclooxygenase, lipoxygenase, xanthine oxidase와 NADPH-oxidase활성을 통해 산화적 스트레스를 유발한다. 혈액에 존재하는 대식세포의 활성화는 결국 LDL-cholesterol 산화와 혈관 침착을 통해 동맥경화증을 유발하는 원인이 된다. 따라서 대식세포의 이들 효소에 대한 저해는 LDL-cholesterol산화를 예방하여 동맥경화증의 발생을 억제할 수 있다. 감초의 isoflavin인 glabridin은 유해활성산소의 생성에 관여하는 NADPH oxidase효소계의 활성을 저해하여 LDL-cholesterol산화 억제를 통해서 동맥경화증 발생을 억제하는 것으로 확인되었다. 특히 이러한 NADPH oxidase효소계 활성 억제는 glabridin에 의한 protein kinase C와 serotonin 재흡수 저해를 통해 이루어진다. <그림 5-31>는 LDL-cholesterol과 더불어 이를 산화시키는 copper ion과 2,2%-azobis(2-amidino- propane) dihydrochloride(AAPH)를 투여한 후에 지질과산화의 최종 산물인 malondialdehyde(MDA)생성과 glabridin의

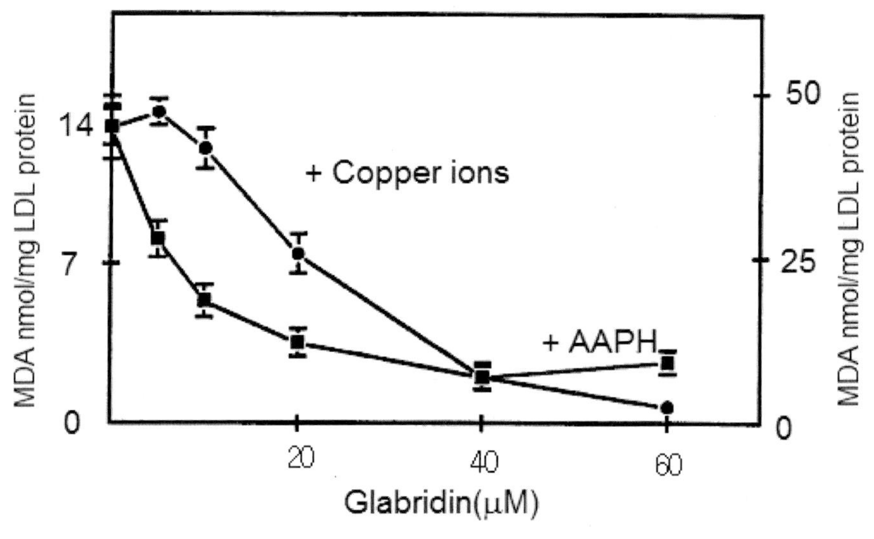

〈그림 5-31〉 Glabridin의 항산화 효과

Copper ion과 AAPH[2,2%-azobis(2-amidino-propane) dihydrochloride]를 함께 LDL-cholesterol을 마우스에 투여한 후 지질과산화의 최종 산물인 malondialdehyde(MDA)를 측정한 결과, glabridin에 의해 현저히 감소되는 것이 확인되었다(참고: Belinky).

영향을 확인한 것이다. LDL- cholesterol에 의해서 유도된 MDA의 양은 증가되었지만 glabridin에 의해서는 현저히 감소되었다. 이는 gabridin이 산화적 스트레스를 감소시키는 항산화 기능을 나타내는 것이다. 특히 glabridin의 항산화 효과는 자체의 OH group을 통해 이루어지는 것으로 추정된다. 또한 glabridin은 에너지 생성 장소인 미토콘드리아의 전자전달계에서 발생하는 superoxid anion radical에 의한 산화적 스트레스도 감소시키는 것으로 확인되었다. 이는 미토콘드리아의 기능 저하를 막아 노화지연에 도움이 된다고 사료된다. 산화적 스트레스란 ROS(reactive oxygen species: 유해활성 산소) 등이 세포내 항산화체계가 방어할 수 있는 능력이상으로 과잉 생성된 상태를 의미하며 결과적으로 ROS가 세포내 거대분자인 지질, 단백질, 탄수화물, 핵산과 반응하여 세포 손상을 유도하는 것을 말한다. 세포내에서 ROS 또는 super oxide anion radical(O_2^-)을 가장 많이 발생하는 세포소기관은 미토콘드리아이다. 따라서 미토콘드리아에서 정상적으로 생성되는 superoxide anion radical에 의한 산화적 스트레스 감소를 통해 미토콘드리아의 손상 및 노화예방하는데 glabridin은 효능이 좋은 항산화물질 및 항노화물질로 추정된다.

Glabridin 외에도 항산화적 효능을 지닌 감초의 성분은 다양하다. 감초의 glycyrrhizine은 혈장에서 항산화효소인 superoxide dismutase을 증가시켜 동맥경화증 예방에 크게 기여한다. 또 다른 유해활성산소의 생산 효소인 xanthine oxidase 역시 licochalcone계의 물질들에 의해 활성을 억제시킨다. 따라서 감초의 주요 성분들이 프리라디칼을 생성하는 효소계의 활성을 억제할 뿐만 아니라 프리라디칼을 제거하는 효소의 활성을 유도하는 하는 것으로 해독기전이 설명된다.

3) 감초의 독성과 부작용

① 활성중간대사체의 생성 여부

● **Glabridin이 활성중간대사체의 친전자성 대사체로 전환되어 P450을 파괴한다.**

강력한 항산화력을 가지고 있는 glabridin이 활성중간대사체로 전환되어 P450 활성를 저해한다. Glabridin은 in vitro에서 시간 및 농도- 의존성 CYP3A4, CYP2B6의 활성을 저해한다. Glabridin의 이러한 저해는 P450 heme구조를 glabridin의 대사체가 파괴하기 때문이다. 이러한 파괴는 glabridin이 활성중간대사체의 친전자성 대사체로 전환되어 P450의 햄단백질의 친핵성 부위와 결합을 통해서 이루어 지는 것으로 추정된다. 이러한 추정은 glabridin을 CYP3A4와 함께 혼합실험을 통해서 확인되었다. <그림 5-32>처럼 glabridin을 CYP3A4와 P450 system을 혼합시킨 결과, CYP3A4가 불활성화되었다. 이는 glabridin이 CYP3A4에 의해 생체전환되어 활성중간대사체의 친전자성 대사체로 전환되어 heme의 친핵성 부위와 공유결합을 통해 불활성화된다. 또한 glabridin의 활성중간대사체에 의한 heme의 공유결합을 통한 파괴는 flavonoid B구조의 2'과 4'가 친전자성 구조로 전환되게 한다. Glabridin의 2'와 4' 위치의 OH는 glabrindin의 항산화 효능을 나타내는 핵심적 부위이기도 하지만 이를 제거하여 methyl group이 있는 2,4-Dimethylglabridin을 glabridin과 동일한 실험을 한 결과, CYP3A4의 heme 파괴가 없었다.

그러나 glabridin의 활성중간대사체 생성은 in vitro에서 그 가능성이 확인되었으며 in vivo에서도 확인할 필요성이 있다. 특히 생체전환을 통해 어떠한 구조를 지닌 활성중간대사체가 생성되는가의 확인이 필요하다. Glabridin 이외에 감초의 주요 유효성분

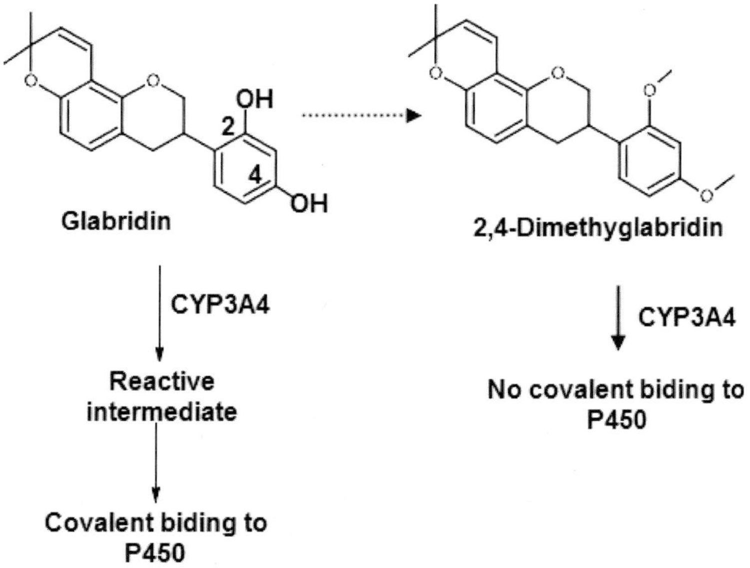

〈그림 5-32〉 Glabridin의 활성중간대사체 생성기전
Glabridin과 2,4-Dimethylglabridin을 CYP3A4와 혼합한 결과, glabridin에 의해서만 CYP3A4가 파괴되어 flavonoid B구조의 2'와 4'부위가 glabridin의 활성중간대사체(reactive intermediate)로의 전환에 중요한 역할을 하는 것으로 추정된다(참고: Zhou).

인 glycyrrhizin은 P450에 의해 대사가 이루어지지 않을 뿐 아니라 다른 성분 역시 활성중간대사체로 전환된다는 것을 아직 확인되지 않았다. 오히려 앞서 설명한 것과 같이 다른 물질의 활성중간대사체 생성을 통한 독성 유발에 대한 해독작용을 나타낸다.

② Cytochrome P450영향 및 약물상호작용

동물실험으로 단 1회의 감초투여로 P450의 활성과 저해 영향은 없으며 적어도 4회 연속적인 투여를 통해서 P450 활성에 영향이 있는 것으로 조사되었다. <표 5 - 14>은 감초추출물과 glycyrrhizin의 고농도와 저농도를 수컷 및 암컷 랫드에 4일 연속적인 투여 후, 기질에 따른 P450활성을 확인한 것이다. 감초추출물과 glycyrrhizin의 모든 투여농도에 의해 CYP3A1/2 활성이 약 2배 정도 증가되었다. 또한 감초추출물의 고농도에 의해 CYP1A1이 2배, glycyrrhizin의 저농도에 의해 2배 정도 증가되었다. CYP2B1은 고농도의 감초추출물과 glycyrrhizin에 의해 약 3.7배 정도 활성이 증가되었다. 암컷 역시 감초추출물 및 glycyrrhizin에 의한 P450활성에 유사한 경향이 확인되었다. 감초추출물의 저농도 및 고농도에 의해 CYP2A1이 각각 2.3배와 2.7배 증가하였으며 glycyrrhizin의 저농도와 고농도에 의해 7.0배와 7.2배 정도 증가하였다. 그러나 CYP2B1인 경우에는 glycyrrhizin에 의해서 약 2배 정도 증가되었다. CYP1A1 역시 저농도와 고농도의 감초추출물과 저농도의 glycyrrhizin에 어느 정도 활성이 증가된다.

〈표 5-14〉 감초추출물과 glycyrrhizin의 CYP활성에 대한 영향

CYPs	Control (none)		Licorice extract (3138 mg/kg bw)		Licorice extract (6276 mg/kg)		Glycyrrhizin (240 mg/kg bw)		Glycyrrhizin (480 mg/kg bw)	
	M	F	M	F	M	F	M	F	M	F
CYP3A1 CYP3A2	05.06± 0.52	4.62± 0.23	9.84± 0.51	9.59± 0.43	6.38± 0.15	6.42± 0.23	8.85± 0.59	5.95± 0.29	5.97± 0.31	035.95 ± 0.29
CYP2E1	1.18± 0.11	0.81± 0.05	1.05± 0.04	0.73± 0.04	0.97± 0.06	0.75± 0.06	1.15± 0.04	0.88± 0.06	1.04± 0.02	0.88± 0.06
CYP1A1	38.48± 2.58	29.11± 2.75	59.69± 5.45	45.41± 3.39	74.58± 2.47	56.58± 2.71	75.69± 1.88	32.12± 0.70	52.83± 4.00	32.12± 0.70
CYP2B1	26.51± 2.45	31.53± 5.76	25.47± 2.39	31.34± 4.01	26.22± 3.59	36.32± 3.04	27.20± 3.69	63.24± 5.39	98.14± 1.81	63.24± 5.39
CYP1A2	39.65± 2.86	38.96± 1.24	37.97± 2.13	103.4± 6.87	36.67± 2.21	90.94± 3.81	38.93± 2.81	279.7± 6.81	38.24± 2.11	279.7± 6.81

CYP 활성단위: nmol $\times$ mg^{-1} $\times$ min^{-1} (참고: Paolini)

③ 부작용과 일반 독성

<표 5-15>처럼 감초 부작용은 cortisol증가에 의한 renin-angiotensine-aldosterone system의 저하와 더불어 고 미네랄 코르티코이드(hypermineral corticoid) 상태의 고혈압을 들 수 있다. 이러한 독성기전은 현재까지 가장 명확하게 밝혀진 감초의 대표적인 부작용이다. 그러나 최근 들어 근육질병 역시 많은 연구가 진행되고 있다. 대표적으로 근육의 약화에 의한 무기력증 및 근육병 등을 들 수 있다. 특히 저칼슘혈증에 의한 급성신장손상의 가능성 역시 제시되고 있다. 현재까지의 연구결과에 의하면 감초에 의한 부작용은 가역적인 것으로 나타났다. 그러나 이러한 가역적 현상은 대부분 중, 단기간의 섭취에 의한 급성독성에 국한된 것이다.

〈표 5-15〉 감초의 부작용및 추정원인

부작용	추정 원인
고혈압	renin-angiotensine-aldosterone계의 저하
부종	renin-angiotensine-aldosterone계의 저하
울혈성심장마비	혈관수축
근박약	저칼륨증
미오글로불린뇨증	저칼륨증
사지마비	저칼륨증
근육용해현상	심방이뇨호르몬(artrial natriuretic peptide; ANP)의 증가
뇌질병	고혈압
급성신질병	hypocalemia, 고혈압
혈청 테스토스테론 감소	17β-hydroxysteroid deyhydrogenase와 17-20 lyse 활성저해
그 외 부작용	두통, 심기능부전 무월경, 위장막출혈, 복통

● **감초는 남녀 모두에서 혈청의 testosterone농도를 감소시키는 것으로 추정된다.**

감초에 의한 testosterone감소는 확인되었지만 서로 상반되는 연구결과 때문에 논란이 되고 있다. 감초의 testosterone감소에서 가장 중요한 기전으로는 <그림 5-33>처럼 glycyrrhizic acid가 androstenedione으로부터 testosterone으로 전환을 촉매하는 17β-hydroxysteroid deyhydrogenase와 17-20 lyse의 활성 저해 때문으로 추정되고 있다. Testosterone은 5-α reductase에 의해 testosterone보다 더 강력한

dihydrotestosterone으로 전환되는데 미량은 뇌, 간, 지방세포에서 발현되는 aromatase (CYP19C1)에 의해 estrogen으로 전환되기도 한다. 이러한 연유로 근육 강화를 위해서 aromatase 활성저해물질이 이용되기도 한다.

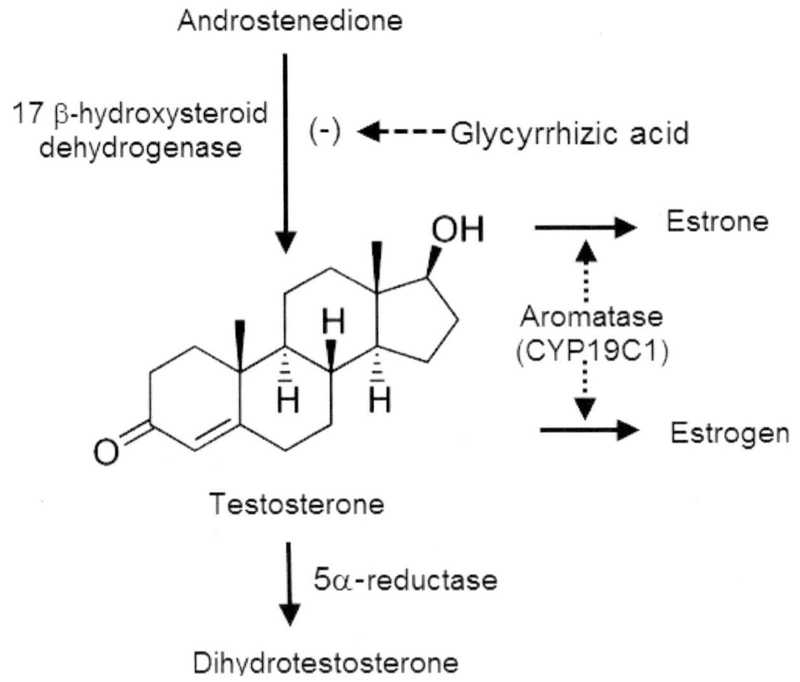

〈그림 5-33〉 Glycyrrhizic acid에 의한 testosterone합성저해 기전

Glycyrrhizic acid가 androstenedione으로부터 testosterone의 합성저해는 전환을 촉매하는 17 β-hydroxysteroid deyhydrogenase의 활성저해 때문으로 추정되고 있다.

일반적으로 testosterone 농도는 남자가 여자보다 10배 정도 높다. <그림 5-34>는 여성 22세에서 26세사이의 9명에게 testosterone의 전구체인 progesterone을 분비하는 여성 생식주기의 황체기에 감초 복용 후 testosterone 변화를 나타낸 것이다. 감초의 복용량은 3.5g/day이며 이중 glycyrrhizic acid가 약 7.7% 함유되어 평균 0.25g/day 정도를 복용하였다. 복용기간은 1~2개월이며 복용중단 1개월 후 마지막으로 혈장 testosterone을 측정하였다. 혈장 testosterone농도는 복용 1개월 후 27.8±8.2ng/dL에서 19.0±9.4 ng/dL, 2개월 후 17.5±6.4 ng/dL으로 감소되었다. 그러나 감초 복용 중단 후 1개월이 지나 대부분 복용 전 수준의 testosterone농도가 되었다. 따라서 감초에 의한 여성의 혈장 testosterone농도가 감소되는데 이는 가역적인 현상이다.

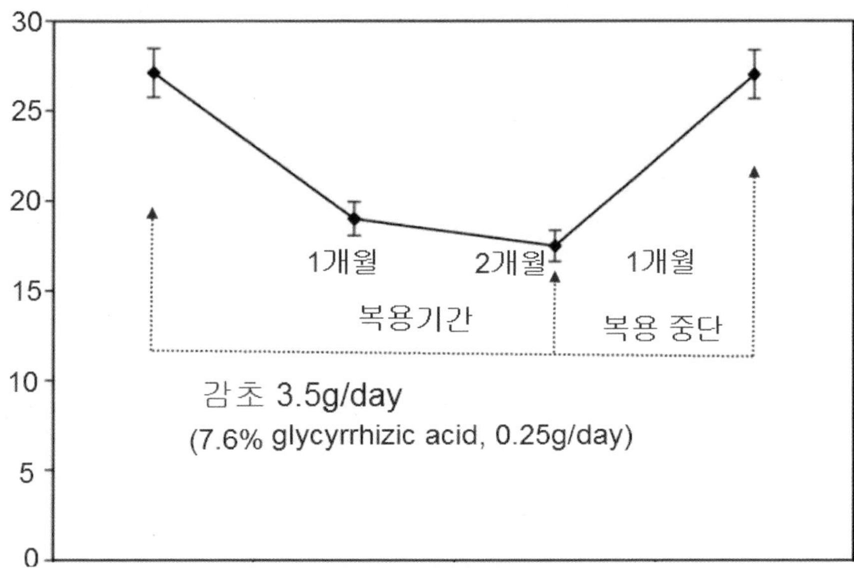

〈그림 5-34〉 감초복용에 의한 여성의 testosterone감소

혈청 testosterone농도는 감초 복용 1개월 및 2개월 후 감소되지만 복용 중단 후 1개월이 지나 대부분 복용 전 testosterone농도 수준으로 돌아오는 가역적인 현상이다(참고: Armanini).

그러나 <표 5-16>처럼 4일간 감초를 투여한 후 혈청 및 타액에서의 testosterone 농도가 다양하였다. 연구 A)에서 4일간 감초복용 후 25.7±7.5mmol/L에서 14.4±1.5mmol/L로 남자의 혈청에서 유의하게 감소된 것을 알 수 있다. 그러나 다른 연구결과인 B)에서 남녀 모두에서 감초복용에 의해 침액의 testosterone농도변화에서 유의한 차이가 없는 것으로 확인되었다. 물론 감초의 복용량 및 복용기간, 측정부위에 따라 차이가 있지만 장기간동안 감초복용에 의하여 남녀 모두에서 혈장 testosterone농도가 감소하는 것으로 추정된다.

〈표 5-16〉 감초의 Testosterone농도에 대한 연구결과

연구 A	Day 0	Day 4
Male serum testosterone	25.7±7.5	14.4±1.5
연구 B		
Male saliva testosterone	0.57±0.19	0.53±0.19
Female saliva testosterone	0.27±0.13	0.24±0.18

단위: mmol/L(참고: Josephs)

- cortisol증가는 감초독성의 가장 중요한 기전이며 renin-angiotensin-aldosterone, 시스템의 억제를 통해 부작용이 유발된다.

스테로이드 호르몬은 콜레스테롤을 원료로 하여 생·합성되는 스테로이드 골격이 있는 지용성 호르몬이다. 코르티코스테로이드(corticosteroid)는 흔히 '스테로이드'라고 불리는 화학물질들의 총칭이다. 이들 호르몬은 부신피질에서 생성되고 뇌의 흥분능력과 신경전달물질의 물질대사 모두에 영향을 준다. 부신에서 생성되는 다른 화학물질들처럼 코르티코스테로이드도 필요할 경우에 분비되어 신체에 여분의 힘과 체력을 공급한다. 일반적으로 corticosteroid는 <그림 5 - 35>과 같이 생리적 역할에 따라 glucocorticoids, mineralocorticoids, adrenal androgen으로 구분된다. 이들 호르몬은 대부분 P450계열과 dehydrogenase의 특이적 대사효소로 통해 생합성이 이루어진다. 감초는 <그림 5 - 56>처럼 11β-hydroxysteroid-dehydrogenase(11βOHSD)의 활성을 저해하여 cortisol이 cortisone으로 전환되는 것을 막아 cortisol농도를 증가시켜 부작용을 발생한다.

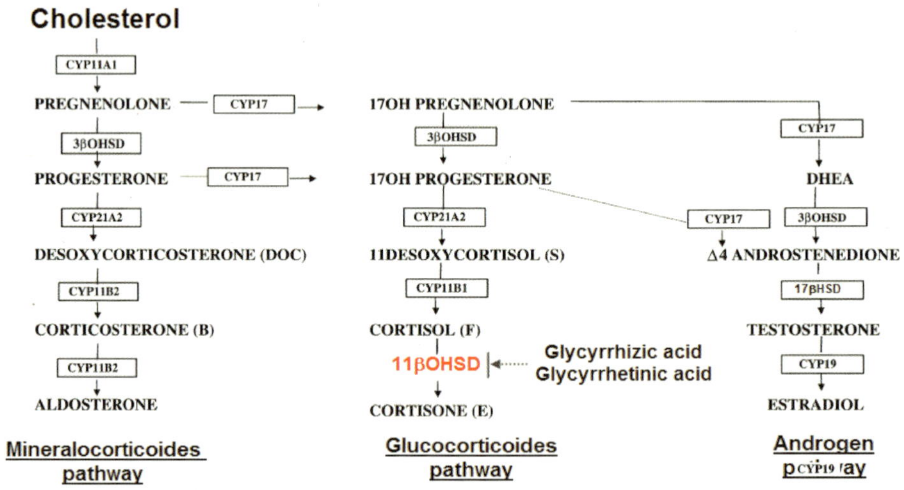

〈그림 5 - 35〉 Corticosteroid호르몬인 glucocorticoids, mineralocorticoids, adrenal androgen 합성경로

스테로이드호르몬은 콜레스테롤을 원료로 하여 생합성되는 스테로이드 골격이 있는 지용성 호르몬이다. 코르티코스테로이드는 흔히 스테로이드라 불리는 화학물질들의 총칭이다(참고: Ghulam).

<그림 5-36>은 랫드에 glycyrrhizic acid를 매일 30, 60, 120mg/kg을 2주간 투여하여 신장의 마이크로솜 분획에서 11βOHSD을 측정한 결과이다. Glycyrrhizic acid의 투여 농도에 따라 11βOHSD활성이 농도-의존적으로 감소되는 것을 확인할 수 있다.

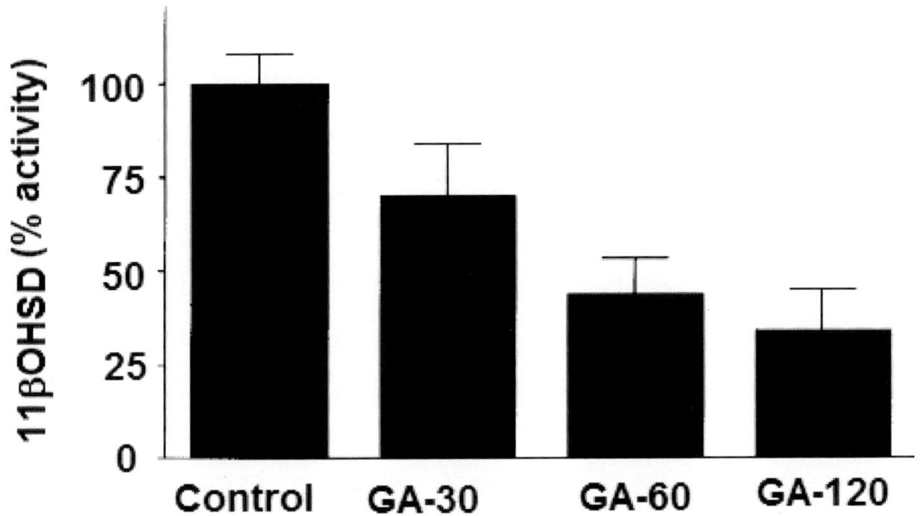

〈그림 5-36〉 Glycyrrhizic acid농도에 따른 11β –hydroxysteroid–dehydrogenase 활성
랫드에 Glycyrrhizic acid를 매일 30, 60, 120mg/kg씩 2주간 투여하여 신장의 마이크로솜 분획에서 11β–hydroxysteroid–dehydrogenase(11βOHSD)는 농도-의존적으로 감소된다(참고: Tanahashi).

<그림 5-37>은 남녀 각각 10명에게 1주일 동안 감초를 섭취한 후 타액의 스테로이드 호르몬 농도를 측정한 결과이다. 남녀 모두에서 cortisol은 크게 증가하였으나 cortisone은 오히려 감소하였다. 이는 감초 glycyrrhizic acid에 의해 11βOHSD활성저하로 cortisol이 cortisone로 전환이 억제되었기 때문이다. Cortisol은 mineral corticoid보다 막수용체에 대한 친화력이 높을 뿐만 아니라 양적인 측면에서 약 1,000배 정도 높기 때문에 소량의 증가로도 상당한 부작용을 유발할 수 있다.

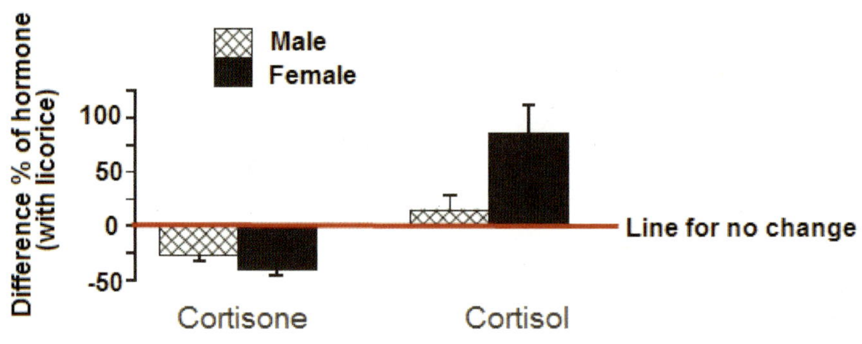

〈그림 5-37〉 Licorice섭취 후 타액의 cortisol과 cortisone변화

감초섭취 후 남녀 모두에서 cortisol이 크게 증가하였으나 cortisone은 오히려 감소하였다(참고: Al-Dujaili).

감초에 의한 cortisol의 증가는 〈그림 5-38〉처럼 혈압과 수분균형을 조절하는 renin-angiotensin-aldosterone시스템을 억제한다. 이는 hypermineral corticoid 현상에 의한 Na^+와 수분의 체내 정체, 그리고 aldosterone의 활성 감소에 의해 저칼륨증을 유발하게 된다. 이러한 저칼륨증은 무력증, 마비, 마이오글로빈뇨증, 근육병(myopathy: 점진적인 근력감소로 인한 보행능력의 상실과 호흡근력의 약화, 심장기능의 약화 등을 특징으로 하는 질병군)과 같은 증상을 발생한다. Na^+ 정체로 고혈압은 부종에 의한 세포외 체액 용적 증가와 더불어 감초의 glycyrrhetic acid에 의해서 혈관수축물질을 활성시킨다. 또한 감초에 의한 고혈압은 급성신부전과 뇌병증(encephalopathy) 등의 질병과 밀접한 관계가 있으며 다양한 질병의 원인이 되는 연구결과도 있다. 또한 저칼륨증에 의한 근육병은 근육계 효소인 myoadenylate deaminase(MADA)의 활성저하로 소변내 myoglobin의 배설과 함께 나타나는 근육용해현상으로 나타난다. MADA는 근육의 AMP를 IMP로 전환시키는 purine nucleotide cycle에 관여하여 골격근의 에너지대사에서 중요한 역할을 한다. 따라서 감초에 의한 MADA의 활성 저하는 무기력증과 근마비를 비롯하여 근육병증의 원인 중의 하나이다. 감초의 평활근에 대한 영향은 심장에서도 칼슘침착과 더불어 발생하여 심장질병을 유발한다. 그러나 감초로 인한 근육과 관련된 질병은 감초복용을 멈추면 정상적으로 회복되는 가역적 현상이다. 실제로 감초를 장기간 복용한 사람으로부터 소변 myoglobin배설과 함께 나타나는 근육용해현상이 복용을 멈춘 후 칼륨 투여로 사라지는 것이 확인되었다. 또한 이러한 가역적 현상은 8주 동안 감초를 100g/1일 투여한 정상인에게 나타난 체액정체와 고혈압이 투여 중지에 의해 정상상태로 회복되는 것으로 알 수 있다. 또한 가역적 현상은 혈장의 심방이뇨호르몬(artrial natriuretic peptide; ANP)의 증가에 기인하는 것으로 추정하고 있다. ANP는 심방에서 분비되는 체액 용적의 변화와 관계가 있는 이뇨호르몬이다. 이와 같은 전형적인 부작용 외에도 최근에 일시적 시력상실증상을 보인 환자도 보고되었다. Glycyrrhetinic acid와 그 대사체의 하나인 carbenoxolone에 의해 직·간접적으로 혈관수축을 유도하는데 이러한 작용이 망막의 혈관운동신경경련을 유도하여 일시적 시력상실을 유발하는 것으로 추정되고 있다. 이와 같이 감초에 의한 cortisol증가는 감초독성의 가장 중요한 기전이며 renin- angiotensin-aldosterone 시스템 억제를 통해 부작용이 대부분 유발된다.

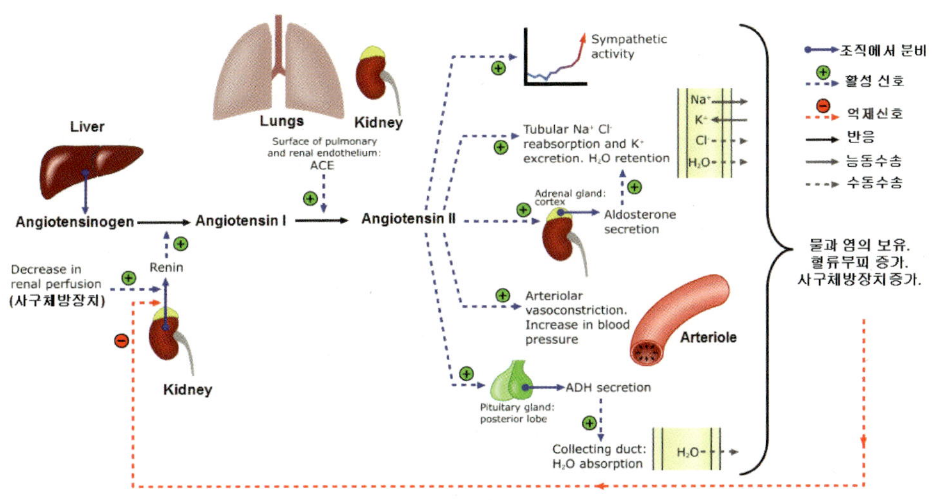

〈그림 5-38〉 감초에 의해 저해되는 renin-angiotensin-aldosterone system
감초는 cortisol의 증가를 유도하여 혈압과 수분균형을 조절하는 호르몬 시스템인 renin-angiotensin-aldosterone 시스템을 억제하여 다양한 질병을 유발한다. 사구체방장치는 신장 사구체 가까이에 있고 레닌을 혈액으로 방출하는 기능이 있는 특별한 구조물이다.

- **염의 종류 및 투여방법에 따라 glycyrrhizin의 LD_{50}은 700 ~ 12,700mg/kg의 범위이다.**

앞서 언급한 것처럼 감초의 주요 성분인 **glycyrrhizin**은 **glycyrrhizic acid**에 Ca^{2+} 또는 K^+ 등의 다양한 염이 부착되어 여러 형태로 존재할 수 있다. <표 5-17>는 이러한 다양한 염이 부착된 **glycyrrhizin**이 마우스에서 LD_{50}을 경구, 정맥, 복강, 피하와 근육의 투여경로에 따라 LD_{50}을 나타낸 것이다. 염의 종류 및 투여방법에 따라

glycyrrhizin의 LD$_{50}$은 700 ~ 12,700mg/kg의 범위이다. 따라서 glycyrrhizic acid에 어떠한 염이 결합했느냐에 glycyrrhizin의 LD$_{50}$에 기초한 독성이 20배 정도 차이가 있다.

〈표 5-17〉 감초의 glycyrrhizin의 염 형태와 투여방법에 따른 LD$_{50}$

Routes	Glycyrrhizin의 salt form	LD$_{50}$(mg/kg)
oral	Ammonium, crude	12,700
oral	Diammonium	9,600
oral	Potassium, crude	12,400
oral	Monopotassium	1,220
oral	Diammonium	8,100
iv	Monopotassium	412
ip	Ammonium, crude	1,050
ip	Monopotassium	1,070
ip	Diammonium	1,250
ip	Potassium, crude	1,260
ip	Diammonium	1,400
im	Monopotassium	695
sc	Monopotassium	697

Route: 경구(oral), 정맥(intravenous; iv), 복강(intraperitoneal; ip), 피하(subcutaneous; sb)와 근육(intramuscular; im)(참고: Isbrucker).

<표 5-18>는 감초추출물과 염이 분리된 glycyrrhizic acid가 랫드와 마우스에서 암수와 투여경로에 따라 LD$_{50}$을 나타낸 것이다. 감초추출물의 LD$_{50}$은 glycyrrhizic acid보다 투여방법 등에 관련이 없이 대략적으로 2배정도 높다는 것을 알 수 있으며 또한 수컷이 암컷보다 다소 높다.

〈표 5-18〉 실험동물 및 투여방법에 따른 감초추출물과 glycyrrhizic acid의 LD$_{50}$

Route	Species	Sex	Glycyrrhiza extract LD$_{50}$(g/kg)	Glycyrrhizic acid LD$_{50}$(g/kg)
oral	Rat	Male	18.0	9.54
		Female	14.2	7.53
	Mouse	Male	>7.5	>3.98
		Female	>7.5	>3.98

sc	Rat	Male	4.4	2.33
		Female	4.2	2.23
	Mouse	Male	4.0	2.12
		Female	4.2	2.23
ip	Rat	Male	1.58	0.84
		Female	1.42	0.75
	Mouse	Male	1.70	0.90
		Female	1.50	0.80

Route: 경구(oral), 복강(intraperitoneal; ip), 피하(subcutaneous; sb)와 근육(intramuscular; im)(참고: Isbrucker).

- **감초의 초고용량 투여에서 고혈압, 유전독성의 가능성이 미미하게 확인되었으며 최기형성은 없었다.**

<표 5 - 19>은 감초의 부작용으로 가장 잘 알려진 고혈압에 미치는 영향을 확인하기 위해 deoxycorticosterone acetate(DCA), 감초추출물, 암모니아가 결합한 glycyrrhizin 을 복강으로 투여한 랫드의 결과이다. DCA는 cholesterol으로부터 생성되어 미네랄 대사에 관여하는 호르몬의 일종으로 Na^+ 농도를 증가시켜 고혈압을 초래하는 물질로 다른 물질과의 영향을 비교하는 대조물질이다. 랫드는 투여 후 25일째에 호르몬이 분비되는 신장을 제거하여 약 50일 이상 관찰되었다. <표 5 - 26>의 DCA처럼 감초 추출물과 glycyrrhizin투여군은 대조군보다 높은 혈압을 유도하는 것을 확인할 수 있 다. 또한 조직병리 병변에서 3군 모두에서 유사한 이상이 나타났다. 그러나 감초추출 물군은 glycyrrhizin단독군으로 투여한 양과 유사하게 glycyrrhizin양을 가졌지만 생존 율이 낮았다. 이러한 이유는 glycyrrhizin 외에 감초에 존재하는 다른 물질들이 독성 을 상승시키기 때문이다.

〈표 5 - 19〉 감초추출물과 glycyrrhizin의 혈압상승 정도

Treatment groups	Max. blood pressure (mm Hg)	Survival
Control	128	10/10
DCA(75mg pellet implants)	188	12/19(63%)
Licorice extract (10 g/kg/day,p.o.)	186	5/14(36%)
Ammoniated glycyrrhizin (1 g/kg/day,p.o.)	194	10/13(77%)

DCA: deoxycorticosterone acetate. (참고: Isbrucker).

<표 5-20>은 감초 glycyrrhizin의 마우스, 랫드, 햄스터, 토끼에서 최기형성
(teratogenicity: 임신 중의 영향으로 기형아를 낳게 만드는 독성작용)에 대한 가능성의 연구
결과이다. 각 동물종에 0, 27, 90, 300, 1,000mg/kg/day 농도로 임신 6일째부터 암모
니아염이 부착된 glycyrrhizin을 경구 투여한 후 5~10일 관찰한 결과 어떠한 최기형
성도 확인되지 않았다. 또한 랫드 식이에 0, 0.08, 0.4, 2% disodium glycyrrhizin(80,
400 또는 2,000mg/kg)을 임신기간인 약 20일 동안 섭취시켜서 관찰한 결과에서도
어떠한 최기형성이 확인되지 않았다. 그러나 0.4, 2%의 sodium glycyrrhizin 농도에
서 출산 후 모체의 체중이 감소되었다. 임신 7일째 0, 10, 100과 250mg ammoniated
glycyrrhizin/100ml drinking water(10, 100 or 250mg/kg)를 투여하여 20일간 최기형
성을 확인한 결과 사망이나 특별한 임상적 증상은 없었지만 100과 250mg/kg농도에
서 비대칭적 흉골 등의 골격비정상이 신생랫드로부터 확인되었다. 또한 연부조직
(soft-tissue: 장기, 근육, 결합조직, 지방, 혈관, 림프관, 관절, 신경을 포함하는 조직)의 비정상이
나타났다. 결론적으로 암모니아가 결합된 glycyrrhizin(ammoniated glycyrrhizin)은
최기형성 독성은 유발하지 않았으며 임신랫드에는 영향이 없는 것으로 추정된다.

〈표 5-20〉 감초성분중 ammoniated glycyrrhizin의 최기형성

Species	Dose	투여시기	나타난 증상
Mouse	0, 27, 90, 300, 1,000mg/kg/day	임신 6~15일	무증상
Rat	0, 27, 90, 300, 1,000mg/kg/day	임신 6~15일	무증상
Hamster	0, 27, 90, 300, 1,000mg/kg/day	임신 6~10일	무증상
Rabbit	0, 27, 90, 300, 1,000mg/kg/day	임신 6~18일	무증상
Rat	0, 0.08, 0.4, 2% in diet	임신 0~20일 및 분만 후 9주	0.4, 2% 농도에서 모체의 체중감소 외 무증상
Rat	0, 10, 100, 250mg/100ml drinking water	임신 7~20일	농도 100 및 250mg에서 골격 및 신장의 비정상
Rat	0, 10, 100, 1,000mg/kg/day	임신 13일 및 분만 후 1일	태아의 11BHSD 활성 감소, 계면활성단백질 및 계면활성물질 감소에 의한 층판소체 감소

BHSD: 11β-hydroxysteroid dehydrogenase, cortisol 불활성화 효소(참고: Isbrucker).

<표 5-21>은 *S. typhimurium strains*를 이용하여 감초의 복귀돌연변이 유전독성
시험을 수행한 결과이다. 복귀돌연변이 유전독성시험이란 특정 아미노산합성이 저해
된 미생물을 이용하여 시험물질에 의해서 아미노산 합성 균주로의 전환에 대한 확인
을 통해 유전독성을 확인하는 시험이다. 감초추출물, **glycyrrhizin**, 2종류의 **glycyrrhetic**

acid와 감초추출물의 극성지질 분획에 대한 복귀돌연변이시험이 이루어졌다. 감초추출물의 *S. typhimurium*의 TA100 종에서의 복귀돌연변이원성을 제외하고 모든 종에서 음성 결과가 확인되었다. 일반적으로 유전독성물질은 생체전환을 통한 활성중간대사체에 의해 유발된다. 이들 활성중간대사체 생성을 위하여 P450을 비롯한 생체전환 대사효소가 포함된 S9 fraction을 미생물과 함께 감초를 투여하였지만 돌연변이원성은 없었다. 그러나 감초추출물에 의한 복귀돌연변이원성은 *S. typhimurium*의 TA100종에서 확인되었기 때문에 앞으로 좀 더 많은 연구가 필요하다. 미생물에서 발생한 유전독성의 가능성과 다르게 In vivo의 COMET 분석의 유전독성시험을 통해서 2,000mg glycyrrhizin/kg에서 DNA손상이 없었다.

〈표 5-21〉 감초추출물 및 주요 성분의 S. typhimurium strain을 이용한 복귀돌연변이시험

S. typhimurium strain	감초 종류	투여농도	결과
TA100	Licorice extract	25~100μl/plate	Negative
TA100	Glycyrrhizin	100~2,000μg/plate	Negative
TA100	18α-glycyrrhetic acid	250~2,000μg/plate	Negative
TA100	18β-glycyrrhetic acid	250~1,500μg/plate	Negative
TA98,TA100,TA1535,TA1537,TA1538	Glycyrrhizin Licorice extract	33~10,000μg/plate	Negative
TA98	Glycyrrhizin	1~10mg/ml	Negative
TA100			Positive
TA98,TA100	Glycyrrhetic acid	200μg/plate	Negative
TA98,TA100	Licorice extract	200μg/plate	Negative
TA100	Polar liped fraction of	3.9~250μg/plate	Negative
TA100	licorice extract	0.001~100μg/plate	Negative

(참고: Isbrucker).

- 60kg의 성인이 하루 최대 18g 정도를 열수추출로 감초를 복용해도 독성을 유발하지 않는 것으로 추정된다.

일반적으로 감초는 발암물질이 아니므로 안전용량(safe dose)에 대해 ADI로 표현할 수 있다. 다양한 연구를 통해 감초에 대한 NOAEL은 감초가 종마다 다양한 성분을 포함하고 있기 때문에 감초의 주요 성분인 glycyrrhizin으로 표현된다. Glycyrrhizin의 NOAEL은 랫드에서 15~29mg/kg/day이며, 종간 및 종내 차이의 안전계수(safe factor) 10을 고려했을 때 ADI(acceptable daily dose)는 0.15~0.29mg/kg/day으로 추정된다. 건조감초

의 10% 정도로 glycyrrhizin이 포함되어 있다고 가정하면 1.5~2.9mg/kg/day가 건조감초의 NOAEL 이 된다. 따라서 60kg 성인인 경우에 90~174mg/60kg/day가 건조감초에 대한 ADI이다. 감초를 이용한 특정 제품을 개발하기 위하여 임상시험에서 최대추천초기용량(MRSD; maximum recommended strating dose)일 경우에는 glycyrrhizin 15~29mg/kg/day에 랫드의 HED 7.4와 SF 10으로 나누어 주면 0.20~0.39mg/kg/day 정도가 된다. 건조감초의 10% 정도로 glycyrrhizin이 포함되어 있다고 가정하면 2.0~3.9mg/kg/day가 건초감초의 NOAEL이 되며 60kg 성인에게는 120~234 mg/kg/day이 된다. 따라서 랫드에 대한 glycyrrhizin의 NOAEL이 15~29mg/kg/day이며 건조감초의 10% 정도로 glycyrrhizin 이 포함되어 있다고 가정하면 60kg 성인이 하루 최대 18g정도의 건초감초를 열수추출로 복용해도 독성을 유발하지 않을 것으로 추정된다.

4. 산약(Dioscorea Rhizoma)

◎ 주요 내용

- 산약의 성분은 대략적으로 녹말 75~84%, 단백질 6~8%와 섬유질 1.2~1.8%인데 산약의 열수추출을 통해 얻어지는 단백질 분획의 90%가 dioscorin로 주로 저장단백질 역할을 한다.
- 산약추출물은 angiotensin converting enzyme(ACE)를 저해하여 고혈압에 효능이 있다.
- 산약은 염증반응에만 활성이 나타나는 COX－2효소의 활성 저해를 통해 과염증반응으로 발생하는 다양한 질병을 예방한다.
- 산약의 diosgenin성분은 estrogen역할을 통해 피부노화를 예방한다.
- 산약추출물은 장에서 α－glucosidase활성을 저해하여 당의 흡수를 억제하며 고혈당을 예방한다.
- 활성중간대사체로 전환되는 성분은 확인되지 않았다.
- 간이 해독기능을 하는 데 가장 중요한 물질은 glutathione인데 이러한 glutathione 농도가 특히 steroidal saponin에 의해 크게 증가되는 것으로 확인되었다. 이는 한약의 약인성간독성을 예방하는 데 하나의 대책이 될 수 있다.

1) 산약의 유효성분

- 산약의 성분은 대략적으로 녹말 75~84%, 단백질 6~8%와 섬유질 1.2~1.8%인데 산약의 열수추출을 통해 얻어지는 단백질 분획의 90%가 dioscorin로 주로 저장단백질 역할을 한다.

*Dioscorea*에 속하는 산약은 약 600여 종이 있으며 우리나라에서는 마(*Dioscorea batatas* Decaisne) 또는 참마(*Dioscorea japonica* Thunberg)라고 한다. 일본은 우리나라와 같으나 중국에서는 서예(*Dioscorea opposita* Thunb)를 의미한다. 또한 대만에서 *Dioscorea alata* 종이며 일반적으로 서구에서는 얌(yam)이라고 불린다. 산약은 이들 마의 주피를 제거한 뿌리줄기를 건조하거나 쪄서 말린 것을 의미한다.

우리나라의 산약의 원료인 마에 대한 전체적인 성분 분석은 아직 확인되지 않고 있다. 전 세계적으로 3천만 톤 정도 생산되는 것으로 추정되고 있으며 주요 성분의 양적인 면에서 다소 차이가 있지만 유효성분은 유사한 것으로 추정되고 있다. 일반적으로 중국의 산약이 영양성분 및 미각에서 질이 우수하여 많이 선용되고 있다. 산약의 일반적인 구성물은 대략적으로 녹말 75~84%, 단백질 6~8%와 섬유질 1.2~1.8%이다. 또한 산약의 효능을 나타내는 유효성분은 dioscorin, diosgenin, dihydrodioscorine, alkaloidumentorin, dioscoretin, mucopolysaccharide(점다당질: 당단백질이나 당지질을 포함한 총칭)인 mucin, dioscin, allantoin, choline, polyphenolases, essential amino acids, vitamin C(13.0~24.7mg/100g wet weight)가 있다. 산약의 열수추출을 통해 얻어지는 단백질 분획의 90%가 dioscorin인데 주로 저장단백질 역할을 한다. 또한 산약은 다양한 페놀성 화합물을 함유하고 있다. <그림 5-39>은 산약(*Dioscorea opposita*)에서 분리된 다양한 페놀성 화합물이다. 이들 페놀성 화합물은 번호에 따라 3,5-dihydroxy-4-methoxybibenzyl(1), 3,30,5-trihydroxy-20-methoxybibenzyl(2), 10,11-dihydro-dibenz[b,f]oxepin-2,4-diol(3), 그리고 10,11-dihydro-4-methoxy-dibenz[b,f]oxepin-2-ol(4), batatasin I(5), batatasin IV(6), tristin(7), 2',3,5-trihydroxybibenzyl(8), 2',4-dihydroxy-3,5-dimethoxybibenzyl(9), 3,4-dimethoxy-2'-hydroxybibenzyl(10), 3,5-dimethoxy-2,7-phenanthrenediol(11), hircinol(12), 9,10-dihydro-7-methoxy-2,5-phenanthrenediol(13), (1E,4E,6E)-1,7-bis(4

− hydroxyphenyl) − 1,4,6 − heptatrien − 3 − one(14), (4E,6E) − 7 − (4 − hydroxy − 3 − methoxyphenyl) − 1 − (4 − hydroxyphenyl) − 4,6 − heptadien − 3 − one(15), (4E,6E) − 1,7 − bis(4 − hydroxyphenyl) − 4,6 − heptadien − 3 − one(16), (3R,5R) − 3,5 − dihydroxy − 1, 7 − bis(4 − hydroxyphenyl) − 3,5 − heptanediol(17), (3R,5R) − 1, 7 − bis(4 − hydroxy − 3 − methoxyphenyl) − 3,5 − heptanediol(18), apigenin(19)이다.

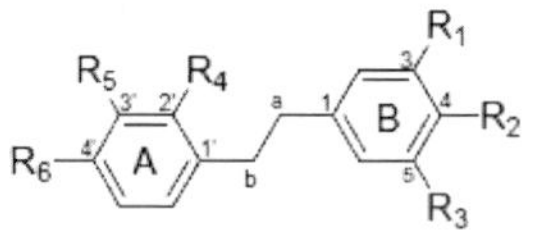

1 R_1 = OH; R_2 = OCH_3; R_3 = OH; R_4 = H; R_5 = H; R_6 = H
2 R_1 = OH; R_2 = H; R_3 = OH; R_4 = OCH_3; R_5 = OH; R_6 = H
5 R_1 = OH; R_2 = H; R_3 = OCH_3; R_4 = H; R_5 = OH; R_6 = H
6 R_1 = OH; R_2 = H; R_3 = OCH_3; R_4 = OH; R_5 = H; R_6 = H
7 R_1 = OH; R_2 = H; R_3 = OH; R_4 = H; R_5 = OCH_3; R_6 = OH
8 R_1 = OH; R_2 = H; R_3 = OH; R_4 = OH; R_5 = H; R_6 = H
9 R_1 = OCH_3; R_2 = OH; R_3 = OCH_3; R_4 = OH; R_5 = H; R_6 = H
10 R_1 = OCH_3; R_2 = OCH_3; R_3 = OH; R_4 = OH; R_5 = H; R_6 = H

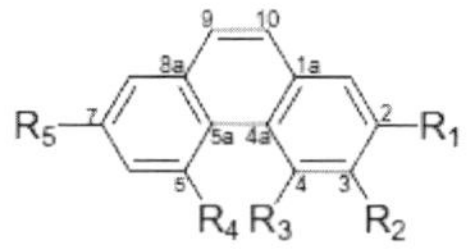

11 R_1 = OH; R_2 = OCH_3; R_3 = H; R_4 = OCH_3; R_5 = OH
12 9,10-dihydro; R_1 = OH; R_2 = H; R_3 = OCH_3;R_4 = OH; R_5 = H
13 9,10-dihydro; R_1 = OH; R_2 = H; R_3 = H; R_4 = OH; R_5 = OCH_3

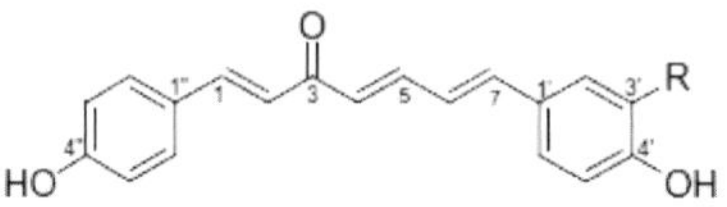

14 R = H
15 1,2-dihydro; R = OCH_3
16 1,2-dihydro; R = H

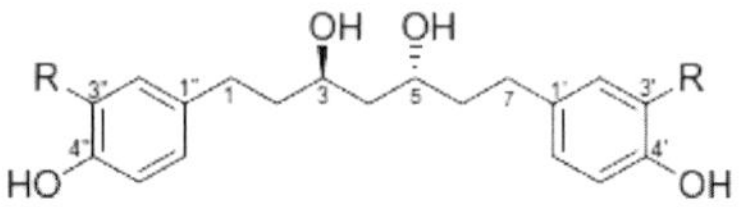

17 R = H
18 R = OCH_3

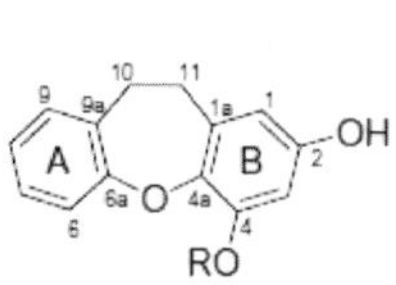

3 R = H
4 R = CH_3

〈그림 5 − 39〉 산약의 페놀성 화합물

산약을 chloroform을 용매로 하여 약 19가지 페놀성 화합물을 분리하였다(참고: Yang).

2) 산약의 약리작용과 기전

산약은 비장기능을 높여 권태감, 무력감, 음식감소, 설사치료에 이용되며 해수, 천식, 가래를 없애고, 소갈증, 허리와 무릎 시린 증상, 유정(정액이 새는 것), 조루증, 소변 자주 보는 증상, 신체허약과 빈혈, 사지마비, 동통에 이용된다. 그러나 서양의학의 약리기전은 renin-angiotensin system에 영향을 미쳐서 혈압조절, 면역조절과 항산화 효능, 혈당감소, 피부 항노화 등이 확인되고 있다.

① Renin-angiotensin system

● **산약추출물은 angiotensin converting enzyme(ACE)를 저해하여 고혈압에 효능이 있다.**

가장 잘 알려진 산약의 약리효능은 renin-angiotensin system(또는 renin-angiotensin-aldosterone system)의 안지오텐신 변환효소(angiotensin converting enzyme, 디펩티딜카르복시펩티드가수분해효소 I) 활성을 저해하는 것이다. Renin-angiotensin system이란 생체내에서의 혈압상승기전의 일종으로 혈압-체액 전해질의 중요한 조절계이다. <그림 5-40>처럼 교감신경계의 자극, 나트륨 농도의 감소와 저혈압에 의해 단백질 분해 효소인 renin이 사구체 세포에서 분비되어 신장정맥을 통해 전신순환을 한다. 간에서 생합성되어 일종의 당단백질인 angitensinogen은 혈중으로 분비되는데 renin은 이를 angiotensin I(AI)으로 전환을 유도한다. AI는 주로 폐혈관내피세포에 존재하는 angiotensin converting enzyme에 의해 angiotensin II(AII, 앤지오텐신 II)로 전환된다. AII는 말초혈관의 평활근을 직접 수축시켜 강력한 혈압상승을 유도한다. 이 외에도 AII는 신피질 구상층에 작용하여 aldosterone와 ADH(antidiuretic hormone, 항이뇨호르몬)의 분비를 촉진시켜 신장에서의 유동액 정체와 갈증 유발을 통해 혈액의 부피를 증가시킨다. 신장혈류량이 낮아지거나 저나트륨 식이를 하는 경우에는 레닌의 분비가 항진하며 반면에 혈류증가, 혈압상승, 고나트륨 식이, 체액량 증대 상태에서는 억제된다. 이와 같이 renin-angiotensin system은 혈압상승의 중요한 기전인데 지나친 항진은 사람에게 신장혈관성 고혈압과 악성 고혈압을 유도한다. 이러한 연유로 고혈압 치료제로 angiotensin converting enzyme계를 저해하는 약물이 사용된다.

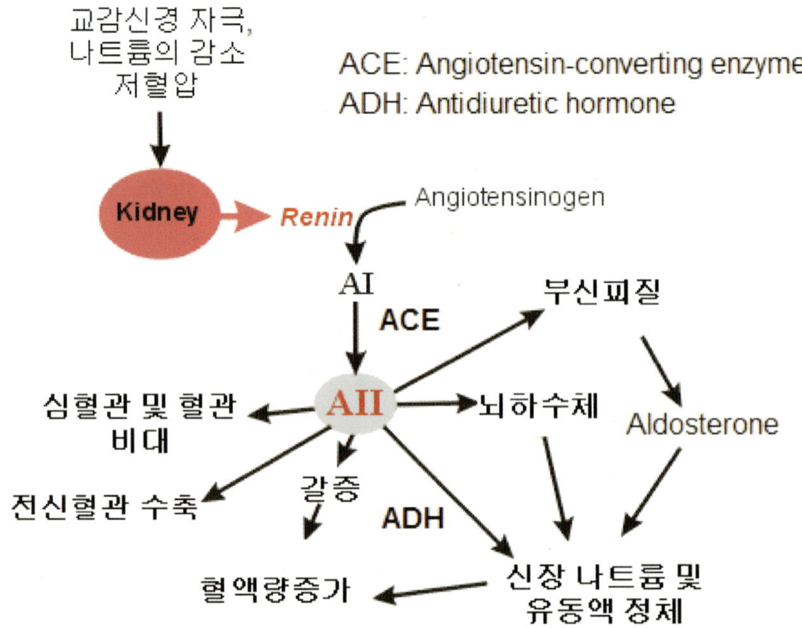

〈그림 5-40〉 Renin-angiotensin system과 angiotensin-converting enzyme
Renin-angiotensin system이란 생체내에서의 혈압상승기전의 일종으로 혈압-체액전해질의 중요한 조절계이다. Angiotensin converting enzyme는 angiotensin II(AII)으로 전환을 유도하여 말초혈관의 평활근을 직접 수축시켜 강력한 혈압상승을 유도한다.

정제된 점액질의 산약추출물(tuber mucilage of *Dioscorea batatas* Decne)이 <그림 5-41>처럼 angiotensin converting enzyme(ACE)를 저해하였다. 특히 in vitro ACE에 포함되어 있는 용액에 산약추출물을 102.46~409.84μg/ml 처리한 결과, 용량-의존적으로 28.7~59.8%의 ACE활성이 저해되었다. 따라서 산약은 ACE활성을 저해하여 angiotensin II 생성을 억제한다. 이러한 억제는 고혈압에 효능이 있을 것으로 추정된다.

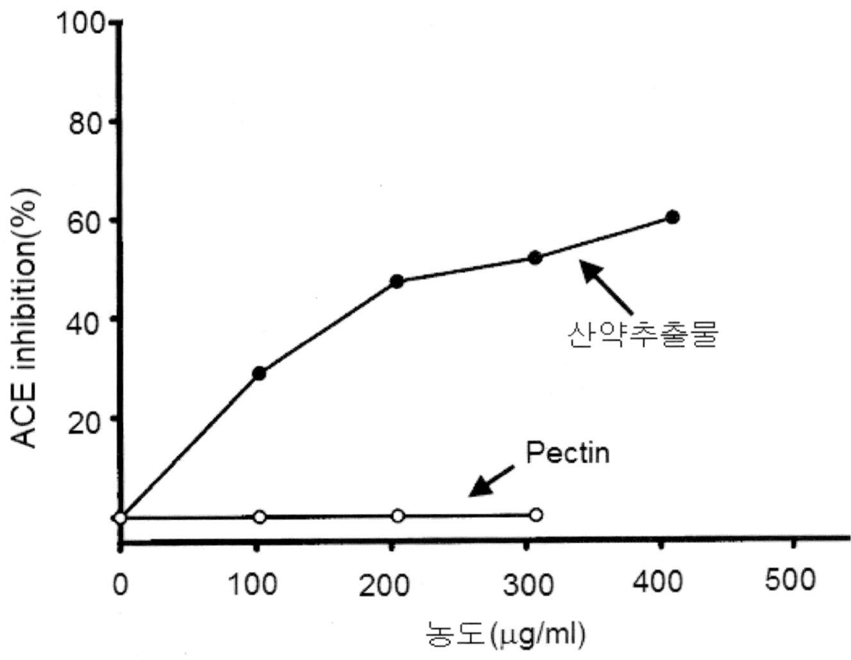

〈그림 5-41〉 산약추출물의 angiotensin converting enzyme(ACE)효능
ACE에 포함되어 있는 용액에 산약추출물을 102.46-409.84μg/ml를 처리한 결과, 용량-의존적으로 28.7~59.8%의 ACE활성을 저해한다. Pectin은 ACE활성에 영향을 주지 않는 대조군으로 이용되었다(참고: Lee).

일반적으로 한약재의 약리효능을 나타내는 것은 사포닌같은 당류를 비롯하여 단일 유기화합물질이 대부분이었으나 산약인 경우에는 다소 특이하게 저장성 단백질인 dioscorin(분자량: 31,000)이 ACE의 활성저해를 통해 renin-angiotensin system을 조율하는 것으로 확인되었다. 저장성 단백질은 생체에 필요한 미량원소나 아미노산을 저장하는 역할을 하는 단백질인데 영양적인 측면에서 동물성 단백질보다는 질이 낮다. Dioscorin 12.5~750μg은 ACE을 용량-의존적으로 20.83~62.5%를 저해하였다. 특히 ACE활성을 50%저해하는 IC_{50}(50% inhibitory concentration, 50% 저해농도)의 dioscorin농도는 0.00781μM 정도로 추정되었다(참고: Hsu). 따라서 산약추출물의 renin-angiotensin system의 ACH저해를 통한 항고혈압 효능은 dioscorin에 기인하는 것으로 추정된다.

② 면역조절과 항산화 효능

● 산약은 염증반응에만 활성이 나타나는 COX－2효소의 활성 저해를 통해 과염증
반응으로 발생하는 다양한 질병을 예방한다.

산약의 dioscorin을 사람의 단핵구(monocyte)를 in vitro로 처리한 결과, cytokine
인 IL－6, TNF-α와 IL－1α의 생성이 증가되었다. 또한 마우스의 비장세포의 증식을
유도한다. 항체를 만드는 B세포는 골수에서 유래하여 비장에서 성숙한다. 또한 B세
포가 항체를 생산하기 위해서는 T세포에서 분비되는 cytokine(면역조절단백질의 일종)
의 조정을 받아야 한다. 따라서 dioscorin는 cytokine의 유도와 비장세포의 증식을 통
해 면역조절기능이 있는 것으로 추정되고 있다. Dioscorin의 항산화효능은 세포내에서
산화적 스트레스를 예방하고 제2상반응에서 친전자성 대사체이나 프리라디칼 제거에
중요한 역할을 하는 glutathione의 산화와 관련되어 있다. Vitamin C는 유해활성 산소
일종인 H_2O_2를 아래와 같이 ascorbate peroxidase에 의해 H_2O로 전환시키는 역할을
통해 항산화 기능을 한다. 이러한 과정에서 탈수소된 dehydroascorbate는
dehydroascorbate reductase효소의 작용으로 GSH에 의해 환원되어 ascorbate로 전환
된다. 이는 결과적으로 GSH의 산화를 촉진시켜 산화적 스트레스를 증가시키게 된다.
Dioscorin은 dehydroascorbate reductase의 활성저해를 통해 항산화 효능이 있다.

Ascorbate peroxidase
ascorbate + H_2O_2 ---> H_2O + dehydroascorbate
Dehydroascorbate reductase
dehydroascorbate + GSH ---> ascorbate + oxidized glutathione (GSSG)

산약의 페놀성 화합물 역시 cyclooxygenase－2(COX－2)의 활성저해를 통해 항산
화효능이 있다. 염증반응은 <그림 5－42>처럼 cyclooxygenases(COX)에 의한 다양
한 prostaglandin인 prostaglandin D2(PGD2), prostaglandin E2(PGE2), 6－keto
prostaglandin 1α(6－keto PGF1α), thromboxanes과 prostacyclins의 생성기전을 통해
발생한다. 이러한 염증반응이 조절되지 않는다면 죽상동맥경화증, 류마티스관절염, 만

성폐쇄성폐질환(chronic obstructive pulmonary disease)이 유발된다. 이러한 측면에서 prostaglandin을 생성하는 COX-2의 활성조절은 지나친 염증반응에 의한 손상을 예방하는 데 중요하다. Prostaglandin은 세포막을 구성하는 phospholipid와 diacyglycerol에서 arachidonic acid를 거쳐 합성되는 탄소수 20과 중앙에 5원환이 있는 불포화지방산의 프로스탄산(prostanoic acid)을 기본골격으로 갖는 화합물 군이다. COX는 COX-1과 COX-2의 동위효소가 있는데 염증반응에만 활성이 나타나는 COX-2가 과염증 발현에 중요한 역할을 한다. 또한 COX-2는 염증성 사이토카인 전구체나 lipopolysaccharide, 성장인자의 자극에 의해 유도되는 유도효소이다. 특히 COX-3은 염증부위뿐 아니라 암이 발생된 조직에서 발현이 증가하는 것으로 확인되었다. 특히 폐암조직의 약 30%, 폐선암의 40%에서 COX-2발현이 증가되기 때문에 COX-2 활성에 대한 억제제는 항암제로 개발되기도 한다.

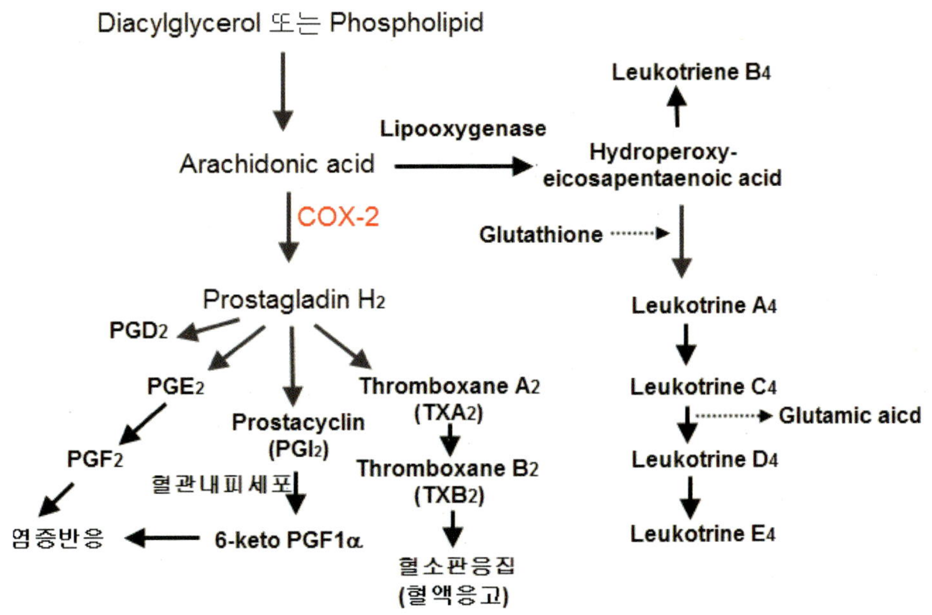

〈그림 5-42〉 Cyclooxygenase-2에 의한 다양한 prostaglandin의 생성과정

염증반응은 cyclooxygenases-2(COX-2)에 의해 다양한 prostaglandin인 prostaglandin D2(PGD2), prostaglandin F2(PGF2), 6-keto prostaglandin 1α(6-keto PGF1α), thromboxanes과 prostacyclins 등의 생성을 포함하여 다양한 기전을 통해 발생한다. 이러한 prostaglandin생성이 조절되지 않으면 지나친 염증반응을 통해 사람의 기관과 조직의 손상을 유발한다.

<표 5-22>는 18개의 페놀성 화합물중 COX-2활성 저해를 나타내는 화합물을 열거한 것이다. 이들 중 2, 3, 7, 8, 11, 13, 14, 15와 16의 화합물이 COX-2 활성저해를 유도한다. Indomethacin은 COX-2활성을 저해하는데 대표적인 물질이다. 이와 비교하여 COX-2활성의 50%를 저해하는 IC_{50}(50% inhibitory concentration, 50% 저해농도)이 indomethacin보다 높지만 2번 및 11번 페놀성 화합물은 적은 농도로도 COX-2활성저해 효능이 높다. 따라서 산약은 COX-2 활성의 저해를 통해 prostaglandin 생성을 억제하여 항염증 효능이 있는 것으로 추정할 수 있다. 이는 지나친 염증반응을 통해 유발되어 발생할 수 있는 죽상동맥경화증, 류마티스관절염과 만성 폐쇄성 폐질환의 예방, 치료의 가능성을 제시해 준다. 또한 폐암에서 발생하는 COX-2발현을 억제하여 암예방 효능이 있을 것으로 추정된다.

〈표 5-22〉 산약성분중 페놀성 화합물의 COX-2 활성저해 농도

페놀성 화합물[*]	COX-2IC_{50}(μg/ml)
2	1.8±0.3
3	6.4±0.6
7	4.7±0.1
8	19.5±1.5
11	2.7±0.7
13	10.6±0.2
14	3.2±0.2
15	7.7±1.0
16	4.9±1.5
Indomethacin[**]	0.2±0.1

*〈그림 5-60〉 참조, **Indomethacin: 양성대조군(참고: Yang).

또한 산약의 페놀성 화합물이 <표 5-23>처럼 유기성 라디칼인 DPPH(1,1-diphenyl-2-picrylhydrazyl) radical과 유해활성 산소인 superoxide anion radical에 항산화 효능이 있다. 이러한 항산화 효능은 분리된 페놀성 화합물 중 1, 2, 4, 7, 9, 11, 12, 13, 15, 16, 18이다. 라디칼을 제거하는 대조물질인 catechin이나 ascorbic acid이 50% 라디칼을 제거하는 IC_{50}가 다소 높지만 산약추출물을 복용할 경우에 산약의 항산화 효능은 우수할 것으로 추정된다.

<표 5-23> 산약의 페놀성 화합물에 의한 항산화 효능

페놀성 화합물	DPPH radical IC_{50}(ug/mL)	Superoxide radical IC_{50} (ug/mL)
1	37.5±1.8	>100
2	46.7±0.1	>100
4	40.6±1.2	>100
7	35.2±0.5	51.6±0.5
9	28.8±1.0	56.3±0.8
11	31.4±0.8	39.6±1.1
12	63.8±2.3	62.4±1.0
13	43.0±1.8	51.5±0.3
15	40.0±2.1	38.8±1.3
16	>100	44.1±0.5
18	12.3±0.2	48.7±0.6
Catechin[**]	13.5±0.5	13.7±0.4
Ascorbic acid[**]	19.2±1.1	16.7±0.8

*<그림 5-60 참조>, **황산화 효능이 탁월한 양성대조군(참고: Yang).

　이 외에도 산약의 열수추출과 chromatography(칼럼을 통해 적절한 정지상과 이동상을 사용하여 시료들이 섞여 있는 혼합액을 이동속도 차이를 이용하여 분리하는 방법)를 통해 분리된 polysaccharide는 면역증가의 효능이 있다. YP-1은 glucose, mannose와 galactose의 몰비(molar ratio)가 1:0.37:0.11의 비로 구성된 chromatography의 분획이다. <그림 5-43>처럼 면역체계의 핵심세포인 비장의 T-세포에 유사분열 촉진물질인 concanavalin A와 함께 YP-1을 투여한 연구에서 T-세포의 증식이 대조군보다 1.5-3배 증가하였다. 그러나 150μg/ml보다 높은 농도인 250μg/ml에서 T-세포증식이 월등히 높은 것으로 보아 적절한 농도선택이 중요하다.

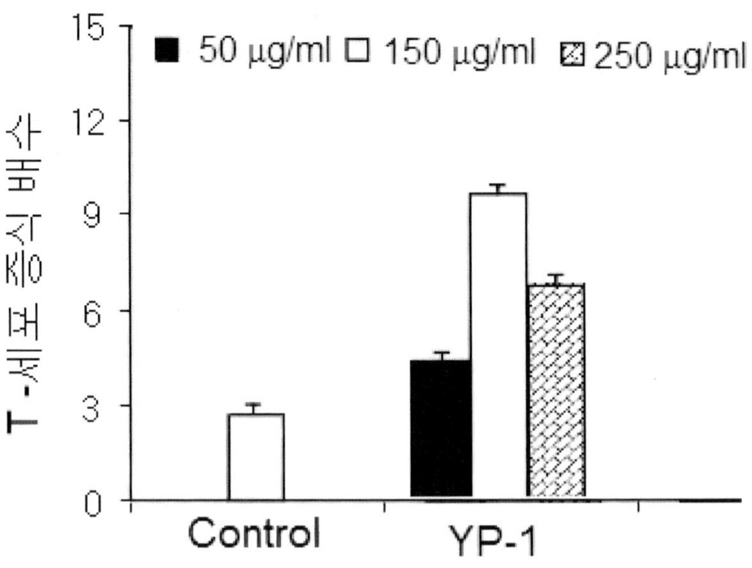

〈그림 5-43〉 산약의 polysaccharide에 의한 T-세포의 증식
YP-1은 glucose, mannose와 galactose의 몰비(molar ratio)가 1:0.37:0.11의 비로 구성된 chromatography의 분획이다(참고: Zhao).

③ 피부노화

● 산약의 diosgenin성분은 estrogen역할을 통해 피부노화를 예방한다.

Diosgenin은 산약에 약 0.012%에 함유되어 있는 스테로이드성 sapogenin이다. Sapogenin은 <그림 5-44>처럼 비당부분이 triterpene 또는 steroid골격으로 일종의 saponin이다. Diosgenin은 cholestrol, DHEA(dehydroepiandrosterone)와 progesterone와 유사한 구조를 가지고 있으며 testosterone전구체이다. 이러한 구조로 인하여 diosgenin은 스테로이드 호르몬인 cortisone, estrogen과 progesterone을 호르몬 합성에서 기본 골격으로 제공되기도 한다. 특히 diosgenin은 식물의 progesterone(임신을 촉진하는 호르몬)이라고 불린다. 그러나 아직 생체내에서 diosgenin이 이들 호르몬으로의 전환과 관련된 효소 또는 diosgenin대사와 관련된 효소가 확인되지 않았기 때문에 호르몬으로 전환은 되지 않는 것으로 추정되고 있다. 단지 동물실험을 통해 이들 호르몬과 같은 효과가 있으며 골다공증의 위험성은 감소시키는 것으로 알려졌다. 이 외에도 diosgenin은 진정, 항염증, 항류마티스성, 항간손상, 항발한 그리고 담즙분비를 원활하게 하는 이담제의 역할이 있을 것으로 추정되고 있다. 이러한 다양한 기능을 유도하기 때문에 diosgenin은 적응물질(adaptagen)이라고 한다. 적응물질이란 adapter와 물질이라는 의미의 gen의 합성으로 만들어진 단어로 세포가 파괴되는 현상을 막아주며 손상된 세포가 회복하는 역할을 한다.

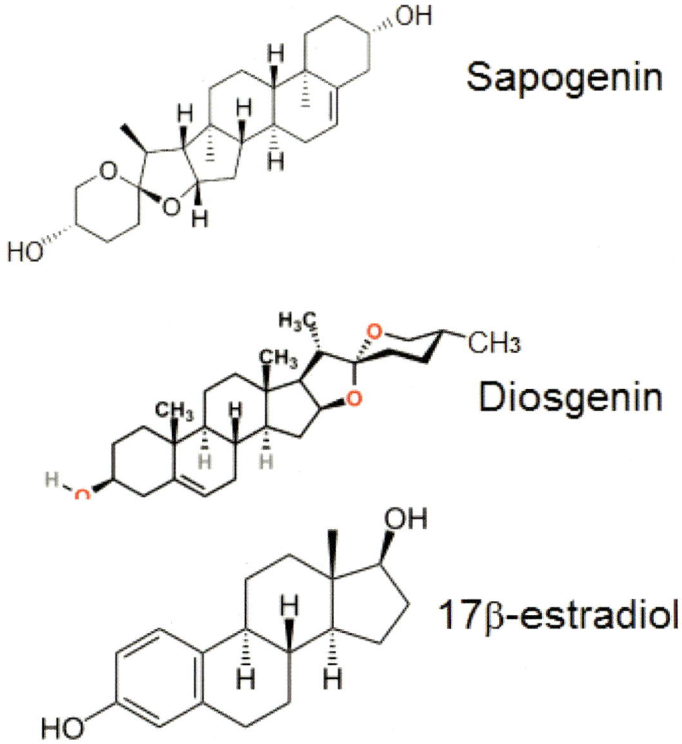

<그림 5-44> Sapogenin과 diosgenin의 구조
Diosgenin은 스테로이드 sapogenin의 일종으로 17β-estradiol과 같은 스테로이드 호르몬 합성의 기본 골격을 제공하기도 한다.

　　그러나 diosgenin이 여성호르몬인 estrogen 17β-estradiol(E2)과의 유사성 때문에 생체에서도 유사한 기능이 있는가에 의문이 많이 제시되고 있다. 일반적으로 estrogen은 생체내에서 생성되는 내인성 estrogen인 E2, estron과 estriol의 식물성 estrogen(phytoestrogen)인 genistein, 미생물 estrogen(mycoestrogen)인 zearalenone, 의약품 estrogen(phamaceutical estrogen)인 ethinyl estradiol, 그리고 산업적으로 합성된 estrogen(xenoestrogen)인 bisphenol-A로 분류된다. 일반적으로 내인성 estrogen

의 감소는 피부노화 등의 피부의 다양한 변화와 관련이 있다. 따라서 이들 자연산이나 합성 estrogen은 피부 노화방지에 응용되고 있다. 이들 estrogen을 국소적으로 피부에 도포하면 노화피부에서 표피 두께의 감소를 억제하여 두께를 환원하는 효능이 있다. <그림 5-45>처럼 표피의 가장 아래층인 기저층은 keratin이라는 각질세포를 형성하는 '각질형성세포(keratinocyte)'와 피부색깔을 결정하는 멜라닌(melanin)을 만드는 '색소형성세포(melanocyte)'로 구성된다. 일반적으로 노화가 진행되면 기저층의 각질형성세포가 감소하여 두께가 얇아지며 피부의 상층인 각질층은 두꺼워진다. 이러한 자연산 또는 합성 estrogen은 내인성 estrogen인 E2의 효능과 유사한 기전인 각질형성세포 증식을 유도하여 기저층의 두께가 얇아지는 것을 예방한다.

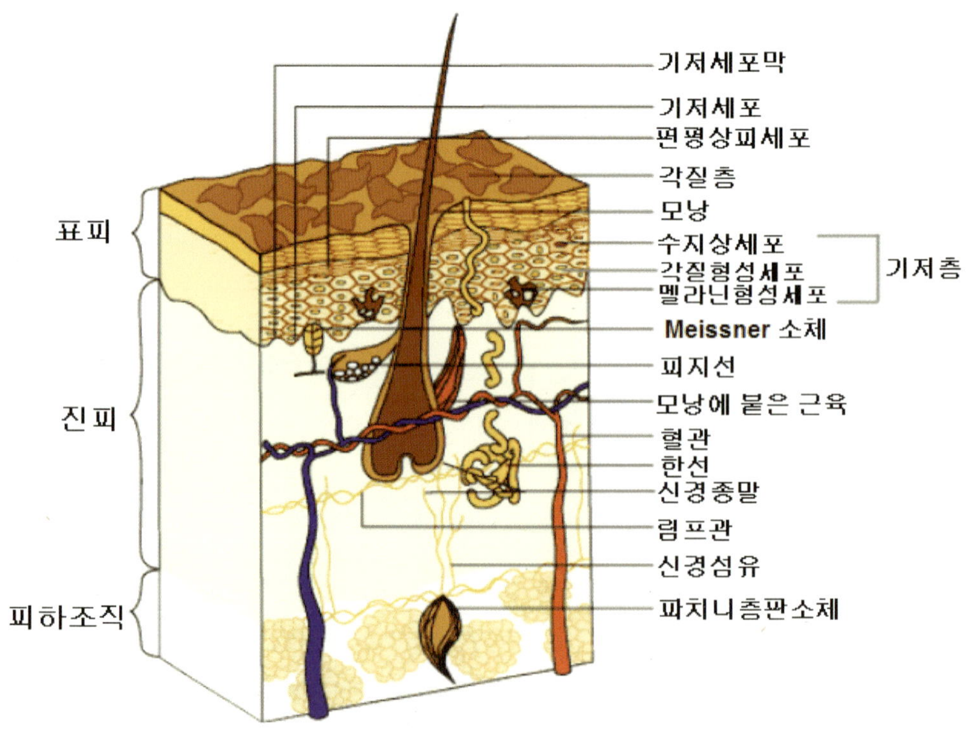

〈그림 5-45〉 피부의 일반적인 구조

표피의 가장 아래층인 기저층은 keratin이라는 각질세포를 형성하는 각질형성세포(keratinocyte)와 멜라닌(melanin)이라 불리는 색소를 형성하는 색소형성세포(melanocyte)로 구성된다. 일반적으로 노화가 진행되면 기저층의 각질형성세포가 감소하여 두께가 얇아지며 피부의 상층인 각질층은 두꺼워진다.

그러나 자연산이나 합성 estrogen은 E2 - 의존성 발암을 유도할 수 있기 때문에 응용에 어려움이 있다. 따라서 estrogen - 유사물질을 이용하여 노화에 의한 피부두께의 감소를 예방하는 피부외용약물 개발을 위해서는 이러한 발암에 대한 확인이 필수적이다. 따라서 산약의 diosgenin을 이용하여 피부노화 방지 물질로 개발하기 위해서는 E2 - 의존성 발암의 여부에 대한 확인이 필요하다. <그림 5 - 46>의 A)는 estrogen을 생성하는 마우스 난소를 절제한 후 식이에 0.01%, 0.02%, 0.04% diosgenin을 혼합하여 20주 동안 사육한 후 피부두께를 측정한 결과이다. 난소를 절제한 대조군의 피부두께가 절제하지 않은 정상군과 비교하여 피부두께가 유의하게 감소되었다. 그러나 난소절제 후 diosgenin을 투여한 군에서 0.01%군을 제외한 0.02%와 0.04%에서 피부두께가 유의하게 증가하였으며, 특히 0.04% 군은 난소를 절제하지 않은 정상군의 피부두께와 유의한 차이가 없었다. 따라서 diosgenin은 내인성 estrogen E2의 감소에 따라 피부두께 감소를 억제하며 또한 각질형성세포 증식을 증가한다. 또한 diosgenin의 식이로 E2 - 의존성 발암성이 <그림 5 - 46>의 B)를 통해 확인되었다. 난소절제된 누드마우스에 E2 - 의존성 사람의 유방암세포 MCF - 7 세포와 함께 2mg E2를 복강투여하여 암조직의 크기를 관찰하였다. Diosgenin 0.09%와 0.9%를 함유하고 있는 산약추출물과 식물성 estrogen인 2% genistein을 함유하고 있는 3.75% soy isoflavone extract를 식이에 혼합하여 12주간 관찰하였다. 또한 E2는 복강으로 매일 투여되었다. E2 - 투여군과 soy isoflavone extract 투여군은 정상식이군과 비교하여 유의하게 암 크기의 증가를 유도하였다. 반면에 산약추출물 투여군에서는 정상식이군보다 암성장을 저지하는 효능이 있었다. 따라서 diosgnine은 E2와 같은 내인성 estrogen과 genistein과 같은 식물성 estrogen에 의한 E2 - 의존성 발암을 억제하는 것으로 추정된다. 따라서 피부노화를 억제하기 위한 산약의 estrogen - 유사물질인 diosgnenin은 E - 2 의존성 발암을 유도하지 않고 estrogen 감소에 따른 피부노화, 특히 피부두께를 각질형성세포의 증식을 통해 감소시키는 것으로 추정된다.

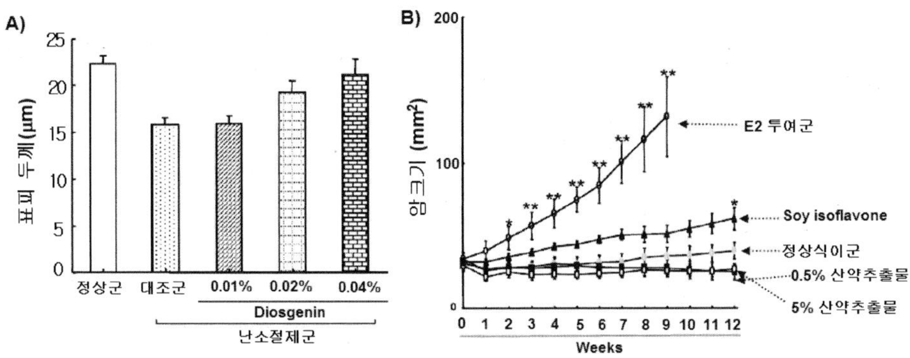

〈그림 5-46〉 Diosgenin의 피부두께(A)와 E2-의존성 발암(B)에 대한 영향

산약의 estrogen-유사 물질인 diosgenin은 피부노화의 지표인 각질형성세포의 증식을 유도하여 난소절제-유도 표피두께 감소를 예방한다(A). 특히 대부분의 estrogen과는 다르게 diosgnenin은 E-2의존성 발암을 유도하지 않는다 (B)(참고: Tada).

④ 혈당

● 산약추출물은 장에서 α-glucosidase활성을 저해하여 당의 흡수를 억제하며 고혈당을 예방한다.

또한 산약은 α-glucosidase 활성 저해를 통해 혈당의 증가를 억제한다. α-Glucosidase는 소장에서 다당류를 단당류로의 전환과 흡수를 유도하여 혈당상승의 중요 원인 효소이다. <그림 5-47>은 에탄올 용매의 농도에 따른 산약추출물의 in vitro연구에서 α-glucosidase 활성 저해율의 결과이다. α-Glucosidase 활성 저해율이 에탄올-용매 의존성으로 증가하였다. 특히 95% 에탄올-산약추출물에서 α-glucosidase 활성 저해율이 가장 높았다. 따라서 산약은 소장에서 α-glucosidase 활성을 저해하여 단당류의 생성과 흡수 저해를 통해 혈당을 감소시키는 것으로 추정되고 있다.

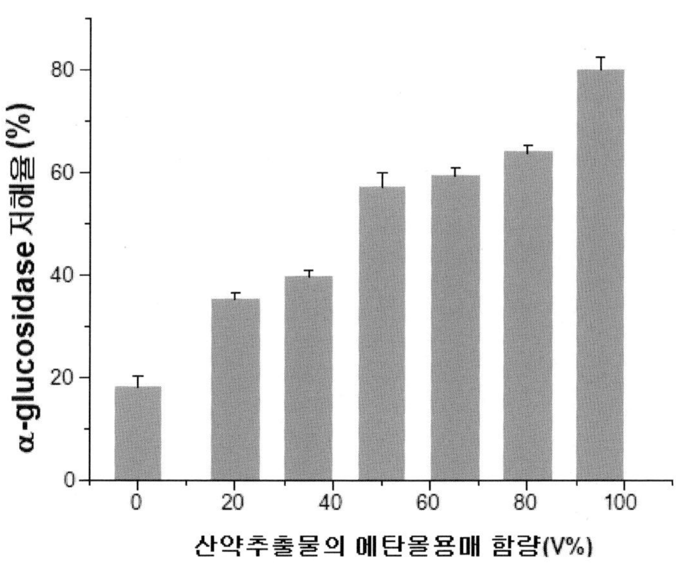

〈그림 5-47〉 산약추출물의 용매 에탄올 농도에 따른 α-glucosidase
활성저해

α-glucosidase 활성 저해율이 에탄올-용매 의존성으로 증가하는 것으로 확인되었
다(참고: Zhang).

⑤ 임상시험(결과참고: http://cms.herbalgram.org)

앞서 설명된 것처럼 diosgenin은 cholesterol, DHEA, progesterone와 유사한 구조
이며 testosterone의 전구체이다. 이와 관련하여 다양한 생리적 활성을 나타내는 diosgenin
투여를 통해 유사한 구조를 지닌 DHEA의 혈중농도에 대한 영향을 조사하였다. <그
림 5-48>는 연령 65~82세 노인들을 대상으로 산약추출물과 85mg DHEA/capsule
를 3주간 투여하여 혈장 DHEA농도를 측정한 것이다. DHEA투여군은 대조군보다
약 10배 정도 혈장농도가 증가되었지만 산약추출물투여군은 대조군의 혈장농도와 비
교하여 유의한 차이가 없었다. 따라서 산약의 diosgenin은 스테로이드 호르몬의 전구
체 역할을 하지만 생체 내에서는 diosgenin의 대사와 관련된 효소가 없기 때문에 이
들 호르몬으로 전환이 되지 않는 것으로 추정된다.

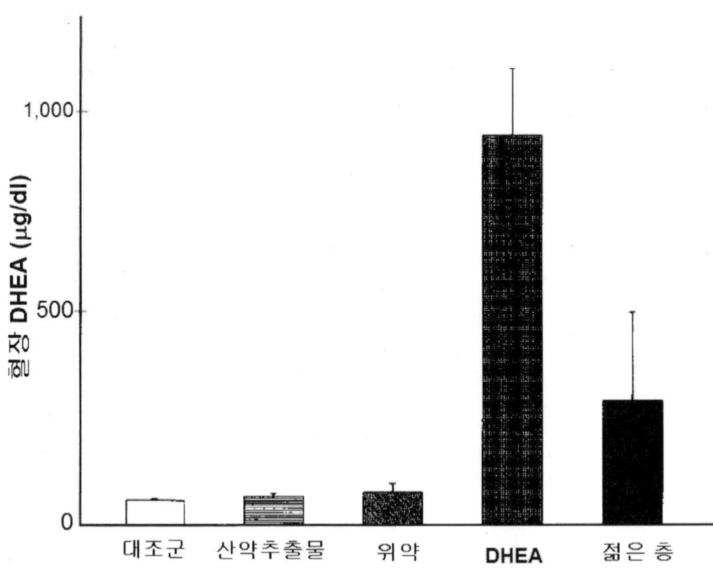

〈그림 5 - 48〉 산약추출물 투여에 의한 혈장 DHEA 농도의 영향

노인들에게 DHEA 투여를 통해 대조군보다 약 10배 정도 혈장농도가 증가되지만 산약추출물 투여군은 대조군의 혈장농도와 비교하여 유의한 차이가 없는 것으로 확인되었다(참고: Araghiniknam).

또한 동일한 노인들을 대상으로 혈지질인 총콜레스테롤, 중성지방, 인지질, LDL-cholesterol과 HDL-cholesterol의 혈중농도에 대한 산약추출물의 영향이 <그림 5 - 49>처럼 확인되었다. 산약추출물은 혈장 총콜레스테롤과 LDL-cholesterol 혈중농도에서는 감소하지 않지만 인지질과 중성지방의 혈중농도를 감소한다. 반면에 좋은 콜레스테롤인 HDL-cholesterol 농도는 산약추출물 투여에 의해 다소 증가되었다. 따라서 산약추출물은 혈중 콜레스테롤의 농도를 긍정적으로 변화를 유도하는 것으로 추정된다.

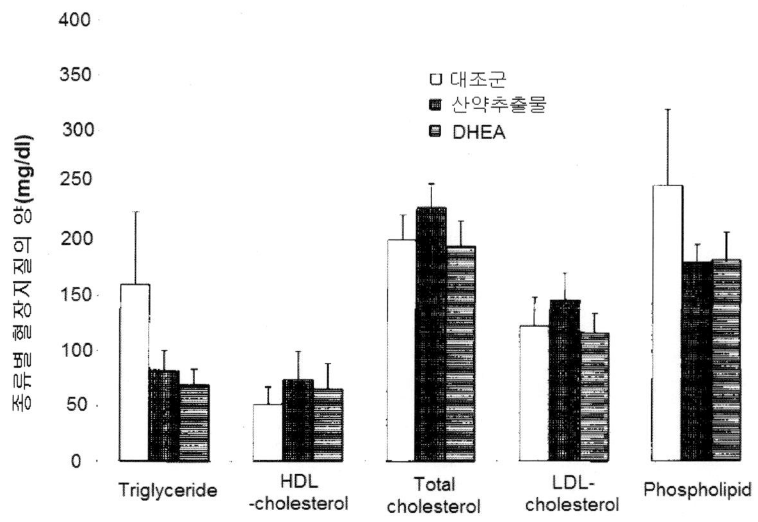

〈그림 5－49〉 산약추출물에 의한 혈장지질농도의 영향

산약추출물은 혈장 총콜레스테롤과 LDL-cholesterol에서는 감소를 유도하지 않지만 인지질과 중성지방의 농도를 감소시키는 것으로 확인되었다. 반면에 HDL-cholesterol 농도는 산약추출물 투여에 의해 다소 증가되었다(참고: Araghiniknam).

3) 산약의 독성과 부작용

① 활성중간대사체의 생성 여부

● **활성중간대사체로 전환되는 성분은 확인되지 않았다.**

산약의 주요 성분의 생체전환 및 대사에 관련된 연구는 거의 없으며 활성중간대사체 생성자료 역시 없는 것으로 추정된다. 이러한 이유로는 산약이 일반적으로 식품으로 사용이 많이 되며 다른 한약과는 다르게 주요 유효성분이 단백질 등으로 cytochrome P450에 의한 대사 가능성이 낮기 때문으로 추정된다.

② Cytochrome P450 영향 및 약물상호작용

산약의 주요 성분의 생체전환과 더불어 cytochrome P450 활성과 발현은 거의 알려지지 않았다. 따라서 cytochrome P450의 산약에 대한 독성학적 측면의 연구가 필요하다. 산약의 주요 유효성분인 diosgenin이 DHEA(dehydroepiandrosterone), estrogen, progesterone과의 유사성 때문에 생체내에서의 이들의 생리적 활성을 더욱 높일 수 있는 가능성이 있지만 임상실험에서는 이들 물질의 생체내의 농도 증가는 이루어지지 않았다. 그러나 diogenin에 대한 정확한 대사기전이 확인이 되지 않았기 때문에 이들 물질과의 동시 투여는 유의할 필요성이 있다.

③ 부작용과 일반 독성

● 간이 해독기능을 하는 데 가장 중요한 물질은 glutathione인데 이러한 glutathione 농도가 특히 steroidal saponin에 의해 크게 증가되는 것으로 확인되었다. 이는 한약의 약인성간독성을 예방하는 데 하나의 대책이 될 수 있다.

산약추출물을 이용하여 만든 화장품을 건강한 여성 23명에게 임상실험을 했는데 발진과 같은 피부이상은 없었다. 그러나 산약이 자궁의 수축을 유발할 수 있다는 추정 때문에 임산부나 모유를 수유하는 여성에게는 유의해야 한다. 또한 혈액응고와 뇌경색을 가지고 있는 사람이나 estrogen과 유사성 때문에 유방암을 가진 여성은 역시 복용에 유의할 필요성이 있다.

<표 5-24>은 산약의 크로마토그래피를 통해 diosgenin을 포함한 steroidal saponin을 함유한 분획을 단회경구투여독성시험(고용량의 1회 투여를 통한 독성시험)한 결과이다. 투여는 경구를 통한 강제 투여인 gavage방법을 통해 이루어졌으며 steroidal saponin을 112.5, 225, 562.5, 1,125, 2,250, 4,500, 9,000g/kg을 1회 투여하여 여러 증상을 7일간 관찰하였다. 산약 분획인 steroidal saponin의 마우스에서 NOAEL(No observed adverse effect level, 무유해작용량)은 562.5mg/kg이었으며 이는 사람이 평균적으로 임상에 적용하는 농도의 5배 정도 높은 용량이다. 독성반응을 나타내는 최소용량(LOAEL; lowest observed adverse effect level)은 1,125mg/kg이었다. LD_{50}은 3,653mg/kg이며 사람에게 적용되는 임상용량의 32.5배 정도이다. <표 5-24>처럼 steroidal saponin의 사망률 및 여러 부작용은 용량-의존적이었다. 단회투여독성시험을 통해 확인된 주요 부작용은 무력증 또는 쇠약, 기모(털세움, piloerection), 운동실조, 식욕부진, 실신과 체중감소(weight loss)로 확인되었다.

〈표 5-24〉 산약의 steroidal saponin분획에 대한 단회경구투여독성시험 결과

Steroidal saponins 분획 농도(mg/kg bw)	사망률		독성증상
	사망수	사망시간(h)	
0	0/10	–	없음
112.5	0/10	–	없음
225	0/10	–	없음
562.5	0/10	–	없음
1,125	2/10	⟩24, ⟩72	무력증, 기모, 체중감소
2,250	4/10	⟨12	무력증, 기모, 운동실조, 식욕부진, 실신, 체중감소
4,500	6/10	⟨12	무력증, 기모, 운동실조, 식욕부진, 실신, 체중감소
9,000	10/10	⟨8	무력증, 기모, 운동실조, 식욕부진, 실신, 체중감소

* 투여 후 7일 관찰

<표 5-25>는 30일간 gavage방법을 통해 산약 steroidal saponin을 함유한 분획의 127.5, 255, 510mg/kg의 농도를 투여한 반복경구투여독성(최소 30회 이상 경구투여독성시험)의 결과이다. 간독성의 주요 지표인 혈청의 aspartate transaminase(AST, 또는 GOT), alanine transaminase(ALT, GPT) 그리고 alkaline phosphatase(AKP)의 혈청 농도는 대조군과 비교하여 steroidal saponin분획의 모든 농도에서 유의하게 감소되었다. 따라서 산약의 steroidal saponin분획을 장기간 투여하면 간의 손상을 예방하는 것으로 추정된다.

〈표 5-25〉 산약의 steroidal saponin 분획 투여에 의한 간손상 지표

Groups	AST(100U/L)	ALT(100U/L)	AKP(U/g protein)
Control	1.0740±0.160	0.404±0.102	32.532±12.321
127.5mg/kg of bw	0.596±0.123	0.290±0.114	30.675±19.665
255mg/kg of bw	0.839±0.145	0.355±0.124	20.476±8.136
510mg/kg of bw	0.830±0.120	0.308±0.079	32.352±12.321

이와 같은 산약의 steroidal saponin분획에 의한 간손상의 예방은 <그림 5-50>처럼 간의 glutathione(GSH)과 산화된 GSH를 환원시키는 glutathione reductase(GR) 그리고 제2상반응에서 독성대사체의 GSH포합반응을 유도하는 glutathione-S-transferase(GST) 때문으로 추정된다. 반복경구투여독성시험에서 saponin을 함유한 분획의 127.5, 255, 510mg/kg 농도를 투여한 결과, 간에서 GSH 농도와 GR 활성이 증가되었다. 그러나

GST는 대조군과 비교하여 유의한 차이가 없는데 이는 사육된 마우스가 GSH포합반응을 유도하는 외인성 물질에 노출이 되지 않아 GST활성이 필요하지 않기 때문이며, 반면에 GSH농도와 GR활성은 정상적인 세포에서 지속적인 유해활성 산소생성과 이에 의한 산화적 스트레스 유발로 산화-환원의 균형을 조절하기 위하여 활성 증가가 유도되는 것으로 추정된다. 따라서 steroidal saponin분획에 의한 간 손상의 예방은 GSH농도와 GR활성의 증가 때문으로 사료된다.

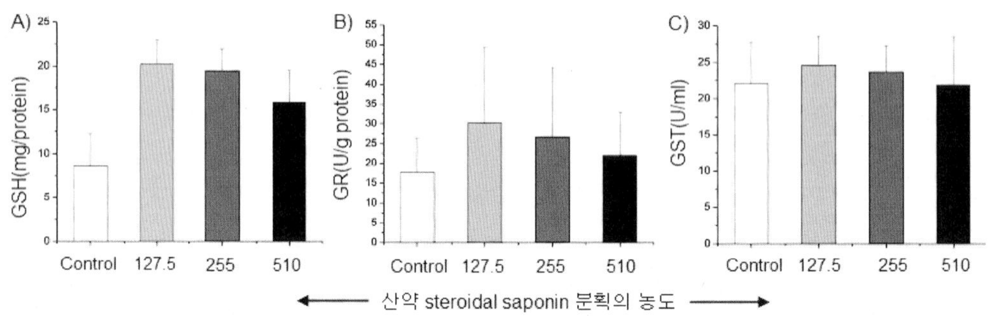

〈그림 5-50〉 산약의 Steroidal saponin분획을 장기간 투여한 GSH, GR과 GST의 활성

산약의 steroidal saponin분획의 강제 경구투여에 의해 간에서 GST(glutathione-S-transferase)를 제외한 GSH(glutathione) 농도와 GR(glutathione reductase) 활성을 증가시키는 것으로 확인되었다(참고: Qin).

이러한 단회경구투여독성시험의 독성지표인 독성반응을 나타내는 최소용량(LOAEL; lowest observed adverse effect level)은 1,125mg/kg, LD_{50}은 3,653mg/kg으로 확인되었다. 그러나 이들 분획의 독성지표들은 새로운 약물의 개발을 위해 응용되는 지표이며 식이나 한약복용에 적용하는 것은 적절하지 않다. 특히 이들 물질들은 단회경구투여독성시험의 지표에서는 독성의 우려를 제기할 수 있다. 그러나 간이 해독기능을 하는데 가장 중요한 GSH농도와 GR활성이 증가되기 때문에 일반적인 투여용량으로는 독성이 거의 없을 뿐 아니라 일정량의 복용은 간보호에 탁월한 효능이 있다. 일반적으로 한약에 의한 약인성 간독성의 주요 원인으로 한약성분의 활성중간대사체 생성과 산화적 스트레스에 기인하는 것으로 추정된다. 간에서 이들을 동시에 제거할 수 있는 유일한 물질이 glutathione이다. 이와 같이 산약의 steroidal saponin에 의해서 GSH와 GR이 증가되는 것은 한약으로 인한 약인성 간독성의 예방에 가장 중요한 방법이다. 특히 산약의 steroidal saponin분획을 30일정도 장기 투여하여 GSH와 GR의 증가는 한약의 장기복용특성을 고려할 때 한약에 의한 간독성을 예방하는

데 적절할 것으로 사료된다.

5. 천궁(Cnidii Rhizoma)

◎ 주요 내용

- TPM 외에 천궁의 주요 유효성분은 TMP외에 휘발성 정유(essential oil)인 phthalide 유도체이며 약 20~25% 정도로 함유되어 있다.
- TMP의 대표적인 약리기전은 혈관이완을 통한 원활한 혈액순환이다.
- 천궁의 ligustilide와 butylidenephthalide는 친전자성 대사체의 활성중간대사체로 전환된다.
- 천궁열수추출물에 의한 가장 크게 저해되는 P450은 CYP2E1이다.
- 천궁의 부작용은 후두통이다.

1) 천궁의 유효성분과 약물동태학적 특성

천궁의 명칭은 다양한데 중국에서는 *Ligusticum Chuanxiong* Hort.으로 명명되었으나 *Ligusticum wallichii* Franch으로 수정되었다. 천궁은 다년생인 뿌리와 줄기 부분을 일컫는다. 천궁으로부터 tetramethylpyrazine($C_8H_{12}N_2$), ligustilide, perlolyrine, wallichilide, butylidenephthalide, butylphthalide, (3S)-chuanxiongol, neocnidilide, senkyunolide; (E)-senkyunolide E, senkyunone, senkyunone B-H, hydroxybenzoic acid, vanillic acid, caffeic acid, protocatechuic acid, ferulic acid, chrysophanic acid, sedanonic acid, uracil, trimethylamine-HCl, chloinechloride, palmitic acid, vanillin, 1-acetyl- (-carboline; Spathulenol; b-sitosterol, linoleic acid, sucrose, dilinoyl palmitoyl glyceride, L-valyl-L-valine anhydride, 4－hydroxy－3－methoxy styrene, L-isoleucyl-L-valine anhydride, 3－butylidene－7－hydroxyphthalide, cis－6,7－dihydroxyligustilide, trans－6,7－dihydroxyligustilide J-Q, 2－(1-oxopentyl)-benzoic acid, methyl ester의 40여 종의 성분이 분리되었다. 특히 <그림 5－51>처럼 tetramethylpyrazine(TMP)은 천궁의 약리작용에서 가장 중요한 유효성분인데 chuanxiongzine, ligustizine, ligustrazine, pyrazine, 2,3,5,6-tetramethyl-pyrazine, tetramethyl-pyrazine의 다양한 이름으로 불린다. TMP는 천궁에 약 0.0001% 정도의 낮은 함량이다. 그러나 TMP는 뇌 미세혈관의 혈액순환 원활, 항혈전, 혈소판응집을 비롯하여 혈액중 점성의 개선 효능이 있다. TMP 단독 경구투여를 통해서 혈장에 도달하는 시간은 15~30분 정도이다. 장으로 흡수된 TMP는 제1차통과대사율이 높기 때문에 경구투여에 의한 생체이용률(bioavailibility)은 경구투여량의 10~30% 수준으로 낮다. 또한 흡수된 TMP의 50%가 체외로 배출되는 시간이 생물학적 반감기는 아주 짧은 30분에서 2시간 정도이다. 이와 같이 천궁의 주요 약리작용에서 가장 중요한 유효성분인 TMP 단독의 생체이용률은 아주 낮지만 탕제로 투여되었을 경우에는 다른 동태학적 특성을 나타낸다.

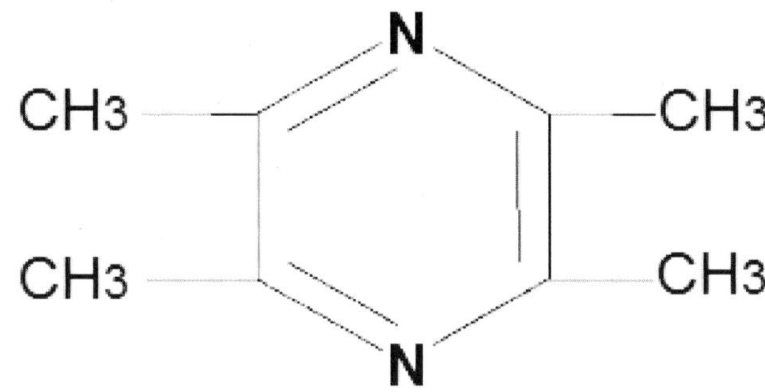

〈그림 5-51〉 Tetramethylpyrazine의 화학적 구조
장으로 흡수된 TMP는 제1차통과대사율이 높기 때문에 경구투여에 의한 생체이용률(bioavailibility)이 10~30% 수준으로 낮다.

<그림 5-52>은 천궁 단독, 천궁과 단삼을 혼합한 탕제를 랫드에 경구투여한 후에 혈청에 존재하는 천궁의 주요 유효성분인 TMP농도 변화를 확인한 것이다. 천궁탕제 단독으로 투여하였을 경우에는 혈청중 TMP농도가 천궁과 단삼의 복합탕제를 투여하였을 경우보다 유의하게 증가되었다. 이를 다시 동태학적 지표를 통해 나타내면 복용 24시간 후 TMP의 평균혈청누적농도를 나타내는 AUC는 천궁탕제인 경우에는 1.273±0.255µg h/ml, 천궁과 단삼의 복합탕제인 경우에는 0.836±0.168µg h/ml이었다. 탕제 투여 후 TMP의 혈청최고도에 도달하는 시간은 각각 탕제 모두 약 10여 분이며 탕제 투여 후 TMP가 5시간여에 걸쳐 서서히 감소되는 것을 확인할 수 있다.

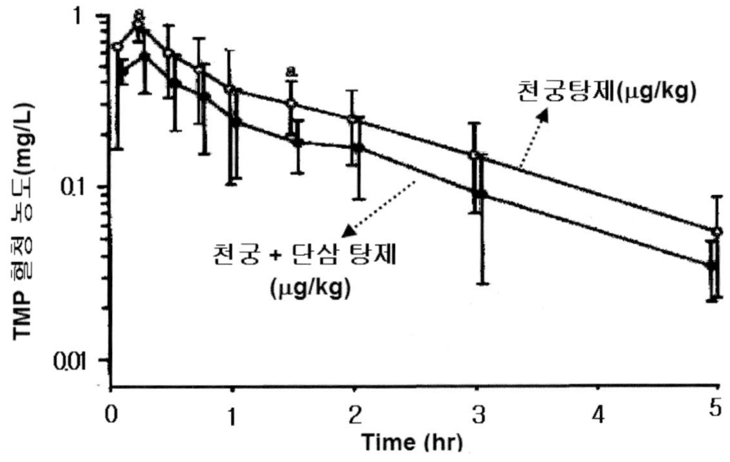

〈그림 5-52〉 천궁탕제와 천궁+단삼탕제 투여로 인한 TMP 혈청농도

각각의 탕제 투여 후 TMP의 혈청중 최고농도에 도달하는 시간은 탕제 모두 약 10여 분으로 확인되었다(참고: Hunag).

TMP은 2개의 메틸기를 가진 알칼로이드의 생체전환 연구는 상당히 빈약하지만 CYP3A계열에 의해서 생체전환이 이루어지는 것으로 일부 설명되고 있다. <그림 5-53>는 TMP가 P450효소를 함유하고 있는 랫드의 마이크로솜 분획에 혼합한 후 TMP농도를 측정한 것이다. 특히 CYP3A계열의 P450효소활성 유도물질과 저해물질에 대해 TMP의 농도차이가 유의하게 나타났다. CYP3A계열의 유도물질을 투여한 경우에는 TMP의 탈메틸화가 진행되면서 TMP농도가 감소하였으며 CYP3A계열의 저해물질인 경우에는 TMP농도가 그대로 유지되는 것이 확인되었다. 따라서 TMP는 사람의 간에서 CYP3A에 의해 생체전환될 가능성이 높으며 특히 탈메틸화를 통해 대사가 진행되는 것으로 추정된다.

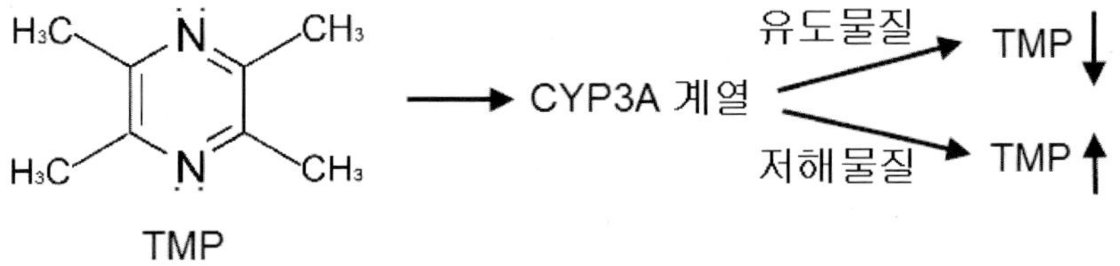

〈그림 5-53〉 Tetramethylpyrazine(TMP)가 CYP3A계열에 의한 생체전환

TMP를 P450 효소를 함유하고 있는 랫드의 마이크로솜 분획에 혼합한 후 TMP 농도를 측정한 것이다. CYP3A계열의 유도물질을 투여한 경우에는 TMP의 탈메틸화가 진행되면서 TMP농도가 감소한다(참고: Kuang).

● TMP 외에 천궁의 주요 유효성분은 휘발성 정유(essential oil)인 phthalide 유도체이
  며 약 20~25% 정도 함유되어 있다.

TMP외에 천궁의 주요 유효성분은 <표 5 - 26>처럼 휘발성 정유인 phthalide 유도
체들이다. Phthalide는 환상구조에 케톤(=O)이 붙은 구조의 lactone계열이며 다양한
형태로 존재한다. 특히 phthalide 유도체 중에서도 <그림 5 - 22>처럼 ligustilide(또는
Z-ligustilide)는 건천궁의 약 15%를 함유하고 있다. 특히 천궁의 혈관이완 효능이
phthalide에 기인한다.

〈표 5 - 26〉 천궁의 다양한 phthalide 함량

Phthalide	천궁내 함량(%,w/w)
Ligustilide	14.9
Butylidenephthalide	0.84
Senkyunolide A	7.65
Senkyunolide I	1.17
Senkyunolide H	0.38
Neoclidilide	0.19
Tokinolide B	0.20
Levistolide A	0.82

(참고: Yan)

Ligustilide의 약물동태학적 특성은 다양한 투여경로를 통해 확인되었다. <표 5 -
27>는 수컷 랫드에 ligustilide을 정맥, 복강, 경구투여 후 약물동태학적 지표를 나타낸
것이다. 경구의 경우에 500mg/kg 투여 후에 혈장최고농도인 C_{max}는 0.66±0.23mg/L, C_{max}에
도달하는 시간을 나타내는 T_{max}는 0.36±0.19hr, 혈장에서의 흡수된 양의 50%가 감소
되는 반감기를 나타내는 $T_{1/2}$는 3.43±1.01, 혈중농도 - 시간반응곡선하면적을 나타내
는 AUC(Area Under the Concentration-time curve)는 0.047±0.012mg · hr/L, 절대
생체이용률(absolute bioavailability)을 나타내는 F는 2.6%이다.

약물동태지표	투여경로				
	iv		ip		oral
Dose(mg/kg)	15.6	14.9	26	52	500
T_{max}(hr)	−	−	0.05±0.02	0.08±0.01	0.36±0.19
C_{max}(mg/L)	13.190.84	6.93±0.60	7.48±1.10	20.75±2.55	0.66±0.23
$t_{1/2}$(hr)	0.31±0.12	0.22±0.07	0.36±0.05	0.44±0.08	3.43±1.01
$AUC_{0-\infty}$(mg·hr/L)	1.81±0.24	0.79±0.10	0.93±0.07	1.77±0.23	0.047±0.012
F(%)	−	45.7	51.7	97.7	2.6

경로: 경구(oral), 복강(intraperitoneal; ip), 정맥(intravenous)(참고: Yan).

<그림 5-54>는 경구투여 후 시간에 따른 ligustilide의 혈장농도 변화를 나타낸 것이다. 랫드에 경구투여 후 약 20여 분 후에 혈장최고농도에 도달하며 3~4시간에 걸쳐 약 50%가 체외로 빠져나간다.

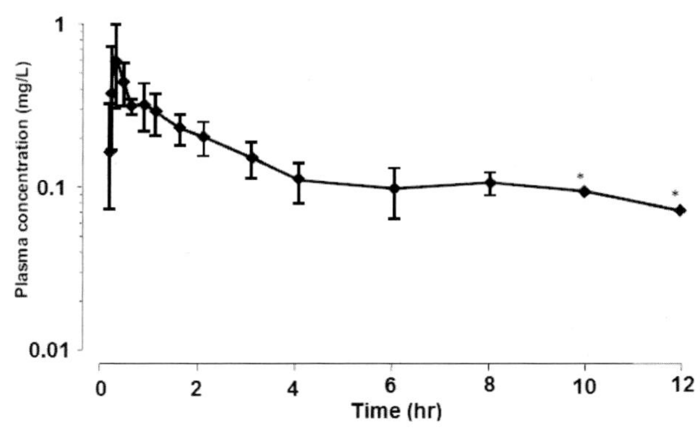

〈그림 5-54〉 시간에 따른 Ligustilide의 혈장농도의 변화

랫드에 경구투여 후 약 20여 분 후에 혈장최고농도에 도달하며 3~4시간에 걸쳐 약 50%가 체외로 빠져나간다(참고: Yan).

2) 천궁의 약리작용과 기전

● TMP의 대표적인 약리기전은 혈관이완을 통한 원활한 혈액순환이다.

<표 5-28>처럼 천궁에 의한 주요 약리효능은 심뇌혈관계 및 한약순환, 요도계, 면역계, 호흡계, 췌장, 항산화효과, 항암치료에 의한 방사선 손상에서 확인되었다. 그

러나 천궁의 약리작용은 대부분 천궁추출물이나 주요 유효성분인 TMP을 중심으로 이루어졌다. 최근에는 TMP 외에도 ferulinolol, butylidenephthalide, phthalide의 약리효능이 확인되고 있다.

〈표 5-28〉 천궁의 효능과 유효성분

효능 및 기관계		효능 및 기전	유효물질
심뇌혈관계		분리된 햄스터 심장에 대한 용량-의존적으로 저해, 그러나 심장박동에는 무영향 심근 수축 약화, 이완 감소와 심장박동 완만	Tetramethylpyrazine, Chuanxiong extract(천궁 추출물) Ligustilide
		혈관과 혈압에 대한 영향: noradrenalin(혈관을 수축시킴으로써 혈압을 상승), NaCl, CaCl 등에 유도된 의해 혈관 흉부대동맥(thoracic aorta) 수축을 저해	Tetramethylpyrazine
		산소차단에 기인하는 폐혈관 수축 저해 및 폐혈관 이완 유도 우심방 비후 (hypertrophy)	
		토끼에서 pituitrin에 의해 유도된 급성 심근허혈에 효능	Tetramethylpyrazine와 perlolyrine
		산소제거와 저혈압 하에서 복강투여를 통하여 생존시간 증가	Tetramethylpyrazine와 perlolyrine
		분리된 랫드와 햄스터 심장에서 심혈관 혈류 증가	Tetramethylpyrazine와 perlolyrine
		Tetramethylpyrazine 4mg/kg을 iv로 개에게 투여한 결과 대뇌혈관 확장과 혈관저항을 감소시키며 대뇌혈관 혈류의 증가를 유도	Tetramethylpyrazine
		동맥경화증에 천궁추출물이 혈류량과 혈류 속도 감소 등의 혈액동태에 병리적 소견을 가진 토끼에서 대뇌혈액의 혈액경동맥(carotid)과 소뇌의 말초 혈액 저항을 완화	Chuanxiong extract
		햄스터에서 noradrenaline에 의해 유도된 구강의 혈류와 모세혈관 경련을 완화 햄스터에서 adrenaline에 의해 유도된 소동맥 수축 및 혈류감소를 완화	Tetramethylpyrazine Chuanxiong extract
심뇌혈관계		랫드에서 응집촉진물질인 ADP(adenosine diphosphate), collagen와 thrombase에 의해 유도된 혈소판응집을 완화시키며 신염에 효능이 있음.	Tetramethylpyrazine Chuanxiong extract
요도계		토끼에서 신장의 혈액흐름을 증가시키며 이뇨효능 신장의 유양돌기염(Masugi's nephritis)에 효능	Tetramethylpyrazine
면역계		마우스에서의 단핵구의 식작용 증가와 랫드에서 임파구의 전환을 촉진 양에서 적혈구 항체(sheep red blood cell antibody) 형성을 촉진	Tetramethylpyrazine
호흡계		알레르기 반응을 매개하는 염증성매개물질인 leukotrienes C4, D4, histamine과 prostaglandin F2에 의해 유도된 햄스터 기관(trachea) 수축에 대한 저해 효능. 그러나 acetylcholine-유도 기관지 수축에는 효능이 없음.	Tetramethylpyrazine
췌장		랫드에서 sodium taurocholate에 의해 유도된 출혈 및 괴사성 췌장염에 대한 예방 및 치료 효능. 랫드에서 췌장에서의 혈류증가와 TXA2/GPI2의 정상적인 유지, 과산화지질 감소 등을 통해 췌장 손상을 완화	Tetramethylpyrazine

항암 및 방사선-유도 손상에 대한 효능	폐에서 B16-F10 악성흑색종의 전이가 20mg/kg Tetramethylpyrazine 18일 투여에 저해되었음. 정상적인 마우스에서나 비장의 암을 가진 마우스에서 비장 자연살해세포 수를 증가시킴 섬유세포의 성장과 증식을 억제하며 방사성-유도 섬유조직의 과다형성을 억제	Tetramethylpyrazine
항산화효능	심폐바이패스(cardiopulmonary bypass)를 가진 환자의 수술 동안에 TMP를 처리한 결과, 지질과산화 정도가 감소하였고 항산화적 효소인 SOD, GSH-Px 등의 활성이 현저히 증가하는 것으로 확인됨 LDL-cholesterol에 의해 유발된 산화적 스트레스에 대한 지질과산화 정도를 유의하게 감소시킴.	Tetramethylpyrazine

TXA2: thromoxane A2, PGI2: prostacyclin

천궁의 혈액순환과 관련된 약리기전은 혈관확장과 혈관수축 두 가지로 요약할 수 있다. 이에 관여하는 천궁의 성분은 잘 알려진 TMP 외에도 ferulinolol을 비롯하여 butylidenephthalide(BDPH) 등이 있다. 천궁의 혈액순환 촉진기전은 TMP의 thromoxane (또는 thromoxane A2; TXA2)와 prostacyclin(PGI2)의 작용으로 설명할 수 있다. <그림 5-55>처럼 TXA2는 prostaglandin의 일종으로 thromoxane B2(TXB2)로 전환되어 혈소판의 응집을 촉진할 뿐만 아니라 혈소판의 과립내 혈관수축물질들의 분비를 자극해서 손상부위의 혈류량을 감소시킨다. 반면에 PGI2는 6-keto PGF1α로 전환되어 혈관내피세포에서 분비되며 혈소판의 침착 및 응집을 저해하며 혈관이완을 촉진시킨다. 천궁의 TMP는 TXA2와 PGI2의 양을 반영하는 TXB2(TXA2의 대사체)를 감소시키며 6-ketp-PGF1α(PGI2의 대사체) 증가를 유도하여 혈액순환을 촉진한다. 또한 <그림 5-55>처럼 TMP가 cyclooxygenase 활성을 저해하여 TXB2, β-thromboglobulin 과 platelet factor IV같은 혈관수축성 항응고물질의 생성을 감소시킴으로서 혈액순환 의 원활하게 한다. 천궁의 혈액순환효능은 adrenaline에 의한 폐부종에도 효과가 있다. 부종은 세포외 체액의 용적증가와 더불어 폐동맥압의 증가와 폐포의 투과성을 저해 하는데 TMP(120mg/kg)에 의해 동맥압 저하와 더불어 폐포의 투과성이 증가되었다. 이는 부종현상의 완화와 혈관이완을 통한 혈액순환 촉진에 기인하는 것으로 사료된 다. 그 외에도 TMP의 혈액순환촉진은 관상동맥의 저혈성-재관류, 알레르기 반응- 유도성 기관지 경련에 의한 혈액순환장애, glycerol-유도성 급성신부전, 자궁근 및 혈관이완 급성뇌경색을 비롯하여 약물로 유도된 혈액순환장애에 의한 급성신부전에 서도 효능이 있다.

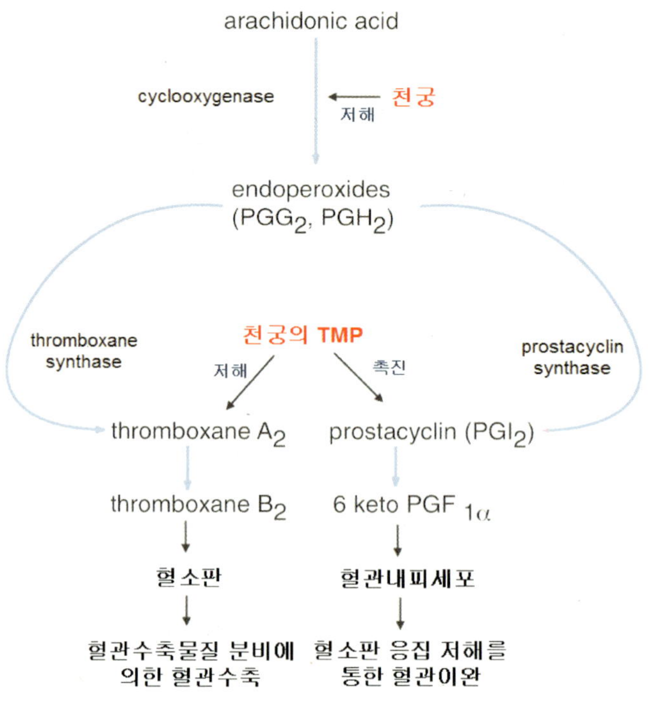

〈그림 5-55〉 Thromoxane A2, PGI2의 혈관수축 및 혈관이완 기전

TXA2는 prostaglandin의 일종으로 thromoxane B2(TXB2)로 전환되어 혈소판의 응집을 촉진할 뿐만 아니라 혈소판의 과립내 혈관수축물질들의 분비를 자극해서 손상부위의 혈류량을 감소시킨다. 반면에 PGI2는 6-keto PGF1α로 전환되어 혈관내피세포에서 분비되며 혈소판의 침착 및 응집을 저해하며 혈관이완을 촉진시킨다. 천궁의 TMP(tetramethylpyrazine)는 PGL2경로를 활성화시켜 혈액순환을 원활하게 한다.

Cyclosporine A는 renin-angiotensine계의 활성증가와 혈소판응집을 유도할 뿐만 아니라 사구체여과(glomerular filtration; GFR) 및 신장혈류량(renal plasma flow; RPF)을 저해하여 신장독성을 유발한다. 천궁추출물의 사전 투여로 cyclosporine A에 의한 GFR과 RPF의 감소가 현저히 개선되었다. 또한 일과성 허혈성빈혈(transient ischemic attack; TIA)을 보인 환자를 대상으로 천궁추출물과 아스피린을 투여한 결과 개선 정도가 각각 약 90%와 60%로 천궁의 약효가 우수한 것이 확인되었다. 이는 뇌혈류의 증가, 경련성 동맥의 이완, 말초 동맥의 저항 감소, 혈액의 점성 측면에서 아스피린보다 우수하다.

이와 같이 천궁의 혈액순환은 항응고성 물질의 활성저해와 더불어 혈전에 의한 울혈(stasis)을 제거하는 효능이 있다. TMP에 의한 혈소판의 응집저해가 분자생물학적 측면에서 그 기전이 확인되었다. 천궁의 TMP는 혈소판의 nitric oxide synthase발현을 촉진시킴으로써 nitric oxide(NO)의 생성을 유도하는데 NO는 gluanylyl cyclase활성을 증가하여 cGMP합성을 촉진시킨다. 혈소판에서 증가된 cGMP는 혈소판의 침착과 응집을 저해하여 항응고 작용을 유도한다. 특히 천궁에 의한 NO의 활성은 혈액의 L-arginine으로 생성되기 때문에 L-arginine의 생체내 농도가 중요하다. 연구에 의하면 in vivo에서 혈액내 낮은 농도의 TMP(10 μM)에도 불구하고 L-arginine농도가 150μM일 때 폐동맥의 이완이 최대로 일어난다고 알려졌다.

이와는 달리 천궁의 아드레날린성 수용체 작용을 통해서도 약리효능이 있다. 아드레날린 동작성 수용체는 α와 β수용체로 구분되며 β수용체는 심장에 있는 β_1수용체와 혈관, 기관지, 소화관 평활근에 존재하는 β_2수용체로 세분된다. α수용체는 혈관수축에 관여하는 반면에 β_1수용체는 심박동 증가와 심근 수축력에 관여하며 β_2수용체는 혈관확장 및 여러 장기의 이완에 관여한다. 천궁의 중요성분 중의 하나인 ferulinolol는 선택적으로 β_1수용체에 대한 blocker역할과 동시에 부분적으로 β_2수용체에 대한 agonist역할을 하는 것으로 알려졌다. 또한 심박동의 증가에 의한 심박급속증을 저해하는데, 이는 심박동 증가에 의한 혈압을 줄이는 동시에 혈액의 흐름을 증가시킬 수 있다.

최근 혈관평활세포에서 천궁의 Ca^{2+} 길항물질로서 혈액순환이 확인되고 있다. 심혈관의 수축을 위해서는 활동전압이 필요하다. 이를 위해서는 당귀의 <그림 5-25>처럼 Ca^{2+}의 세포질내로 유입과 세포내 저장소에서의 방출이 필수적이다. TMP가 Ca^{2+}의 유입과 sarcoplasmic reticulum(SR)에서의 유출을 저해, 심근수축에 의한 관류장애를 방지하여 혈액의 흐름을 증가한다. 특히 TMP는 L-type Ca^{2+} 채널과 상호작용하면서 세포외액에서의 Ca^{2+} 유입을 저해 또는 조절한다. 그러나 천궁의 성분 중에 butylidenephthalide은 칼슘채널을 통한 세포외액에서의 유입보다 세포내 칼슘저장소에서 방출을 저해한다. 또한 TMP에 의한 phosphodiesterase활성의 저해에 의해 Ca^{2+}의 세포내 농도가 조절되는 것으로 밝혀졌다. Phosphodiesterase은 cAMP의 가수분해를 촉진시키는데 이의 불활성은 세포내 cAMP의 축적을 유도하여 sarcolemmal calcium channel의 인산화를 촉진시킨다. 결과적으로 이러한 촉매 작용은 calcium pump의 활성화를 유도하여 세포내 Ca^{2+}의 재흡수를 촉진시켜 평활근육세포 수축을 감소시킨다.

이 외에도 천궁은 collagen의 생성을 저해한다. 상처부위에서 collagen은 혈액응고의 여러 단계에서 필요한 $Ca2^+$의 이동뿐만 아니라 혈소판의 응집과 혈관수축 물질인 serotonin을 증가시킨다. 또한 혈관동맥에서 collagen의 생성은 혈관 비후를 유도하여 혈액순환을 저해한다. 그러나 TMP는 collagen의 합성에 관여하는 procollagen 유전자인 aloha 1-Ⅰ 및 1-Ⅲ의 전사를 저해하여 천궁의 혈액순환 기전의 하나로 제시되었다.

천궁은 혈액순환 외에도 산화적 스트레스에 대한 효능이 있는 것으로 확인되었다. 오늘날 독성물질로 발생하는 산화적 스트레스는 체내 항산화적 물질과 산화적 물질의 불균형으로 지질, 단백질과 핵산을 산화시켜 많은 질병의 원인이 된다. TMP는 혈액순환에서 중요한 활성물질로서 작용하지만 항산화 효능이 있는 천궁의 주요 성분이다. 허혈성 저산소증후 재산소공급(reoxigenation)은 xanthine oxidase의 활성을 증가시켜 ROS인 superoxide anion radical의 생성으로 산화적 손상을 유발한다. 심폐바이패스(cardiopulmonary bypass)한 환자의 수술하는 동안에 TMP를 처리한 연구에서 지질과산화 정도가 감소하였고 항산화적 효소인 SOD, GSH-Px의 활성이 현저히 증가하였다. 특히 뇌경색, ischemia-reperfusion과 LDL-cholesterol로 유도된 혈관의 내상피 세포막의 산화적 손상에 대해서 TMP는 미세혈관의 손상을 감소시킨다. 또한 출혈성 쇼크에 의해 감소된 SOD의 활성과 지질과산화 증가에 대해 TMP의 효능이 확인되었다. 이러한 항산화적 효과는 항산화 효소의 증가를 통해 설명이 가능하지만 TMP에 의한 직접적인 유해활성 산소, 특히 superoxide anion radical 제거하는데 촉매작용을 한다. <그림 5-7>에서처럼 초기 동맥경화증에서 LDL-cholesterol의 산화는 중요한 병인이다. LDL-cholesterol산화는 대식세포에서 방출되는 유해활성 산소인 superoxide anion radical에 의해서 이루어진다. TMP는 이러한 LDL-cholesterol에 의해 유발된 지질과산화 정도를 유의하게 감소시킨다. 특히 ischemia이나 산화적 스트레스에 의한 해마의 신경세포 괴사에도 TMP의 항산적 효능이 있으며 이외에도 ligustilide은 혈관이완, 항혈소판응집, 항혈전, 세라토닌성 활성, 항세포증식 효능이 있다.

3) 천궁의 독성과 부작용

① 활성중간대사체의 생성 여부

- 천궁의 ligustilide와 butylidenephthalide는 친전자성 대사체의 활성중간대사체로 전환된다.

TMP와 마찬가지로 ligustlilide 역시 주요 약리효능을 발휘하는 천궁의 유효성분이다. 그러나 TMP와는 달리 ligustilide는 생체전환을 통해 활성중간대사체의 친전자성 대사체로 전환된다. <그림 5 - 56>은 랫드에 ligustilide를 투여한 후 혈액에서의 대사체와 간 마이크로솜 분획에 ligustilide을 혼합 후 생성되는 대사체를 고속액체 크로마토그래피/질량분석법(HPLC/MS analysis)으로 확인한 것이다. Ligustilide와 더불어 약 15개이상의 대사체는 다음과 같다: L1: senkyunokide I, L2: senkyunolide H, L4: 11 - hydroxyligustilide, L5 and L6: isomers of hydroxyligustilide glutathione conjugates, L7: 3 - hydroxybutylphthalide, and L13: butylidenephthalide, L3, L8 - 12 and L14 - L15: unidentified peaks, IS: Internal Standard 등이 있다. ligustilide의 대사체 중 활성중간대사체 생성과 관련하여 가장 중요한 대사체는 L5와 L6의 수산화인 ligustilide-GSH 포합체(hydroxyligustilide glutathione conjugates)이다. L5와 L6은 이성질체로 동일한 구조의 포합체이다. 일반적으로 생체전환은 제1상반응과 제2상반을 통해 친지질성 원물질 - 극성대사체 - 친수성대사체로 전환되어 배출된다. 여기서 극성대사체는 제1상반응을 통해 생성되며 친수성대사체는 제2상반응을 통해 생성된다. 그러나 독성을 유발하는 경우에는 친지질성 원물질 - 친전자성 대사체 - 친수성 GSH포합체로 전환된다. 특히 활성중간대사체의 친전자성 대사체는 반드시 GSH포합을 통해 친수성으로 전환되어 배출된다. 따라서 L6번의 hydroxyligustilide glutathione conjugates생성은 ligustilide가 활성중간대사체인 친전자성 대사체를 전환된다는 것을 의미한다.

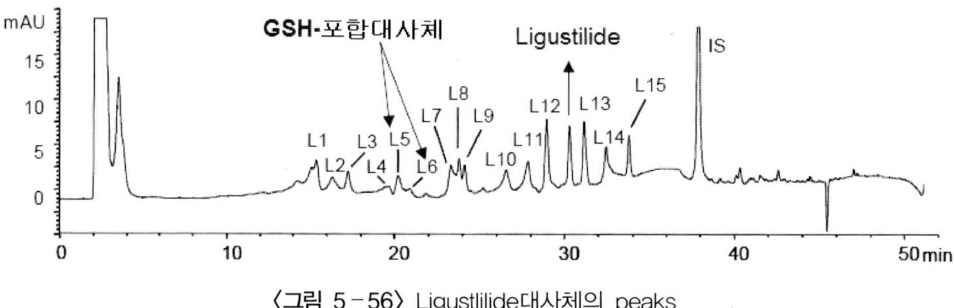

〈그림 5-56〉 Ligustlilide대사체의 peaks

L1: senkyunokide I, L2: senkyunolide H, L4: 11-hydroxyligustilide, L5 and L6: isomers of hydroxyligustilide glutathione conjugates, L7: 3-hydroxybutylphthalide, and L13: butylidenephthalide, L3, L8-12 and L14-L15: unidentified peaks, IS: Internal Standard(참고: Yan).

이와 같이 이성질체인 2개의 수산화 ligustilide-GSH 포합체가 생성되어 ligustilide 가 친전자성 대사체로 전환된다는 것이 in vivo와 in vitro에서 확인되었다. <그림 5-7>은 ligustilide가 랫드의 간에서 생체전환되는 과정을 추정한 생체전환 경로이다. Ligustilide는 L1의 senkyunokide I, L2의 senkyunolide H, L4의 11-hydroxyligustilide로 산화된다. 제1상반응은 -OH, -COOH, -SH, -O-, NH₂를 이용하여 산화, 환원, 가수분해를 수행하는데 ligustilide의 산화는 제1상반응에 기인한다. 또한 ligustilide는 수화와 방향족화를 통해 3-hydroxybutylphthalide와 butylidenephthalide 로 전환된다. 그러나 ligustilide는 산화를 통해 epoxide구조를 가진 활성중간대사체 로 전환된다. Epoxide구조는 제1상반응의 P450효소에 의해 발생하는 대표적인 친전 자성 대사체의 구조이다. 다른 4대 거대분자와 결합을 않을 경우 생성된 ligustilide의 친전자성 대사체는 제2상반응의 GSH 포합반응을 통해 친수성으로 전환되어 배출된 다. <그림 5-57>처럼 GSH에 의한 포합은 ligustilide의 epoxide부분에서 발생하기 때문에 L5와 L6 이성질체의 포합체가 발생한다.

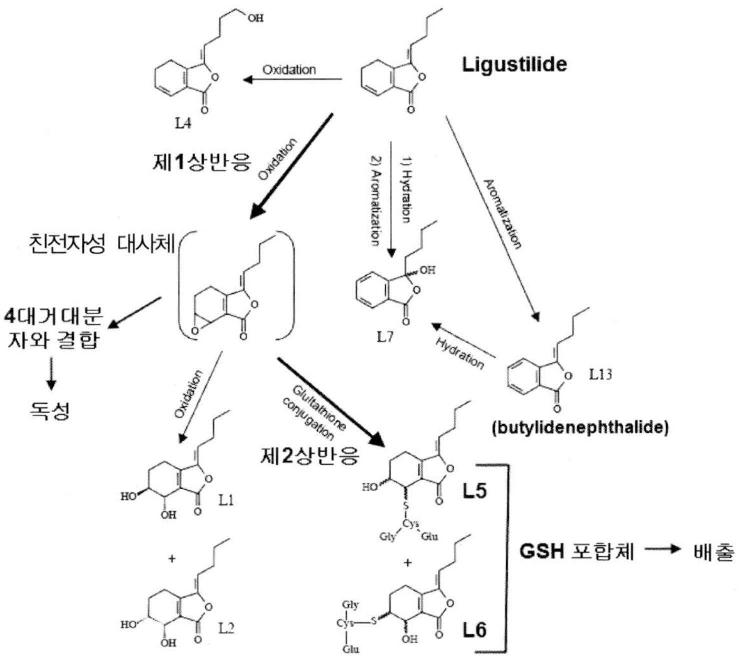

〈그림 5-57〉 Ligustilided의 생체전환과 친전자성 대사체 생성 기전

Ligustilide는 산화를 통해 epoxide구조를 가진 활성중간대사체로 전환된다. Epoxide 구조는 전자가 부족한 대표적인 친전자성 대사체이며 DNA의 친핵성 부위와 결합하여 대부분 돌연변이성이나 발암성을 지닌 독성대사체이다. 그러나 ligustilide의 친전자성 대사체는 독성대사체를 유일하게 제거하는 제2상반응의 GSH포합반응을 통해 친수성으로 전환, 배출된다. GSH에 의한 포합은 ligustilide의 친전자성 대사체에 있어서 epoxide부분에서 발생하기 때문에 L5와 L6의 2개의 이성질체의 포합체가 발생한다. L1: senkyunokide I, L2: senkyunolide H, L4: 11-hydroxyligustilide, L5 and L6: isomers of hydroxyligustilide glutathione conjugates, L7: 3-hydroxybutylphthalide, and L13: butylidenephthalide(참고: Yan).

이와 같이 천궁의 15%를 차지하고 주요 약리효능의 유효물질인 ligustilide가 epoxide구조를 지닌 친전자성 대사체로 전환된다는 것이 in vivo와 in vitro를 통해 확인되었다. 이러한 Epoxide구조는 전자가 부족한 대표적인 친전자성 대사체이며 단백질 및 지질 등의 거대분자를 비롯하여 DNA의 친핵성 부위와 결합하여 손상을 유발할 수 있다. 따라서 ligustilide 역시 이러한 독성을 유발할 수 있는 가능성이 있으며 천궁 독성의 원인이 될 수 있다. 그러나 감초를 비롯하여 산약, 천궁 역시 친전자성 대사체를 제거하는 유일한 생체의 방어수단인 GSH증가와 관련효소인 GST이나 GSH-Px의 활성 증가를 유도하기 때문에 ligustilide의 친전자성 대사체에 의한 독성은 낮을 것으로 추정된다. Ligustilide의 다양한 대사체 중 친전자성 대사체가 제2상반응의 GSH에 포합되어 생성된 L5와 L6, 그리고 친전자성 대사체의 산화에 의해 생성된 L1과 L2가 낮은 것으로 보아 다른 대사체와 비교하여 소량으로 발생하는 것을 알 수 있다.

칼슘 방출을 조절하는 butylidenephthalide 역시 GSH포합체로 전환되는 것으로 확인되었다. GSH의 포합반응은 극성대사체보다 친전자성 대사체에서 발생하기 때문에 butylidenephthalide 역시 친전자성 대사체로의 전환 가능성이 높다. Butylidenephthalide은 ligustilide의 대사과정에서도 생성되는데 천궁의 약 1% 정도 포함되어 있는 유효성분이다. <그림 5-58>의 A)는 butylidenephthalide를 누드마우스의 피부에 도포한 후 뇨에서 액체크로마토그래피 - 질량분석방법을 통해 대사체를 분석한 것이다. 크로마토그래피 상에서 cystein이 포합된 대사체가 확인되었다. 제2상반응에서 유일하게 친전자성 대사체에 포합하는 GSH는 3개의 아미노산인 γ-glutamic acid, cysteine과 glycine으로 구성된 tripeptide이다. GSH가 이러한 포합반응을 수행할 수 있는 가장 중요한 구조적 요인은 3개의 아미노산 중 cysteine 잔기인 -SH group의 강력한 전자공여력(electron-donating capacity) 때문이다. 따라서 butylidenephthalide가 생체내에서 생체전환을 통해 친전자성 대사체로 전환된 후 GSH의 cysteine에 의해 포합되는 것으로 추정된다. 뇨에서의 cysteine 대사체 확인과 더불어 이러한 추정은 butylidenephthalide가 생체내에서 친전자성 대사체로 전환을 의미하며 ligustilide를 비롯하여 butylidenephthalide에 의해 천궁에 의한 독성 유발의 주요 원인물질로 추정된다. 향후 butylidenephthalide의 제1상반응, 특히 P450과 관련하여 친전자성 대사체 생성과정과 GSH포합반응 기전에 대한 많은 이해가 필요하다.

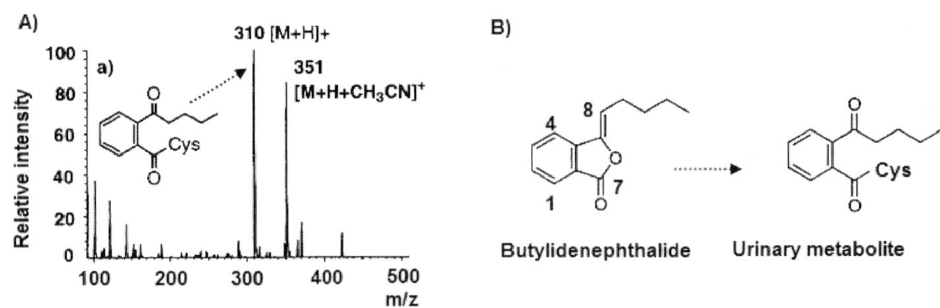

〈그림 5-58〉 Butylidenephthalide의 뇨대사체와 GSH포합과정
Butylidenephthalide을 누드마우스의 피부에 도포한 후 뇨에서 액체크로마토그래피 - 질량분석방법을 통해 대사체 분석(A)과 GSH포합기전(B)을 나타낸 것이다. Urinary metabolite: 뇨 대사체(참고: Sekiya).

② Cytochrome P450영향 및 약물상호작용

● **천궁열수추출물에 의해서 가장 크게 저해되는 P450은 CYP2E1이다.**

천궁에 의한 P450의 활성 및 저해연구는 많이 이루어지지 않았다. <표 5 - 29>과 <표 5 - 30>은 열수추출한 천궁추출물과 에탄올추출한 천궁추출물을 랫드에 약 6일간 경구투여(건조천궁 3g/kg체중) 후 분리된 간에서 P450활성을 측정한 결과이다. 일반적으로 인체로 들어오는 한약 및 양약을 포함한 모든 외인성 물질은 CYP1A2에 의해 13%, CYP2C계열에 의해 20%, CYP2D6에 의해 2%, CYP2E1에 의해 7%, CYP3A에 의해 29%가 대사된다. 천궁의 P450에 대한 영향은 대부분 이들 P450효소들에 대해 이루어졌다. <표 5 - 29>처럼 천궁열수추출물에 의해 대부분의 P450효소의 활성이 감소되는 것을 알 수 있다. 천궁열수추출물에 의해서 가장 크게 저해되는 P450은 CYP2E1이다.

〈표 5 - 29〉 천궁열수추출물에 의한 P450활성 저해

Treatment	CYP 활성도(nmol/min/mg protein)				
	1A2	2C9	2D6	2E1	3A
대조군	11.48±1.31	5.60±0.41	9.08±0.44	16.35±0.88	5.51±0.37
천궁열수추출물	8.16±0.72	3.58±0.14	7.66±0.32	10.40±0.97	3.55±0.34

(참고: Tang)

<표 5 - 30>은 천궁의 에탄올추출물에 의한 P450활성을 나타낸 것이다. 대부분의 P450효소가 천궁에탄올추출물 투여에 의해 활성이 감소되었으며 가장 큰 감소를 보인 P450은 CYP2D6이었다. 따라서 천궁은 CYP1A2, CYP2C9, CYP2D6, CYP2E1, CYP3A계열의 활성을 저해하기 때문에 천궁과 양약을 동시복용하면 이들 P450효소들에 의해 대사되는 양약의 혈중농도 증가로 부작용 및 독성을 유발할 수 있다.

<표 5 - 30> 천궁에탄올추출물에 의한 P450활성 저해

Treatment	CYP 활성도(nmol/min/mg protein)				
	1A2	2C9	2D6	2E1	3A
대조군	8.31±0.32	2.84±0.10	6.47±0.23	17.56±0.92	5.44±0.29
천궁에탄올추출물	6.13±0.45	2.22±0.15	2.91±0.19	15.10±1.30	2.64±0.21

(참고: Tang)

③ 부작용과 일반 독성

● 천궁의 부작용은 후두통이다.

천궁 부작용의 임상적 소견은 후두통이다. 또한 과용량 복용에 의해 구토와 어지럼증이 발생한다. 그러나 고대문헌에 따르면 천궁의 부작용은 상대적으로 약한 것으로 알려졌으며 또한 천궁의 일반 독성에 대한 연구는 거의 없는 상태이다. 마우스 복강투여를 통한 천궁추출물의 LD_{50}은 65.9±31.3g/kg, 천궁의 약리작용의 주요 성분인 tetramethylpyrazine을 랫드에 경구투여하여 얻은 LD_{50}은 1,910mg/kg, 정맥투여에 대한 LD_{50}은 239mg/kg으로 높다. 천궁의 복용은 탕제일 경우에 3~10g의 건조량, 분말일 경우에는 1~1.5g의 건조량으로 1일 섭취량이다.

천궁의 부작용은 가역적이고 일시적인 현상이지만 약 15% 정도 함유되어 있는 ligustilide와 butylidenephthalide는 활성중간대사체로 전환될 가능성이 있다. 생체내에서 독성을 유발하는 독성물질의 80%가 활성중간대사체 생성을 통해 독성을 유발한다는 측면을 고려하면 보다 확실한 안전성을 위하여 앞으로 다양한 독성시험이 필요하다.

6. 갈근(Puerariae Radix)

◎ 주요 내용

- 갈근의 유효 성분은 Isoflavone인 puerarin과 daidzin 등이 있다.
- 갈근의 주요 성분인 puerarin은 단일성분으로 경구투여 후 40분 후에 최대혈장농도에 도달하며, 경구투여량의 5%가 혈관으로 흡수되는 것으로 추정된다.
- 갈근의 알코올-유도 간손상에 대한 효과는 장에서 알코올 흡수의 억제 때문이다.
- 갈근의 puerarin은 장기간 투여에 의해 estrogen증가를 유도하며 이는 estrogen 결핍에 의한 골질환을 예방한다.
- 갈근의 puerarin은 혈관이완을 통해 항고혈압 효능(혈압을 낮춤)을 유도한다.
- 갈근의 puerarin은 지방전구세포의 활성화로 지방세포 생성을 유도하여 혈당을 강하한다.
- 활성중간대사체로 전환되는 성분은 확인되지 않았다.
- 갈근추출물에 의해 활성이 유도되는 P450은 CYP1A2, CYP3A1와 CYP2B1이 있으며 활성이 저해되는 P450은 CYP3A, CYP2E1와 CYP2B1이다.
- 갈근은 ALDH활성을 저해하여 acetaldehyde-유도성 독성을 유발할 수 있기 때문에 술과 함께 복용은 엄격히 제한되어야 한다.

1) 갈근의 유효성분과 약물동태학적 특성

- **갈근의 유효성분은 Isoflavone인 puerarin, daidzin 등이 있다.**

갈근(*Pueraria Radix* 또는 *Pueraria thunbergiana* Benth)은 콩과(Leguminosae)에 속하는 칡의 뿌리다. 동양에서의 갈근은 *Pueraria thunbergiana*의 뿌리이지만 서양을 비롯하여 인도와 남미 등에서는 *Pueraria lobata*, *Pueraria tuberosa* 종이 있다. 갈근의 주요 성분으로는 isoflavonoid계열과 triterpenoid계열의 다페놀성 화합물(polyphenolic compound)이 분리되었다. <그림 5-59>은 갈근에서 분리된 isoflavone과 isoflavonoid glycoside의 화학적 기본 골격을 나타낸 것이다. 주요 isoflavone과 isoflavonoid glycoside은 puerarin(7,4′-dihydroxyisoflavone-8β-glucopyranoside), daidzen, daidzin, genistein, genestin, formononetin과 biochanin A가 있으며 특히 puerarin과 daidzin이 갈근의 주요 유효성분이며 약리학적으로 많은 연구가 이루어졌다.

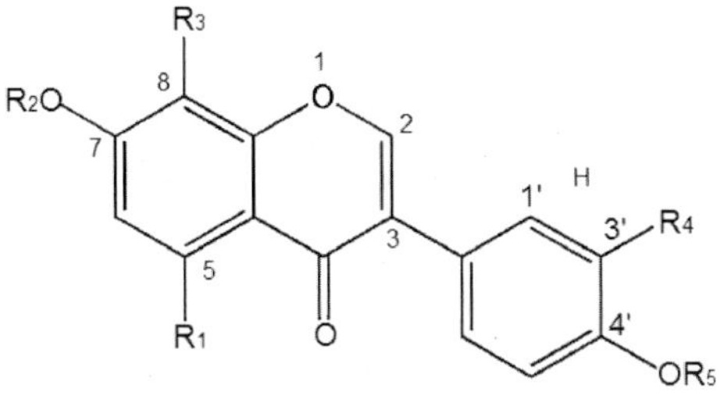

	R1	R2	R3	R4	R5
Puerarin	H	H	Glc	H	H
Daidzein	H	H	H	H	H
Daidzin	H	Glc	H	H	H
Genistein	OH	H	H	H	H
Genestin	H	Glc	H	H	H
Formononetin	H	H	H	H	Me
Biochanin A	OH	H	H	H	Me

Glc: glucose

〈그림 5-59〉 갈근의 주요 Isoflavone과 isoflavonoid glycoside
이들 중 puerarin과 daidzin이 갈근의 주요 유효성분이며 약리학적으로 많은 연구가 이루어졌다(참고: Wong).

<그림 5-60>은 갈근에서 소량으로 존재하는 다페놀성 화합물(polyphenolic compound) 물질들로 pueroside A, pueroside B, kuzubutenolide A이 있다. 그 외 puerarol, coumestrol, 6,7-dimethoxycoumarin의 여러 종류가 갈근으로부터 분리되었다.

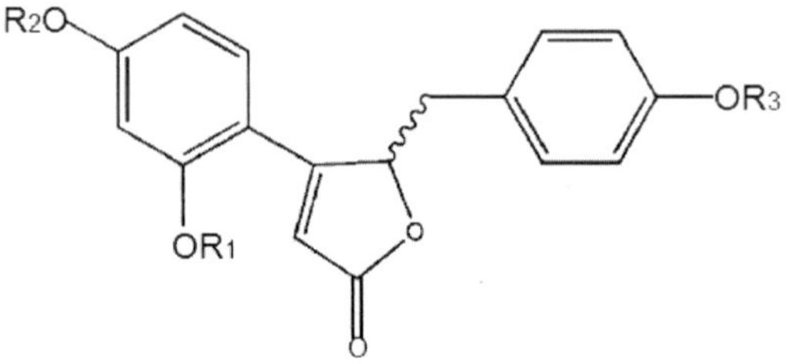

	R1	R2	R3
Pueroside A	Glc 6-Rha	H	H
Pueroside B	Glc	Me	Glc
Kuzubutenolide A	Glc	H	H

Glc: glucose, Rha: rhamnose

〈그림 5-60〉 갈근에서 분리된 소수의 다페놀성 화합물
가능기에 따라 pueroside A, pueroside B 그리고 kuzubutenolide A 등이 있다(참고: Wong).

또한 triterpenes과 triterpenoidglycosides이 갈근에서 분리되었다. 이들은 주로 kudzusaponin, kudzusapogenol, soyasapogenol로 불리며 <그림 5-61>와 같은 화학적 기본 골격 바탕으로 서로 다른 다양한 기능기(<그림 5-82>에서 R)를 통해 여러 종류로 분류된다. 기능기의 종류에 따라 kudzusaponins SA$_{1-4}$와 이의 비당부분(aglycone)인 soyaspogenol A, kudzusaponins A$_{1-5,}$ kudzusapogenol A가 있다.

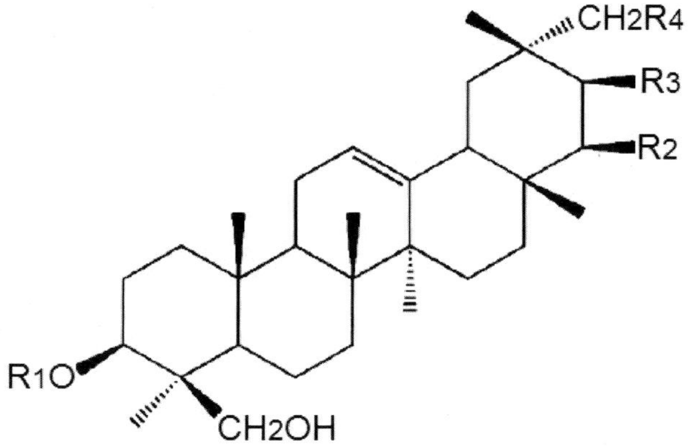

〈그림 5-61〉 갈근의 triterpenes과 triterpenoidglycosides
기능기 R의 종류에 따라 kudzusaponins SA_{1-4}와 이의 비당부분(aglycone)인
soyaspogenol A, kudzusaponins A_{1-5}와 이은 비당부분인 kudzusapogenol A
등이 있다(참고: Wong).

- 갈근의 주요 성분인 puerarin은 단일성분으로 경구투여 후 40분 후에 최대혈장 농도에 도달하며 경구투여량의 5%가 혈관으로 흡수되는 것으로 추정된다.

<그림 5-62>은 각각 20mg/kg puerarin과 리포솜화(lyophilizing)된 solid lipid nanoparticles(Pue-SLNs)을 랫드에 경구투여 후의 혈장 농도를 나타낸 것이다. 리포솜은 인공지질막의 미세 세포체로 극성 및 비극성 물질을 모두 봉입할 수 있는 특징이 있다. 따라서 Pue-SLN은 친수성인 puerarin을 친지질성으로의 전환을 통해 미세입자로 약물의 흡수를 증가시키게 된다. 혈중농도-시간반응곡선하 면적인 $AUC_{0 \to t}$(Area Under the Concentration-time curve)는 puerarin과 Pue-SLN이 각각 $0.80\pm0.23mg/L$과 $2.48\pm0.30mg/L$으로 Pue-SLN이 약 3.1배 정도 크다. 최대혈장농도를 나타내는 puerarin과 Pue-SLN의 C_{max}는 각각 $0.16\pm0.06\mu g/mL$과 $0.33\pm0.05\mu g/mL$이며 최고도달시간(t_{max})은 각각 약 110분과 40분이었다.

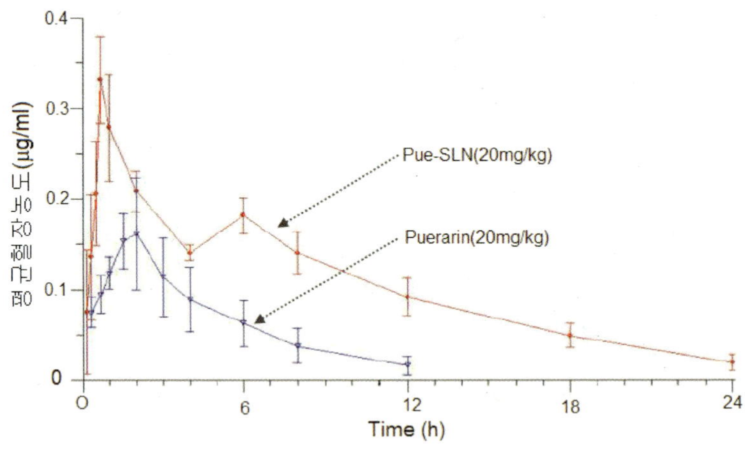

〈그림 5-62〉 Puerarin의 경구투여후 혈장에서 약물동태학

20mg/kg puerarin과 리포좀화(lyophilizing)된 solid lipid nanoparticles(Pue-SLNs)의 랫드 경구투여를 통한 혈장 농도를 나타낸 것이다. 리포좀(liposome)은 인공지질막의 미세 세포체로 극성 및 비극성 물질을 모두 봉입할 수 있는 특징이 있다(참고: Luo).

이와 같이 갈근의 주요 성분인 puerarin은 단일성분으로 경구투여하여 약 40분 후 최대혈장농도에 도달한다. 또한 경구 투여량의 5%가 체내에 흡수되는 것으로 추정된다. 그러나 puerarin흡수는 장내세균에 의해서 다른 물질로 생체전환되는 경로도 고려해야 한다. <그림 5-63>는 puerarin과 다른 갈근의 주요 유효성분인 daidzin이 장내세균의 β-glucosidase에 의해 daidzein으로 생체전환되는 과정을 나타낸 것이다. 또한 β-glucosidase에 의한 대사 이외에 puerarin은 장내에서 제2상반응의 포합효소인 UDP-glucuronosyltransferase(UDPGT)와 sulfotransferase(SULT)에 의해 각각 glucuronic aicd와 황산(sulfuric acid)이 puerarin의 -OH에 결합하여 puerarin-7-O-glucuronide와 puerarin-4-O-glucuronide 또는 puerarin-7-O-sulfate와 puerarin-4-O-sulfate로 생체전환이 이루어지기도 한다.

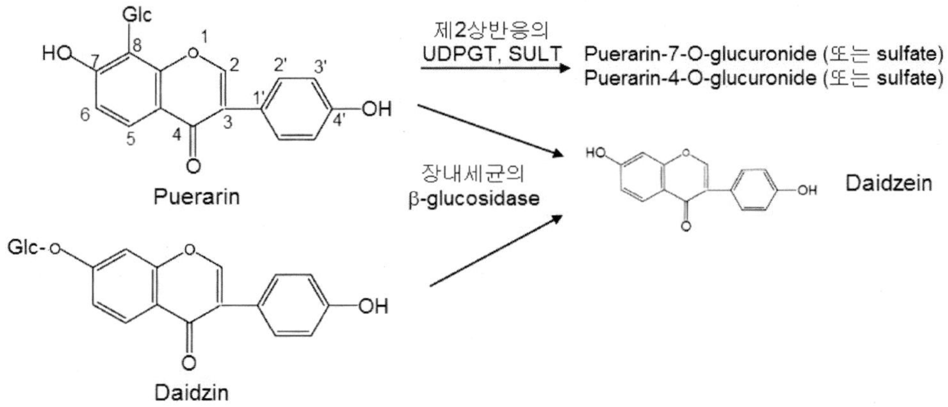

〈그림 5-63〉 Puerarin과 Daidzin의 장내에서의 생체전환

Puerarin과 daidzin은 사람의 장내세균의 β-glucosidase에 의해 daidzein으로 생체전환 또는 제2상반응의 포합효소인 UDP-glucuronosyltransferase(UDPGT)와 sulfotransferase(SULT)에 의해 각각 glucuronic aicd와 황산(sulfuric acid)이 포합되어 대사체로 전환된다.

2) 갈근의 약리작용 기전

갈근은 한방에서 오열 및 발한을 비롯하여 갈증, 두통, 요통, 항강(목덜미가 뻣뻣해 옆으로 돌리지 못하는 증상)의 증상에 사용된다. 서양의학적으로 갈근의 flavonoid성분은 관상동맥 확장, 심장근육의 산소소모량 감소, 혈소판응집의 억제효과가 있다. 또한 갈근은 helicobacter pylori균의 활성저해, 장내세균의 활성화, 항산화, 알코올성 간 손상보호와 해독작용, 면역력 증강의 효능이 확인되고 있다.

① 알코올-유도성 간손상

● 갈근의 알코올-유도 간손상 효과는 장에서 알코올 흡수의 억제 때문이다.

갈근의 알코올성 간손상 효과는 널리 알려져 있다. 그러나 갈근의 이러한 알코올성 손상에 대한 효능기전은 명확하게 밝혀지지 않았다. <그림 5-64>는 랫드에 1일 2g/kg에서 8g/kg 정도로 10주 동안 알코올과 에탄올갈근추출물을 경구투여한 후 간의 손상과 혈중 알코올농도를 측정한 것이다. <그림 5-64>의 A)와 B)처럼 알코올 투여에 의해 간손상의 지표인 혈청 ALT 및 AST가 유의하게 증가하였으나 갈근추출물에 의해 감소되었다. 또한 <그림 5 – 64>의 C)처럼 점수로 나타낸 알코올에 의한 간 조직병리학적 손상 역시 갈근추출물 투여에 의해 유의하게 낮았다. 이러한 갈근추출물의 알코올-유도성 간손상에 대한 효능이 알코올의 장 투과력(intestinal permeability)의 영향으로 이해되고 있다. <그림 5 – 64>의 D)는 알코올의 장점막 투과력에 대한 갈근추출물의 영향을 나타낸 것이다. 알코올 투여 1시간 후 혈액알코올 농도는 416.3±22.7mg/100ml였으나 갈근추출물의 투여군에서는 331.4±8.0mg/100ml로 갈근추출물에 의해 BAL이 감소되었다. 따라서 갈근에 의한 알코올-유도성 간손상에 대한 보호는 장에서의 알코올 흡수를 저해하여 결과적으로 혈액의 알코올 농도의 감소 때문으로 추정된다.

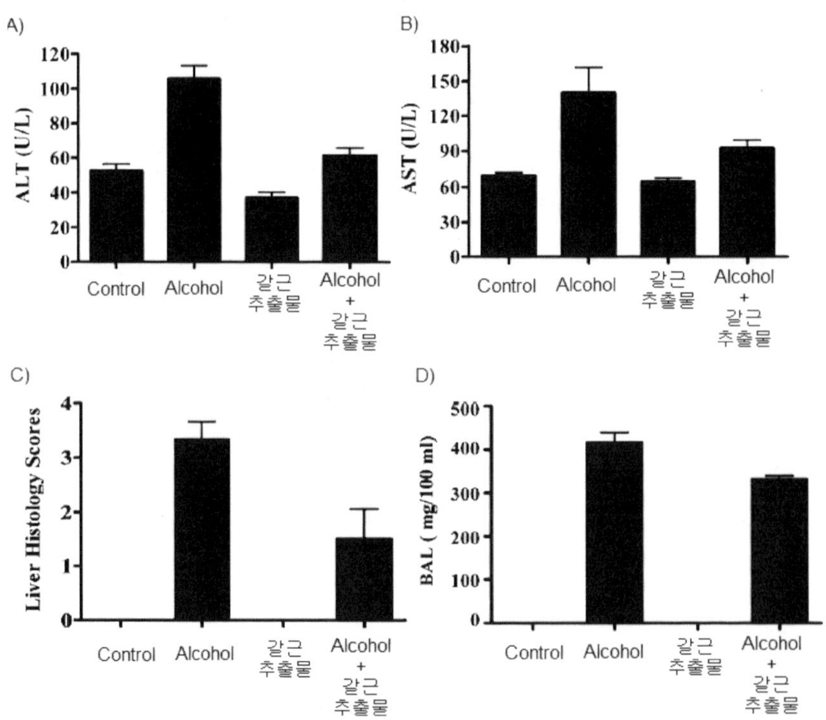

<그림 5 – 64> 갈근추출물의 알코올-유도성 간손상 및 혈액 알코올농도에 대한 영향

알코올에 의해 증가된 혈액의 ALT(A)와 AST(B)를 비롯하여 조직병리학적 손상 점수(C)가 갈근추출물에 의해 감소된다. 이러한 갈근추출물의 효능은 장에서의 알코올흡수를 저해하여 결과적으로 혈액알코올농도(blood alcohol level; BAL) 감소 때문으로 추정된다(D)(참고: Zhang).

이와 같이 갈근추출물의 항알코올중독(알코올해독작용) 때문에 알코올중독 치료 및 예방에 응용되고 있다. 특히 이러한 약물 개발을 위해 갈근의 유효성분과 용량이 확인되었다. <표 5 - 31>은 햄스터를 이용하여 갈근추출물뿐 아니라 주요 성분이 에탄올 흡수저해율과 용량을 나타낸 것이다. 갈근의 성분 중 **daidzin**과 **daidzein**이 에탄올 흡수의 저해 효능이 가장 우수한 것으로 확인되었다. 그러나 이들 유효성분의 저용량에서는 저해가 되지 않고 고용량에서 저해율이 높다는 것을 알 수 있다.

〈표 5-31〉 갈근의 추출무루 및 주요 성분에 따른 에탄올 흡수저해율

갈근의 성분 및 추출물	투여농도 (mg/kg/day)	에탄올 흡수 저해율(%)
Daidzin	154	57±12(71)
Daidzein	231	56±7(12)
Daidzin+Daidzein	77+115	61±14(3)
갈근추출물	854	50±8(5)
Puerarin	137	0
Daidzin	18.5	0
Genistin	3.1	0
Daidzein	2.3	0
Daidzin - 4',7-diglucoside	1	0
Genistein	0.15	0
Formononetin	0.15	0

(참고: Keung)

② 골형성 및 에스트로겐

● 갈근의 **puerarin**은 장기간 투여로 estrogen증가를 유도하며 이는 estrogen 결핍에 의한 골질환을 예방한다.

갈근의 유효성분인 **purarin**은 골형성 효능이 있다. <그림 5 - 65>은 토끼의 두개골 10×5mm정도로 손상된 부위에 콜라겐기질(collagen matrix, 0.02g) 및 puerarin(0.2ml 용액)을 함유한 콜라겐기질을 이식한 새로운 골의 형성을 비교한 것이다. 콜라겐기질을 투여한 군에서는 0.41mm^{2}정도의 부위에 새로운 골이 형성되었지만 puerarin과 함께 콜라겐기질을 투여한 군에서는 약 2.68mm^2 정도로 약 5.5배 정도 넓은 부위에서 골이 형성되었다.

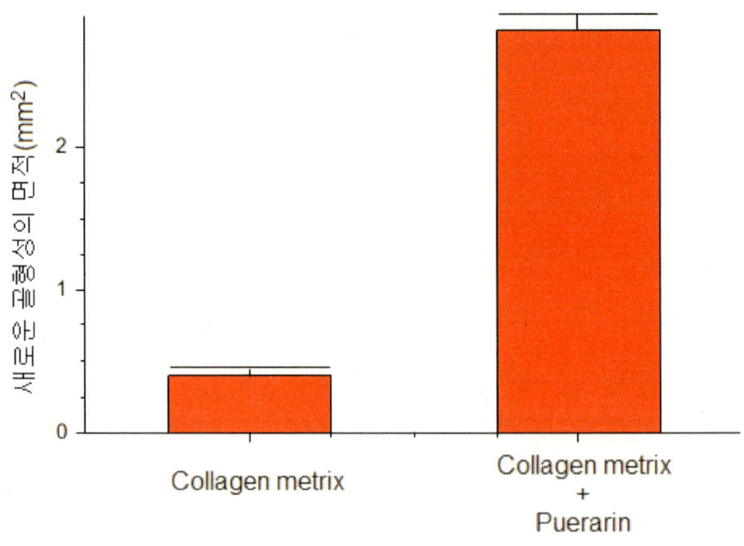

〈그림 5-65〉 Puerarin의 골형성 효능
콜라겐기질을 투여한 군에서는 0.41mm^2 puerarin과 함께 콜라겐기질을 투여한 군에서는 약 2.68mm^2 부위의 새로운 골형성이 확인되었다(참고: Wong).

이러한 Puerarin의 골형성 효능은 폐경과 더불어 estrogen감소에 기인하는 골다공증의 예방에도 도움이 될 수 있다. 지황의 <그림 5-21>처럼 골은 골개형 과정을 통해 지속적으로 교체된다. 정상적인 신체에서 골개형은 오래된 골을 제거하는 파골세포에 의한 골흡수와 제거된 위치에서 조골세포에 의한 새로운 골형성의 두 과정으로 이루어진다. 골형성에 비해 골흡수가 많이 발생하면 골상실로 골다공증과 같은 골질환이 유발된다. Estrogen은 조골세포의 발현과 관련된 여러 성장인자에 영향을 주는데 이러한 연유로 estrogen의 결핍은 골형성의 저하와 골흡수의 증가되어 골상실이 되어 여성의 골다공증의 가장 주요한 요인으로 인식되고 있다. <그림 5-66>은 암컷 랫드에 140일 동안 puerarin 7.0mg/kg bw/day을 피하주사하여 질각질화 시험(vaginal cornification)을 하였다. 질 각질화된 세포가 많으면 많을수록 estrogen 분비량이 많아지는 것을 말한다. Puerarin투여 후 약 98일까지는 estrogen분비에 영향이 없었지만 이후 puerarin에 의해 52.7~73.9%도까지 질 각질화가 증가되었다. 따라서 puerarin은 장기간 투여에 의해 estrogen증가를 유도할 수 있는 갈근의 성분으로 추정된다. 이는 puerarin이 새로운 골형성 뿐 아니라 estrogen감소에 의한 골다공증 예방에 효능이 있는 것으로 추정된다.

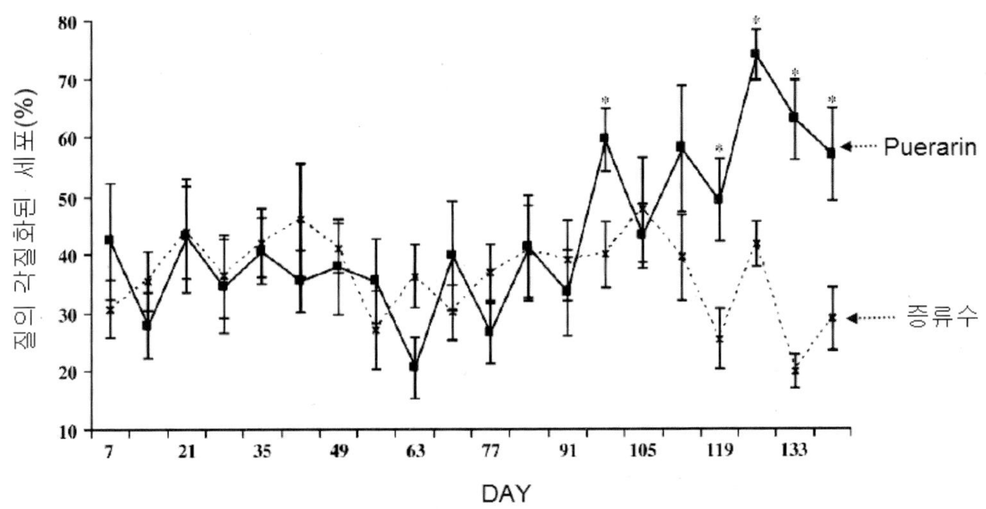

〈그림 5-66〉 Puerarin의 장기간 투여에 의한 질 각질화세포 비율

질 각질화된 세포가 많으면 많을수록 estrogen분비량이 많아지는 것을 반영한다. Puerarin투여 후 약 98일까지는 estrogen분비에 영향이 없었지만 이후 질 각질화가 puerarin에 의해 52.7~73.9% 정도까지 증가되는 것으로 확인되었다(참고: Malaivijitnond).

그러나 puerarin보다 estrogen활성은 장내세균에 의해 생성되는 대사체인 daidzein에 의해 더 크게 증가되었다. <그림 5-67>은 puerarin, daidzin 그리고 이들의 장내세균의 대사체인 daidzein이 유방암 세포주인 MCF-7의 세포생장을 비교한 것이다. Estrogen의 일종인 17β-estradiol은 MCF-7가 estrogen-반응 유전자를 가지고 있기 때문에 세포성장을 유도한다. Daidzein은 puerarin과 daidzin보다 약 1.7배 높은 MCF-7 세포성장을 유도하였다. 따라서 puerarin의 estrogen같은 활성은 puerarin이 장내세균에 의한 생체전환에 기인하는 것으로 추정된다.

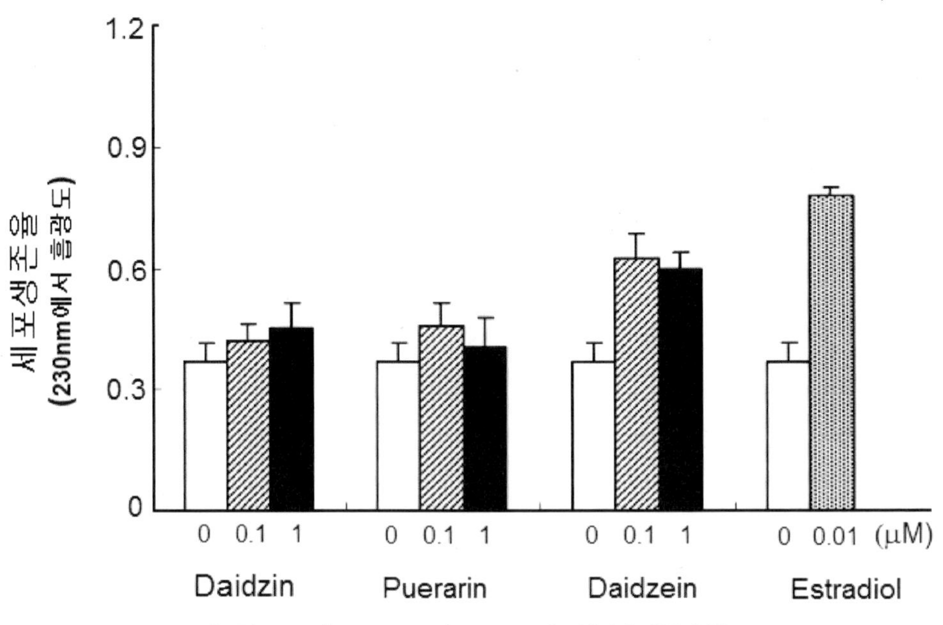

〈그림 5-67〉 Daidzein의 MCF-7세포성장에 대한 영향

17β-estradiol은 MCF-7가 estrogen-반응 유전자를 가지고 있기 때문에 세포생장을 유도한다. Puerarin과 daidzin의 장내세균의 대사체인 daidzein은 이들보다 약 1.7배 높은 MCF-7 세포성장을 유도하는 것으로 확인되었다(참고: Park).

③ 심혈관계

● 갈근의 puerarin은 혈관이완을 통해 항고혈압 효능(혈압을 낮춤)을 유도한다.

○ 고혈압: 갈근의 항고혈압 효능은 puerarin의 β-adrenoceptor(adrenergic receptor, 아드레날린동작성 수용체) 활성저해를 통해 이루어 진다. 아드레날린동작성 수용체는 α와 β수용체로 구분된다. β수용체는 심장에 있는 β₁수용체와 혈관, 기관지, 소화관 평활근에 존재하는 β₂수용체로 세분된다. β₁수용체는 심박동 증가와 심근 수축력에 관여하며 β₂수용체는 혈관확장 및 여러 장기의 이완에 관여한다. α수용체는 혈관수축에 관여한다. 갈근의 puerarin은 β₁수용체의 차단제 역할을 한다. 이러한 역할은 <표 5-32>처럼 심박동의 증가로 심박급속증(tachycardia)을 예방하며 경동맥압 및 심장박동률의 감소를 통해 항고혈압의 효능이 있다. 또한 puerarin은 renin효소의 활성감소로 항고혈압효능이 있다. 산약의 <그림 5-40>처럼 renin은 angiotensin I(AI)전환을 유도한다. AI는 angiotensin converting enzyme에 의해 angiotensin II(AII)로 전환

되는데 결과적으로 말초혈관의 평활근을 직접 수축시켜 강력한 혈압상승을 유도한다. 따라서 갈근의 puerarin에 의한 renin효소의 활성 감소는 AII생성으로 혈압상승을 예방한다.

〈표 5 - 32〉 Puerarin의 항고혈압 효능과 기전

고혈압 유도	동물 종	Puerarin용량	효능 및 기전
isoprenalline 과 reserpine	고양이	고혈압 유물질 투여 전 40~100mg/kg(i.v.)	isoprenaline - 유도 심박급속증과 고혈압에 효능 경동맥압 및 심장박동률 감소 adrenaline에 의한 고혈압 저해
자연발생	SHR	100mg/kg(i.p.)	혈압 및 심장박동률의 감소와 더불어 혈장의 renin 활성 감소
자연발생	SHR	3주간 200mg/kg/day (i.p.)	angiotensin I 에서 angiotensin II 로의 전환을 유도하는 효소인 angiotensin converting enzyme 활성 저해

- SHR: 자연발생적 고혈압을 가진 랫드(spontaneous hypertensive rat)(참고: Wong).

○ 혈관이완: 다양한 in vitro실험에서 puerarin은 혈관이완을 유도하는 것으로 알려져 있다. <표 5 - 33> Noradrenalin phenylephrine, KCl과 N-nitro-L-arginine에 의해 유도된 혈관수축을 갈근의 puerarin이 혈관이완을 유도한다. 이러한 puerarin에 의한 혈관이완 효능은 prostacylin 활성, nitric oxide(NO)-cGMP 경로의 활성, 그리고 ATP-sensitive K$^+$채널의 개방 때문으로 추정된다.

〈표 5 - 33〉 갈근의 puerarin에 의한 혈관이완 효능

혈관수축 유도	in vitro 세포	Puerarin 용량	효능 및 기전
noradrenalin	랫드의 흉부대동맥륜	0.00001~10mmol/L	이완된 대동맥륜
phenylephrine과 KCl	랫드의 대동맥륜	1~100μmol/L	phenylephrine과 KCl에 의해 유도된 수축이 이완
N-nitro-L-arginine	토끼의 흉부대동맥륜	0.0048~48μmol/L	용량 - 의존적으로 혈관내피층의 이완

(참고: Wong)

○ 허혈: 허혈이란 조직, 장기의 산소수요에 대해 그 공급원인 혈류량이 절대적 또는 상대적으로 부족한 상태를 의미한다. 이러한 허혈은 혈류량이 정상적인 상태로 전환되어 갑자기 혈류의 흐름이 증가하는 재관류(reperfusion)가 이루어질 때 상당히 많은 유해활성 산소가 발생하여 혈관 및 조직 손상을 유발하게 된다. <표 5 - 34>처럼 in vitro실험에서 갈근의 puerarin이 허혈 - 및 H_2O_2 - 유도 심장근육세포의 사멸

을 예방한다. 또한 puerarin은 개와 랫드에서 허혈 후 재관류에 의해 저하된 심장기능의 향상을 유도한다. 특히 개의 정맥을 통해 puerarin을 투여한 결과, 심장박동률과 평균동맥압을 유의하게 감소시켰다. 이러한 puerarin의 항허혈성 효능은 미토콘드리아 막에 위치하여 내외부의 통로 역할을 하는 미토콘드리아 투과성 미세공 (mitochondrial permeability transition pore)의 저해 때문이다. 허혈인 경우에는 이러한 미세공이 개방되어 미토콘드리아 작용과 구조를 변화시켜 심근세포의 기능 또는 세포사멸을 유도한다. 그러나 인위적 조작을 통해 유도된 허혈 후 puerarin 120mg/kg을 복강으로 투여하면 동맥이 막히는 경색부위가 감소되며 신생혈관의 생성이 촉진되는 것으로 확인되었다.

〈표 5-34〉 심장 및 뇌의 허혈에 대한 puerarin의 효능

허혈 유도	실험모델	Puerarin 용량	효능 및 기전
mineral oil	심장근육세포	2.4mmol/L	미토콘드리아 막의 탈분극을 저해
좌전하행 관상동맥의 묶음	Mongrel dogs (17~19kg)	10mg/kg/min 정맥투여	경색 부위의 감소 및 신생혈관 생성
Glutamate-유도 세포자멸	랫드의 해마신경세포	유도 전 10, 50,100mol/L 10min 정맥투여	신경세포내 Ca^{2+} 감소
혈관묶음과 재관류	랫드	허혈 시작시기에 50, 100mg/kg 복강투여	세포자멸 및 세포괴사 감소

(참고: Wong)

Puerarin은 뇌의 허혈에 의한 신경세포의 기능의 저하 및 세포사멸에도 효능이 있다. 아미노산 glutamate는 신경독성을 유발하는 데 중요한 역할을 한다. 뇌혈관의 경색은 산소의 공급이 제한되어 에너지 고갈을 유도하며 이는 세포의 막전위가 상실되어 비정상적인 탈분극을 유발한다. <그림 5-68>처럼 탈분극이 발생하면 과량의 glutamate가 신경연접(synapse)으로 방출되며 시냅스후 신경세포의 glutamate 수용체의 활성화를 유도한다. Glutamate receptor가 지나치게 활성화되면 신경세포내로 Ca^{2+} 및 Na^+가 증가되며 동시에 H_2O 역시 증가하게 된다. 이는 결국 신경세포의 수종 및 과잉흥분독성으로 인하여 세포괴사 또는 세포자멸이 유도된다.

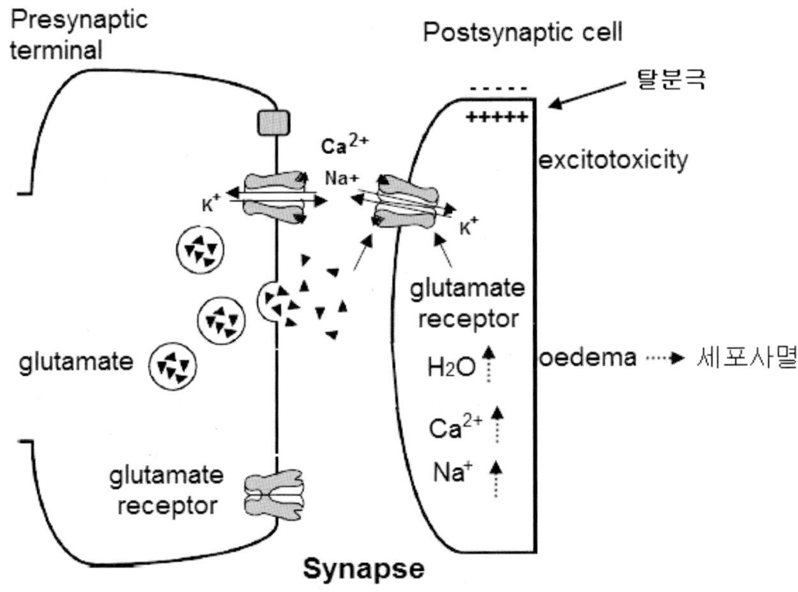

〈그림 5-68〉 Glutamate의 방출에 의한 신경세포 독성기전
뇌혈관의 경색은 산소의 공급이 제한되어 에너지 고갈을 유발한다. 이는 세포의 막전위가 상실되어
비정상적인 탈분극과 과잉 glutamate방출로 인하여 세포사멸을 유발한다.

허혈이 유도된 뇌의 선조체(striatum)에서 puerarin투여를 통해 aspartate, glutamate, γ-amino butyric acid(GABA)와 taurine 등의 아미노산 신경전달물질이 유의하게 감소되었다. 또한 중뇌의 동맥경색에 유도된 뇌경색 부위의 감소와 신경세포내의 Ca^{2+} 농도가 감소되었다(참고: Zhang). 이러한 결과를 통해 뇌의 허혈성으로 유도된 아미노산과 이온의 불균형이 puerarin에 의해 정상화되어 신경세포손상을 예방하는 것으로 추정된다. 특히 랫드 중뇌의 동맥경색으로 인한 세포자멸과 세포괴사가 puerarin의 정맥투여를 통해 각각 38.6%와 28.5%가 감소되었으며 이는 세포자멸과 관련된 단백질을 저해하는 XIAP(X-chromosome linked inhibitor of the apoptosis protein) 단백질의 증가와 caspase-3 활성 저해 때문이다(참고: Xu). Caspase-3은 세포자멸을 유도하는 데 핵심적인 역할을 하는 효소이다.

④ 혈당

- 갈근의 puerarin은 지방전구세포의 활성화로 지방세포 생성을 유도하여 혈당을 강하한다.

갈근추출물과 puerarin은 <표 5 - 35>처럼 다양한 실험으로 고혈당에 대한 효능이 있는 것으로 확인되었다. 일반적으로 지방전구세포(preadipocyte)는 지질을 저장할 수 있는 능력이 없는 세포인데 인슐린에 의해 지방세포(adipocyte)로 분화가 되어 지질을 흡수한다. 지방전구세포에 고농도의 glucose와 puerarin를 처리한 후, glucose가 puerarin의 농도 - 의존적으로 지방전구세포에 glucose 흡수가 증가되었다. 이는 puerarin이 인슐린 - 유도 지방전구세포의 지방세포로의 분화를 촉진하기 때문이다. 또한 puerarin은 지방전구세포에서 발현되는 PPAR-ɣ(peroxisome proliferator activating receptor-ɣ)의 활성을 유도하는데 이는 지방전구세포의 인슐린 민감도를 증가시켜 지방전구세포가 지방세포로 분화되는 것을 촉진시킨다.

Puerarin의 다른 기전으로는 glucose운반체인 GULT(glucose transporter) 발현의 증가이다. Streptozotocin(60mg/kg)를 투여하여 당뇨를 유도한 랫드에 puerarin 15mg/kg을 정맥투여한 연구에서 혈당이 유의하게 감소되었다. 특히 가자미근(soleus muscle)의 분석을 통해 GULT단백질이 puerarin에 의해 발현과 양이 증가되었다. 당뇨 랫드에 puerarin 100mg/kg을 복강투여한 다른 실험에서는 혈당의 감소와 더불어 골격근의 세포질막에 GULT의 양이 증가되었다. 골격근에서의 GULT 증가는 골격근육세포로의 당 흡수를 유도하여 혈당을 감소시키는 것으로 추정되고 있다.

〈표 5 - 35〉 Puerarin의 항당뇨 효능

당뇨 유도	실험모델	Puerarin 용량	효능 및 기전
고농도의 glucose	지방전구세포 (preadipocyte)	48시간 동안 30μmol/L	- 지방전구세포의 지방세포로의 분화 촉진 - 당 흡수 증가
고농도의 glucose	지방전구세포 (preadipocyte)	3일 동안 30μmol/L	- peroxisome prolifelator activating receptor-ɣ 발현 - 지방전구세포의 지방세포로의 분화 촉진
Streptozotocin	랫드	15mg/kg 정맥투여	- 혈당감소
Streptozotocin	랫드	100mg/kg 4주 복강	- 혈당감소 - glucose transporter 발현증가

(참고: Wong)

⑤ 임상시험결과

○ 목의 경직과 통증을 가진 고혈압환자 222명에게 갈근의 flavone분획을 1일 100mg을 2~8주 투여하여 환자의 78~90%가 목 경직과 통증이 완화되었다. 호전을 보인 환자 중 90%가 복용 1~3주내 증상의 완화가 이루어졌다. 복용 후 3~9개월 지나서도 목 증상의 재발이 없었다. 그 외에 두통, 귀울림, 사지의 무감각이 완화되었으나 혈압의 유의한 강하는 없었다(참고: MDidea).

○ 심장질병과 협심증을 가진 환자 191명에게 갈근의 flavone추출물 10mg을 함유하고 있는 정제를 1일 3번씩 투여한 결과, 협심통증의 경감과 심전도가 개선되었다. 또한 심장질병을 가진 110명 환자에게 갈근과 산사추출물의 혼합 투여를 통해 약 90% 정도가 협심증통 경감이 유도되었으며 이 중 43%는 증상이 크게 완화되었다(참고: MDidea).

○ 협심증을 가진 환자 71명에게 10~15g의 갈근추출물을 1~6개월 동안 경구 투여하여 29명은 상당한 완화, 20명은 어느 정도 완화되었으며 그리고 22명은 경미한 호전이나 호전이 없는 것으로 나타났다(참고: Crawford).

○ 초기 돌발성 난청환자 176명에게 갈근의 flavone 추출물 100mg을 1일 2회씩 근육주사와 1.5g의 갈근추출물 정제를 1일 3회씩 경구 투여하여 1~2개월 후 79.5%에서 청각기능이 호전되었다(참고: MDidea).

○ 고혈압을 가진 환자 52명에게 갈근추출물을 8 tsp(tea spoonful)을 2~8주동안 경구로 복용시켜 고혈압 증상이 17명에서 상당히 호전되었으며 30명에서 다소 완화되었다(참고: Crawford).

○ 만성알코올중독을 가진 사람 38명 중 21명에게 갈근추출물 1.2g을 1개월 동안 1일 2회 복용시켜 17명의 위약 투여군과 비교하여 음주절제와 알코올 욕구 측면에서 유의한 차이가 확인되지 않았다(참고: Crawford).

○ 연령 50세에서 65세 사이의 폐경을 가진 127명의 여성에게 isoflavon 100mg에 해당하는 갈근추출물과 위약을 3개월 투여하여 혈액 LDL-cholestrol이 감소되었지만 폐경과 관련된 호르몬과 인지기능에서 유의한 차이가 확인되지 않았다(참고: Crawford).

3) 갈근의 독성과 부작용

① 활성중간대사체의 생성 여부

- **활성중간대사체로 전환되는 성분은 확인되지 않았다.**

장내세균에 의한 생체전환 외에 갈근의 생체전환 및 대사에 대한 연구는 거의 이루어지지 않은 상태이다. 장내세균에 의해 대사되는 puerarin과 daidzin은 활성중간대사체로 생체전환이 되지 않았다.

② Cytochrome P450영향 및 약물상호작용

- **갈근추출물에 의해 활성이 유도되는 P450은 CYP1A2, CYP3A1와 CYP2B1이 있으며 활성저해되는 P450은 CYP3A, CYP2E1와 CYP2B1이다.**

갈근추출물과 puerarin 모두에서 P450 효소 활성 및 저해를 유도한다. 웅성 랫드에 700 및 1,400mg/kg의 갈근추출물과 puerarin 100 및 200mg/kg 경구투여를 통해 P450의 활성 정도를 측정하였다. 갈근추출물에 의해 활성이 유도되는 P450은 CYP1A2, CYP3A1와 CYP2B1 등이 있으며, 활성이 저해되는 P450은 CYP3A, CYP2E1와 CYP2B1이다. 반면에 puerarin에 의해 활성이 증가되는 P450은 CYP2A1, CYP1A1/2, CYP3A1와 CYP2C11이 있다. Puerarin에 의해서 활성이 저해되는 P450은 갈근추출물과 동일하다(참고: Gueera). 따라서 갈근추출물과 puerarin을 함께 복용하면 P450의 활성 증가와 저해를 통해 다른 약물의 대사가 영향을 받게 된다.

③ 부작용과 일반 독성

- **갈근은 ALDH활성을 저해하여 acetaldehyde − 유도성 독성을 유발할 수 있기 때문에 술과 함께 복용은 엄격히 제한되어야 한다.**

○ 술과 함께 복용 시에 갈근의 부작용: 갈근은 숙취효능이 오래전부터 소개되고 있으나 술과 함께 복용할 때에 갈근 및 diadzein에 의한 부작용과 독성이 있다. <그림 5-69>처럼 에탄올은 알코올 탈수소효소(alcohol dehydrogenase)에 의해 1차대사체인 아세트알데히드로 산화된다. 생성된 아세트알데히드는 아세트알데히드탈수소효소(acetaldehyde dehyrogenase; ALDH)에 의해 CO_2와 물로 전환되어 아세트산으로 최종 전환된다. 갈근추출물은 에탄올 대사과정에서 acetaldehyde dehydrogenase 2(ALDH2)의 활성을 약 70% 저해한다(참고: Keung). 특히 갈근에 의한 ALDH저해는 갈근의 주요 성분인 daidzein과 기타 isoflavanoid 때문으로 추정되고 있다. 따라서 갈근은 숙취의 주요 원인물질인 acetaldehyde가 체내 축적되어 숙취를 더 심화시키게 된다. 결과적으로 이러한 숙취는 알코올섭취에 대해서 혐오감을 갖게 하며, disulfiram같은 알코올 중독치료제로 이용되기도 한다. 그러나 disulfiram은 술과 함께 복용하는 것을 엄격히 제한되고 있다. 이는 ADH/ALDH의 비를 변화시켜 에탄올보다 독성이 더 강한 아세트알데히드의 축적을 유발하여 acetaldehyde-유도성 발암을 유도하기 때문이다. 마찬가지로 갈근추출물 역시 ALDH 활성을 저해하여 acetaldehyde-유도성 독성을 유발할 수 있기 때문에 술과 함께 복용은 엄격히 제한되어야 한다.

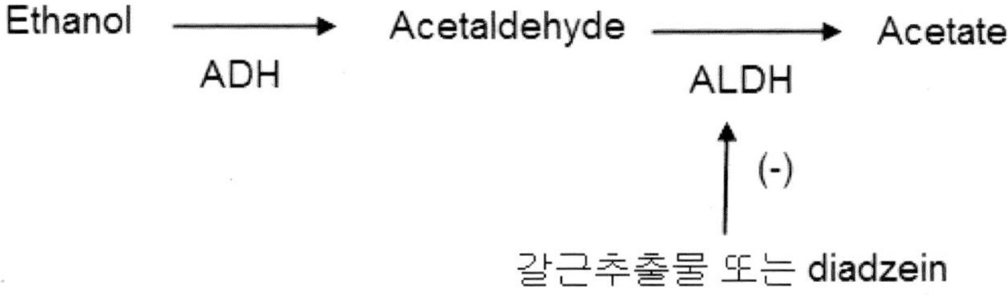

〈그림 5-69〉 에탄올대사와 갈근추출물에 의한 ALDH 활성저해

Ethanol은 alcohol dehydrogenase(ADH)에 의해 1차대사체인 acetaldehyde로 산화된다. 갈근추출물이 에탄올 대사과정에서 acetaldehyde dehydrogenase 2(ALDH2)의 활성을 약 70% 저해하는 것으로 확인되고 있다(참고: McGregor).

○ 마우스에 대한 경구 LD_{50}: 갈근 에탄올추출물의 마우스에 대한 경구 LD_{50}은 2,000~2,120mg/kg이다. 또한 정맥투여시 갈근추출물의 LD50은 738mg/kg이다. 반면에 갈근의 에탄올추출물을 1일 10,000 to 20,000mg/kg을 3일 동안 마우스에 경구투여를 통해 어떤 독성 증상도 나타나지 않았다. 고혈압이 있는 개에 14일 동안 1일 2,000mg/kg을 투여하여 어떠한 독성 증상도 없었다.

○ 랫드에 대한 경구 LD$_5$: 갈근 메탄올추출물의 랫드에 대한 경구 LD$_{50}$은 2,275mg/kg이다. 또한 30일 동안 500 및 1,000mg/kg 반복투여독성시험에서 메탄올 추출물을 투여하여 간세포 괴사를 비롯하여 혈관울혈(sinusoidal congestion), 대정맥 손상, 염증세포의 침윤이 발생하였다. 특히 생체내 대표적인 항산화 물질인 glutathione이 감소되었다. <표 5 - 36>은 500, 1,000mg/kg을 30일 동안 투여하여 간 손상과 기능이상 시에 증가하는 혈액의 AST와 ALT를 측정한 결과이다. 갈근의 메탄 올추출물에 의해 AST 및 ALT가 용량 - 의존적으로 증가하였으며 투여기간에 따라 서로 유의하게 증가되었다. 따라서 메탄올 추출물이라는 점을 고려하여 갈근의 열수 추출물일 경우에는 건갈근 원료의 10g이하의 추출물과 최대 15일 이하의 복용이 바람직하다.

〈표 5 - 36〉 갈근의 메탄올추출물에 의한 간 손상

혈액의 간독성 화학적 지표	500mg/kg			1,000mg/kg	
	투여 1일	투여 7일	투여 15일	투여 7일	투여 15일
ALT(IU/L)	75.0±11.5	221±53.5	356±94.4	79.7±13.1	739.5±95.3
AST(IU/L)	181.7±16.02	274.2±60.3	555.8±176.6	182.5±24.0	1105.8±228

(참고: Santosh)

7. 황기(Astragali Radix)

◎ 주요 내용

- 황기의 주요 성분은 다당류, 사포닌, 플라보노이드, 아미노산과 미량원소 등이다.
- 황기의 주요 성분인 astragaloside I은 장내세균에 의해 astragaloside IV로 전환되어 흡수된다.
- 황기의 가장 중요한 약리작용은 면역계 활성이다.
- 황기는 항산화효능을 통해 심근의 손상과 기능을 증진시킨다.
- 황기의 성분 중 활성중간대사체로 전환하는 성분은 확인되지 않았다.
- 황기는 혈당강하를 유도하기 때문에 다른 혈당강하제와 동시 투여는 금물이다.
- 과잉복용으로 인한 복통과 설사 등이다.

1) 황기의 주요 성분과 약물동태학적 특성

● 황기의 주요 성분은 다당류, 사포닌, 플라보노이드, 아미노산과 미량원소 등이다.

황기(Astragali Radix)는 콩과(Fabaceae)에 속하는 다년생으로 주로 *Astragalus membranaceus*의 뿌리를 일컫는다. *Astragalus membranaceus*뿌리에 있는 주요 성분은 다당류, 사포닌, 플라보노이드, 아미노산과 미량원소이다. 다당류는 면역조절효능 때문에 근래에 약물개발 분야에서 관심을 많이 받고 있는 성분이며, glucan, 이형다당류 (heteropolysaccharide)인 polysaccharide D가 있다. Triterpenoid saponin은 'Astragaloside'라고 하는데 cycloartane triterpene glycoside인 astragalosides I-VII이 있다. <그림 5 - 70>은 astragalosides I-IV를 나타낸 것이며 비당부분은 cycloastragenol이라고 한다. Cycloastragenol에 3 - , 6 - , 25 - position에 하나에서 3개의 당을 가지고 있다. 또한 oleanene 골격을 가진 사포닌 역시 황기의 뿌리에 존재한다.

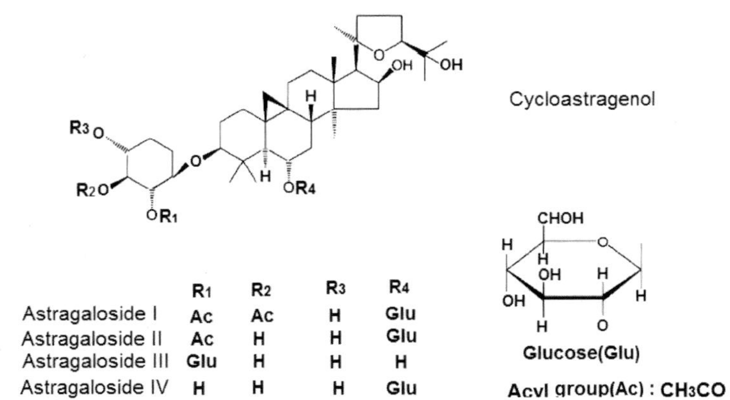

	R1	R2	R3	R4
Astragaloside I	Ac	Ac	H	Glu
Astragaloside II	Ac	H	H	Glu
Astragaloside III	Glu	H	H	H
Astragaloside IV	H	H	H	Glu

〈그림 5 - 70〉 황기의 Triterpenoid saponin인 Astragalosides I-IV
비당부분(aglycone)을 cycloastragenol이라고 한다. Cycloastragenol에 3 - , 6 - , 그리고 25 - position에 하나에서 세개의 당을 가지고 있다.

황기의 flavonoid는 calycosin - 7 - O-beta-D-glucoside, calycosin - 7 - O-beta-D-glucoside - 6' - O-malonate, ononin, (6aR,11aR) - 3 - hydroxy - 9,10 - dimethoxypterocarpan - 3 - O-beta-D-glucoside, calycosin, (3R) - 7,2' - dihydroxy - 3',4'-dimethoxyisoflavan - 7 - O-beta-D-glucoside, formononetin - 7 - O-beta-D-glucoside-6'-O-malonate와 formononetin

의 8종류가 분리되었다. 황기의 다른 성분은 gamma-aminobutyric acid(GABA), choline, betaine, gluconic acid, β-sitosterols, L-canavanine, essential oil, linoleic acid, α-aminobutyric acid, asparagine을 포함한 식물성 스테롤(phytosterols), 휘발성 오일과 아미노산이 있다.

● **황기의 주요 성분인 astragaloside I은 장내세균에 의해 astragaloside IV로 전환되어 흡수된다.**

<그림 5 - 71>는 황기의 유효성분인 astragalosides I과 IV의 시간에 따른 혈장농도를 나타낸 것이다. 동태학적 지표는 중국에서 가장 많이 이용되는 처방인 Danggui Buxue Tang(DBT)을 랫드에 투여하여 얻은 결과이다. DBT는 황기와 당귀가 혼합된 탕제로 astragaloside I과 astragaloside IV의 함량은 각각 0.681mg/mL과 0.120mg/mL이다. <그림 5 - 71>처럼 astragaloside I과 IV의 혈장농도는 DBT에 포함되어 있는 함량에 따라 비례하는 특성을 나타난다. 즉 황기에서 astragaloside I의 높은 함량이기 때문에 혈장농도에서도 astragaloside IV보다 많다.

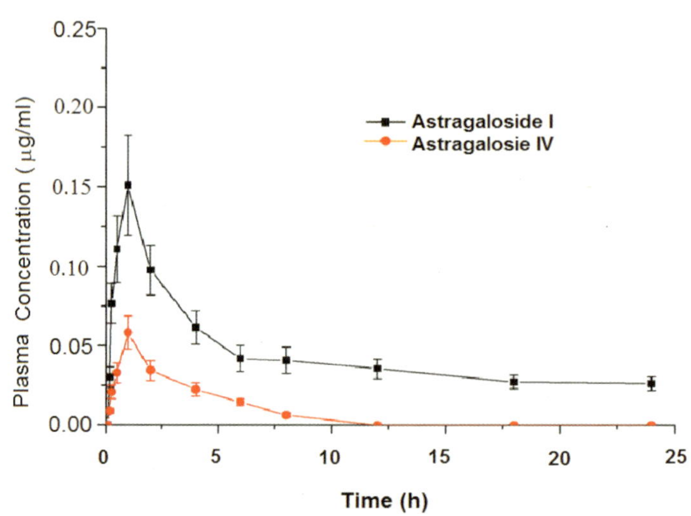

〈그림 5-71〉 Danggui Buxue Tang(DBT)의 탕제투여에 의한 시간별 astragaloside I과 astragaloside IV의 혈장농도변화

DBT는 Radix Astragli(황기)와 Radix Angelica Sinensis(당귀)를 혼합한 탕제이다. DBT를 통해 투여된 astragaloside I는 astragaloside IV보다 5~6배로 더 많이 혈장에서 확인되었다(참고: Wen).

　　<표 5-37>처럼 astragaloside I와 IV의 동태학적 지표인 반감기는 각각 8.36, 2.27시간이었으며 체중 및 시간당 체외로 빠져나가는 용량을 나타내는 생체청소율 (body clearance; CL)은 각각 389.6, 289.6mL/kg/h이었다. 그리고 astragaloside I과 IV의 최고도달시간(t_{max})은 각각 1.16, 1.08h이며 평균잔류시간(mean residence time; MRT)은 각각 13.68, 3.52h이었다.

〈표 5-37〉 주요황기 유효성분의 약물동태학적 지표

Compounds	Parameter					
	T_{max} (h)	C_{max} (μg mL^{-1})	$T_{1/2}$ (h)	CL (mL kg^{-1} h^{-1})	AUC$_{0\rightarrow\infty}$ (μgh^{-1} mL^{-1})	MRT (h)
Calycosin-7-O-β-D-glucoside	0.48	0.15	2.18	141.0	0.72	3.26
Ononin	0.53	0.17	2.42	117.6	0.87	3.65
Ferulic acid	0.43	0.049	0.75	546.4	0.065	1.26
Astragaloside IV	1.16	0.15	8.36	289.6	2.09	13.68
Astragaloside I	1.08	0.032	2.27	389.6	0.24	3.52

　　Astragaloside I과 IV의 동태학적 지표에서 두 유효성분의 대사적 선후관계를 확인할 수 있다. 일반적으로 동일한 조건 하에서 두 물질을 경구투여하였을 경우에 농도가 높은 물질이 혈장최고농도인 C_{max}와 혈중농도-시간반응곡선하 면적인 ACU에서 나타나는 양이 높다. DBT에서 황기의 astragaloside I과 and astragaloside IV의 함량은 각각 0.681, 0.120mg/ml였다. 즉, 양적인 측면에서 astragaloside I이 astragaloside IV보다 약 5.68배 많다. 그러나 astragaloside I과 astragaloside IV의 경우에는 투여된 astragaloside I이 astragaloside IV보다 많음에도 불구하고 astragaloside I의 동태학적 지표인 C_{max}와 AUC에서 astragaloside IV의 것보다 유의하게 낮은 농도가 확인되었다. 이러한 astragaloside I의 동태학적 지표가 낮은 이유는 astragaloside I이 astragaloside IV로 생체전환 때문으로 추정된다. 장내세균에 의한 생체전환은 시간이 소요되는데 이는 결국 전신혈관으로 흡수가 지연되기 때문이다. 따라서 astragaloside I과 IV는 <그림 5-72>처럼 구조적인 측면에서 두 개의 acyl group차이가 있는데 생체전환을 통해 2 acyl group이 분리된다. 특히 이러한 분리를 통해 astragaloside I은 소장에서 장내세균에 의해 astragaloside IV으로 전환되는 전구물질이라는 것을 추정할 수 있다. 따라서 astragaloside I이 훨씬 많은 투여량에도 불구하

고 동태학적 지표에서 농도가 낮은 이유는 astragaloside I이 astragaloside IV로의 전환 때문이다.

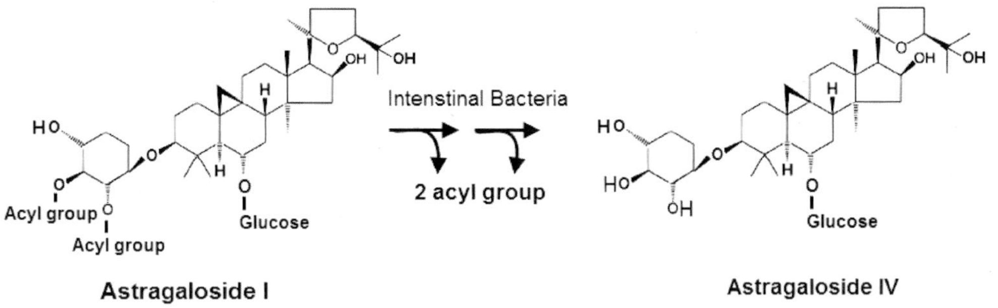

〈그림 5-72〉 장내세균에 의한 astragaloside I의 생체전환

Astragaloside I이 장내세균에 의해 2개의 acyl group이 제거되면서 astragaloside IV로 전환되는 것으로 추정된다. 이는 두 물질의 약물동태학적 지표의 차이를 통해 확인할 수 있다.

2) 황기의 약리작용 및 기전

● 황기의 가장 중요한 약리작용은 면역계 활성이다.

서양에서 황기는 우선적으로 면역증강을 비롯하여 심혈관 기능과 생리적 활성 증진을 위해 임상에서 응용되고 있다. 또한 면역장애와 암보조치료를 비롯하여 일반 감기, 단순포진과 연관된 자궁경부염 등을 포함한 바이러스 감염을 치료하는 데 임상적으로 응용되고 있다. <표 5-38>는 황기의 다양한 효능이다.

<표 5-38> 황기의 효능과 유효성분

효능 및 기관	효능 및 기전	유효물질
면역계	- 흉선과 비장세포의 수와 무게의 증가를 유도	
	- 대식세포의 활성을 증가	Polysaccharides
	- NK세포 활성을 증가시키는 것	Astragaloside I과 II
항암효능	- 랫드의 신장암종(renal carcinoma)의 88% 과사 유도	황기추출물, IL-2, 당광나무추출물
	- 백혈구 감소증에 대해 혈구세포의 유의한 증가	Polysaccharides
	- 암세포 전이의 저해	황기추출물
	- 방사성 암치료와 mitomycin, cisplatin, cyclophosphamide와 5 - fluorouracil 등의 항암제치료에 의한 부작용 감소	황기추출물
항바이러스 및 항균효능	- *Shigella dysenteriae, Streptococcus hemolyticus, Diplococcus pneumonia* 과 *Staphylococcus aureus* 등의 세균에 항균 효능	
	- T4/T8 세포의 비를 증가시켜 이러한 항바이러스 효능	황기추출물, interferone
심혈관계	- 심박출량(cardiac output, 심실에서 1분 동안 박출하는 혈액의 양)이 유의하게 증가	황기추출물
	- Coxsackie-B virus에 의해 유발된 심근염을 가진 환자로부터 NK 활성이 유의하게 증가	황기추출물
	- 농도에 따라 혈압 증가 및 감소	황기추출물
기타 효능	- 이뇨작용 증가 - 남성 정자 활동성 증가를 통한 불임에 효능 - CCl₄에 대한 간손상에 대한 보호작용 - 혈당강하 최종당산화물(advanced glycation end product) 활성 저해	황기추출물, Astragaloside IV

(참고: Monograph)

① 면역효능과 임상시험(결과참고: Monograph)

황기의 열수추출물에서 분리된 **polysaccharide**는 비경구투여(**parenteral administration**, 장관을 통하지 않고 피하 등의 다른 경로를 통한 주사에 의한 투여)를 통해 다양한 면역기능 증진을 유도한다. 특히 여러 **polysaccharide**중에서 **astragaloside** I과 II는 흉선과 비장세포 수의 증가를 유도하며 대식세포의 활성을 증가시킨다. 면역은 작용기전에 따라 선천성 면역(**innate immunity**: 항원에 대해 기억작용이 없는 비특이적 면역반응)과 후천성 면역(**acquired immunity**: 항원을 기억하는 특이적 면역반응)으로 구분된다. 균을 잡아먹는 식세포(**phagocyte**; 일반적으로 대식세포와 이보다 작은 식세포인 과립성 백혈구)에 의한 면역이 선천성 면역이며, 항체나 사이토카인 등을 분비하는 항원에 대한 면역이 후천성 면역이다. 또한 후천성 면역인 경우에는 체액성 면역반응(**humoral immunity**)과 세포매개성 면역반응(**cell mediated immunity**)으로 구분된다. 세포매개성 면역반응은 T세포나 자연살해세포의 경우처럼 세포가 직접 항원을 제거하는 경우를 의미하는데 종양세포에 대한 면역반응이나 바이러스에 감염된 세포에 대한 면역반응이 있다. 체액성 면역반응은 항체처럼 세포와는 독립적으로 항원과 반응을 의미하는데 세포와 연관되어 있지 않는 세균같은 항원에 대한 면역반응을 의미한다.

이들 면역기능을 수행하기 위해서는 백혈구가 가장 중요한 역할을 수행한다. 백혈구는 중성백혈구(neutrophil), 염기성백혈구(basophil), 산성백혈구(eosinophil), 대식세포(macrophage)로 성숙하는 단핵구(monocyte), 림프구(lymphocyte)의 5종류가 있다. 특히 림프구는 T세포(T림프구), B세포(B림프구), 자연살해세포(NK, natural killer)로 구분된다. 이들 림프구는 전체 백혈구 수의 20~25%를 차지한다. T세포는 골수 유래의 줄기세포(stem cell)에서 분화되어 흉선(thymus: T세포의 명칭 유래)에서 성숙하며, B세포는 골수(bone merrow: B세포 명칭 유래)에서 유래하여 비장에서 성숙한다. T세포와 B세포의 성숙은 면역글로불린의 항체생성에 밀접하게 관여하여 후천성 면역의 핵심이다. NK세포는 T세포나 B세포와 비슷하지만 직접 항원과 결합하지는 않고 감염된 세포와 결합해 있는 항체에 다시 결합해서 세포를 죽이는 작용을 한다. 따라서 황기의 astragaloside I과 II에 의한 흉선과 비장세포의 활성화는 T세포와 B세포 활성을 통한 후천성 면역력 증강에 중요하다고 할 수 있다. 또한 황기의 다당류에 의한 식세포의 일종인 대식세포의 활성 증가는 식균작용을 증가시키는 선천성 면역기능을 증가한다. 또한 황기추출물은 말초혈액에서 NK세포 활성을 증가시키는 것으로 확인되었다. 이러한 면역반응이 생성되기 위해서는 여러 면역세포들의 직접, 간접적인 상호작용이 있어야 한다. 예로 B세포가 항체를 생산하기 위해서는 T세포에서 분비되는 물질의 작용을 받아야 한다. 이는 세포간의 상호연락을 통해 이루어지는데 연락하는 단백질을 면역조절물질이라고 부르며 사이토카인(cytokine)이라고 한다. 사이토카인은 면역세포에 작용하여 세포의 증식, 분화, 기능과 활성을 유도한다. 특히 림프구 자체에서 생성되어 다른 림프구의 작용을 조절하는 것을 lymphokine 또는 interleukin(IL)이라고 한다. 황기의 polysaccharide는 암환자에서 interleukin-2(IL-2) 분비를 촉진시켜 항암효능을 유도하는 것으로 확인되었다. IL-2는 T4세포에 의해 생산되며 NK세포 성장을 촉진시켜 lymphokine-activated NK세포의 능력을 강화하여 암세포를 파괴한다. 또한 IL-2는 B세포의 성장을 촉진시킨다. 이러한 측면에서 IL-2투여로 항암치료가 이루어지고 있는데 1,000U/mL의 IL-2 투여는 랫드의 신장암의 86% 괴사를 유도하였다. 그러나 IL-2투여를 통해 실제적으로 임상시험에서 신장손상과 심근경색증의 부작용이 확인되었다. 반면에 황기추출물과 IL−2의 동시 투여로 랫드 신장암종의 88%괴사를 유도하였으며 이를 임상적으로 투여할 경우에 IL-2에 의한 부작용이 감소될 것으로 추정되고 있다. 또한 황기추출물과 여정자추출물과 함께 투여 시에 랫드의 신장암(renal carcinoma)을 유의하게 감소시키는 것으로 확인되었다. 또한 황기추출물은 암세포 전이를 저해하며 방사선 암치료와 mitomycin, cisplatin, cyclophosphamide와 5−fluorouracil의 항암제치료에 의한 부작용을 감소시킨다. 혈액암의 임상시험에서 백혈구 감소증(leukopenia: 혈중 백혈구 수치가 정상 수치인 혈액 1㎕당 4,000~10,000개 이하로 감소되어 있는 상태)을 가진 115명 환자에게 매일 8주간 30g와 10g의 농도 투여한 연구에서 두 농도 모두에서 혈구세포가 유의하게 증가되었다.

T세포는 역할에 따라 T1(기억 또는 T세포, memory 또는 delayed T cell: 항원이 들어오면 즉시 반응력 있는 다른 세포로 전환), T2세포(Killer T cell, 살해T세포: 직접 항원을 죽일 수 있는 독성물질을 방출하여 항원파괴), T8세포(억제T세포: 세포성 및 체액성 면역을 적절한 시기에 종식시킴), T4 또는 Th세포(Helper T cell, 보조T림프구: B cell에 작용하여 면역을 촉진하며 대식세포 활동을 조절하고 interleukin Ⅱ를 방출)로 구분된다. 특히 림프구의 T4와 T8의 비인 T4/T8은 면역체계에 대한 영향과 현재의 상태를 진단하는 중요한 면역력의 지표이다. 이는 면역활성을 유도하는 보조T림프구와 면역억제기능을 담당하는 억제T세포의 비를 의미한다. 정상적인 T4와 T8의 수치는 각각 전체 림프구의 30~60%와 10~30%이며 성인의 정상적인 비는 0.9 - 3.7 정도이다. 황기는 *Shigella dysenteriae, Streptococcus hemolyticus, Diplococcus pneumonia*과 *Staphylococcus aureus*의 세균에 항균효능이 있는 것으로 확인되었다. 항균효능과 더불어 항바이러스 효능도 coxsackie-B virus에 의해 유발된 심근염(myocarditis: 심장근육<myocardium>에 발생하는 염증) 환자를 통해 확인되었다. 황기추출물이 T4/T8세포의 비를 증가시켜 이러한 항바이러스 효능이 있는 것으로 설명되고 있다. 즉 황기는 면역을 억제하는 T8세포의 수를 감소시키며 T4세포의 수를 증가시킨다. 이에 의한 T4는 사이토카인을 분비하여 NK세포 및 살해T세포의 활성을 유도하여 바이러스를 파괴하게 된다. 실제로 3~4개월 동안 황기의 정맥투여를 통해 coxsackie-B virus로 유발된 심근염을 가진 환자의 NK활성이 유의하게 증가되었다. 이들 심근염을 가진 환자들의 증상 완화와 더불어 바이러스의 증식을 방해하는 사이토카인인 Type I interferone인 α-interferon

(IFN-α), β-interferon(IFN-β)이 증가되었다.

이와 관련된 연구로 human papillomavirus type 16(HPV－16), Herpes simplex virus type 2(HSV－2)와 cytomegalovirus 감염에 의한 자궁경부염을 가진 환자 235명을 대상으로 재조합을 통해 만든 recombinant interferon－1 interferone(5 μg), recombinant interferon-1 interferon(10 μg), interferone-1(5 μg)+황기추출물, 황기추출물 등의 4군에 대해 주당 2회로 3주간 투여하였다. Interferone-1(5 μg)+황기추출물 투여군이 고농도 interferon－1(10 μg) 투여군과 유사하게 약 60%의 환자에서 증상이 크게 완화 또는 자궁경부염이 완치되는 효능이 확인되었다. 이를 통해 황기추출물이 interferone과 생체내에서 상가효과가 있는 것으로 추정된다.

② 심근에서의 항산화 효능과 임상시험(참고: Monograph)

● 황기는 항산화효능을 통해 심근의 손상과 기능을 증진시킨다.

황기에 포함된 사포닌은 심근에서 지질과산화 발생을 저해하여 심장기능에 효능이 있다. 급성심근경색을 가진 환자 43명에게 황기추출물을 투여하여 좌심실기능을 강화하고 항산화적 효능이 확인되었다. 특히 혈액의 방출전 시간(pre-ejection period)/좌심실 방출 시간(left ventricular ejection time)의 비의 감소를 비롯하여 적혈구의 황산화효소인 superoxide dismutase(SOD)활성 증가와 혈장의 지질과산화 감소 등에서 효능이 확인되었다. 따라서 황기의 심혈관질병에 대한 효능은 항산화작용 때문으로 추정되고 있다. 또한 급작스러운 재관류에 의해 산화적 스트레스가 발생하는 허혈성심질환을 가진 92명의 환자에게 황기추출물을 투여한 결과, 협심증이 상당히 경감되는 효능과 더불어 심전도 호전율이 82.6% 정도로 높았다.

이 외에 협심증을 가진 20명의 환자에게 황기추출물을 투여하여 심박출량(cardiac output: 심실에서 1분 동안 박출하는 혈액의 양)이 유의하게 증가하였으며 특히 강심제인 digitalis와는 다르게 ATP 활성을 저해하는 부작용이 없었다. 일반적으로 심박출량은 확장말기 용량(end diastolic volume EDV: 확장기 말 심실의 혈액 양)에서 수축말기용량(end systolic volume, ESV: 심실이 수축을 끝냈을 때 심실 내에 남아 있는 혈액량)을 뺀 차이다. Astragaloside IV를 2주 동안 매일 울혈성 심부전(심장에서 실<좌,우 또는 양쪽>에 의한 혈액박출량이 정상보다 적은 경우)을 가진 환자 19명에게 정맥 투여하여 가슴통증과 호흡곤란이 15~19명에게서 완화되었다. 특히 좌심실의 말기수축용량과 말기확장용량이 감소되고 심장박동률이 분당 88에서 65로 유의하게 감소되었다.

③ 기타 효능

신장염에 황기추출물을 투여하여 단백질 불균형과 혈장단백질을 개선하는 효능과 이뇨작용이 확인하였다. 또한 황기를 포함한 생약 18가지를 열수추출하여 정자운동력－증진 활성(sperm motility-enhancing activity)을 측정한 연구에서 유일하게 황기를 복용한 사람에게서 정자의 운동력에 있어서 대조군보다 $146.6\pm22.6\%$ 증가되었다. 황기추출물에 의해 carbon tetrachloride(CCl$_4$)－유도 간손상을 가진 랫드에서 혈액중 glycogen감소 예방과 혈장단백질 농도 증가되었다. 또한 혈압 및 혈당 감소가 유도되었다. 황기에 의한 혈당 강하효능은 최종당산화물(advanced glycation end product; AGE) 생성과 관련이 있다. AGE는 혈류에 있는 당분이 단백질에 결합하여 발생하는 생성물이며 피부의 탄력에 필요한 콜라겐이나 엘라스틴과 같은 단백질과도 결합하여 피부노화를 촉진시키기도 한다. 이와 관련하여 황기의 astragaloside IV는 혈액에서 당과 단백질의 결합을 예방하거나 AGE와 결합하여 최종당산화물 생성을 저해하는 것으로 추정되고 있다.

3) 황기의 독성과 부작용

① 활성중간대사체의 생성 여부

• 황기의 성분 중 활성중간대사체로 전환하는 성분은 확인되지 않았다.

황기의 주요 유효성분은 다양한 polysaccharide인데, 특히 astragaloside대한 생체 내 대사과정은 밝혀지지 않은 상태이다. 단지 장내세균에 의해 대사되어 흡수되는 것으로 추정되고 있다. 따라서 astragaloside을 포함한 황기의 주요 성분이 생체전환을 활성중간대사체로의 전환은 없을 것으로 사료된다. 또한 부작용에 대해서 임상적 보고가 거의 없는데 이는 황기의 성분 중 활성중간대사체로의 전환 가능성이 없다는 것을 간접적으로 뒷받침한다.

② Cytochrome P450영향 및 약물상호작용

● **황기는 혈당강하를 유도하기 때문에 다른 혈당강하제와 동시 투여는 금물이다.**

　황기는 독성이 미미하고 P450 대사 및 이에 대한 연구가 거의 이루어지지 않았다. 따라서 황기와 P450에 의한 양약과 상호작용에 대한 추정은 거의 불가능 상태이다. 그러나 황기의 효능과 양약의 약물상호작용을 통한 부작용 가능성은 추정할 수 있다. 황기는 혈당강하를 유도한다. 당뇨병을 가지거나 저혈당을 가진 사람에게 투여는 사전 충분히 혈당 정도를 확인하는 등의 주의가 필요하다. 따라서 혈당에 영향을 주는 알로에(Aloe vera), 팽나무 열매(bilberry), 멜론, 우엉(burdock), 호로파(fenugreek), 어류오일(fish oil), 당살초(gymnema), 칠엽수씨 추출물(horse chestnut seed extract), 마시멜로(marshmallow), 우유 엉겅퀴(milk thistle), 인삼, 로즈마리(rosemary)과 쐐기풀(stinging nettle) 등과의 동시 복용도 주의를 요한다.
　동물에서는 황기가 혈압을 강하하는 효능이 있지만 사람에게 황기를 투여한 후 혈압을 측정한 연구에서 15g이하에서는 혈압을 낮추고, 30g이상에서는 혈압을 증가시키는 것으로 확인되었다. 따라서 황기는 혈압을 강하하는 효능이 있지만 고용량에서는 증가할 수도 있다. 따라서 혈압에 영향을 주는 양약과 한약의 투여는 주의가 요망된다. β－차단제(β-blocker, inderal, tenormin, visken 등)는 β－아드레날린수용체의 작용을 차단함으로써 교감신경작용 억제를 통해 혈압을 강하한다. 황기는 교감신경계에서 분비되는 노르아드레날린의 표적인 β－아드레날린수용체에 길항적으로 결합한다. 황기의 이러한 기능은 심근의 수축력을 저하시키고 혈액 방출을 억제하는 작용이 있어 주로 강압제로 사용되고 있다. 따라서 β－차단제와 더불어 심근의 수축을 저하시키는 항고혈압제이며 강압제인 propranolol(Inderal) 또는 atenolol(Tenormin)과 동시 투약은 지나친 혈압강하에 의한 부작용을 유발할 수 있기 때문에 유의할 필요성이 있다. 그 외 혈압에 영향을 주는 백부자(aconite, monkshood), 국화과 식물이며 외용진통제로 사용되는 arnica, 노루삼(baneberry), 팽나무의 열매(bilberry), 승마

(black cohosh), 금잔화(calendula), 강황(curcumin), 거담작용과 항바이러스 작용하는 유칼립톨(eucalyptol), 생강(ginger), 지혈제인 미나리아재비과의 초본인 goldenseal, 겨우살이(mistletoe), 밤에 꽃피는 선인장(night blooming cereus), 서양할미꽃(pasque flower), 체리(wild cherry) 등과 황기의 동시 투여 역시 유의할 필요성이 있다.

　임상보고에 따르면 출혈의 위험성을 증가시키는 약물인 aspirin과 항응고제인 warfarin(Coumadin)과 heparin, 항혈소판제제인 clopidogrel(Plavix), 비－스테로이드성 항염증성 약물인 ibuprofen(Motrin, Advil)과 naproxen(Naprosyn, Aleve), 은행잎 추출물, 마늘, 톱모양의 야자수인 saw palmetto 등과 황기의 동시투여는 출혈의 위험성을 증가시킬 수 있다. 또한 황기의 이뇨작용 앞에서 설명하였다. 이는 이뇨제인 furosemide(Lasix), chlorothiazide(Diuril) 또는 spironolactone(Aldactone)과의 황기 투여는 혈액의 나트륨과 칼륨의 저농도를 일으켜 탈수현상이나 대사이상을 유도할 수 있다. 또한 황기의 가장 중요한 효능 중의 하나가 면역계 활성이다. 장기이식에 있어서 면역거부반응을 줄이기 위해 사용되는 약물이나 스테로이드계열의 약물 등과 병용 시에 이들 약물의 효능을 저해할 수 있다. Phenobarbital같은 수면제, chloral hydrate같은 진통진정제와 함께 황기 복용 시에 황기의 효능을 감소시킬 수 있다. 반면에 40대 이후 영양상태가 좋은 비만형 남성들에게 주로 생기는 관절염의 일종인 통풍 치료제에 이용되는 colchicine과 함께 투여할 경우에 황기의 효능이 증가된다. 또한 succinylcholine과 pancuronium 등의 근이완제, 교감신경을 자극하여 혈압을 상승시키고 심박동수와 심박출량을 증가시키는 자극제인 ephedrine, epinephrine과 함께 황기 투여 시에 이들간의 약물작용을 증가시킨다. 그러나 항정신성 약물이며 도파민 길항제인 haloperidol, procarbazine은 신경독성뿐 아니라 오심과 구토의 부작용을 유발하는 항암제인 procarbazine을 황기와 함께 복용하면 부작용이 증가된다.

③ 부작용과 일반 독성

● **과잉복용으로 인한 복통과 설사 등이다.**

　황기의 효능은 다른 약물과의 상호작용에 따른 연구와 추정은 많이 연구되었으나 황기만의 부작용과 독성은 과잉복용으로 인한 단순한 복통과 설사 정도이다. 마우스의 LD$_{50}$는 복강투여를 통해 35g~45g/kg으로 추정되고 있다. 복강투여에 의한 황기의 안전용량 범위는 랫드의 경우에는 5.7~39.9g/kg, 비글견인 경우 2.85~19.95g/kg 그리고 사람의 경우에는 이것보다 70배 또는 35배인 0.57g/kg으로 추정되고 있다. 일반적으로 1일 1~30g 정도의 황기추출물이 복용용량으로 추천되고 있으나 60g까지 가능한 것으로 추정되고 있다.

8. 작약(Paeonia Radix)

◎ 주요 내용

- 작약의 가장 중요한 성분은 paeoniflorin이다.
- Paeoniflorin은 장내세균에 의해 항경련 효능이 있는 paeonimetabolin-I로 전환된다.
- 작약의 paeoniflorin분획은 혈지질의 농도를 감소하며 더불어 HDL-cholesterol 증가를 유도하는데 특히 고지방식이에 의한 체중증가를 감소시킨다.
- 염산 및 에탄올로 손상된 위점막이 paeoniflorin에 의해 완화되었는데 이는 paeoniflorin에 의한 열충격단백질활성인 HSP70의 활성 때문으로 추정된다.
- 활성중간대사체 생성은 확인되지 않았다.
- 작약의 cytochrome P450에 대한 영향은 아직 확인되지 않았으며 항간질제 및 항경련제 약물에 영향을 준다.
- 작약의 핵심성분인 paeoniflorin의 과량투여로 인한 급성독성증상은 순간적으로 잠에 빠지는 수면발작인 기면(somnolence)과 우울증상 등의 부작용을 유발한다.

1) 작약의 유효성분과 약물동태학

● 작약의 가장 중요한 성분은 paeoniflorin이다.

작약(Paeoniae Radix)은 꽃의 색깔에 따라 붉은색인 적작약(Paeoniae Radix Rubra) (예: *Paeonia lactiflora* Pallas 또는 *Paeonia veitchii* Lynch), 흰색인 백작약(Paeoniae

Radix Alba)(예: *Paeonia lactiflora* Pallas)으로 구분된다. 뿌리를 약용으로 사용하며 적작약은 과민성대장증후군, 사지경련, 복통, 진경, 진통, 완화, 부인병, 항알레르기와 소염치료에 사용되며, 백작약은 부인병, 복통, 진경, 두통, 해열, 지혈, 대하, 진통, 객혈과 이뇨 등에 사용된다. 두 작약의 구성성분은 monoterpene 배당체, galloyl glucoses(gallic acid and β-D-glucose으로부터 합성되는 당)와 페놀성 화합물을 서로 함유하고 있지만 정확한 차이는 확인되지 않았다. 일반적으로 작약의 주요 유효성분으로는 paeoniflorin, proanthocyanidins, paeonine, paeonol, tannin 또는 농축된 tannin인 proanthocyanidins (또는 procyanidin), 유기산, B-sisterol, oxypaeoflorin, benzoylpaeoflorin, albiflorin, benzoic acid, 안식향산, polysaccharide가 있다. 이중에서 작약의 약리효능은 대부분이 monoterpene glycoside 일종인 paeoniflorin에 대해서 연구되고 있다. Paeoniflorin 외에도 <그림 5 - 73>처럼 백작약과 적작약 모두에 포함되어 있는 monoterpene 배당체인 albiflorin과 oxypaeoniflorin이 있다.

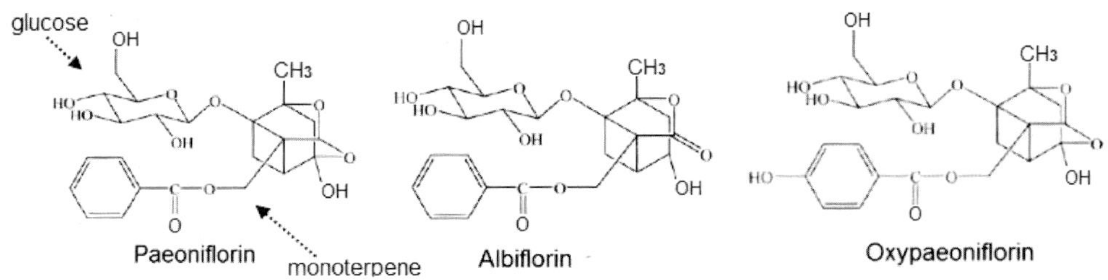

〈그림 5 - 73〉 작약의 주요 유효성분

작약의 주요 유효성분은 monoterpene glycoside 일종인 paeoniflorin을 비롯하여 albiflorin과 oxypaeoniflorin 등이 있다. 그러나 paeoniflorin이 가장 중요한 유효성분이다.

● **Paeoniflorin은 장내세균에 의해 항경련 효능이 있는 paeonimetabolin-I로 전환된다.**

<표 5 - 39>은 적작약과 백작약의 0.2g/kg을 함유한 열수추출물을 랫드에 경구투여 후 5, 10, 15, 20, 30, 60, 90, 120, 180, 240, 360과 540분에 각각 혈액을 채취하여 paeoniflorin의 약물동태학 지표를 나타낸 것이다. 적작약과 백작약의 Paeoniflorin C_{max}(혈장최고농도)는 각각 185.24±26.24ng/ml와 34.44±13.42ng/ml로 적작약에서 약 5.4배가 더 많았다. 혈중농도 - 시간반응곡선하면적인 AUC(Area Under the Concentration-time curve)는 백작약에서 높고, C_{max}에 도달하는 시간인 T_{max}는 적작

약에서 더 늦었다. 또한 혈장에서의 흡수된 양의 50%가 감소되는 반감기인 $T_{1/2}$는 적작약에서 더 길었으며 체중 및 시간당 체외로 빠져나가는 용량을 나타내는 생체청소율(body clearance)인 CL은 백작약이 더 긴 시간이 소요된다.

〈표 5-39〉 작약의 주요 유효성분인 paeoniflorin의 약물동태학적 지표

Compounds	Parameters	Radix Paeoniae Rubra	Radix Paeoniae Alba
Paeoniflorin	$T_{1/2}$(h)	1.86±0.27	0.85±0.11
	CL(h)	0.35±0.10	0.79±0.29
	T_{max}(h)	0.67±0.07	0.33±0.02
	C_{max}(ng/ml)	185.24±26.24	34.44±13.42
	ACU(ng/ml)	52,274.73±489.32	315.08±85.44

<그림 5-74>는 작약의 가장 중요한 유효성분인 paeoniflorin에 대한 적작약 및 백작약의 추출물 투여에 의한 시간별 농도변화를 나타낸 것이다. 앞서 논의된 약물동태학 지표에서처럼 적작약의 paeoniflorin이 백작약에서보다 체내 흡수량이 많으며 지속시간도 훨씬 길다는 것을 알 수 있다. 따라서 전반적인 성분은 유사할 수 있지만 작약의 종류에 따라서 구성성분 및 유효성분의 차이가 있다는 것을 알 수 있다.

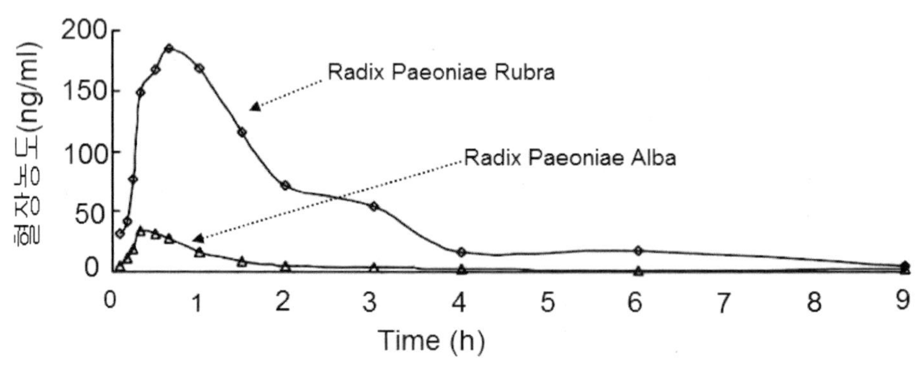

〈그림 5-74〉 적작약 및 백작약 투여에 따른 paeoniflorin의 시간별 혈장농도
적작약의 paeoniflorin이 백작약에서보다 체내 흡수량이 많으며 지속시간도 훨씬 길다는 것을 알 수 있다(참고: Feng).

한약재에 포함되어 있는 대부분의 glycoside가 장내세균에 의해 대사되듯이 작약의 glycoside인 paeoniflorin 역시 장내세균에 의해 생체전환이 이루어진다. <그림 5-75>

처럼 paeoniflorin은 장내세균에 의해 항경련 효능이 있는 paeonimetabolin-I로 전환
된다. 랫드에 경구를 통해 paeoniflorin의 0.5와 5mg/kg 농도를 투여하였을 경우에
최대혈장농도(C_{max})는 각 투여농도에서 9.9와 20.3ng/ml였다. Paeoniflorin의 대사체
인 paeonimetabolin-I의 최대혈장농도는 16.5와 101.7ng/ml였다. 이를 통해 투여된
paeoniflorin의 각 농도에서 전체 흡수량이 26.4와 122ng/ml 정도로 흡수되는데 이
중 62.5%와 83.4%가 장에서 paeoniflorin이 paeonimetabolin-I로 생체전환되어 흡수
되는 것으로 추정된다.

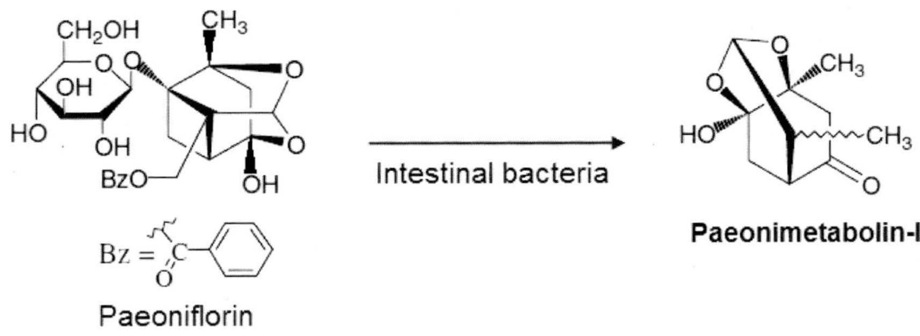

〈그림 5 - 75〉 장내세균에 의한 paeoniflorin의 생체전환
Paeoniflorin은 장내세균에 의해 항경련제인 paeonimetabolin-I로 전환된다(참고: He).

2) 작약의 약리작용 및 기전

작약의 우선적인 효능은 경련을 막는 항진경 효과, 위장 및 자궁의 평활근 수축 저
해, 통각상실증(analgesia: 통증을 받아들이는 감각기관과 뇌 사이의 신경전달이 차단되어 통증
을 느끼지 못하는 것), 진정, 항경련, 항고혈압과 혈관이완, 체온강하효능, 항염증의 다
양한 효능이 동물실험을 통해 확인되었다. 작약의 항진경효과는 소장의 끝부분인 회
장과 자궁의 부위에서 확인되었다. 이러한 효과는 작약의 자궁과 위장의 평활근의
이완에 기인한다. 또한 작약은 화학물질에 의해 유도된 관절염과 carrageenin에 의
해 유도된 발의 부종의 발생을 저해한다. 이러한 작약의 약리작용은 paeoniflorin 때
문이다.

① 고지혈

- 작약의 paeoniflorin분획은 혈지질의 농도를 감소하며 더불어 HDL-cholesterol 증가를 유도하는데 특히 고지방식이에 의한 체중증가를 감소시킨다.

<표 5 - 40>은 *Paeonia lactiflora* Pallas의 메탄올추출물을 비롯하여 추가적인 분리를 통해 2가지 분획인 Fraction A, Fraction B, paeoniflorin을 함유한 Fraction C, 양성대조군 lovastatin의 혈지질 농도에 대한 영향을 나타낸 것이다. 총콜레스테롤, LDL-cholesterol과 중성지방의 혈중농도가 고지방식이 1주간 투여를 통해 유의하게 증가되었다. 이러한 증가는 4주 후에는 다소 감소되었지만 정상군보다 높았다. Paeoniflorin을 포함한 분획 투여군은 혈지질의 농도를 유의하게 감소시키는 것으로 확인되었다. Paeoniflorin 200과 400mg/kg을 각각 투여한 연구에서 용량 - 의존적으로 혈장 총콜레스테롤의 농도가 각 농도에서 191.%, 28.7%로 감소되었다. 양성대조군인 10mg/kg lovastatin은 약 25.8%의 총콜레스테롤 농도 감소를 유도하였는데 이는 paeoniflorin의 항콜레스테롤 효능이 전문의약품과 정도의 효능이 있다는 것을 의미한다. 혈장 중성지방과 LDL-cholesterol 역시 paeoniflorin분획의 투여에 의해 51.4%와 59.3%로 각각 감소되었다. 반면에 HDL-cholsterol은 paeoniflorin 분획 투여에 의해 14.88%와 6.3%로 증가되었다. 이러한 결과를 볼 때 작약의 주요 성분은 좋은 콜레스테롤이라고 불리는 HDL-cholsterol 증가를 유도하지만 반면에 나쁜 콜레스테롤로 불리는 LDL-choleaterol과 중성지방은 감소를 유도하는 것으로 추정된다. 체중과 관련해서는 paeoniflorin분획을 200mg/kg 투여하여 고지방식이군의 평균체중증가를 약 65.2% 감소하였다. 반면에 양성대조군인 lovastatin은 고지방식이군의 평균체중증가를 약 50.3% 감소시켰는데 작약의 paeoniflorin성분이 체중감량에 더 효능이 있는 것으로 추정된다. 따라서 작약의 paeoniflorin분획은 혈지질의 농도를 감소하고 더불어 HDL-cholesterol증가를 유도하여 고지방식이에 의한 체중증가를 감소시키는 것으로 추정된다.

<표 5-40> 작약의 추출분획에 따른 혈지질에 미치는 영향

	Dose (mg/kg)	총콜레스테롤 (mg/dl)	중성지방 (mg/dl)	HDL-cholesterol(mg/dl)	LDL-cholesterol(mg/dl)
정상대조군	0	50.6±2.1	50.6±12.1	43.7±1.5	6.9±1.1
고지방식이-1주 후	0	174.2±4.6#	163.0±20.1#	70.5±1.6#	103.7±18.5#
고지방식이-대조군	0	68.7±4.6	135.7±68.8	41.0±8.1	27.7±11.6
Lovastatin	10	51.0±2.5	76.0±10.7*	39.6±1.9	11.4±1.4
		(−)25.75%	(−)43.99%	(−)3.41%	(−)58.85%
메탄올추출군	240	58.0±3.6	90.5±22.3	34.5±3.4	15.2±4.2
		(−)15.57%	(−)33.31%	(−)15.85%	(−)15.16%
Fraction A	200	59.0±3.2	106.7±12.0	44.7±2.0	14.3±1.7
		(−)14.12%	(−)21.37%	(+)9.02%	(−)48.38%
Fraction B	20	74.6±6.5	95.0±4.6	42.4±2.0	32.2±0.6
		(+)8.59%	(−)29.99%	(+)3.41%	(−)16.25%
Fraction C (Paeoniflorin 함유)	200	55.6±10.9	65.9±9.0	47.1±7.8	8.5±3.6
		(−)19.07%	(−)51.44%	(+)14.88%	(−)69.31%
	400	49.0±3.0	55.2±5.4	43.6±9.6	5.4±3.6
		(−)28.68%	(−)59.32%	(+)6.30%	(−)80.51%

−(): 고지방식이-대조군의 수치에 대한 증감비율, (−): 감소비율, (+): 증가비율 (참고: Yang)

② 손상된 위점막의 보호작용 및 기타 효능

• **염산 및 에탄올로 손상된 위점막이 paeoniflorin에 의해 완화되었는데 이는 paeoniflorin에 의한 열충격단백질인 HSP70의 활성 때문으로 추정된다.**

열충격단백질(heat shock proteins; HSP)은 다양한 외부 스트레스성 요인으로 발현되어 특정 단백질이 활성을 도와주는 샤페론단백질(chaperone)이다. 샤페론단백질은 전사 및 번역 후 단백질을 가공하여 단백질이 입체적 구조를 가져 활성을 도와주는 단백질이다. 또한 HSP는 외부의 스트레스자극에 의해 변성된 단백질을 수선하거나 단백질의 비정상적인 분해를 저해하여 이들 단백질의 정상적인 기능을 수행하도록 돕는다. 이러한 기능 때문에 샤페론단백질은 내인성 세포보호물질 또는 단백질유전체(proteone) 손상에 보호자 역학을 한다. 작약의 paeoniflorin은 다양한 종의 열충격단백질인 HSP70, HSP40와 HSP27을 유도한다. <그림 5-76>은 염산(HCl)과 에탄올(EtOH) 투여에 의해 유도된 마우스의 위점막 손상과 열충격단백질에 대한

paeoniflorin의 효능을 나타낸 것이다. <그림 5-76> A)에서 염산과 에탄올을 투여하여 출혈과 울혈의 위점막 손상을 유도하였으며 이들 물질의 투여 이전에 paeoniflorin 투여하여 손상이 유의하게 감소되었다. 또한 <그림 5-76> B)에서 HSP70 단백질이 paeoniflorin투여로 증가되는 것이 확인되었다. 따라서 HCl 및 EtOH로 유도된 위점막 손상이 paeoniflorin에 의해 완화되었는데 이는 paeoniflorin에 의한 HSP70 열충격단백질 활성 때문으로 추정된다. 특히 HCl은 유전자 전사인자인 NF-κB을 통해 cyclooxygenase-2(COX-2) 활성을 유도하여 위염증을 발생하지만 동시에 paeoniflorin이 COX-2의 활성을 억제하기 때문에 위점막 손상의 예방효과도 있는 것으로 추정되고 있다.

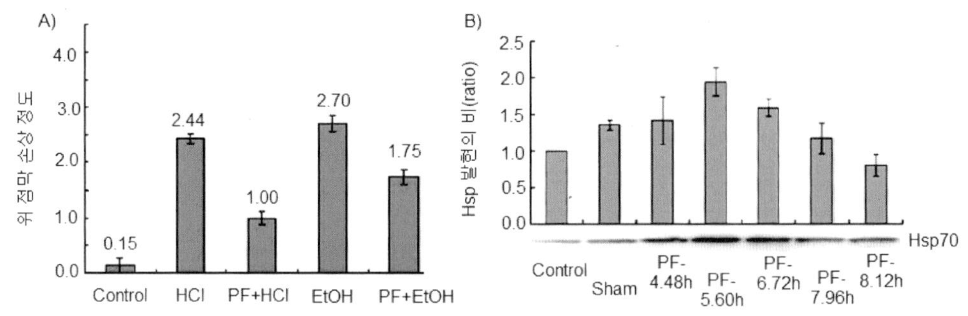

〈그림 5-76〉 Paeoniflorin(PF)에 의한 위점막 손상과 열충격단백질(HSP)에 대한 영향
A)에서 염산(HCl)과 에탄올(EtOH) 투여에 의하여 출혈과 울혈의 위점막 손상이 유도되었지만 paeoniflorin투여에 의해 손상이 유의하게 감소되었다. 이러한 paeoniflorin에 의한 효능은 B)에서 HSP70유도에 기인하는 것으로 추정된다(참고: Asai).

이외에도 작약의 핵심 유효성분인 paeoniflorin은 다양한 효능이 있다. 이러한 paeoniflorin효능은 외부 스트레스성 자극에 대해서 보호작용을 하는 HSP활성의 증가 때문으로 추정된다. 또한 작약은 아래와 같은 효능이 있다.

○ Paeoniflorin의 혈관운동능력 강화작용을 통해 말초혈관과 소화관 점막에 분포된 혈관의 혈액순환을 원활히 하고 소화관운동 능력을 항진시켜 소화, 흡수를 촉진한다. 또한 관상동맥을 확장하여 혈류를 가속화하여 심장기능을 개선한다.

○ Paeoniflorin이 중추신경 흥분을 억제하여 진통, 진경, 진정작용을 하며 위산분비 억제작용을 한다.

○ 작약추출물이나 paeoniflorin은 정맥근육의 운동기능을 강화하는데, 특히 방광

의 운동기능강화로 자주 소변을 보는 빈뇨를 개선한다. 또한 자궁, 신장 근육의 운동기능을 강화하여 자궁과 신장의 하수로 인한 요통을 완화한다.

○ 작약추출물은 이질간균, 황색포도상구균, 녹농균, 대장간균에 대한 항균작용이 있으며 소염, 해열작용을 하는 것으로 확인되고 있다.

③ 항염증 및 항산화의 효능

작약에서 분리된 glucoside분획(*Paeonia lactiflora* Pallas에서 추출되어 상품화된 것을 이용)이 관절염 – 유발물질인 Complete Freund's adjuvant(CFA: 건조 및 불활성화된 항산균<mycobacteria>으로 구성되어 항원으로 작용하고 관절염을 유도)에 의해 유도된 랫드의 관절염 치료에 효능이 있다. <표 5 – 41>은 관절염 유도 후 관절염 심화 정도를 나타내는 팽화(붓기, swelling)점수로 작약과 양성대조군의 영향을 3주간 관찰한 결과를 나타낸 것이다. 양성대조군 물질인 IL – 1 receptor antagonist(IL1ra, IL – 1 수용체 길항제)와 4 – Acetylaminophenylacetic acid(Acta)투여로 관절염의 팽화현상이 유의하게 감소되었다. 또한 작약의 glucoside분획인 TGP(total glucosides of *Paeonia lactiflora* Pallas)투여로 농도 – 의존적으로 팽화 정도가 감소되었는데 고농도에서는 양성대조군과 유사한 효능이 있는 것으로 추정된다. TGP에 의한 관절염효능은 윤활관절에 위치한 윤활막세포(synoviocyte)의 활성화에 의해서 분비되는 염증 – 매개 cytokine인 IL – 1, TNF와 IL – 6의 분비가 저해되기 때문으로 추정되고 있다. 따라서 작약의 glucoside성분은 염증의 활성저해를 통해 관절염에 효능이 있는 것으로 추정된다.

〈표 5 – 41〉 작약에서 분리된 glucoside 분획의 관절염에 대한 효능

Group	Dose (mg/kg)	관절염의 심화 정도(polyarthritis index)		
		Day 13	Day 17	Day 21
CFA		7.13±0.83	8.13±0.99	9.38±0.74
TGP	25	7.0±0.89	6.67±1.03	7.33±0.82
	50	7.67±0.82	4.33±0.82	4.33±0.52
	100	7.17±1.94	5.0±1.10	4.0±0.90
IL – 1ra	40	7.17±1.83	5.5±1.05	4.17±1.17
Acta	50	6.69±2.55	6.79±0.7	5.17±0.99

–CFA: 관절염 – 유발물질, TGP: 작약 – glucoside 분획, IL – 1ra 및 Acta: 양성대조물질 (참고: Xu)

또한 TGP는 항산화 효능을 통해 신경세포의 보호작용을 한다. Corticosterone은 당질코르티코이드(glucocorticoid)의 일종으로 혈액에서 고농도일 경우에 우울증을 유발한다. 이는 corticosterone에 의해 신경세포의 손상이나 신경세포의 연접인 시냅스 수의 감소 때문이다. 특히 corticosterone에 의한 신경세포의 손상은 유해활성 산소 또는 라디칼에 의한 산화적 스트레스 때문으로 추정되고 있다. 따라서 TGP의 항산화 효능은 corticosterone에 의해 유도된 산화적 스트레스와 이에 의한 신경세포손상을 예방하기 때문에 항우울증의 치료제로서의 가능성이 있다. <그림 5－77>은 PC12세포(랫드의 부신수질－유래 세포: glucocorticoid 수용체를 가지고 있는 등 신경세포와 유사한 세포)에 corticosterone를 처리한 후 세포손상과 산화적 스트레스에 대한 TGP의 효능을 확인한 것이다. <그림 5－77>의 A)처럼 corticosterone을 처리한 후, 세포의 생존율은 정상대조군 생존율의 약 30%로 감소되었다. 그러나 감소된 세포생존율은 TGP처리에 의해 농도－의존적으로 증가하여 38%, 45%와 49%였다. 특히 이러한 TGP에 의한 생존율의 증가는 TGP의 항산화적 스트레스 효능 때문으로 추정된다. <그림 5－98>의 B)처럼 corticosterone투여에 의해 세포에서 MDA(malondialdehyde) 함량이 2배 이상 증가하였는데 TGP투여에 의해 농도－의존적으로 MDA생성이 감소되었다. MDA는 지질과산화의 최종산물로 산화적 스트레스의 지표이다. 특히 TGP의 이러한 항산화적 기능은 세포내에서 제2상반응의 glutathione과 항산화 효소인 superoxide dismutase(SOD)와 catalase의 항산화계 활성 유도 때문이다. 따라서 TGP의 항산화 효능은 신경세포의 손상을 예방하여 항우울증의 예방 및 치료제로의 가능성이 추정되고 있다.

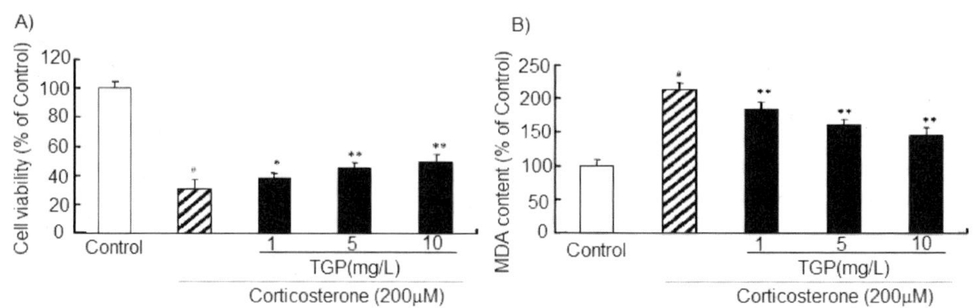

<그림 5－77> Corticosterone에 의해 유도된 세포생존율과 MDA에 대한 glucoside분획의 영향
Corticosterone에 의해 유도된 PC12세포의 세포생존율 감소(A)와 산화적 스트레스의 지표인 지질과산화의 최종산물인 malondialdehyde(MDA)생성의 증가(B)가 TGP투여로 인해서 농도－의존적 증가 또는 감소되었다(참고: Mao).

④ 임상시험결과

○ 폐성심(cor pulmonale: 폐질환 때문에 폐동맥 혈액의 흐름이 나빠져 우심실의 기능부전을 일으킨 상태) 및 유사한 질병을 가진 환자 21명에게 적작약의 추출물을 정맥주사하여 출혈 지표, 심근의 산소소비, 혈압에서 효과가 확인되었다(참고: Jia).

3) 작약의 독성과 부작용

① 활성중간대사체의 생성 여부

● **활성중간대사체 생성은 확인되지 않았다.**

지금까지 작약의 성분과 관련된 활성중간대사체 생성에 대한 보고는 없다. 또한 주요 성분인 paeoniflorin 역시 장내세균에 의해 생체전환 가능성이 추정되고 있을 뿐 간 및 다른 기관에서의 생체전환연구가 거의 이루어지지 않은 상황이다. 따라서 작약의 활성중간대사체 생성과 관련된 주요 유효성분에 대한 연구가 필요하다.

② Cytochrome P450 및 약물상호작용

● **작약의 cytochrome P450에 대한 영향은 확인되지 않았으며 항간질제 및 항경련 제 약물에 영향을 준다.**

작약의 주요 성분의 생체전환에 대한 연구 부족과 더불어 cytochrome P450의 영향 및 다른 약물간의 상호작용연구 역시 미미한 상황이다. 혈압강하제인 losartan은 CYP2C9에 의해 체내에서 생체전환이 이루어진다. 작약의 CYP2C9 영향을 확인하기 위해 작약추출물분말을 Losartan투여 전후로 3명의 성인에게 투여하여 losartan 및 대사체를 소변에서 분석하였다. 원물질인 losartan 및 대사체의 비가 작약 투여의 시기와 관련이 없이 유사하게 소변에서 확인되어 작약은 CYP2C9활성에 영향은 없는 것으로 추정된다(참고: Xie). 약물상호작용 측면에서 작약은 항간질제로 이용되는 약물인 carbamazepine과 valproate의 흡수를 증가시켜 혈장 최고농도 도달시간인 T_{max}을 단축시키며 반면에 항경련제인 phenytoin에 대해서는 흡수를 감소시켜 T_{max}를 증가시킨다. 따라서 이들 약물과 작약의 동시투여시에는 약물상호작용을 고려하여야 한다.

③ 부작용과 일반 독성

● 작약의 핵심성분인 paeoniflorin의 과량투여로 인한 급성독성증상은 순간적으로 잠에 빠지는 수면발작인 기면(somnolence)과 우울증상 등의 부작용을 유발한다.

○ 피부상처, 특히 항문주위 상처에 작약을 도포한 연구에서 치핵(hemorrhoid: 혈관으로 이루어진 항문 조직의 혹이나 덩어리)이 발생하는 것이 보고되고 있다.

○ 수술 전이나 수술 후 또는 출혈이 있는 사람에게는 작약 처방을 삼가는 것이 바람직하다. 또한 작약이 자궁의 수축을 유도할 수 있기 때문에 임신 중에는 복용을 삼가 한다(참고: www.raysahelian.com).

○ 작약추출물에 대한 독성연구는 미미하다. 작약의 가장 중요한 유효성분인 paeoniflorin의 복강투여에 의한 LD_{50}은 3,530mg/kg, 정맥투여에 의한 LD_{50}은 9,530mg/kg이다.

9. 향부자(Cyperi Rhizoma)

◎ 주요 내용

- 향부자의 주요 성분은 크게 sesquiterpene, terpenoid, 휘발성 정유와 flavonoid로 구분된다.
- 항설사제인 loperamide와 유사한 지사작용이 탁월한 것으로 추정된다.
- 항당뇨 효능은 향부자의 항산화작용 때문으로 추정된다.
- 향부자는 항균효능이 있으며 특히 암세포의 세포자멸을 유도하여 항암효능을 나타내는 것으로 추정된다.
- 향부자는 항동맥경화증 효과로 잘 알려진 aspirin보다 더 높은 혈소판응집 저해능이 있으며 이는 혈전에 의한 동맥경화증을 예방할 수 있다.
- 향부자의 독성과 부작용 연구는 미미한 편이다.

1) 향부자의 유효성분

- 향부자의 주요 성분은 크게 sesquiterpene, terpenoid, 휘발성 정유와 flavonoid로 구분 된다.

향부자(Cyperi Rhizoma)는 *Cyperus rotundus* Linn의 뿌리이다. 향부자의 주요 성분은 <그림 5-78>처럼 sesquiterpene, terpenoid, 휘발성 정유와 flavonoid로 구분된다. 방향족 구조이며 매운맛이 나는 sesquiterpene은 α-cyperone, β-cyperone, β-selinene, cyperene, cyperotundone, patchoulenone, sugeonol, kobusone와 isokobusone 등이 있다. Terpene은 pinene과 더불어 sesquiterpenes의 유도체인 cyperol, isocyperol과 cyperone 등이 있다. 휘발성 정유로는 전체 향부자 뿌리의 0.5~1% 함유되어 있으며 cyprotene, cypera-2,4-diene, α-copaene, cyperene, aselinene, rotundene, valencene, ylanga-2,4-diene, γ-gurjunene, trans-calamenene, δ-cadinene, γ-calacorene, epi-α-selinene, α-muurolene, γ-muurolene, cadalene, nootkatene, nootkatone, cyperotundone, mustakone, cyperol와 isocyperol이 있다. 향부자의 추출물과 유효성분에 대한 약물 동태학적 연구는 거의 이루어지지 않은 상태이다.

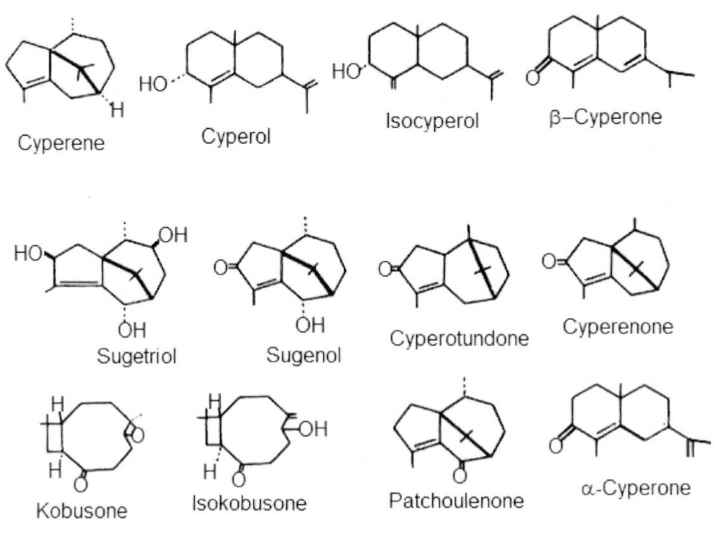

〈그림 5-78〉 향부자의 주요 성분인 sesquiterpenes, terpenoids, 휘발성 정유

2) 향부자의 약리작용과 기전

한방에서 향부자는 "부인병의 선약"으로 통경, 정혈, 신경안정, 체력강화, 만성 위기능 쇠약, 신경성 소화불량, 식욕감퇴에 사용되어 왔다. 특히 여성의 월경을 순조롭게 하는 데 향부자는 탁월한 효능을 발휘하는 것으로 알려지고 있다. 그러나 오늘날에는 오심, 해열, 통증 완화, 근육이완과 염증에 많이 이용되고 있다. 또한 α-cyperone, β-selinene, cyperene, cyperotundone, patchoulenone, sugeonol, kobusone과 isokobusone은 한방적 효능의 주요 성분이다.

① 항설사(지사작용)

● 항설사제인 loperamide와 유사하여 지사작용이 탁월한 것으로 추정된다.

향부자 메탄올추출물이 마우스의 castor oil - 유도 설사에 효능이 있다. <표 5 -

42>는 설사를 유도한 후, 메탄올추출액 250, 500mg/kg을 경구투여를 통해 항설사 (anti-diarrhoea) 효능의 지표인 설사 시작까지의 잠복기, 배변을 한 개체수 그리고 설사 개체수를 나타낸 것이다. Castor oil에 의해 유도된 설사유도군은 투여 후 설사까지 걸리는 잠복시간이 0.82±0.17시간으로 1시간 이내이다. 반면에 향부자의 메탄올추출물을 경구로 투여한 군의 잠복시간은 용량-의존성으로 증가하며 최대 2시간 30분 정도로 확인되었다. 특히 배변과 설사 횟수 역시 크게 감소하여 지사제인 loperamide와 유사한 항설사가 확인되어 향부자의 항설사 효능이 탁월한 것으로 추정된다.

〈표 5-42〉 향부자의 메탄올추출물에 의한 항설사 효능

처치군	투여용량 (mg/kg, p.o.)	설사 유도물질 투여 후 설사 시작까지의 잠복기(h)	4시간 이내 배변 횟수	4시간 이내 설사 횟수
설사유도군	–	0.82±0.17	12.00±1.52	7.80±0.80
Loperamide	3	2.88±0.44	2.20±0.80	0.8±0.37
ME	250	1.43±0.11	5.8±0.74	3.00±0.55
	500	2.31±0.33	4.60±1.03	1.8±0.37

-Loperamide: 항설사제, 양성대조물질. ME: 향부자 메탄올추출물(참고: Uddin).

② 항당뇨

● **항당뇨 효능은 향부자의 항산화작용 때문으로 추정된다.**

Petroleum ether에 의해 지방이 제거된 향부자의 에탄올추출물이 혈당저하에 효능이 있다. <그림 5-79>은 당뇨-유도 물질인 alloxan monohydrate(120mg/kg)를 랫드에 투여하여 당뇨를 유도하여 7일간 향부자 에탄올추출물 투여를 통해 혈당에 미치는 영향을 확인한 것이다. 당뇨-유도된 랫드의 혈액에서 향부자-에탄올추출물 농도(200, 500mg/kg)에 따라 혈당이 농도-의존적으로 감소되었다. 특히 향부자-에탄올추출물 500mg/kg 투여군은 항당뇨제이며 양성대조물질인 metformin투여와 정상대조군의 혈당수준으로 감소되었다. 따라서 향부자의 에탄올추출물은 항당뇨효능이 있는 것으로 추정된다. 일반적으로 alloxan에 의한 당뇨 유도는 유해활성 산소 및 프리라디칼의 생성을 통해 이루어진다. 따라서 향부자의 에탄올추출물에 의한 항당뇨 효능은 향부자의 항산화작용 때문으로 추정된다.

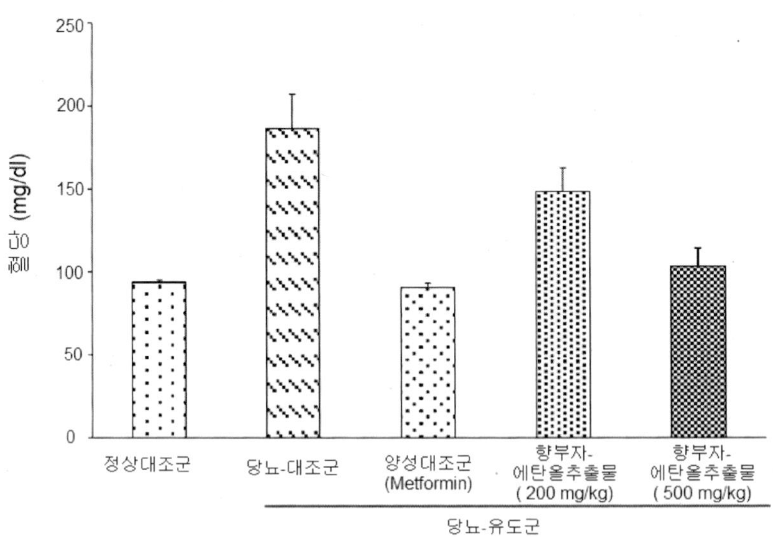

〈그림 5-79〉 향부자 에탄올추출물의 혈당에 대한 영향

Alloxan monohydrate(120mg/kg)를 랫드에 투여하여 당뇨를 유도한 후, 7일간 향부자 에탄올추출물 투여를 통해 혈당이 농도-의존적으로 감소되는 것이 확인되었다(참고: Raut).

③ 항산화, 항균 항세포독성 및 항세포자멸의 효능

● 향부자는 항균효능이 있으며 특히 암세포의 세포자멸을 유도하여 항암효능을 나타내는 것으로 추정된다.

향부자는 다른 용매 및 분획에 의해 항산화, 항균, 항세포독성 및 항세포자멸 등의 다양한 효능이 확인되고 있다. <표 5-43>은 다양한 향부자추출물의 항균효능을 나타낸 것이다. TOF(total oligomers flavonoids)를 함유한 분획은 S. aureus와 S. enteritidis에 대해 가장 큰 활성을 나타내며 생장저해 최소농도(Minimum inhibition concentration; MIC)는 0.5mg/ml 정도이다. Ethyl acetate 추출물은 그람-양성균인 S. aureus과 E. faecalis에 항균효능이 있으며 MIC는 0.5mg/ml이다. 반면에 동결건조 추출물과 메탄올추출물은 다른 추출물과 비교하여 그람-양성 및 그람-음성균에 항균효능이 낮다.

<표 5-43> 향부자의 추출물 및 분획의 항균에 대한 생장저해최소농도

추출물의 종류	세균				
	Stophylococcus aureus	Escherichia coli	Salmonella typhimurium	Salmonella enteritidis	Enterococcus faecalis
동결건조-추출물	〈5	〈5	〉5	5	5
추출물의 TOF 분획	0.5	5	1	0.5	2.5
Ethyl acetate-추출물	0.5	5	5	2.5	0.5
Mehtanol-추출물	5	〉5	5	5	5
Ampicillin	0.0015	0.006	0.0039	0.0019	0.0025

-Ampicillin: 양성대조물질(참고: Kilani).

<표 5-44>은 다양한 향부자의 추출물에 의한 유해활성 산소의 일종인 superoxide anion radical(O_2^-) 제거능을 나타낸 것이다. 향부자의 TOF와 ethyl actate 추출물은 라디칼을 각각 **89.8%, 86%**를 제거할 정도로 강력한 라디칼-제거능을 가졌다. 특히 이들의 라디칼 50%를 제거하는 IC_{50}은 각각 **68, 90μg/ml**로 양성대조물질인 quercitin의 IC_{50}인 **360μg/ml**보다 강한 라디칼-제거능이 있다. 이러한 이들 추출물들의 강한 라디칼 제거능은 향부자의 페놀성 성분인 **flavonoids, tannins**과 **coumarin**의 작용으로 추정되고 있다.

<표 5-44> 향부자의 추출물 및 분획의 superoxide anion radical의 생성 저해율

추출물의 종류	농도(μg/assay)	라디칼 생성-저해율(%)	IC_{50} (μg/ml)
추출물의 TOF 분획	1,000	89.8±4	68
	300	83.4±2.5	
	100	62.5±0.9	
	30	35.5±2	
	10	32±1.5	
동결건조-추출물의	1,000	21.1±3	〉1,000
	300	0	
	100	0	
동결건조-추출물의	30	0	〉1,000
	10	0	

Ethyl acetate - 추출물	1,000	86±2.1	90
	300	70.6±6	
	100	53.4±0.9	
	30	50±0.1	
	10	14.4±0.3	
Methanol - 추출물	1,000	29.5±2	>1,000
	300	0	
	100	0	
	30	0	
	10	0	
Quercitin (양성대조군)	1,000	64.96±2.2	360
	300	34.5±3	
	100	20.1±1.8	
	30	9.17±0.9	
	10	1.38±0.9	

-TOF: 향부자의 Total oligomers flavonoids 분획(참고: Kilani).

<그림 5-80>은 다양한 향부자 추출물에 의한 백혈병 세포인 L1210의 세포독성을 나타낸 것이다. TOF와 ethyl acetate 추출물이 가장 강력하게 암세포의 생존 저해를 유도한다. 특히 ethyl acetate 추출물에 의해 800μg/ml에서 암세포의 사망률이 약 78.92%로 높았다. TOF와 ethyl acetate 추출물의 암세포에 대한 강력한 세포독성은 coumarins, flavonoids 및 총 polyphenols 때문으로 추정되고 있다. 특히 flavonoids는 암세포에서 신호전달체계를 조율하여 세포증식과 세포독성을 변형시킨다. 향부자의 luteolin성분은 coumarine같이 백혈병 세포에 세포독성을 유발한다. 이러한 향부자 추출물에 의한 백혈병 세포의 세포독성은 세포의 자살인 세포자멸 유도를 통해서이다. 즉 향부자는 암세포의 세포자멸을 유도하여 항암효능을 나타내는 것으로 추정된다.

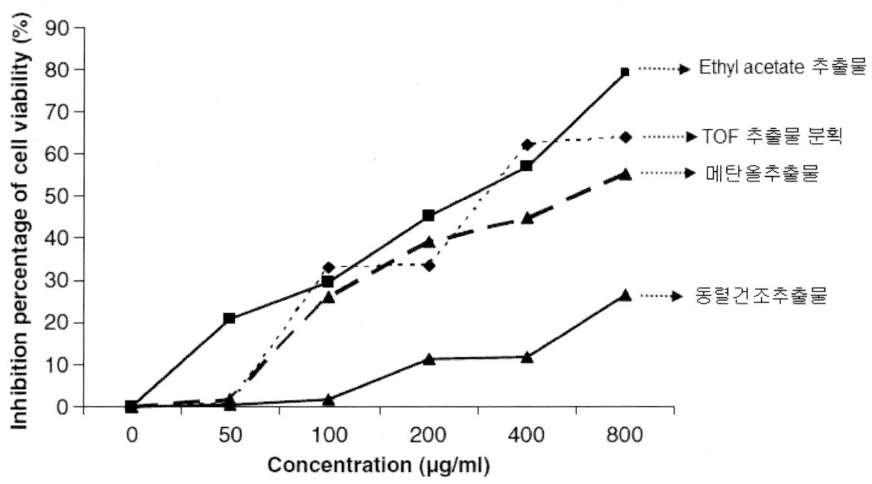

〈그림 5-80〉 다양한 향부자의 추출물에 의한 백혈병 세포인 L1210에 미치는 영향

TOF와 ethyl acetate 추출물에 의한 암세포에 대한 강력한 세포독성은 coumarins, flavonoids 및 총 polyphenols에 기인하는 것으로 추정되고 있다(참고: Kilani).

④ 항혈소판응집과 기타 효능

● 향부자는 항동맥경화증 효과로 잘 알려진 aspirin보다 더 높은 혈소판응집 저해 능이 있으며 이는 혈전에 의한 동맥경화증을 예방할 수 있다.

동맥 혈전증은 죽상동맥경화증으로 발전할 수 있는 급성 합병증으로 심혈관 질병의 주요 원인이다. 혈소판응집은 이러한 혈전증을 유발하는데 주요 요인중의 하나이다. 따라서 혈소판응집에 대한 저해는 죽상동맥경화증을 비롯한 심혈관질병의 예방에 중요하다. <그림 5-81>은 향부자 에탄올추출물을 랫드에서 분리된 혈소판 함유 혈장에서 혈소판응집의 영향을 나타낸 것이다. Collagen과 thrombin을 투여하여 혈소판응집을 유도한 후에 향부자 에탄올추출물을 투여하여 혈소판응집률을 확인하였다. 에탄올추출물의 높은 농도인 300㎍/ml에서 약 60%의 혈소판응집률이 약 10%이하로 유의하게 감소되었다. Aspirin 역시 혈소판응집 저해를 통해 혈전을 예방하여 동맥경화증 예방 및 치료에 효능이 있다. 또한 <그림 5-81> C)처럼 에탄올추출물과 항응고물질인 aspirin을 2시간 전에 마우스에 투여한 후 출혈시간을 측정하여 향부자 에탄올추출물의 출혈시간이 대조군과 비교하여 8배 이상 높고 aspirin보다 출혈

시간이 더 긴 것으로 확인되었다. 혈소판 응집은 출혈을 빠른 시간내에 저지하는데 출혈시간은 혈소판응집에 대한 영향의 또 다른 실험적 지표이다. 즉 출혈시간이 길면 그만큼 혈소판응집을 저해하는 능력이 높다는 것을 의미하는데 이와 같이 향부자는 항동맥경화증 효능에 잘 알려진 aspirin보다 더 높은 혈소판응집 저해능이 있다는 것을 알 수 있다.

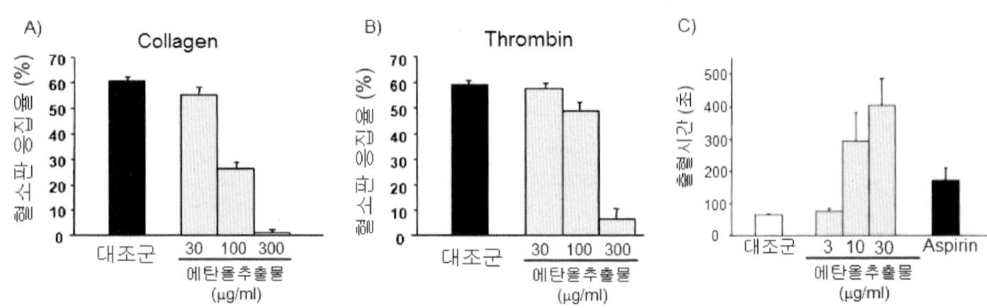

〈그림 5-81〉 향부자 에탄올추출물의 혈소판응집률 및 혈액응고시간에 대한 영향

혈소판응집물질인 collagen(A)과 thrombin(B) 투여에 의한 혈소판응집률이 향부자 에탄올 투여로 유의하게 감소했으며, 더불어 혈액응고시간(C)이 지연되었다(참고: Seo).

향부자 에탄올추출물의 이러한 항혈소판응집 및 혈액응고 효능은 향부자 성분인 nootkatone 때문이다. <그림 5 - 82>처럼 nootkatone을 투여한 후 혈소판응집률이 감소하며 또한 고농도에서는 항응고물질인 aspirin과 비슷하게 혈액응고시간을 지연시키는 것으로 확인되었다. 따라서 <그림 5 - 82> C)의 nootkatone은 향부자의 항혈전 효과에 주요한 역할을 하는 것으로 추정된다.

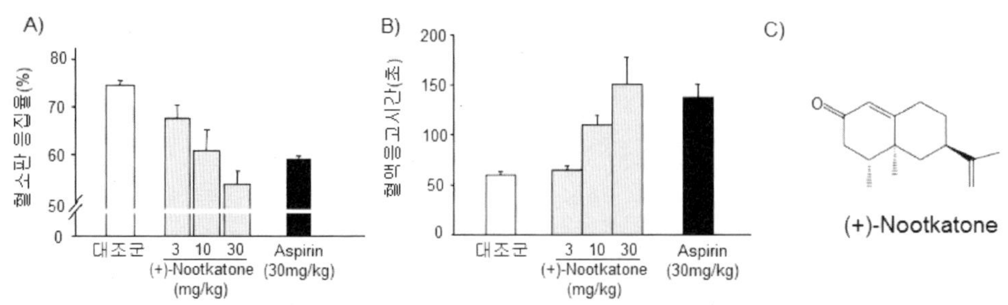

〈그림 5-82〉 향부자 nootkatone의 혈소판응집률 및 혈액응고시간에 대한 영향

Nootkatone투여에 의한 혈소판응집률(A)과 혈액응고시간(B)이 지연되었다(참고: Seo).

이 외에도 향부자 30g/kg의 탕제를 랫드에 경구투여한 연구에서 담즙흐름과 배출을 증가시키는 담즙분비촉진작용(Cholagogic effect), 그리고 CCl₄에 의해 손상된 간 보호효능이 확인되었다. 또한 향부자의 정유 0.03ml/kg를 복강 투여하면 마취제 **pentobarbital**의 마취효능을 증가시키는 상가작용(synergistic effect)이 유도되었다. 또한 향부자 정유의 0.1ml/kg를 복강 투여하여 혈압감소와 20% 향부자 열수추출물을 토끼에 투여한 결과 배변을 촉진시키며 배변 횟수를 증가시키는 효능이 있다.

⑤ 임상시험결과

○ 결막염을 가진 환자 26명에게 향부자 열수추출물을 투여한 결과, 효능이 있는 것으로 확인되었다(참고: http://garrysun.com/musta.html).

○ 형부자와 나가르모사(*Cyperus scariosus*)의 추출혼합물이 B형감염의 치료제로 미국의 특허를 받은 상태이다.

3) 향부자의 독성과 부작용

● 향부자의 독성과 부작용 연구는 미미한 편이다.

① 활성중간대사체의 생성 여부
현재까지 활성중간대사체 생성에 대한 연구 및 보고는 없다.

② Cytochrome P450 및 약물상호작용
향부자의 메탄올, dichloromethane, 에탄올추출물은 cytochrome P450 2B1과 CYP2B2를 저해한다.

③ 부작용과 일반 독성
일반적으로 투여되는 용량에서는 향부자의 부작용은 보고된 바가 없으며 또한 독성이 없는 것으로 추정되고 있다.

10. 생강(Zingiberis Rhizoma)

◎ 주요 내용

- 생강의 주요 성분은 독특한 맛을 내는 [6]-gingerol이며 이것이 건조되면서 shogaols, gingerdiones과 paradol으로 전환된다.
- 생강의 주요 유효성분인 [6]-gingerol은 제1차통과대사의 영향을 받으며 이에 의해 대사체인 [6]-gingerol glucuronide이 혈장에서 확인된다.
- 생강의 [6]-gingerol은 조직에 분포되지 않으며 [6]-gingerol glucuronide은 조직에 분포한다.
- 생강열수추출물에 의한 항고혈압 효능은 칼슘(Ca^{2+})채널의 저해를 통해 이루어진다.
- 생강의 dichloromethane-methanol 추출물은 COX - 2 저해를 통해 항염증반응을 유도한다.
- 생강추출물은 콜레스테롤을 담즙산으로 빠른 전환을 유도하는 cholesterol-7α-hydroxylase의 활성 증가뿐 아니라 지질단백질에 대한 영향과 항산화적 효능을 통해 혈청콜레스테롤의 감소와 이에 의한 손상을 예방한다.
- 당뇨에 의한 세정관의 손상은 정자 수의 감소와 형태적 변화를 유도하여 불임의 원인이 되는데 생강추출물은 세정관 손상을 예방하여 당뇨성 불임을 예방한다.
- 생강의 [6]-gingerol은 CYP2C9을 활성시킨다.
- 생강은 위장계의 문제와 졸음 등의 가벼운 부작용이 확인되었다.

1) 주요 유효성분과 독물동태학적 특성

- 생강의 주요 성분은 독특한 맛을 내는 [6]-gingerol이며 이것이 건조되면서 shogaols, gingerdiones, paradol으로 전환된다.

Zingiber officinale Roscoe(생강과 Zingiberaceae)의 뿌리줄기(Rizoma)를 말린 것이 생강(Zingiberis Rhizoma)인데 한방에서는 건강으로 불린다. 생강은 톡 쏘는 향과 맛을 내는데 이는 전체 생강의 3% 정도 함유되어 있는 휘발성 정유(volatile oil) 때문이다. 휘발성 정유는 약 50종 정도 분리되며 대표적으로는 monoterpenoid와

sesquiterpenoid 등이 있다. 주요 monoterpenoid로는 β-phellandrene, (+)-camphene, cineole, geraniol, curcumene, citral, terpineol, borneol, 그리고 주요 sesquiterpenoid로는 α-zingiberene (전체 sesquiterpenoid 중 30~70%), β-sesquiphellandrene(15~20%), β-bisabolene (10~15%), (E-E)-α-farnesene, arcurcumene와 zingiberol 등이 있다. 그러나 갓 수확하여 신선한 생강에서 톡 쏘는 맛은 geraniol 중 [6]-gingerol(1-[4'-hydroxy-3'-methoxyphenyl]-5-hydroxy-3-decanone) 때문이다. 그러나 건조과정이나 조리과정에서 휘발성 정유인 [6]-gingerol의 탈수화반응에 의해 비휘발성 정유인 gingerol 유도체, shogaols, gingerdiones과 paradol으로 전환된다. 열건조 가공(thermal processing)을 통해 [6]-gingerol은 [6]-shogaol으로 전환되는데 이러한 전환은 pH-의존적이며 pH 4에서 가장 잘 이루어진다. 그러나 약 100℃와 pH 1의 조건에서는 [6]-shogaol이 [6]-gingerol로 재전환된다. 따라서 신선한 생강에서는 [6]-gingerol이 다량으로 존재하며 생강의 건조 정도에 따라 다양한 페놀성 전환체가 존재한다. 이들 전환체는 기본적으로 10-alkyl side chain 30-methoxy group과 40-hydroxyl group을 가진 10,30,40-trisubstituted benzene ring이다. 이들 [6]-gingerol 및 페놀성 화합물은 <그림 5-83>처럼 4그룹으로 구분되는데 3-ketone and 5-hydroxyl group를 가진 gingerol그룹은 [6]-gingerol, [8]-gingerol, [10]-gingerol; C-4와 C-5 사이에 3-ketone과 이중결합을 가진 shogaol그룹은 [6]-shogaol, 8-shogaol, 10-shogaol; 2개의 이중결합과 5-ketone 및 3-hydroxyl group을 가진 gingerdione그룹은 dehydro-6-gingedione, dehydro-10-gingedione, 그리고 10-alkyl chain에 3-ketone group을 가진 paradol그룹은 6-paradol 등이 있다. 또한 생강의 독특한 맛은 신선한 경우에는 [6]-gingerol 때문이지만 건조된 경우에는 탈수화된 shogaol 때문이다. 이는 신선한 생강에는 [6]-gingerol이 많으며 건조되면 shogaol농도가 증가되기 때문이다.

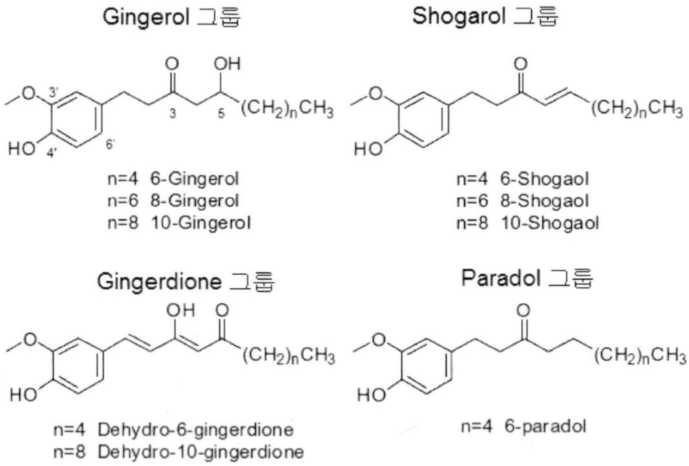

Gingerol 그룹　　　　Shogarol 그룹

n=4 6-Gingerol　　　　n=4 6-Shogaol
n=6 8-Gingerol　　　　n=6 8-Shogaol
n=8 10-Gingerol　　　n=8 10-Shogaol

Gingerdione 그룹　　　Paradol 그룹

n=4 Dehydro-6-gingerdione　　　n=4 6-paradol
n=8 Dehydro-10-gingerdione

〈그림 5-83〉 생강에 포함되어 있는 페놀성 화합물
갓 수확된 신선한 생강에서는 [6]-gingerol이 다량으로 존재하며 건조된 생강의 정도에 따라
[6]-gingerol과 다양한 페놀성 전환체가 존재한다(참고: Lee).

그러나 최근 연구에 따르면 다양한 정유가 분리되고 있는데 이들 중 일부는 위와 같은 정유이며 반면에 확인이 되지 않은 다양한 정유와 물질이 신선한 생강과 건조된 생강에서 새롭게 확인되고 있다.

○ 신선한 생강에서 63종이 확인되었는데 이 중 31종은 기전에 확인된 것이며 나머지는 미확인 물질이다: 기전이 확인된 성분은 gingerols, shogaols, 3-dihydroshogaols, paradols, dihydroparadols, acetyl derivatives of gingerols, gingerdiols, mono- and di-acetyl derivatives of gingerdiols, 1-dehydrogingerdiones, diarylheptanoids, methyl ether derivatives of 1-dehydrogingerdiones, diarylheptanoids, [6]-gingerol, [4]-gingerol, [7]-gingerol, [8]-gingerol, [10]-gingerol, methyl [4]-gingerol, methyl [8]-gingerol, [4]-shogaol, [6]-shogaol, [8]-shogaol, [10]-shogaol, [12]-shogaol, 5-deoxygingerols. [6]-paradol, [7]-paradol, [8]-paradol, [9]-paradol, [10]-paradol, [11]-paradol, [13]-paradols, methyl [6]-paradol(참고: Jolad, 2004) 등이다.

○ Diarylheptanoid는 신선한 생강이나 건조된 생강에 함유되어 있다. 중국산 생강에는 알려진 8종과 25종의 diarylheptanoid가 존재한다. Diarylheptanoid 중 가장 잘 알려진 물질은 (3S,5S)-3,5-diacetoxy-1,7-bis(4-hydroxy-3-methoxyphenyl)heptane인데 백혈병에 효능이 있다.

○ 생강의 성분 중 monoterpene인 camphen, limonen, myrcen, b-phellandren and a-pinen, borneol, 1,8-cineol, citronellol, geranial, geraniol, geranylacetate, linalool과 neral 등이 분리되었으며 또한 황화합물(sulfonated compound)로 [4]-gingesulfonic acid와 shogasulfonic acids A, B, C 등이 분리되었다.

● **생강의 주요 유효성분인 [6]-gingerol은 제1차통과대사의 영향을 받으며 이에 의해 대사체인 [6]-gingerol glucuronide이 혈장에서 확인된다.**

생강의 약리작용에서 가장 중요한 물질은 [6]-gingerol으로 이에 대한 약물동태학 특성의 이해는 필수적이다. <표 5 – 45>는 [6]-gingerol의 30mg/kg, 120mg/kg을 경구투여와 30mg/kg을 복강투여하여 약물동태학적 지표를 나타낸 것이다. 저용량 30mg/kg을 복강 투여한 경우에는 원물질인 [6]-gingerol가 혈장에서 확인되었다. 저용량의 30mg/kg을 복강 투여하여 [6]-gingerol의 약물동태학적 지표인 혈장최고농도를 나타내는 C_{max}는 5.97±1.89g/mL, 혈장최고농도에 도달하는 시간을 나타내는 T_{max}는 0.083h, 평균누적농도를 나타내는 AUC(Area Under the Concentration-time curve)는 4.06±1.30, 반감기를 나타내는 $T_{1/2}$는 0.381±0.297h이다. 저용량의 30mg/kg [6]-gingerol을 복강 투여한 [6]-gingerol glucuronide의 약물동태학적 지표인 C_{max}는 18.88±11.35g/mL, T_{max}는 0.083h, AUC는 30.96±14.88, $T_{1/2}$는 0.645±0.0531h이다.

[6]-gingerol의 30mg/kg, 120mg/kg을 경구투여하여 약물동태학적 특성을 확인하였는데 저용량 30mg/kg의 [6]-gingerol을 경구 투여한 경우에는 [6]-gingerol 원물질이 혈장에서 거의 확인되지 않았으나 제2상반응의 대사체인 [6]-gingerol glucuronide에서 확인되었다. 고용량 120mg/kg의 [6]-gingerol을 경구 투여한 경우에는 [6]-gingerol 원물질과 대사체인 [6]-gingerol glucuronide 등이 모두 확인되었다. [6]-gingerol의 저용량과 고용량 경구 투여를 통한 약물동태학적 차이는 제1차통과대사와 관련이 있다. 제1차통과대사는 약물이 전신혈관계로 들어가기 전인 소화계와 간에서의 대사를 의미한다. 만약 소화계와 간에서 약물의 대사율이 높다면 간과 연결된 전신혈관계로 들어가는 원물질의 약물 농도가 낮아진다. 반면에 소화계와 간에서 약물의 대사율이 낮다면 전신혈관계에서 농도가 높다. 또한 경구를 통한 투여농도 역시 중요한 역할을 한다. 경구로 약물을 고용량 투여할 경우에는 제1차통과대사의 한계 때문에 전신혈

관계로 유입되는 약물의 원물질 농도가 높다. 반면에서 저용량일 경우에는 제1차통과대사와 관련된 효소들이 이들 약물의 대사 전체를 유도하기 때문에 전신혈관계로 유입되는 원물질의 농도는 낮다. 따라서 [6]-gingerol의 저용량인 30mg/kg 경구투여 시 혈장에서 약물동태학적 지표가 없는 것은 제1차통과대사를 통해 대부분의 원물질이 대사되었기 때문이다. 이러한 추정은 <표 5-52>처럼 [6]-gingerol의 대사체인 [6]-gingerol glucuronide의 약물동태학적 지표를 통해서도 확인할 수 있다. 특히 [6]-gingerol와는 다르게 [6]-gingerol glucuronide인 경우에는 경구 및 복강 투여 시 혈장농도가 증가-감소-증가되는 특성을 나타내는 두 개의 **peak**가 존재하기 때문에 약물동태학적 지표 특히 C_{max}와 T_{max}가 각각 2개 존재한다. 또한 [6]-gingerol의 고용량인 120mg/kg을 경구투여 시에는 원물질인 [6]-gingerol과 대사체인 [6]-gingerol glucuronide의 약물동태학적 지표가 모두 확인되었다. 이는 [6]-gingerol의 고용량투여로 발생하는데 일부는 제1차통과대사를 통해 대사체인 [6]-gingerol glucuronide가 생성되어 전신혈관계로 유입되며 일부는 제1차통과대사에 의해 영향을 받지 않고 직접적으로 원물질이 전신혈관계로 유입되기 때문이다.

〈표 5-45〉 [6]-gingerol의 경구 및 복강투여에 의한 원물질 및 대사체의 동태학적 지표

	동태학적 지표	경구투여		복강투여
		30mg/kg	120mg/kg	30mg/kg
[6]-gingerol	$AUC_{(0-tn)}$ (μgh/mL)	−	1.33±0.47	4.06±1.30
	C_{max} (μgh/mL)	−	1.90±0.97	5.96±1.89
	T_{max} (h)	−	0.083	0.083
	$T_{1/2}$ (h)	−	0.766±0.615	0.381±0.297
[6]-gingerol glucuronide	$AUC_{(0-tn)}$ (μgh/mL)	23.48±10.56	76.62±16.07	30.96±14.88
	C_{max1} (μgh/mL)	15.14±9.98	51.99±19.30	18.88±11.35
	T_{max1} (h)	0.083	0.25	0.083
	C_{max2} (μgh/mL)	2.88±2.30	3.83±0.83	1.63±0.83
	T_{max2} (h)	3	6	4
	$T_{1/2}$ (h)	0.495±0.257	0.923±0.348	0.645±0.531

− [6]-gingerol과는 다르게 [6]-gingerol glucuronide인 경우에는 경구 및 복강투여 시 혈장농도가 증가-감소-증가되는 특성을 나타내는 두 개의 peak가 존재하기 때문에 약물동태학적 지표 특히 C_{max}와 T_{max}가 각각 2개 존재한다.

<그림 5 - 84>는 [6]-gingerol이 UDP-glucuronosyl transferase에 의해 [6]-gingerol grucuroside로 전환되는 기전을 추정한 것이다. 일반적으로 대부분의 외인성 물질의 생체전환(biotransformation)은 제1상반응을 통해 생성된 극성기(polar group)에 제2 상반응의 친수성 물질을 첨가하는 반응을 통해 이루어진다. 그러나 [6]-gingerol인 경우에는 제1상반응을 거치지 않고 직접적으로 제2상반응의 glucuronide포합반응을 통해 친수성으로 전환된다. 이는 다소 특이한 생체전환과정인데 [6]-gingerol이 제1상반응을 거치지 않고 제2상반응이 발생할 수 있는 이유는 [6]-gingerol의 극성기 -OH기(수산기)에 기인하는 것으로 추정된다. 실제적으로 β-glucuronidase에 의해 glucuronic acid가 [6]-gingerol의 -OH기에 형성된 것은 이러한 추정을 가능하게 한다. 제1상반응의 대사체에 대한 포합반응을 유도하는 전이효소 중 UDP-glucuronosyltransferase(UGT)가 비율이 가장 높은데 간과 소장에서 활성이 있다. 그러나 6-gingenol의 글루쿠론산 포합반응(glucuronic acid conjugation)은 장에서보다 간에서 이루어질 가능성이 높다.

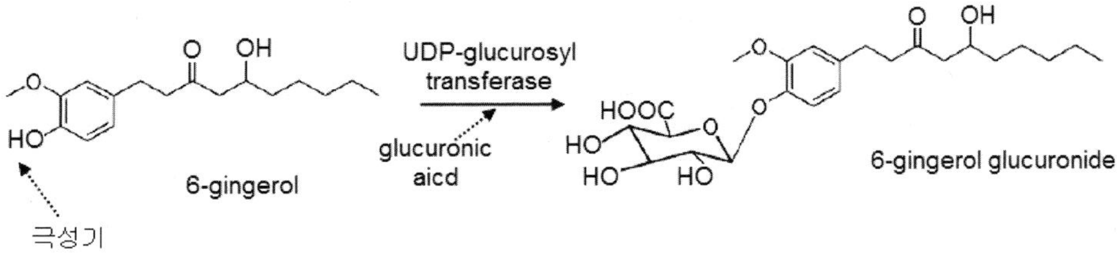

〈그림 5 - 84〉 [6]–gingerol이 [6]–gingerol grucuroside으로 생체전환 기전

[6]–gingerol이 제1상반응을 거치지 않고 제2상반응이 발생할 수 있는 이유는 [6]–gingerol의 극성기 –OH기(수산기)에 기인하는 것으로 추정된다.

- **생강의 [6]-gingerol은 조직에 분포되지 않지만 [6]-gingerol glucuronide은 조직에 분포한다.**

생강의 [6]-gingerol은 조직에 분포되지 않지만 [6]-gingerol glucuronide형태로 조직에 분포한다. <그림 5 - 85>은 30mg/kg [6]-gingerol을 경구투여하여 0~12시간 동안 [6]-gingerol의 대사체인 [6]-gingerol glucuronide의 조직내 분포와 변화를 나타낸 것이다. 모든 조직에서 최고농도에 도달하는 시간을 의미하는 C_{max}는 약 30분으로 추정된다. 뇌와 심장에는 [6]-gingerol glucuronide가 거의 분포하지 않는다. 주로 풍부한 혈액의 공급이 가능한 간, 비장, 신장과 폐에 분포하지만 간과 신장에 가장 많이 분포한다. 간과 신장에 가장 많이 분포하는 이유는 [6]-gingerol glucuronide가 친수성을 가졌기 때문에 체외배출과 관련이 있다. 특히 <그림 5-85>은 간의 분포에서 [6]-gingerol glucuronide가 0.5와 3시간째 가장 높은 농도의 double peak로 나타낸 것인데 이는 장-간순환계(hepato-enteric circulation)를 통해 배출하는 것으로 추정된다. 배출은 [6]-gingerol 경구투여 후 24시간 이내에 [6]-gingerol glucuronide형태로 약 5.36±0.80%가 이루어진다. [6]-gingerol은 뇨에서는 거의 없었다.

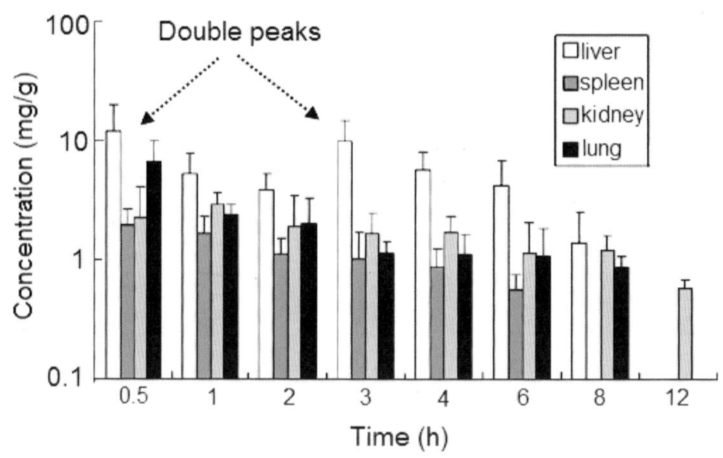

〈그림 5-85〉 [6]-gingerol glucuronide의 조직내 분포
주로 풍부한 혈액의 공급이 가능한 간, 비장, 신장과 폐에 분포하지만 간과 신장에 가장 많이 [6]-gingerol glucuronide가 분포한다. 이는 [6]-gingerol glucuronide가 친수성을 가졌기 때문에 체외배출에 관련이 있다. 간의 분포에서 [6]-gingerol glucuronide가 0.5와 3시간째 가장 높은 농도의 double peak로 나타나는데 이는 장-간순환계(hepato-enteric circulation)를 통해 배출하는 것으로 추정된다(참고: Wang).

2) 생강의 약리작용과 기전

감기의 신이 생강탕을 보면 얼굴을 찡그리고 도망간다는 옛말이 있다. 생강엔 몸을 따뜻하게 하는 작용인 보온작용, 땀을 내는 작용인 발한작용, 열을 내리는 작용인 해열작용 등의 광범위한 약리효과를 목적으로 예로부터 한방에서 널리 응용되어 왔다. 서양의학적 측면에서도 생강의 약리작용이 광범위하게 연구되어 왔다.

① 소화계 및 항균 작용

○ 소화계: 생강은 수술 후 오심과 구토(postoperative nausea and vomiting; PONV)를 예방하는 데 효능이 있다. 수술 후 오심과 구토에 대한 생강의 항구토 효능을 위해 3명에게 투여한 연구에서 2명이 항구토제인 metoclopramide과 유사한 효능이 있었다. 그러나 수술 후 오심과 구토에 대한 효능이 수술 전 생강 1g을 투여해서는 위약과 유의한 차이가 없었다. 이러한 생강의 오심과 구토에 대한 논란이 있지만 임신부의 구토와 오심에 대한 생강의 효능은 확인되었다. 수술뿐 아니라 약물 복용에 의한 오심과 구토에 대해 생강이 효능이 있다. Cisplatin같은 항암제에 의해 사람이나 동물 모두에서 구토를 유발한다. 아세톤 및 에탄올생강추출물 25, 50, 100, 200mg/kg의 경구투여는 cysplatin으로 유도된 구토를 유의하게 감소하지만 생강열수추출은 cisplatin으로 유도된 구토 효능이 없었다. 구토방지효능의 주요 물질은 shogaol과 gingerol으로 추정되고 있다. 또한 아세톤추출물(1,000mg/kg), zingiberene(100mg/kg)과 [6]-gingerol(100mg/kg)은 HCl와 에탄올에 의해 유도된 위장의 손상을 각각 98%, 54%와 54% 정도로 개선하는 것으로 확인되었다. 에탄올생강추출물의 항궤양효능은 β-sesquiphellandrene, β-bisabolene, ar-curcumene과 [6]-shogaol 때문으로 추정된다. 생강의 아세톤추출물은 담즙분비를 촉진하며 이는 [6]-gingerol과 [10]-gingerol성분 때문이다. 생강을 8주 동안 랫드에 투여한 결과, 소장과 췌장의 lipase(지방분해효소) 활성이 증가되며 당분해효소인 disaccharidases, sucrase와 maltase 등의 활성이 증가되었다.

○ 위암, 결장암과 관련된 Helicobacter pylori(위와 십이지장의 경계에 있는 유문<파일로리> 부위에 나선<헬리코> 모양의 균<박테리아>)를 제거하는 데 효능이 있으나 이들 균의 흡착을 저해하는 데는 효능이 없다. 그러나 생강의 페놀성 및 가수분해된 페놀성 분획(free phenolic and hydrolyzed phenolic fractions)이 Helicobacter pylori 균을 위에서 제거하는 것으로 확인되었다. 이들 페놀성 분획(ginger-free phenolic; GRFP)과 가수분해된 페놀성 분획(ginger hydrolysed phenolic; GRHP)은 70% ethanol을 통해 추출되었다. <그림 5-86>은 GRFP와 GRHP의 5, 10과 15㎍/disc에 의한 Helicobacter pylori의 생장 저해를 평판배지확산법(agar diffusion method)을 통해 양성대조물질인 항균제 amoxicillin 10㎍/disc 투여와 비교한 것이다. <그림 5-86> A)처럼 각 물질 투여에 의해 저지환(inhibition zone)이 크면 항균력이 큰 것으로 판

정된다. <그림 5－86>의 B)는 저지환의 직경을 나타낸 것으로 GRFP와 GRHP의 10
μg/disc 투여군의 저지환 직경이 amoxicillin 10μg/disc 투여에 의해 저지환 직경이
유사하게 나타났다. <그림 5－86>의 C)는 Helicobacter pylori의 생장을 저해하는 최
소억제농도(minimal inhibitory concentration; MIC)를 나타낸 것으로 생강의 GRHP
와 GRFP에 대한 MIC는 각각 38±3.4μg/mL과 49±4.1μg/mL이다. Amoxicillin의
MIC인 26±3.2μg/mL과 비교하여 높지만 생강의 페놀성 및 가수분해된 페놀성 분획
은 Helicobacter pylori의 생장을 저해하는 항균효능이 있는 것으로 추정된다. 이러한
생강의 Helicobacter pylori에 대한 항균효능은 cinnamic acid, cinnamaldehyde,
coumarins와 flavonoid 성분에 기인한다. 특히 GRHP가 GRFP보다 MIC가 낮은 이유
는 GRHP가 더 많은 cinnamic acid와 coumaric acid를 함유하고 있기 때문이다. 일반
적으로 이들 물질의 항균효능은 균의 세포막에 대한 고산성화(hyperacidification), 균
의 ATP 생성을 하는 ATPase(ATP 합성효소)의 파괴, 균의 효소 불화성을 유도하는
세균막의 투과성 증가 등으로 설명된다. 생강의 항균효능 역시 cinnamic acid와
coumaric acid 성분에 의한 ATPase의 불활성으로 설명된다. Helicobacter pylori 외에
도 생강은 Staphylococcus aureus, Streptococcus pyogenes/pneumoniae, Haemophilus
influenzae, Pseudomonas aeruginosa, Salmonella typhimurium와 Escherichia coli 등
을 포함한 그람－음성균 및 그람－양성균에 모두 항균효능이 있다.

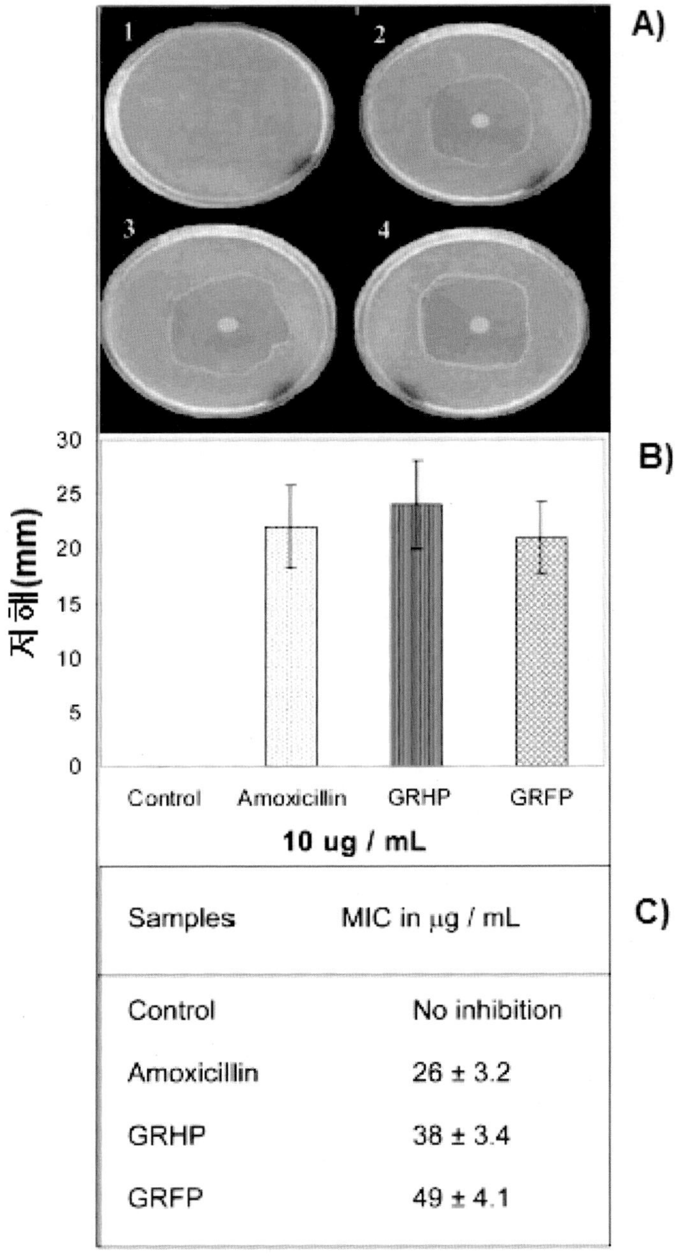

〈그림 5-86〉 생강의 페놀성 분획과 수화된 페놀성 분획에 의한
Helicobacter pylori의 생장저해

A)에서처럼 각 물질 투여에 의해 저지환(inhibition zone)이 크면 항균력이 큰 것으로
판정되며 B)는 저지환의 직경을 나타낸 것으로 GRFP와 GRHP의 10μg/disc 투여군
의 저지환 직경이 amoxicillin 10μg/disc 투여에 의한 저지환 직경이 유사하게 나타났
다. C)는 *Helicobacter pylori*의 생장을 저해하는 최소억제농도 (minimal inhibitory
concentration; MIC)를 나타낸 것으로 생강의 GRHP와 GRFP에 대한 MIC는 항균제
인 amoxicillin보다 높았다(참고: Siddaraju).

② 생강의 심혈관계에 대한 약리작용

● **생강열수추출물에 의한 항고혈압 효능은 칼슘(Ca^{2+})채널의 저해를 통해 이루어진다.**

<그림 5-87>은 혈관수축제인 phenylephrine, atropine과 칼륨(K)을 마취된 랫드에 처리한 후 생강열수추출물의 혈관수축에 대한 영향을 나타낸 것이다. 생강열수추출물의 0.003에서 3.0mg/kg을 투여하여 phenylephrine에 의해 유도된 혈관수축이 용량-의존적으로 감소되면서 랫드의 동맥혈압이 33.3±0.8%와 46.9±0.9%로 각각 감소되었다. 또한 생강열수추출물의 저농도 투여에서는 atropine과 칼륨투여에 의해 혈관수축이 유도되었지만 고농도에서는 혈관수축이 유도되지 않았다.

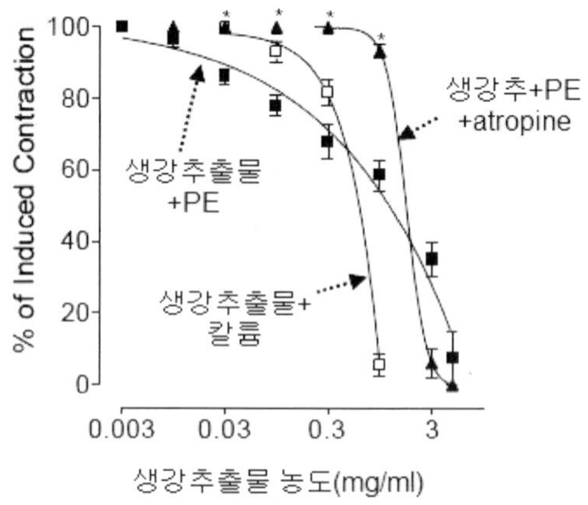

〈그림 5-87〉 생강추출물의 혈관수축
Phenylephrine(PE), atropine과 칼륨(K) 등에 의해 유도된 랫드의 동맥혈관수축이 생강추출물에 의해 농도-의존적으로 감소된다(참고: Ghayur)

생강열수추출물에 의한 항고혈압 효능은 칼슘(Ca^{2+})채널의 저해를 통해 이루어진다. 심혈관의 수축을 위해서 활동전압이 필요한데 이때 세포외액에서 Ca^{2+}이 유입되면서 활동전압과 더불어 수축이 이루어진다. 또한 칼슘은 심근세포의 sarcoplasmic reticulum(SR)으로부터 유출되어 활동전압을 유도한다. <그림 5-88>는 랫드의 동맥혈관을 분리하여 혈관의 외액에서 생강추출물의 농도에 따른 영향을 나타낸 것이다. 생강추출물의 농도가 증가할수록 외액에서의 Ca^{2+}농도가 증가하는 것을 확인할 수 있다. 이는 생강추출물이 동맥혈관의 칼슘채널을 차단하여 Ca^{2+}이 혈관세포내로 유입되지 않기 때문이다. 따라서 생강추출물에 의한 항고혈압 효능은 칼슘 채널에 대한 차단제(antagonist) 역할을 통해 Ca^{2+}의 세포내로의 유입을 차단하여 혈관세포의 수축을 저해하기 때문이다. 생강에 의한 혈관수축 및 고혈압의 효능은 [6]-gingerol, [8]-gingerol, [10]-gingerol, [6]-shogaol성분 중 gingerol이 shogaol보다 더 강한 약리작용을 한다. 따라서 생강의 gingerol성분은 칼슘채널차단제의 역할을 통해 항고혈압 효능을 유도하는 것으로 추정된다.

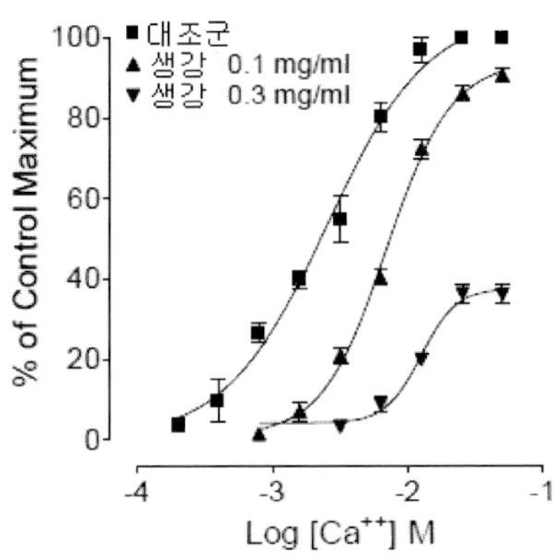

〈그림 5-88〉 생강열수추출물농도에 따른 Ca^{2+}의 영향: 랫드의 동맥혈관을 분리, 배양하여 생강열수추출물을 처리한 결과, 농도-의존적으로 세포외액에서 Ca^{2+}농도가 증가한다(참고: Ghayur).

③ 생강의 항혈전, 항염증, 항우울증 및 항진통 효능

● 생강의 dichloromethane-methanol추출물은 COX-2 저해를 통해 항염증반응을 유도한다.

○ 항응고 효능(Antithrombotic effect): 혈액의 응고는 혈소판에서의 혈액응고인자인 thromboxane B_2(TXB_2) 때문에 유발된다. 따라서 TXB_2의 지나친 분비는 혈액응고의 과다를 유발하여 혈전증(thrombosis)의 원인이 된다. TXB_2생성은 〈그림 5-89〉처럼 arachidonic acid로부터 thromoxane A2(TXA)로 전환되어 합성된다. TXB_2는 혈소판의 응집을 촉진할 뿐만 아니라 혈소판의 과립내 혈관수축물질들의 분비를

자극해서 손상부위의 혈류량을 감소시킨다.

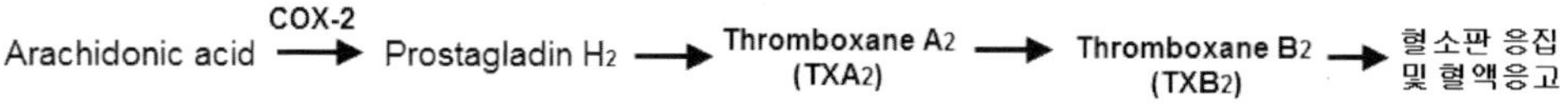

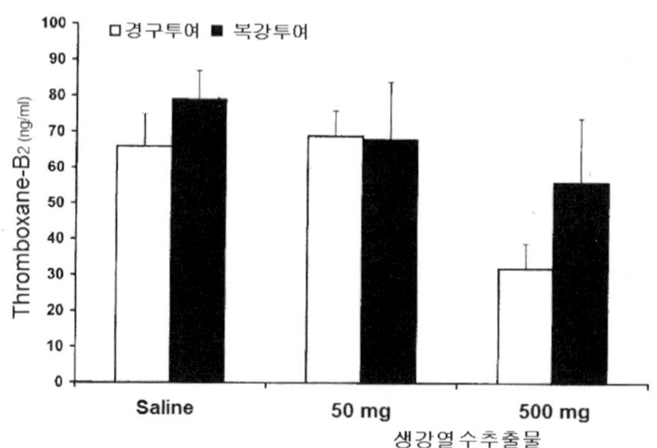

〈그림 5-89〉 Thromboxane B₂(TXB₂)의 생성 기전
Arachidonic acid로부터 thromoxane A2(TXA)로 전환되어 합성된다.

<그림 5-90>은 생강열수추출물 50mg/kg, 500mg/kg을 4주 동안 랫드에 경구 및 복강으로 투여한 후 혈청중 TBX₂농도를 확인한 것이다. 저농도의 경구 및 복강 투여로 인한 농도에 큰 차이가 없었지만 특히 고농도의 경구투여로 TBX₂농도가 50% 정도로 유의하게 감소되었다. 또한 염증반응을 유발하는 prostaglandin-E2(PGE2)의 혈청 농도 역시 고농도의 경구 및 복강투여에 의해 유의하게 감소되었다. 따라서 생강의 열수추출물 500mg/kg은 항응고 작용을 유도하여 혈관수축을 예방하는 것으로 추정된다. 반면에 구운 생강에서 얻은 액체의 에테르생강추출물이 마우스에서 혈액응고시간(blood coagulation time: 혈관 밖으로 나온 피가 완전히 굳어질 때까지 걸리는 시간)의 단축을 유도지만 건조된 생강이나 신선한 생강의 에테르추출물 탕제는 이러한 효능이 없는 것으로 확인되었다.

〈그림 5-90〉 생강열수추출물에 의한 혈청
Thromboxane B₂(TXB₂)농도에 미치는 영향
생강열수추출물을 4주간 랫드에 경구 및 복강에 투여한 후 저농도 투여에 의해 농도가 큰 차이가 없었지만 특히 고농도의 경구투여에 의해 TBX₂농도가 50% 정도로 유의하게 감소되었다(참고: Thomson).

○ 항염증 효과: 염증은 외부 자극원이나 다른 질병에 대한 생체의 방어 반응으로 다

양한 세포와 cytokine들이 관여하는 과정이다. 이러한 과정은 lipopolysaccharide(LPS)같은 외부자극이나 arachidonic acid의 대사물같은 내부 자극을 매개로 하여 대식세포, 과립구와 혈소판 등의 염증 관련 세포들의 염증부위로 유입과 축적으로 이루어진다. 특히 활성화된 대식세포는 cytokine뿐만 아니라 nitric oxide(NO)나 prostaglandin E2(PGE$_2$)를 생성하여 염증반응에 중요한 역할을 한다. 이러한 염증반응이 조절되지 않는다면 사람의 기관과 조직의 손상을 통해 죽상동맥경화증(atherosclerosis), 류마티스 관절염과 만성 폐쇄성 폐질환 등의 질환이 발생된다. 이러한 측면에서 PGE2의 조절은 지나친 염증반응에 의한 손상을 예방하는 데 중요하다. <그림 5-91>는 사람의 림프구백혈병 세포인 U937 cell에 염증반응 활성화 물질인 LPS를 처리한 후 생강의 dichloromethane-methanol(1:1 v/v) 추출물과 [6]-shogaol, [6]-gingerol, [8]-gingerol과 [10]-gingerol 등의 대조군에서 PGE$_2$생성을 나타낸 것이다. 생강추출물 PGE$_2$의 50% 활성을 저해하는 IC$_{50}$(inhibitory concnetration of 50%)은 약 0.1mg/ml 이하이다. 이용된 실험 시스템에서 이러한 생강추출물의 IC$_{50}$은 항염증약물인 인도메타신(indomethacin)의 IC$_{50}$와 유사하여 생강추출물 역시 강력한 항염증효능이 있는 것으로 추정된다. 생강의 주요 성분인 PGE2 활성에 대한 IC$_{50}$은 [10]-gingerol, [8]-gingerol, [6]-gingerol과 [6]-shogaol 등의 순이다. 또한 생강추출물의 U937 cell에 대한 독성은 없었으나 [6]-shogaol 5mg/ml은 대조군 대비 세포의 생존율을 90%이하로 유도하여 세포독성이 확인되었다.

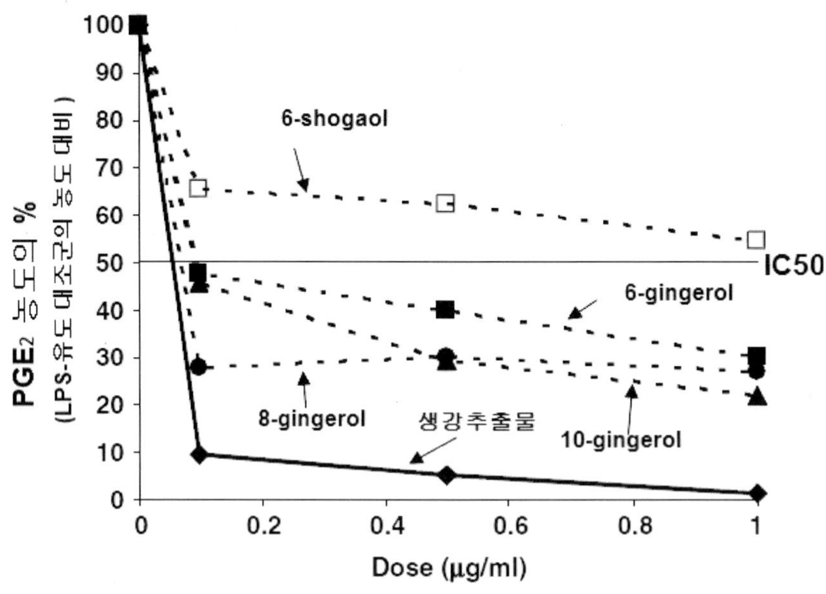

〈그림 5-91〉 생강추출물 및 주요 성분에 의한 PGE2활성의 저해

LPS(lipopolysaccharide)는 염증반응을 유도하여 PGE2 생성을 증가시킨다. 생강추출물 및 개별 유효성분은 LPS-유도 PGE2의 생성을 저해한다. 특히 생강추출물 PGE2의 50% 활성을 저해하는 IC50(inhibitory concnetration of 50%)은 약 0.1mg/ml 이하로 가장 낮아 다른 유효성분보다 효능이 좋은 것으로 추정된다(참고: Lantz).

이미 산약에서 설명된 것처럼 PGE2를 비롯한 다양한 prostaglandin을 생성하여 염증반응을 유발하는 가장 핵심적인 효소는 cyclooxygenase-2(COX-2)이다. COX-2는 대식세포에서 발현되는 단백질로서 arachidonic acid로부터 PGE2를 생합성한다. COX-2의 과잉활성은 염증과 암 등의 각종 퇴행성 질환에 중요한 역할을 한다. 따라서 COX-2 활성 억제는 염증반응의 과발현을 억제하는 데 중요하다. <그림 5-92>은 생강의 dichloromethane-methanol 추출물의 gingerol과 shogaol분획의 LPS-유도 COX-2를 발현하는 mRNA농도의 영향을 나타낸 것이다. 특히 이들 분획과 생강의 유효물질인 [6]-shogaol, [6]-gingerol, [8]-gingerol과 [10]-gingerol 등의 순수물질에 의한 COX-2 mRNA 활성을 비교하였다. 생강추출물의 gingerol과 shogaol분획은 LPS에 의해 유도된 COX-2 mRNA농도를 각각 77%와 40%를 감소시켰다. 또한 [6]-gingerol, [8]-gingerol과 [10]-gingerol에 의한 COX-2 mRNA활성을 30~55% 감소시켰지만 [6]-shogaol은 오히려 증가시켰다. 따라서 생강추출물의 gingerol분획이 LPS-유도된 COX-2 유전자의 발현을 가장 효과적으로 저해하는 것으로 추정된다. COX는 COX-1과 COX-2의 동위효소가 있는데 염증반응에만 활성이 나타나는 COX-2가 과염증 발현에 중요한 역할을 한다. 따라서 생강의 dichloromethane- methanol 추출물 중 gingerol분획은 각각의 유효성분보다 항염증 효능의 탁월한 것으로 추정된다. Nitric oxide(NO)은 염증반응 유발물질로 Inducible nitric oxide synthase(iNOS)에 의해 생성된다. 즉 iNOS 활성이 높으면 NO생성이 증가되어 염증반응을 유발한다. [6]-gingerol의 대사체인 RAC-[6]-dihydroparadol 와 RAC-2-hydroxy-1-(4-hydroxy-3-methoxyphenyl) 등은 iNOS을 활성저 해시켜 NO생성을 감소시키는데 이것으로 생강의 항염증 효능이 또한 확인되었다.

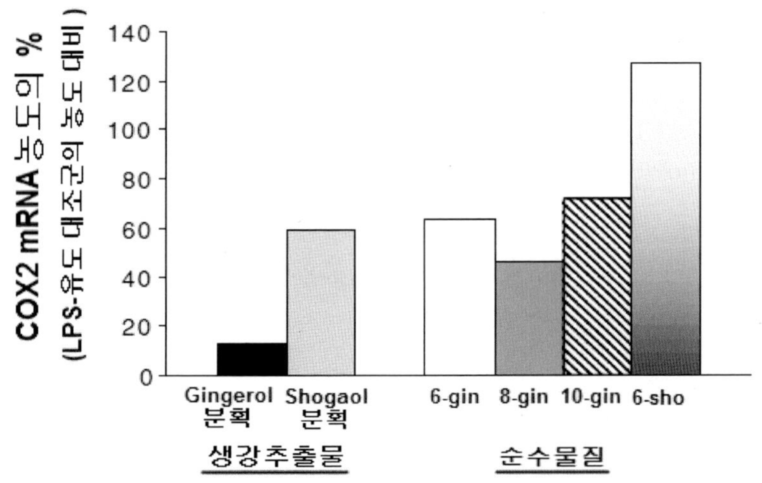

〈그림 5-92〉 생강추출물의 분획과 유효성분의 COX-2발현에 대한 영향

생강추출물의 gingerol과 shogaol분획은 LPS에 의해 유도된 COX-2 mRNA 농도를 각각 77% 와 40% 정도를 감소시켰다. 또한 [6]-gingerol(6-gin), [8]-gingerol(8-gin)과 [10]-gingerol(10-gin) 등의 순수물질에 의한 COX-2 mRNA활성을 30~55% 감소시켰지만 [6]-shogaol(6-sho)은 오히려 증가시켰다(참고: Lantz).

○ 항우울증 및 항불안증에 대한 효능: Serotonin 5-HT1A receptor(5-HT1AR, 세로토닌 5-HT1A 수용체)는 열조절(thermoregulation), 수면, 식이, 공격성과 갈망 등을 조절하는 수용체로 중추신경계에서 많이 분포되어 있다. 특히 5-HT1AR과 결합으로 활성을 유도하는 작용제(agonist)는 우울증과 불안증을 예방하는 방법으로 항우울증 및 항불안증 약물로 개발되었다. <그림 5-93>는 5-HT1A 수용체의 유전자가 삽입된 HeLa cell(1951년에 미국 여성의 자궁경암조직에서 분리하여 배양되고 있는 현존

최고의 인체조직 세포)에 다양한 생강성분 및 생강추출물을 투여하여 5－HT1A 수용체와의 결합 정도를 나타낸 것이다. <그림 5－93>의 A)는 38.7%의 [6]－gingerol, [8]－gingerol과 [10]－gingerol, 4.3%의 [6]－shogaol, [8]－shogaol과 [10]－shogaol, 0.7% zingerone과 60μl/g 필수지방을 가진 CO_2－생강추출물에 의한 5－HT1A 수용체의 결합 정도를 나타낸 것이다. 5－HT1A 수용체의 리간드인 serotonin인 경우에는 거의 100% 수용체에 결합하는 반면에, 생강추출물은 20~40% 결합한다. 특히 고동도의 생강추출물보다 저농도의 생강추출물에서 더 높은 비율로 5－HT1A 수용체에 결합한다. 이는 생강추출물의 과잉처리는 상대적으로 5－HT1A 수용체와 결합하는 성분의 활성을 억제에 기인하는 것으로 추정된다. 이러한 추정은 <그림 5－93>의 B)처럼 CO_2－생강추출물에서 비교적 적은 함량을 가진 [10]－shogaol은 5－HT1A 수용체, 1－dehydro－6－gingerdione(1－DH－6－GDO)과 가장 높은 결합력을 가진 것을 알 수 있다. 그러나 생강은 이처럼 5－HT1A 수용체와 결합을 할 수 있지만 serotonin같이 100% 결합을 가지지 않기 때문에 5－HT1A 수용체에 부분적 작용제(partial agonist)로 작용할 것으로 추정된다. 따라서 생강추출물의 항우울증 및 항불안증에 대한 효능이 serotonin 5－HT1A receptor에 작용하지만 이는 부분적 작용이다.

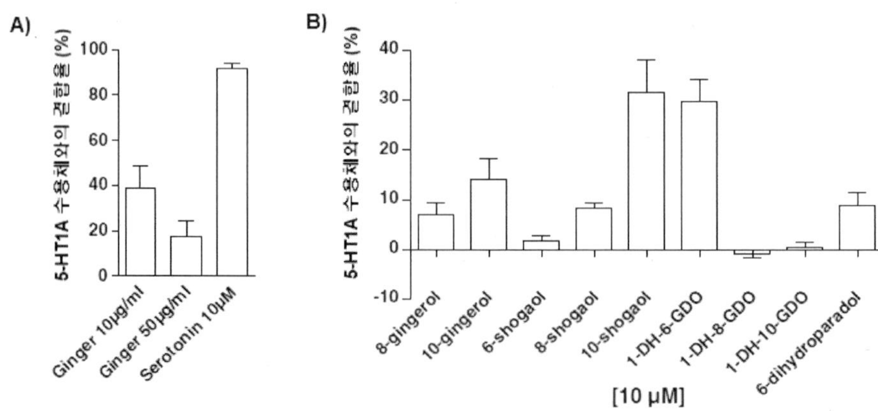

〈그림 5－93〉 생강의 Serotonin 5－HT1Areceptor와의 결합력
생강의 추출물 및 성분 중 [10]-shogaol은 5－HT1A 수용체와 가장 높은 결합을 가졌지만 serotonin과 같이 100% 정도의 결합을 가지지 않기 때문에 5－HT1A 수용체에 대해 부분적 작용제(partial agonist)로 작용할 것으로 추정된다(참고: Nievergelt).

○ 진통효과: gingerol성분의 vanilloid receptor 1(VR1, 바니로이드수용체)의 작용제 역할로 해열효과가 있다. Vanilloid receptor는 고추의 매운맛을 내는 capsaicin에 의해서 활성화된다는 것이 최초로 알려졌기 때문에 capsaicin receptor이라고 불린다. 즉 고추의 매운맛을 느낄 수 있는 것은 capsacin이 VR1에 결합하여 수용체를 활성하는 것이다. 이러한 연유로 VR1은 통증과 통각(nociception: 신체부분에 상해, 염증 등 강한 침해가 있을 때, 그 자극에 의해 생기는 감각) 조절에 밀접한 관계가 있다. VR1은 TRPV1(transient receptor potential cation channel subfamily V member 1) 유전자로부터 발현되는데 주로 말초신경계의 통각수용세포(nociceptive neurons of the peripheral nervous system)에 존재한다. 또한 말초신경계 외에 중추신경계뿐 아니라 비신경성 세포인 요로 상피세포(urothelium epithelial cell), 각질세포(keratinocytes), 신경아교세포(glial cells), 비만세포, 경구개의 돌기상피세포(epithelial cells of the palatal rugae) 등 다양한 조직에 분포되어 있다. VR1은 비선택적 양이온(cation) 채널이지만 활성화되면 대부분 칼슘이온(Ca^{2+})이 이동한다. 가장 잘 알려진 VR1의 활성물질은 43°C 이상의 고열과 capsaicin이며 5.9이하의 낮은 pH이다. 이들 외에도 염증 - 매개 물질인 prostaglandin과 bradykinin(혈관이완 및 통증을 전달하는 물질) 등의 내인성 화학물질들에 의해 VR1은 활성화된다. 이러한 자극 및 물질들에 의해 VR1은 통각을 비롯한 다양한 통증을 전달 및 조절하게 된다. 이와 같이 물질적 조건이나 화학물질에 의해 VR1이 활성화되는 상태를 감작(sensitization)이라고 한다. 반면에 VR1이 지속적으로 활성화되면 VR1활성은 감소되는데 이러한 상태를 탈감작(desensitization)이라고 한다. VR1의 활성화 물질인 capsacin에 지속적으로 노출되면 매운맛에 대한 자극이 감소하게 한다. 이는 VR1의 탈감작에 기인하는데 탈감작되면 자극에 의한 신경전달체계가 더 이상 작동이 되지 않는다는 것을 의미한다. VR1의 탈감작의 주요 원인은 신경세포 외부에 있는 칼슘이 세포내로 유입되기 때문이다. 이러한 연유로 capsacin에 의한 VR1이 진통효과(analgesic effect)를 유도하는 것으로 추정되고 있다.

이와 같이 VR1활성은 통증이나 통각의 주요한 기전으로 이해되고 있는데 VR1의 탈감작 유도물질이나 억제제(antagonist)는 진통제로 개발될 수 있다. 그러나 VR1의 억제제인 경우에는 체온증가를 유도하는 부작용이 유발된다. 예를 들어 capsacin을 다량으로 함유한 고추를 먹었을 경우에 체온이 증가하며 또한 땀의 배출이 증가된다. 이는 VR1이 외부자극에 대한 신체방어작용으로 땀 배출을 유도하는 역할을 하는데 이는 VR1이 체온조절과 밀접한 관련성이 있다는 것을 의미한다. 따라서 VR1 억제제는 체온조절을 저해하여 체온을 증가시키는 부작용을 유발할 수 있다.

생강의 향기에 주요 역할을 하는 [6]-gingerol과 [8]-gingerol은 capsacin같이 VR1의 작용제(agonist) 역할을 통해 진통효과가 유도된다. <그림 5 – 94>은 랫드의 척수 후근 신경절 세포(DRG 세포, dorsal root ganglion neurone)를 분리하여 세포내로의 Ca^{2+} 유입 정도로 계산된 VR1 활성에 대한 capsacin, [6]-gingerol과 [8]-gingerol의 영향을 나타낸 것이다. Capsacin 10μM를 100% VR1 활성을 기준으로 capsacin 역시 농도 – 의존적으로 VR1이 활성화되며 [6]-gingerol과 [8]-gingerol에 의한 VR1활성이 농도 – 의존적으로 증가한다. VR1활성에 대한 [6]-gingerol과 [8]-gingerol의 EC_{50}은 각각 56+15μM, 5.0+0.6μM으로 [8]-gingerol이 [6]-gingerol보다 더 강력한 VR1 작용제로 추정된다. 따라서 생강의 [8]-gingerol은 고추의 capsacin 정도의 VR1 작용제 효능은 아니지만 VR1의 탈감작을 유도하여 통증을 완화할 것으로 추정된다. 생강의 shogaol성분 역시 VR1의 작용제 역할로 근육 통증에 효능이 있는 것으로 추정되고 있다.

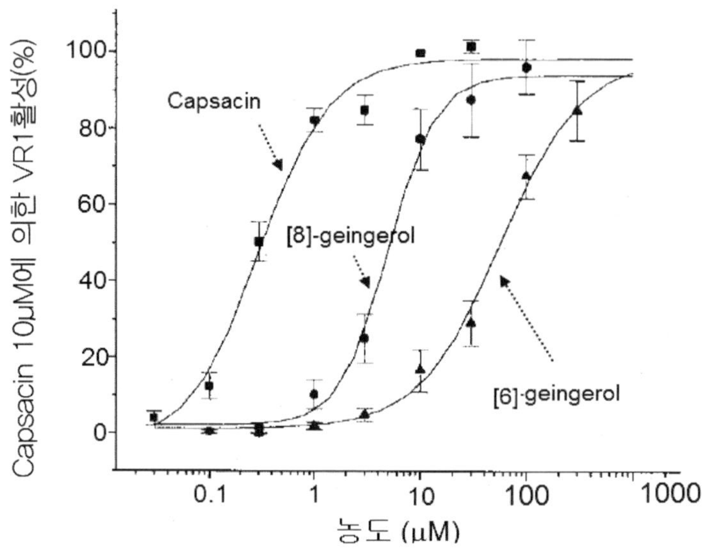

〈그림 5-94〉 [8]-gingerol과 [6]-gingerol의 VR1활성에 대한 영향

Capsacin 10μM를 100% VR1활성을 기준으로 capsacin 역시 농도 – 의존적으로 VR1이 활성화되며 [6]-gingerol과 [8]-gingerol에 의한 VR1 활성이 농도 – 의존적으로 증가한다. 그러나 [8]-gingerol이 [6]-gingerol보다 더 강력한 VR1 작용제로 추정된다(참고: Dedov).

④ 항고지혈 및 항산화에 대한 효능

● 생강추출물은 콜레스테롤을 담즙산으로 빠른 전환을 유도하는 cholesterol − 7α
-hydroxylase의 활성 증가뿐 아니라 지질단백질에 대한 영향과 항산화 효능을
통해 혈청콜레스테롤 감소와 이에 의한 손상을 예방한다.

생강을 사람이 정상적으로 섭취하는 양의 5배를 랫드에 약 8주간 투여하여도 혈청
콜레스테롤의 함량이 감소되지 않았다. 랫드에 2% 마늘을 함유한 식이, 0.5% 생강
추출물을 함유한 식이, 그리고 두 추출물을 혼합한 식이 등을 4주간 투여한 연구에서
총콜레스테롤, 혈당 등은 모든 군에서 감소되었지만 혈청 중성지방, VLDL-cholesterol 등
은 두 추출물을 혼합한 식이 투여군에서만 감소되었다. 유익한 혈청인 HDL-cholesterol은
생강 단독 및 혼합 투여한 군에서만 증가되었다. 따라서 고지혈증에 대한 생강의 효
능은 단독투여보다 마늘과 혼합 투여하는 경우에 더 큰 효능이 있는 것으로 추정되
고 있다. 생강에탄올추출물 역시 혈당을 낮추는 효능이 있다. 고농도의 생강열수추출
물500mg/kg를 경구 및 복강으로 약 4주간 투여한 결과, 공복 혈청 총콜레스테롤의
양이 유의하게 감소되었다. 그러나 중성지방 농도에서는 변화가 없었다. 저농도
(50mg/kg)의 생강열수추출물인 경우에는 복강투여에 의해서만 혈청 콜레스테롤 농
도가 감소되었다. 생강에탄올추출물은 cholesterol − 함유 식이를 10주간 한 랫드에서
혈청 및 조직 콜레스테롤, 중성지방, 인지질 등의 농도를 유의하게 감소하였다. 이러
한 효과는 항고지혈 약물인 gemfibrozil과 유사한 효능이 확인되었다. 일반적으로 고
지혈증은 죽상동맥경화증(atherosclerosis)을 유발하는데 생강추출물을 투여한 랫드에
서 발생 정도가 유의하게 감소되었다. 이러한 생강추출물에 의해서 혈청 콜레스테롤
을 감소하는데 가장 중요한 약리기전으로는 콜레스테롤을 담즙산으로 전환을 유도하
는 효소인 cholesterol − 7α-hydroxylase(cytochrome 7A1, CYP7A1)의 활성이 증가
되기 때문이다. 콜레스테롤은 <그림 5 − 95>처럼 생체호르몬인 스테로이드 호르몬과
담즙산뿐 아니라 산화 콜레스테롤인 옥시테롤(oxysterols)이 다양한 CYP효소에 의해
합성된다. 담즙산은 콜레스테롤이 CYP7A1에 의해 7α-hydroxy cholesterol로 전환되
어 합성된다. 특히 CYP7A1은 콜레스테롤이 담즙산으로 전환하는데 속도조절단계
(rate-limiting step)에 해당되는 효소이다. 일반적으로 속도조절단계는 반응속도가 효

소 및 관련 보조인자에 의해 지연되는 것을 의미한다. 생강추출물은 콜레스테롤이 담즙산으로 빠른 전환을 위해서 속도조절단계 효소인 cholesterol-7α-hydroxylase 활성 증가를 통해서 혈청 콜레스테롤의 감소를 유도하는 것으로 추정된다.

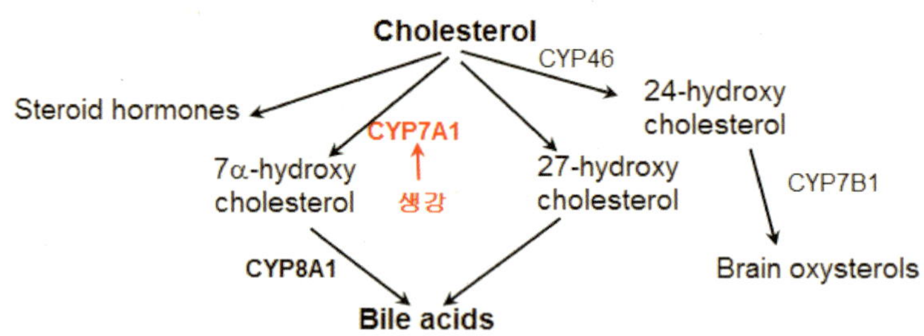

〈그림 5-95〉 cholestrol에 대한 생강의 bile acid로 전환기전
담즙산(bile acid)은 콜레스테롤이 CYP7A1에 의해 7α-hydroxy cholesterol로 전환되어 합성된다. CYP7A1은 콜레스테롤이 담즙산으로의 전환하는데 속도조절단계(rate-limiting step) 효소이기 때문에 생강에 의한 효소 활성은 담즙산 합성을 촉진시킨다.

식이 콜레스테롤은 30~60%만 장으로 흡수되는데 직접 혈관조직으로 들어가기도 하지만 일부는 유리 콜레스테롤 형태로 카일로마이크론(chylomicron)이라는 단백질에 결합하여 혈장을 통해 간으로 들어간다. 콜레스테롤은 수용성이 아니기 때문에 신체 부위로 운반되기 위해서는 단백질과 결합 형태를 취해야 한다. 이때 중성지방이나 콜레스테롤과 결합하는 단백질을 아포지단백(apo-lipoprotein)이라고 하며 지질이 결합되어 있는 단백질을 지질 단백질 또는 지단백(lipoprotein)이라고 한다. 지단백은 종류에 따라 크기, 밀도, 단백질 함량을 비롯하여 중성지방, 콜레스테롤, 인지질 등의 결합 정도, 즉 함량비가 서로 다르다. 따라서 <표 5-46>처럼 지단백의 밀도, 구성성분, 전기영동 양상에 따라 카일로마이크론(chylomicron; CM), 초저밀도지질단백질(very low density lipoprotein; VLDL), 중간밀도지질단백질(intermediate density lipoprotein; IDL), 저밀도 지질단백질(low density lipoprotein; LDL), 고밀도지질단백질(high density lipoprotein; HDL, alpha) 및 lipoprotein(a)[Lp(a)]의 여섯 종류로 크게 나눈다.

<표 5-46> 지질단백질의 분류와 특성

밀도(g/mL)	지단백 분류	직경 (nm)	% protein	% cholesterol	% phospholipid	% triacyl glycerol	지질 운반
〉1.063	HDL	5~15	33	30	29	4	말초조직에서 간
1.019~1.063	LDL	18~28	25	50	21	8	간에서 말초조직
1.006~1.019	IDL	25~50	18	29	22	31	VLDL과 LDL 중간, 혈액에 존재하지 않음.
0.95~1.006	VLDL	30~80	10	22	18	50	간에서 지방세포
〈0.95	Chylomicrons	100~1,000	〈2	8	7	84	장에서 간, 골격근, 지방세포

지질단백질은 혈중 콜레스테롤과 중성지방 운반이 주요 역할이며 모양은 구형의 입자 형태이다. 지단백의 표면은 인지질과 유리 콜레스테롤 및 아포(apo)-지질 단백질로 구성되어 있으며 내부는 중성지방과 에스테르화 콜레스테롤로 구성되어 있다. 콜레스테롤은 HDL-cholesterol이 약 20%, 그리고 LDL-cholesterol로 약 45~70% 존재하는데 혈중 콜레스테롤 수치는 HDL과 LDL의 합한 값에 중성지방의 5분의 1을 더한 값으로 나타낸다. LDL-cholesterol과 HDL-cholestero이 동맥경화증을 비롯하여 고지혈-유래 질환과 관련하여 원인적 연관이 있기 때문에 나쁜 콜레스테롤 또는 좋은 콜레스테롤로 쉽게 구분된다. LDL-cholesterol은 인체의 필요량 이상일 경우에는 혈관에 흡착되는 반면에 HDL은 동맥 혈관벽을 통해 이동하면서 콜레스테롤 에스테르(cholesteryl ester)와 결합해서 간으로 운반시킴으로써 혈관벽에 과잉 침착하는 것을 방지한다. 주요 apo-lipoprotein은 Apo-lipoprotein A(Apo-A-I, Apo A-II, Apo A-IV), Apo-lipoprotein A(Apo B-100, Apo B-48), Apo-lipoprotein C(Apo C-I, Apo C-II, Apo C-III) 그리고 Apo-lipoprotein E 등 있으며 <그림 5-96>처럼 이들은 콜레스테롤, 인지질과 중성지방 등과 결합을 통해 여러 종류의 lipoprotein이 된다. 특히 Apo-lipoprotein E는 간에서 합성되어 여러 lipoproteine의 항상성에 중요한 역할을 한다. Apo-E는 지단백 항상성의 여러 단계에서 중요한 역할을 한다. 혈장에서 Apo-E는 VLDL, chylomicron의 단백질 부분으로 구성하거나 HDL의 한 부분이 되기도 한다. 또한 Apo-E는 chylomicrons, VLDL, IDL, HDL과 결합하여 LDL 수용체의 ligand로 작용한다. 따라서 Apo-E는 여러 아포-지단백 중 콜레스테롤의 이동과 대사에 있어서 가장 중요한 단백질이다.

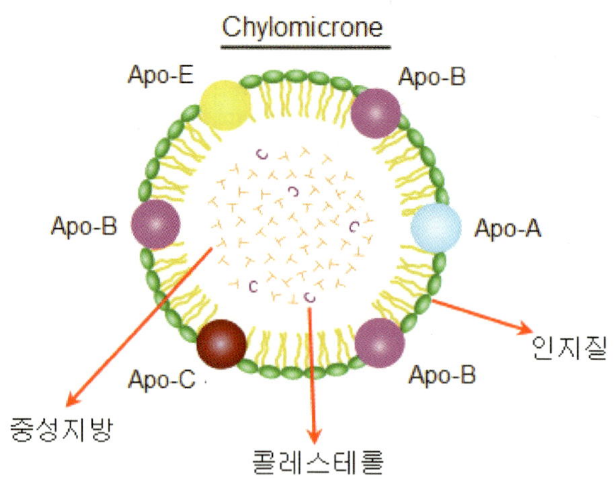

〈그림 5-96〉 Lipoprotein의 구조-Chylomicrone의 예
주요 apo-lipoprotein은 Apo-lipoprotein A(Apo-A-I, Apo A-II, Apo A-IV), Apo-lipoprotein A(Apo B-100, Apo B-48), Apo-lipoprotein C(Apo C-I, Apo C-II, Apo C-III) 그리고 Apo-lipoprotein E 등 있으며 이들은 콜레스테롤, 인지질과 중성지방과 결합을 통해 여러 종류의 lipoprotein이 된다.

선천적으로 Apo-E를 발현하는 유전자의 이상이 있을 경우 LDL-유래 lipidperoxide 생성을 포함한 LDL-cholesterol의 산화 및 응집(aggregation)을 통해 죽상동맥경화증이나 치매의 원인이 된다. 죽상동맥경화증은 LDL-cholesterol의 산화와 응집에 의한 혈관내피세포의 손상에서 시작된다. 앞의 <그림 5-7>처럼 혈관에서 LDL이 산화되어 응집되면 대식세포(macrophage)가 역시 응집되어 LDL 산화를 촉진시키며 또한 이를 잡아 먹는다. 특히 이러한 대식세포에 의한 산화적 스트레스 증가와 대식세포 죽음으로 혈관 흡착과 죽종이 심화되어 죽상동맥경화증이 유발된다. <그림 5-97>은 인위적으로 Apo-E 유전자를 제거시킨 마우스에서 위약과 1.1% 에탄올 생강추출물 25와 250μg을 매일 10주 동안 식이와 함께 투여한 후 LDL의 산화와 혈관 응집 정도를 나타낸 것이다. <그림 5-97>의 A)처럼 저농도의 생강추출물에서는 LDL의 산화가 다소 감소되었으나 고농도의 생강추출물에서는 약 3배 정도로 LDL의 산화가 저해되었다. 또한 <그림 5-97> B)처럼 LDL의 혈관응집은 저농도와 고농도의 생강추출물에 의해 각각 23%와 33% 저해되었다. 일반적으로 LDL의 산화 형태가 혈관에 응집된다. 따라서 LDL의 산화는 lipid peorxide생성을 증가시키며 또한 산화적 스트레스를 촉진시킨다. <그림 5-97>의 C)에서처럼 산화적 스트레스 정도를 나타내는

TBARS(thiobarbituric acid reactive substance)의 생성량이 생강추출물에서 농도-의존적으로 감소되었으며, LDL 산화에 의해서 산화적 스트레스 50%를 저해시키는 생강추출물의 IC$_{50}$(inhibitory concentration 50%)은 혈액에서 5.0mg/L이다. 따라서 Apo-E 유전자의 결핍으로 증가한 LDL 산화와 혈관 응집은 생강추출물의 항산화적 효능에 의해 발생하는 것으로 추정된다. 특히 이러한 생강추출물의 항산화효능은 약 44% 정도의 혈관조직병변 손상이 감소되는 것으로 확인되었다.

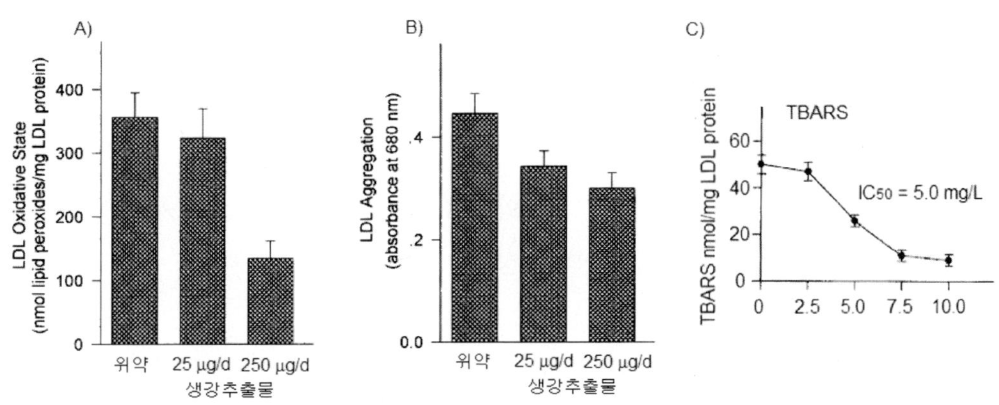

〈그림 5-97〉 Apo-E 유전자를 제거시킨 마우스에서 생강추출물의 효능

고농도의 생강추출물에서는 약 3배 정도 LDL의 산화가 저해되었다(A). LDL의 혈관 응집이 저농도와 고농도의 생강추출물에 의해 저해되었다(B). 생강추출물에 의해 TBARS(thiobarbituric acid reactive substance)의 생성량이 농도-의존적으로 감소되었다(C)(참고: Fuhrman).

이와 같이 생강추출물은 대식세포-매개 LDL 산화뿐 아니라 응집, 대식세포의 응집 저해와 항산화 효능을 통해서 Apo-E 결핍에 의한 혈관 손상을 예방한다. 결국 이러한 효능은 생강추출물이 콜레스테롤 농도를 감소시키기 때문으로 추정된다. 생강추출물은 Apo-E결핍에 의해 <표 5-47>처럼 혈장 cholesterol뿐 아니라 LDL-cholesterol 농도를 감소시킨다는 것을 알 수 있다.

<표 5-47> Apo-lipoprotein E-결핍 마우스에서 생강의 혈장콜레스테롤 농도에 대한 영향

	Ginger extract		
	Placebo	25μg/day	250μg/day
	mmol/L		
Plasma cholesterol	23.5±1.3	23.6±2.1	16.7±1.6
Plasma triglycerides	3.5±0.04	2.9±0.03	2.5±0.03
VLDL-cholesterol	10.7±1.0	12.5±1.1	7.2±0.4
VLDL-triglycerides	1.7±0.07	1.8±0.03	1.1±0.05
LDL-cholesterol	8.6±0.4	7.1±0.5	4.0±0.2
LDL-triglycerides	0.47±0.006	0.4±0.01	0.19±0.08

⑤ 남성불임(Infertility)에 대한 영향

● 당뇨에 의한 세정관의 손상은 정자 수의 감소와 형태적 변화를 일으켜 불임의 원인
이 되는데 생강추출물은 세정관의 손상을 예방하여 당뇨성 불임을 예방한다.

불임(infertility)의 원인은 다양한데 약 30% 정도가 남성 요인에 기인한다. 남성에
의한 불임에 있어서 가장 중요한 요인은 정소(고환, testis)에서 정세포가 생기고 발육
하는 과정인 정자형성(spermatogenesis)의 방해와 이로 인한 정자의 수와 질의 감소
이다. <그림 5-98>의 A)처럼 사람의 고환은 1쌍의 타원형 기관으로 정자와 남성
호르몬인 androgen을 생산한다. 고환은 백막(tunica albuginea)이라는 섬유성 피막으
로 덮여 있고 백막에서 나오는 섬유성 조직으로 된 격막에 의해 200~400개의 쐐기
모양의 소엽(lobe)으로 나누어져 있는데 정소의 90%를 차지한다. 각각의 소엽에는
세정관(seminiferous tubule) 또는 정세관이라고 하는 가느다란 관이 있는데 여기에
서 정자를 생산한다. 세정관은 250개의 소엽에 각 1~4개씩 달려 있으며, 그 안에 정
조세포, 정모세포, 정자세포, 정자가 들어 있다. 또 이들 일련의 세포와는 달리 관벽
에 접한 세르톨리 세포(Serttoli's cell: 기저세포)가 있으며 정조세포내에서 정자에 이
르는 모든 세포는 이 세르톨리 세포에 부착한 상태로 있다. 정소에서는 계속 정자가
생성되지만 정세관의 모든 부위에서 동시에 정자가 형성되는 것은 아니다. 어린 정세
포가 완전히 성숙하기까지는 74일이 걸리며 이 기간의 중간에 간헐적인 휴지기가 있
다. 세정관 속에 생긴 정자는 세정관에 이어진 정소수출관, 정소상체관, 그리고 정관

을 통하여 배출된다. <그림 5 - 98>의 B)처럼 정자는 유전물질이 들어 있는 머리, 정자가 난자를 뚫고 들어갈 수 있도록 도와주는 화학물질이 있는 첨체, 정자 운동의 에너지를 제공하는 미토콘드리아 등으로 구성되어 있다. 보통 사정 시에 3~4억 개의 정자가 배출되지만 하나의 정자만이 1개의 난자와 수정된다. 사정 뒤 여성의 체내에서 2~3일 살다가 수정되지 않으면 죽는다.

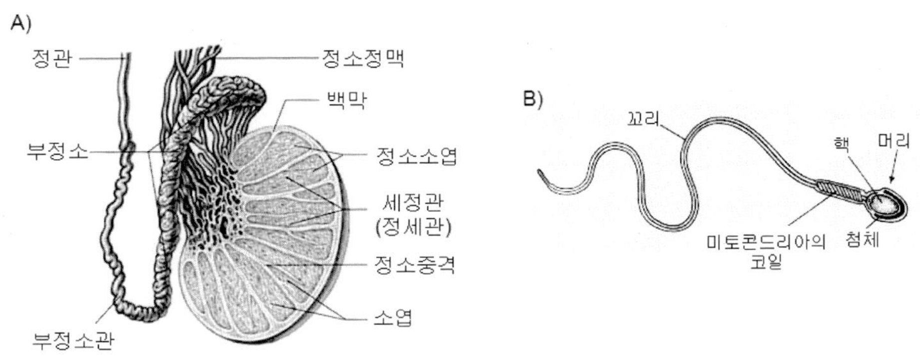

〈그림 5 - 98〉 정소와 정자의 구조

세정관은 250개의 소엽에 각 1~4개씩 달려 있으며, 그 안에 정조세포, 정모세포, 정자세포, 정자가 들어 있다(A). 정자는 유전물질이 들어 있는 머리 부분, 정자가 난자를 뚫고 들어갈 수 있도록 도와주는 화학물질이 있는 첨체, 정자 운동의 에너지를 제공하는 미토콘드리아 등으로 구성되어 있다(B)(참고: 한국브리태니커회사 및 아카데미서적의 생명과학대사전).

정자형성은 다양한 요인의 영향을 받아 정자 수와 형태에 변화가 발생한다. 특히 심장질환, 당뇨질환, 간질환, 흡연, 독성물질 노출, 비타민 결핍 등은 정자형성과 정자 생성을 방해하는 대표적인 요인이다. 특히 당뇨질환은 정자의 형태적 변화 및 수의 감소를 유도한다. Alloxan은 1회의 주사로 동물에게 24~48시간 이내에 당뇨병을 일으킬 수 있는 당뇨유도물질이다. <그림 5 - 99>은 당뇨유발물질인 alloxan에 의해 유도된 당뇨를 가진 랫드의 정자이다. 당뇨에 의해 정자의 머리가 분리되거나 꼬인 꼬리 등의 형태 변화와 더불어 정상적인 랫드보다 약 40~50%의 정자 수가 감소되었다.

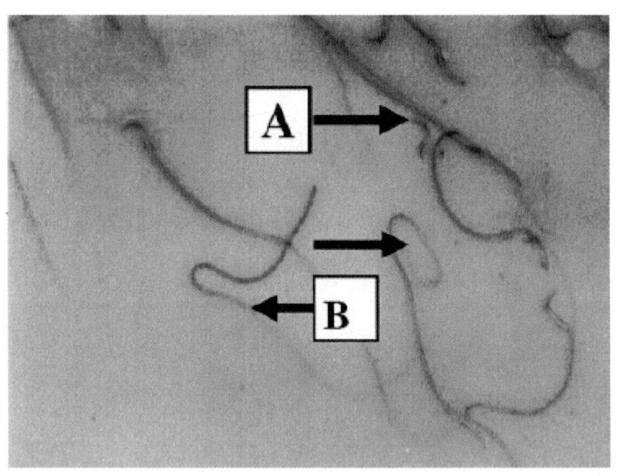

〈그림 5-99〉 당뇨로 유도된 정자의 형태변화

분리된 머리(A)와 꼬인 꼬리가 alloxan 투여에 의해 랫드 정자에서 확인되었다(참고: Shalaby).

<표 5-48>는 90% 메탄올생강추출물(건생강 100g/500ml 메탄올)과 열수생강추출물(건생강 100g/500ml 메탄올)을 당뇨를 가진 랫드에게 65일 동안 100 및 200(메탄올생강추출물), 150과 300(열수생강추출물)mg/kg bw/day를 투여한 후 측정된 수정지표(fertility index: 암컷과 교배를 통한 수정력)를 확인한 것이다. 당뇨유발군은 정상군의 수정지표에 55.56%에 불과하였지만 메탄올추출물은 77.78%와 88.89%, 열수추출물은 66.67%와 77.78%으로 농도-의존적으로 증가하였다. 특히 메탄올추출물이 열수추출물보다 수정력이 더 좋은 것으로 나타났다.

〈표 5-48〉 당뇨로 발생된 불임에 대한 생강추출물의 영향

Groups	임신 개체수/수정된 암컷수	임신율 (%)
Normal control(distilled water)	9/9	100
Diabetic control(120mg/kg bw alloxan)	5/9	55.56
Methanolic extract(100mg/kg bw)	7/9	77.78
Methanolic extract(200mg/kg bw)	8/9	88.89
Watery extract(150mg/kg bw)	6/9	66.67
Watery extract(300mg/kg bw)	7/9	77.78

또한 생강추출물에 의해 정소의 무게, 전립선, 정낭의 무게가 증가되었다. 특히 <표 5-49>처럼 남성호르몬인 testosterone의 혈청농도는 당뇨로 발생된 군의

3.30±0.03ng/dL, 메탄올생강추출물의 투여농도인 100 및 200mg/kg b.w/day에 의해 각각 4.08±0.10과 7.13±0.14ng/dL, 그리고 열수생강추출물의 투여농도인 150mg/kg 및 300mg/kg에 의해 각각 4.06±0.03ng/dL, 5.04±0.08ng/dL로 유의하게 증가되었다. 특히 메탄올생강추출물에 의한 혈청테스토스테론의 농도는 정상 랫드와 유사하였다.

〈표 5-49〉 당뇨로 발생한 혈청 테스토스테론농도에 대한 생강추출물의 영향

Groups	Testosterone level(ng/dL)
Nomal control(distilled water)	7.73±0.04
Diabetic control(120mg/kg bw alloxan)	3.03±0.03
Methanolic extract(100mg/kg bw)	4.08±0.10
Methanolic extract(200mg/kg bw)	7.14±0.14
Watery extract(150mg/kg bw)	4.06±0.03
Watery extract(300mg/kg bw)	5.04±0.08

이러한 생강추출물의 수정지표와 혈청테스토스테론에 대한 영향은 당뇨에 의해 유발된 정소의 조직병리학적 효능 및 예방 때문으로 추정된다. 정소의 세정관은 정자발생세포(spermatogenic cell)뿐 아니라 지지세포(serotoli cell) 그리고 테스토스테론을 분비하는 간질세포(interstitial cell of Leydig) 등이 분포되어 있다. 따라서 이곳에서의 손상은 정자생성뿐 아니라 테스토스테론의 분비가 저해된다. <그림 5-100>의 A)는 정상적인 세정관의 조직학적 형태를 나타낸 것이다. <그림 5-100>의 B)는 당뇨로 발생되고 정자발생세포의 퇴화(degeneration)와 간질세포의 부종이 넓게 퍼져 있는 것을 확인할 수 있다. 그러나 <그림 5-100> C)처럼 열수생강추출물 300mg/kg b.w/day 투여에 의해 세포의 퇴화와 부종이 다소 완화되는 것을 확인할 수 있다. 또한 <그림 5-100> D)처럼 메탄올생강추출물 300mg/kg b.w/day 투여로 세정관의 세포들이 거의 정상적인 조직 형태인 것으로 나타났다. 따라서 특히 메탄올생강추출물은 당뇨에 의한 세정관의 손상을 예방하여 당뇨로 발생된 정자 수와 테스토스테론 농도 감소를 정상화한다.

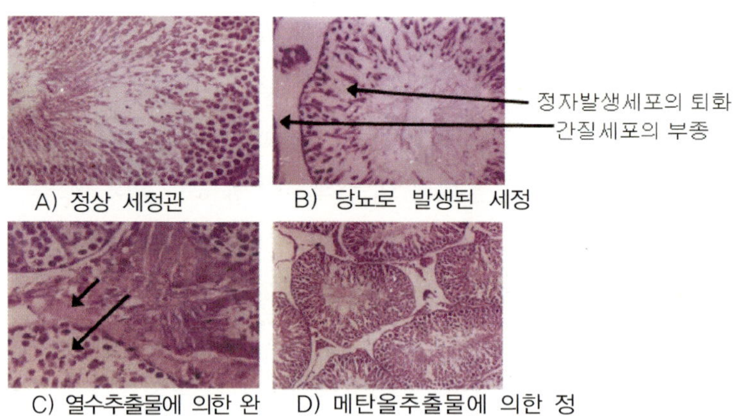

〈그림 5-100〉 생강추출물의 세정관 세포 손상

당뇨로 발생된 정자발생세포의 퇴화(degeneration)와 간질세포의 부종이 발생하는데 생강추
출물 특히 메탄올추출물에 의해 거의 정상적인 조직병리학적 형태를 확인할 수 있다(참고:
Shalaby).

⑥ 기타 약리작용(참고: Chrubasik)

○ 항암: 생강열수추출물(0.125%)은 포유동물의 암조직 성장을 유의하게 감소하
였다. 또한 발암물질의 도포를 통해 유발된 피부암의 발생이 에탄올생강추출물 및
[6]-gingerol 도포로 유의하게 감소되었다. 랫드에 약 30일동안 방사선(6-12 Gy) 조
사로 유도된 질환 및 사망률이 조사 전 5일 동안 50% 에탄올생강추출물의 복강투여
를 통해 유의하게 감소되었다.

○ 중추신경계: 생강의 아세톤추출에서 분리된 shogaol분획이 serotonin으로 유도
된 저열증(serotonin-induced hypothermia)을 저해하였다. 생강의 [6]-gingerol과
[6]-shogaol을 정맥 및 경구투여했는데 자연발생적인 운동신경의 활성을 저해하였다.

⑦ 임상시험결과(참고: Herbmed)

○ 스스로 회전(motion vection) 후 멀미증상(motion sickness)을 유발한 13명 정
상인에게 생강(1,000과 2,000mg)을 미리 투여하여 오심, 급속위증(tachygastria)과 혈장
vasopressin를 유의하게 감소하였다. 또한 임신, 혈액에 아세톤농도가 높은 아세톤혈증
(acetonemia), 암치료 등을 통해 발생하는 오심과 구토에 대해 다소 효능이 있었다.

○ 생강 5g투여로 혈소판 활성을 저해하는 것을 확인되었다. 또한 생강 5g을 7일
동안 투여한 연구에서 혈청 thromboxane이 782에서 498로 감소하였다.

○ 노인 59명을 대상으로 1% 생강과 0.5% 진피의 투여로 급성관절통증이 경감되었다. 생강이 포함한 탕제를 골관절염 통증을 가진 90명의 환자에게 32주 동안 투여한 결과, 안전성과 효능이 확인되었다.

○ 생강을 22명의 건강한 사람에게 투여하여 위 부정맥(gastric dysrhythmias)이 감소되었으며 통증과 발열을 유발하는 prostagladin 생성이 감소되었다.

○ 생강 15g을 2주 동안 18명의 건강하고 젊은 사람에게 투여한 결과, 혈청 thromboxane B2의 농도에 변화가 없었으며 또한 8명의 사람에게 건생강을 2g 투여한 후 출혈시간과 혈소판 응집에 영향이 없었다.

○ 임신 28~38주사이에 발생하는 태아의 둔위위치(breech position)는 출생 시 머리보다 엉덩이부분이 먼저 나오는 둔위분만(breech presentation)일 가능성이 높다. 생강추출물을 밤마다 국소적으로 도포한 결과, 도포하지 않은 임산부의 238명 중 52%보다 높은 113명 중 77%에서 위치교정이 이루어졌다.

3) 생강의 독성과 부작용

① 활성중간대사체의 생성 여부

생강의 성분 중 생체전환을 통해 활성중간대사체로 전환되는 성분은 현재 확인되지 않았다. 그러나 생강추출물에 의한 돌연변이원성(mutagenicity)은 여러 연구를 통해 논란이 되고 있다. 미생물을 이용한 복귀돌연변이 시험(Ames test)은 가장 대표적인 돌연변이원성 시험이다. 이 시험에서는 다양한 미생물이 이용되는데 생강열수추출물에 의해 Salmonella typhimurium strain TA 100에서 돌연변이원성이 발생되었다. 특히 [6]-gingerol과 [6]-shogaol은 랫드에서 분리된 S9 분획과 함께 투여한 경우에 돌연변이원성이 TA 100과 TA 1535 strain에서 확인되었다(참고: Nakamura). S9 분획은 다양한 cytochrome P450효소를 포함하고 있는데 gingerol과 shogaol이 이들 분획과 함께 투여 시 돌연변이원성을 발생한다는 것은 이들 효소에 의해 활성중간대사체로의 전환을 통해 DNA손상을 유발한다는 의미이다. 따라서 생강의 [6]-gingerol과 [6]-shogaol은 cytochrome P450에 의해 활성중간대사체로의 전환되어 in vitro에서 돌연변이를 유발하는 것으로 추정된다. 그러나 [6]－gingerol과 [6]－shogaol이 어떤 종류의 P450에 의해 생체전환되며 in vivo에서도 돌연변이원성이 있는지 확인할 필요가 있다. 그러나 생강의 또 다른 중요 성분인 zingerone를 비롯하여 생강즙(giger juice)은 이들 물질들에 의해 유도된 돌연변이원성을 농도-의존적으로 저해하는 항돌연변이원성이 확인되었다.

② 생강의 cytochrome P450 및 약물상호작용

● 생강의 [6]-gingerol은 CYP2C9을 활성시킨다.

생체내에서 생강의 생체전환기전뿐 아니라 P450에 대한 영향, 약물상호작용 연구는 거의 없는 실정이다. 생강의 P450에 대한 영향은 [6]-gingerol이 CYP2C9의 저해물질(inhibitor)이라는 것이 확인되고 있을 뿐이다. 생강이 다른 양약과의 약물상호작용 연구 역시 미미하다.

생강은 항응고물질인 wafarin과의 약물상호작용이 없는 것이 사람과 동물실험에서 확인되었다. 생강을 1일 3회 400mg을 2주 동안 wafarin 복용 전과 후에 투여한 연구에서 12명의 건강한 사람에게서 혈액응고에 대한 지표에 대한 유의한 영향이 없었다. 또한 항고혈압제인 nifedipine과 생강의 약물상호작용은 상가작용(synergistic effect) 때문에 복합처방이 혈관질환에 추천되고 있다. <표 5-50>은 25~60세사이의 정상인 10명에게 항응고약물인 aspirin과 생강 1g을 7일 투여한 후 심혈관 및 뇌혈관질환의 원인이 되는 혈소판응집을 확인한 것이다. 일반적으로 collagen, adenosine diphosphate(ADP)와 epinephrine 등은 혈소판응집을 유도하는데 이들 물질 처리에 의해 정상인보다 고혈압환자에게서 혈소판응집률이 높게 나타난다. <표 5-50>처럼 collagen, ADP와 epinephrine에 의해 유도된 혈소판응집에 대해 nifedipine, aspirin과 생강을 단독으로 각각 투여하였을 경우에는 혈소판응집 저해율이 20~40%에 불과하였다. 그러나 nifedipine과 aspirin, nifedipine과 생강을 복합 투여하였을 경우에는 약 70~80%의 높은 저해율이 확인되었다. 특히 생강은 nifedipine보다 높은 저해율로 aspirin과 유사한 효능이 있었다.

<표 5-50> 정상인의 collagen, ADP, epinephrine으로 유도된 혈소판응집에 대한 생강의 영향

	Percentage of inhibition of platelet aggregation				
	Nifedipine	Aspirin	Nifedipine+Aspirin	Ginger	Nifedipine+Ginger
Collagen	20.2±0.7	37.2±0.7	82.8±8.5	35.2±0.8	79.8±0.6
ADP	22.6±0.6	39.7±0.8	78.2±9.15	37.8±0.8	75.2±0.8
Epinephrine	23.4±1.0	34.9±0.5	72.2±8.5	35.9±0.7	69.3±0.5

(참고: Young)

이러한 생강의 효능은 정상인에서뿐 아니라 고혈압환자에게서도 유사하였다. <표 5-51>은 고혈압환자에 혈소판응집을 유도한 후 nifedipine을 단독투여하였을 경우보다 nifedipine과 aspirin, nifedipine과 생강 등 복합 투여하였을 경우에 더 높은 혈소판응집 저해율이 확인되었다. 이와 같이 생강은 정상인과 고혈압환자 모두에서 항고혈압제인 nifedipine에 의해 혈소판응집저해율을 더욱 감소시킨다. 이는 생강이 nifedipine의 항혈소판응집 효능에 대한 상가작용을 유발하는 것으로 추정된다. 이러한 혈소판응집에 의한 심혈관질환 및 뇌혈관질환을 치료하는 데 생강 1g과 10mg의 nifedifine의 복합처방이 추천되고 있다.

<표 5-51> 고혈압환자의 collagen, ADP, epinephrine에 유도된 혈소판응집에 대한 생강의 영향

	Percentage of inhibition of platelet aggregation		
	Nifedipine	Nifedipine+Aspirin	Nifedipine+Ginger
Collagen	20.5±0.7	65.2±0.7	64.2±0.5
ADP	22.3±0.7	64.6±1.1	63.8±0.4
Epinephrine	19.2±1.0	62.8±1.1	61.1±0.8

(참고: Young)

③ 부작용과 일반 독성

● 생강은 위장관계의 문제와 졸음 등의 가벼운 부작용이 확인되었다.

○ 부작용: 생강에 의한 가속도병(kinetosis: 배멀미나 차멀미와 같이 몸을 요동시킴으로써 일어나는 병적인 상태), 수술 후 오심 및 구토, 입덧(emesis gravidarum), 임신오저(hyperemesis gravidarum)의 효능과 관련된 약 100개의 임상보고논문 분석을 통해서

부작용이 확인되었다. 부작용 논문은 15편으로 777명의 환자가 대상이 되었다. 이들 중 약 3.3%가 위장관계의 문제와 졸음 등의 가벼운 부작용이 나타났지만 특별히 치료는 필요하지 않았다. 그러나 단 한 건의 보고에서 임신 1주에서 유산이 확인되었다. 반면에 136명의 임산부에게서 임신 첫 3개월까지 생강복용에 의해 아무런 부작용이 확인되지 않았다. 논문 분석을 통해 1일 6g의 생강 복용은 부작용을 거의 유발하지 않는 것으로 추정되고 있다(참고: Betz). 생강을 포함한 Ptychopetalum olacoides, Paullinia cupana, Trichilia catigua 등의 한약재로 구성된 25mL Catuama(상품명)를 28일 동안 건강한 남녀에게 투여한 결과, 혈액 및 생화학적 변화를 동반한 어떤 부작용이 없었다. 그러나 접촉성피부염을 가진 55명의 환자 중 7명이 과민반응을 보였다.

　○ 독성: 에탄올(80%)생강추출물 2.5g/kg을 마우스에 투여한 연구에서 사망은 없었지만 경중의 설사가 10마리 중 2마리에서 발생하였다. 에탄올(80%)생강추출물 3, 3.5g/kg에서는 투여 후 72시간이내에 각각 20%와 30% 사망률이 확인되었다. 랫드에 경구투여한 생강정유(ginger oil)의 LD_{50}은 5g/kg을 상회하는 것으로 추정된다. 달튼의 임파구 복수암세포(Dalton's lymphoma ascites tumor cell), 사람의 임파구(human lymphocyte), 중국햄스터 난소세포(Chinese Hamster Ovary cell) 등의 다양한 세포를 이용한 세포독성 실험에서 알코올생강추출물이 열수생강추출물보다 세포사멸에 대한 독성이 더 강한 것으로 확인되었다. 생강분말 500, 500, 1,000, 2,000mg/kg의 35일간 암수 랫드에 투여한 결과, 사망이 없었을 뿐 아니라 행동, 성장, 음수섭취 등에서 이상이 없었다. 다만 고농도인 2,000mg/kg 농도에서 정소 무게가 약 14.4% 감소되었다(참고: Rong). 20, 50g/L의 열수추출물의 생강차를 임신한 랫드에게 임신 6일에서 15일사이에 투여하여 모체와 태아 랫드에 대한 독성을 확인되었다. 임신 중 생강의 저농도(20g/L) 및 고농도(50g/L) 투여 후 모체 랫드에 대한 독성지표를 확인한 연구에서 모체의 체중을 비롯하여 희생 후 부검에서도 신장, 간 그리고 자궁무게 등 모든 독성지표에서 차이가 없었다. <표 5-52>는 태아 랫드의 생강독성지표를 암컷태아와 수컷태아로 구분하여 나타낸 것이다. 생강투여군과 대조군 사이 착상 등에는 차이가 없었지만 배아의 착상이 훼손되어 배아흡수(embryo resorption) 위치의 비율이 대조군보다 생강투여군 모두에서 약 20% 유의하게 높았다. 반면에 대조군에서는 배아흡수가 없었다. 태아의 성비(수컷:암컷)에서 대조군은 38:62, 생강의 저농도 및 고농도 투여군에서는 각각 48:52와 47:53으로 다소 차이가 있었지만 태아의 개체

수에서는 유의한 차이가 없었다. 태반무게는 대조군과 비교하여 유의한 차이가 없었지만 태아의 무게는 유의하게 증가되었다. 그러나 이러한 생강으로 인한 무게증가는 태반의 크기와는 관련이 없었다. 수컷 및 암컷의의 항문-성기간의 거리(Anogenital Distance)는 생강에 의해 유의한 차이가 확인되지 않았다. 항문-성기간의 길이가 짧으면 불임력이 높다고 알려졌다. 또한 생강투여에 의해 조기 골격발달이 유도되었다. 이러한 결과를 통해 생강에 의한 초기 배아상실이 약 **20%** 높은 이유로는 생강으로 인한 태아무게 증가와 골격 등의 조기발달 때문으로 추정된다.

〈표 5-52〉 생강투여의 랫드태아에 미치는 영향과 독성지표

	Control	Ginger Tea(20g/L)	Ginger Tea(50g/L)
Sex ratio, M;F (%)	38:62	48:52	47:53
Female fetuses	n=59	n=49	n=48
Weight (g)	3.37±0.29	3.63±0.32	3.54±0.42
Placental weight (g)	0.52±0.09	0.52±0.10	0.51±0.08
Crown-namp length (mm)	32.9±2.4	32.2±2.6	33.3±2.2
Anogenital distance (mm)	2.3±0.4	2.5±0.6	2.3±0.4
Male fetuses	n=73	n=53	n=55
Weight (g)	3.58±0.33	3.78±0.26	3.70±0.33
Placental weight (g)	0.51±0.07	0.52±0.07	0.52±0.09
Crown-namp length (mm)	33.2±1.9	33.2±2.3	34.4±2.0
Anogenital distance (mm)	3.7±0.6	3.8±0.6	3.8±0.5

11. 백출(Atractylodis Rhizoma)

◎ 주요 내용

- 백출의 유효성분은 sesquiterpene으로 atractylon과 sesquiterpene glycoside인 atractylenolide I, atractylenolide II와 atractylenolide III가 있다.
- 백출의 약리작용으로는 장운동 활성, 이뇨, 항설사 등이 있다.
- 백출성분 중 활성중간대사체의 생성물질은 확인되지 않았으며 복강투여에 의한 LD_{50}은 13.3g/kg이다.

1) 주요 유효성분과 독물동태학적 특성

- 백출의 유효성분은 sesquiterpene으로 atractylon과 sesquiterpene glycoside인 atractylenolide I, atractylenolide II와 atractylenolide III가 있다.

국화과의 삽주(*Atractylodes japonica* Koidzumi)나 백출(*Atractylodes macrocephala* Koidzumi)의 뿌리줄기 또는 주피를 제거하여 말린 한약재이다. 중국에서 백출은 *Atractylodes macrocephala* Koidzumi, 우리나라의 대한약전에서는 삽주뿌리(*Atractylodes japonica* K.)를 의미한다. 하지만 같은 속에 해당되고 주요 유효성분인 atractylon을 함유하고 있어 함께 이용되고 있다. 백출의 유효성분은 sesquiterpene이 대표적이며 polysaccharide와 polyacetylene이 분리되었다. Sesquiterpene는 3개의 isoprene과 분자식이 $C_{15}H_{24}$를 가진 terpen의 일종으로 약리작용에 있어서 백출의 가장 중요한 유효성분이다. <그림 5 - 101>처럼 sesquiterpene는 atractylon과 sesquiterpene glycoside인 atractylenolide I, atractylenolide II와 atractylenolide III가 있다. Polysaccharide으로는 atractan A-C가 분리되었다.

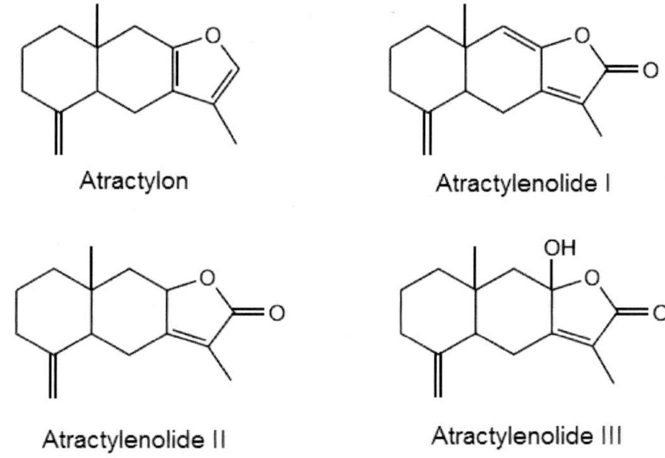

<그림 5-101> 백출의 sesquiterpene

Sesquiterpene는 3개의 Isoprene을 가진 terpen의 일종이다(참고: Meng).

Polyacetylene 종으로는 <그림 5 − 102>처럼 (6E,12E) − tetradecadiene − 8,10 − diyne − 1,3 − diol, (6E,12E) − 3 − acetoxytetradeca − 6,12 − dien − 8,10 − diyn − 1 − ol,

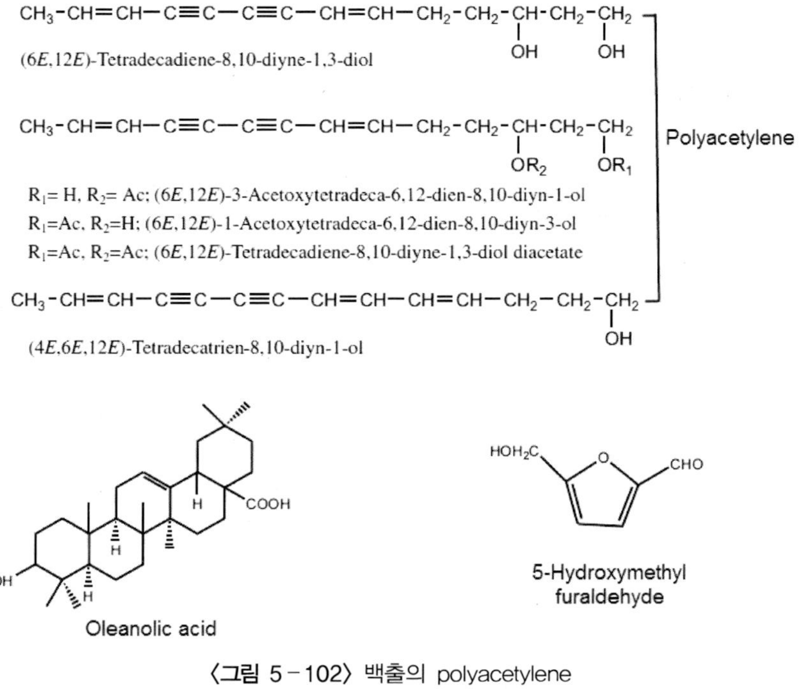

<그림 5-102> 백출의 polyacetylene

백출에는 여러 종의 polyacetylene과 oleanolic acid, 5-Hydroxynethyl furaldehyde가 함유되어 있다(참고: Meng).

$(6E, 12E)-1-acetoxytetradeca-6,12-dien-8,10-diyn-3-ol$, (6E,12E)-tetradecadiene$-8,10-$diyne$-1,3-$diol diacetate, (4E,6E,12E)$-$tetradecatrien $-8,10-$diyn$-1-$ol이 있다. 그 외 oleanolic acid와 $5-$hydromethyl furaldehyd가 있다. 휘발성 정유로는 cyperene, caryophyllene, γ-elemene, α-caryophyllene, eudesma $-4(14),11-$diene, cedrene, patchoulene, selina$-4(10)-7(1)$diene$-8-$one, $4-$styrylpyridazine가 분리되었다.

<표 5-53>은 백출의 주요 유효성분인 atractylenolide I 80mg/kg를 투여한 후 혈장측정을 통해 얻은 약물동태학 지표를 나타낸 것이다. C_{max}(the maximum plasma concentration of the drug)는 혈장최고농도, T_{max}(the time after administration of a drug when the maximum plasma concentration is reached)는 C_{max}에 도달하는 시간, $T_{1/2}$(half-life)는 혈장에서의 흡수된 양의 50%가 감소되는 반감기, AUC(area under the concentration-time curve)는 혈중농도$-$시간반응곡선하 면적, CL(body clearance, 생체청소율)는 체중 및 시간당 체외로 빠져나가는 용량을 나타낸다. C_{max}는 420±35ng/mL, T_{max}는 0.21±0.04h, AUC는 1313±146ng · h/mL, 그리고 $T_{1/2}$는 9.5±1.9h이다. 이러한 지표를 통해 atractylenolide I가 상당히 빠르게 소장을 통해 흡수되는 것을 알 수 있는데 투여 13분 정도에 혈액에 최고농도에 도달한다.

〈표 5-53〉 랫드에서 atractylenolide I의 약물동태학적 지표

Parameters	Value
T_{max} (h)	0.21±0.04
C_{max} (ng · mL^{-1})	420±35
$T_{1/2}$(h)	9.5±1.9
AUC (ng · mL^{-1}) · h	1,313±146
CLs/ mg · h^{-1} · (μg · mL^{-1})$^{-1}$	0.06±0.01

생체청소율의 총합을 나타내는 CLS(sum of clearance)는 (0.06±0.01)/(mg · h^{-1})/(μg · mL^{-1})로 흡수와 마찬가지로 체외배출 역시 흡수 후 13분에서 2시간 정도에서 빠르게 이루어진다. 이와 같이 <그림 5-103>처럼 약물동태학 지표를 통해 경구로 흡수된 atractylenolide I은 쉽게 흡수되며 체외 배출은 2-24시간 동안 완만하게 이루어지는 것으로 추정된다.

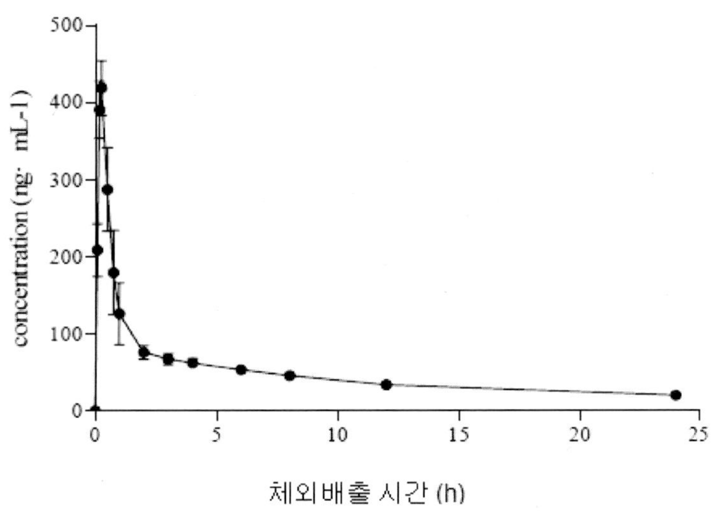

〈그림 5-103〉 Atractylenolide I의 시간-의존적 배출 곡선
Atractylenolide I 80 mg/kg을 경구투여한 후 랫드에서 배출은 빠른 배출과 완만한 배출의 2가지 특성이 있다(참고: Li).

2) 백출의 약리작용

● 백출의 약리작용으로는 장운동 활성, 이뇨, 항설사 등이 있다.

백출은 전통적으로 비장과 위장의 기능을 강화하며 비정상적인 장운동, 쇠약, 식욕부진, 과잉발한 등을 가진 환자에게 처방되었다. 오늘날에는 요도계, 내분비계, 체력개선 효능이 있다.

① 장운동

백출은 결장말단(distal colon)의 환상근을 자극하여 장운동을 촉진시킨다. <그림 5-104>는 백출의 atracylodiol에 의해 결장의 종주근과 환상근의 진폭(amplitude)과 장력(tension)에 영향을 나타낸 것이다. 진폭은 근육이 허용하는 범위내에서 최대로 늘어났다가 줄어들 수 있는 거리이며 장력은 당기는 힘의 저항력을 의미한다. <그림 5-104> A)처럼 atracylodiol에 의해 결장의 종주근에서는 증폭과 장력이 농도의존적으로 증가하는 것을 알 수 있다. 그러나 <그림 5-104> B)의 환상근에서는 atracylodiol

에 의해 진폭은 농도의존적으로 증가하지만 장력은 증가하지 않는다. 장력은 근섬유가 휴지기 상태에 있을 때 최대로 발휘된다는 측면에서 백출에 의한 장운동은 atracylodiol에 의해서 장의 환상근에 대한 장력의 작용으로 이해된다.

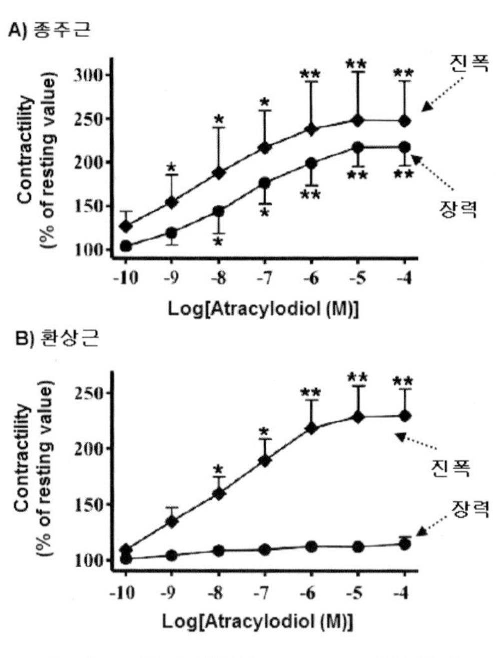

〈그림 5 - 104〉 백출의 atracylodiol이 근섬유
증폭과 장역에 미치는 영향
Atracylodiol에 의해 환상근의 장력과 관련하여 수축성이 감소되
었으며 이는 백출에 의한 장운동 자극의 주요 기전이다(참고:
Choi).

② 이뇨

백출 1~3g/kg을 경구로 랫드에 투여한 6~7시간 후에 2~6배 정도의 소변 배출이 증가하였다. 특히 나트륨의 배출이 증가하였다. 그러나 백출의 효능이 항이뇨호르몬(antidiuretic hormone)의 활성저해를 통해서 이루어지는 것인지에 대해서는 아직 확인되지 않았다.

③ 항설사(지사작용)

<그림 5 - 105>은 백출의 polysaccharide분획에 의한 항설사 효능을 나타낸 것이다. 출생 21일 된 아기돼지에게 약 2주 동안 백출의 polysaccharide분획을 투여하여

항생제보다 더 높은 항설사 효능이 확인되었다. 일반적으로 설사의 중요 원인 중의 하나가 장내세균의 과잉증식에 기인한다. 백출의 polysaccharide분획이 항생제보다 항설사에 더 높은 효능의 이유는 장에서의 lactobacillus 증식 때문이다. Lactobacillus 는 단쇄지방산(short chain fatty acid)을 생산하여 지방산에 민감한 장내세균 증식을 억제한다. 따라서 항생제에 의해 lactobacillus와 장내세균을 동시에 억제하는 것보다 백출에 의해 lactobacillus증식을 유도하여 장내세균의 증식억제를 유도하는 것이 항 설사에 효율적이라고 할 수 있다.

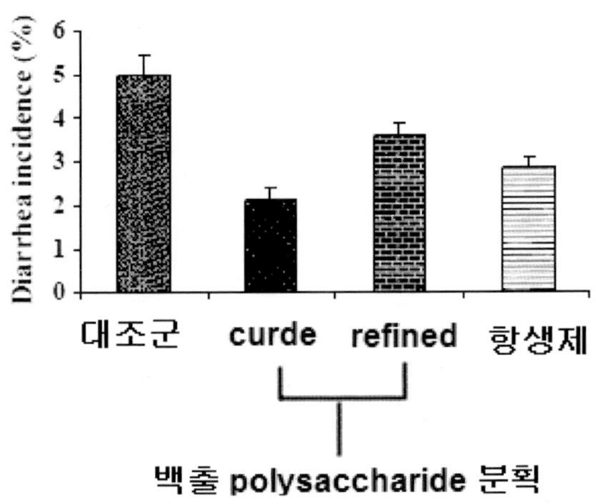

〈그림 5-105〉 백출의 polysaccharide에 의한
항설사 효능

출생 21일 된 아기돼지에게 약 2주 동안 백출의 polysaccharide
분획을 투여하여 항생제보다 더 높은 항설사 효능이 있었다(참고:
Li).

④ 기타 약리작용 및 임상시험

○ 백출에서 추출한 selina-4(14),7(11)-dien-8-one은 멜라닌합성과 관련된 tyrosinase, tyrosinase-related protein과 tyrosinase-related protein 2의 활성 저해를 유도하여 멜라닌생성을 감소시킨다(참고: Chang).

○ 백출열수추출물은 nitric oxide synthase와 cyclooxygenase-2의 mRNA 발현 저해를 통해 NO생성과 prostaglandin E2합성을 저해하여 항염증 효능이 있는 것으로 확인되었다(참고: Shin).

○ 백출의 atractylenolide III, atractylenolide I, diacetylatractylodiol [(6E,12E)-

tetradeca－6,12－diene－8,10－diyne－1,3－diol diacetate, (6E,12E)－tetradecadiene －8,10－diyne－1,3－diol성분은 메티실린내성 황색포도구균 (methicillin-resistant *Staphyllococcus aureus*) 생장을 억제시켜 항생제 효능이 있는 것으로 확인되었다(참고: Jeong). 이 외에도 마우스에 백출탕제를 1개월 동안 6g/kg/day 투여한 결과, 지구력과 체중이 증가되는 것이 확인되었다.

○ 백출탕제를 건강한 사람에게 1일 3회씩 table spoon용량으로 4일 동안 투여한 결과, 혈액이 응고되는 데 걸리는 시간인 프로트롬빈 시간(prothrombin time; PT)이 지연되었다. 특히 이러한 지연은 복용 후 약 10일 정도 지나서 정상으로 회복되었다.

3) 백출의 독성과 부작용

- 백출성분 중 활성중간대사체 생성물질은 확인되지 않았으며 복강투여에 의한 LD_{50}은 13.3g/kg이다.

① 활성중간대사체의 생성 여부
활성중간대사체 생성에 대한 보고는 없다.

② Cytochrome P450 및 약물상호작용
CYP P450 영향과 기타 약물과의 상호작용에 대한 연구는 미미하다.

③ 부작용과 일반 독성
백출의 복강투여에 의한 LD_{50}은 13.3g/kg이다. 백출탕제 0.5g/kg을 1~2개월 동안 투여한 후 어떤 독성증상이 관찰되지 않았다. 이외에도 경미한 임파구감소와 빈혈증이 있었으나 뇌, 심장, 간의 손상은 없었다.

〈참고문헌〉

박영철, 독성학의 분자-생화학적 원리, 한국학술정보(주), 2010(ISBN:978-89-268-1259-4).

A,D.A.M, www.onlinebenefits.com.

Al-Dujaili, E. A. S., C. J. Kenyon, M. R. Nicol, and J. I. Mason, Liquorice and glycyrrhetinic acid increase DHEA and deoxycorticosterone levels in vivo and in vitro by inhibiting adrenal SULT2A1 activity, 2011, 336: 102-109.

Aleksunes, Lauren M. and José E. Manautou, Emerging Role of Nrf2 in Protecting Against Hepatic and Gastrointestinal Disease, Toxicologic Pathology, 2007, 35(4), 459-473.

Anonymous, Zingiberis rhizome, In: ESCOP Monographs, Thieme Press, Stuttgart, New York, 2003, 547-53.

Araghiniknam Mohsen, Sangbun Chung, Tresa Nelson-Whitej, Cleamond Eskelson, and Ronald R. Watson, ANTIOXIDANT ACTIVITY OF DIOSCOREA AND DEHYDROEPIANDROSTERONE (DHEA) IN OLDER HUWANS, Life Sciences, 1996, 59(1): 147-157.

Asai, Midori, Daisuke Kawashima, Kiyoe Katagiri, Rika Takeuchi, Genki Tohnai, and Kenzo Ohtsuka, Protective effect of a molecular chaperone inducer, paeoniflorin, on the HCl-and ethanol-triggered gastric mucosal injury, Life Sciences, 2011, 88: 350-357.

Armanini D., Bonanni G., Palermo M., Reduction of serum testosterone in men by liquorice, N Engl J. Med., 1999, 341: 1158-1160.

Belinky, Paula A. Michael Aviram, Bianca Fuhrman, Mira Rosenblat, and Jacob Vaya, The antioxidative effects of the isoflavan glabridin on endogenousconstituents of LDL during its oxidation, Atherosclerosis, 1998, 137: 49-61.

Betz O., Kranke P., Geldner G., Wulf H., Eberhart L. H., Is ginger a clinically relevant antiemetic? A systematic review of randomized controlled trials, Forsch Komplementarmed Klass Naturheilkd, 2005 Feb., 12(1): 14-23.

Bodnar A. G., Ouellette M., Frolkis M., Holt S. E., Chiu C. P., Morin G. B., Harley C. B., Shay J. W., Lichtsteiner S., Wright W. E., Extension of life-span by introduction of telomerase into normal human cells, Science, 1998, 16(279)-5349: 349-352.

Chae, Han-Jung, Hyung-Ryong Kim, Do-Sung Kim, Eun-Rhan Woo, Yong-Gon Cho, and Soo-Wan Chae, Saeng-Ji-Hwang has a protective effect on adriamycin-induced cytotoxicity in cardiac muscle cells, Life Sciences, 2005, 76: 2027-2042.

Chan, Hoi-tak, Carrie Chan, and John W. Ho, Inhibition of glycyrrhizic acid on aflatoxin B1-induced cytotoxicity in hepatoma cells, Toxicology, 2003, 188: 211-217.

Chang Y. H., Kim C., Jung M., Lim Y. H., Lee S., Kang S., Inhibition of melanogenesis by selina-4(14),7(11)-dien-8-one isolated from Atractylodis Rhizoma Alba, Biol Pharm Bull., 2007, 30(4): 719-723.

Chen Q., Fischer A., Reagan J. D., Yan L. J., and Ames B. N., Oxidative DNA damage and senescence of human diploid fibroblast cells, Proc Natl Acad Sci U. S. A., 1995, 9, 92(10): 4337-4341.

Choi, Y. H., and Kim, N. D., Korean red ginseng extract induces apoptosis and decreases telomerase activity in human leukemia cells, J. Ethnopharmacol, 2009, 121: 304 – 312.

Chrubasik, S., M. H. Pittler, and B. D. Roufogalis, Zingiberis Rhizoma: A comprehensive review on the ginger effect and efficacy profiles, Phytomedicine, 2005, 12: 684 – 701.

Chrubasik S. et al. Development of atherosclerosis in atherosclerotic, apolipoprotein E-deficient mice. J. Nutr. 2000, 130: 1124 – 1131.

Crawford, S. Kudzu, Encyclopedia of Alternative Medicine, 2009.

Dietz, Birgit M. and Judy L. Bolton, Biological reactive intermediates(BRIs) formed from botanicaldietary supplements, Chemico-Biological Interactions, 2011, 192: 72 – 80.

Dedov Vadim N, Van H. Tran, Colin C. Duke, Mark Connor, MacDonald J. Christie, Sravan Mandadi and Basil D. Roufogalis, Gingerols: a novel class of vanilloid receptor (VR1) agonists, British Journal of Pharmacology, 2002, 137: 793 – 798.

Du, Junrong, Bo Bai, Xi Kuang, Yan Yu, Chenyuen Wang, Ya Ke, Youjia Xu, Alexander H. C. Tzang, and Zhong Ming Qian, Ligustilide inhibits spontaneous and agonists-or K+depolarization-induced contraction of rat uterus, Journal of Ethnopharmacology, 2006, 108: 54 – 58.

Feng, Chao, Man Liu, Xiaowei Shi, Wei Yang, Dezhi Kong, Kunfeng Duan, and Qiao Wang, Pharmacokinetic properties of paeoniflorin, albiflorin and oxypaeoniflorin after oral gavage of extracts of Radix Paeoniae Rubra and Radix Paeoniae Alba in rats, Journal of Ethnopharmacology, 2010, 130: 407 – 413.

Fuhrman, B., Rosenblat, M., Hayek, T., Coleman, R., Aviram, M., Ginger extract consumption reduces plasma cholesterol, inhibits LDL oxidation and attenuates Phytomedicine 2005, 12: 684 – 701

Ghulam, A., M. C. Vantyghem, J. L. Wemeau, and Boersma, Adrenal minerlocorticoids pathway and its clinical applications, Clinica Chimica Acta, 2003, 330: 99 – 110.

He, Xihui, Dongming Xing, Yi Ding, Yaping Li, Lizhen Xu, and Lijun Du, Effects of cerebral ischemia-reperfusion on pharmacokinetic fate of paeoniflorin after intravenous administration of Paeoniae Radix extract in rats, Journal of Ethnopharmacology, 2004, 94: 339 – 344.

Hirata, Janie D. Lillian M. Swiersz, Bonnie Zell, Rebecca Small, and Bruce Ettinger, Does dong quai have estrogenic effects in postmenopausal women? A double-blind, placebo-controlled trial. FERTILI"I"Y AND STERILITY, 1997, 68(6): 982 – 986.

Hou, Yu-Chi, Su-Lan Hsiu, Hui Chingc, Ya-Tze Lin, Shang-Yuan Tsai, Kuo-Ching Wen, and Pei-Dawn Lee Chao, Profound difference of metabolic pharmacokinetics between pure glycyrrhizin and glycyrrhizin in licorice decoction, Life Sciences, 2005, 76: 1167 – 1176.

Hsu F. L., Lin Y. H., Lee M. H. et al., Both dioscorin, the tuber storage protein of yam (Dioscorea alata cv. Tainong No.1), and its peptic hydrolysates exhibited angiotensin converting enzyme inhibitory activities, J. Agric Food Chem., 2002. 9, 50(21): 6109 – 6013.

Huang, Xi, Ping Ren, Ai Dong Wen, Li Li Wang, Li Zhang and Feng Gao, Pharmacokinetics of traditional Chinese syndrome and recipe: a hypothesis and its verification (I), World J Gastroentero, 2000, 6(3): 384 – 391.

Isbrucker, R. A., and G. A. Burdock, Risk and safety assessment on the consumption of Licorice root (Glycyrrhiza sp.), its extract and powder as a food ingredient, with emphasis on the pharmacology and toxicology of glycyrrhizin, Regulatory Toxicology and Pharmacology, 2006, 46: 167 – 192.

Janbaz, K. H., S. A. Saeed, A. H. Gilani, Studies on the protective effects of caffeic acid and quercetin on chemical-induced hepatotoxicity in rodents, Phytomedicine, 2004, 11: 424 – 430.

Jeffrey, A. M., GM Williams, Risk assessment of DNA-reactive carcinogens in food, Toxicology and Applied Pharmacology, 2005, 207: S628 – S635.

JEONG, HYE GWANG, HO JIN YOU, SUNG JUN PARK, AE RAN MOON, YOUNG CHUL CHUNG, SHIN KEON KANG and HYO KON CHUN, HEPATOPROTECTIVE EFFECTS OF 18β-GLYCYRRHETINIC ACID ON CARBON TETRACHLORIDE-INDUCED LIVER INJURY: INHIBITION OF CYTOCHROME P450 2E1 EXPRESSION, Pharmacological Research, 2002, 46(3): 221 – 227.

Jeong S. I., Kim S. Y., Kim S. J., Hwang B. S., Kwon T. H., Yu K. Y., Hang S. H., Suzuki K., and Kim K. J., Antibacterial activity of phytochemicals isolated from Atractylodes japonica against methicillin-resistant Staphylococcus aureus, Molecules, 2010, 21:15(10): 7395 – 7402.

Jia Y. B., and Tang T. Q., Paeonia Lactiflora injection in treating chronic cor pulmonale with pulmonary hypertension, Zhong Xi Yi Jie He Za Zhi, 1991, 195: 199 – 202.

Josephs, Robert A., Jennifer S. Guinn, Michelle L. Harper, Frederick Askari, Liquorice consumption and salivary testosterone concentrations, Lancet, 2001, 358: 1613 – 1614.

Keun Han Choi, Seung Il Jeong, Jun Ho Lee, Byung Soon Hwang, Sang Jun Kim, Seoul Lee, Bong Kyu Choi, and Kyu Yong Junga, Pharmacological mechanism responsible for the Atractylodes japonica-induced distal colonic contraction in rats, Phytomedicine, 2011, 18: 408 – 413.

Keung, W. M, and Vallee, B. L., Daidzin: a potent, selective inhibitor of human mitochondrial aldehyde dehydrogenase, Proc. Natl. Acad. Sci. USA, 1993, 90(4): 1247 – 1251.

Keung, W. M, and Vallee, B. L., KUDZU ROOT: AN ANCIENT CHINESE SOURCE OF MODERN ANTIDIPSOTROPIC AGENTS, Phytochemistry, 1998, 47(4): 499 – 506.

Kim, Dong-Hyun Kim, Bok-Ryang Kim, Ji-Yeon Kim, and Yo-Chan Jeong, Mechanism of covalent adduct formation of aucubin to proteins, Toxicology Letters, 2000, 114: 181 – 188.

Kilani, Soumaya, Mohamed Ben Sghaier, Ilef Limem, Ines Bouhlel, Jihed Boubaker, Wissem Bhouri, Ines Skandrani, Aicha Neffatti, Ribai Ben Ammarb, Marie Genvieve Dijoux-Franca, Kamel Ghedira, and Leila Chekir-Ghedira, In vitro evaluation of antibacterial, antioxidant, cytotoxic and apoptotic activities of the tubers infusion and extracts of Cyperus rotundus, Bioresource Technology, 2008, 99: 9004 – 9008.

Kuang X. D., Li X. H., Xiong Y.Q., Study on metabolism of tetramethylpyrazine in system of rat liver microsomes, Zhongguo Zhong Yao Za Zhi, 2006, 31(23): 1971 – 1975.

Kuang, Xi, Jun-Rong Du, Ya-Shu Chen, Jing Wang, and Yan-Nan Wang, Protective effect of Z-ligustilide against amyloid β-induced neurotoxicity is associated with decreased pro-inflammatory markers in rat brains. Pharmacology, Biochemistry and Behavior, 2009, 92: 635 – 641.

Kuang, Xi, Jun-Rong Du, Ya-Shu Chen, Jing Wang, and Yan-Nan Wang, Protective effect of Z-ligustilide against amyloid β-induced neurotoxicity is associated with decreased pro-inflammatory markers in rat brains. Pharmacology, Biochemistry and Behavior, 2009, 92: 635 – 641.

Lee, Mei-Hsien, Yin-Shiou Lin, Yaw-Huei Lin, Feng-Lin Hsu, and Wen-Chi Hou, The mucilage of yam (Dioscorea batatas Decne) tuber exhibited angiotensin converting enzyme inhibitory activities, Bot. Bull. Acad. Sin., 2003, 44: 267 – 273.

Lee, Jayeul, Euiju Lee, Donghyun Kim, Junhee Lee, Junghee Yoo, and Byunghee Koh, Studies on absorption, distribution and metabolism of ginseng in humans after oral administration, Journal of Ethnopharmacology, 2009, 122: 143 – 148.

Leung, Kar Wah and Alice Sze-Tsai Wong, Pharmacology of ginsenosides: a literature review, Leung and Wong Chinese Medicine, 2010, 5: 20.

Li Cui-Qin Li, Lang-Chong He, and Yan-Jun Hu, Pharmacokinetics of atractylenolide I from Atractylodes macrocephala Koidz in rats by RP – HPLC, Asian Journal of Pharmacodynamics and Pharmacokinetics, 2007, 7(4): 283 – 288.

Ling, Yang, Liu Yong and Liu Chang-Xiao, Metabolism and pharmacokinetics of ginsenosides, Asian Journal of Pharmacodynamics and Pharmacokinetics, 2006, 6(2): 103 – 120.

Luo, Cheng-Feng, Mu Yuan, Min-Sheng Chen, Shi-Ming Liu, Liu Zhu, Bi-Yun Huang, Xia-Wen Liu, and Wen Xiong, Pharmacokinetics, Tissue Distribution and Relative Bioavailability of Puerarin Solid Lipid Nanoparticles following Oral Administration, International Journal of Pharmaceutics, ISSN: 1873 – 3476, Page: 138 – 144.

Mao, Qing-Qiu, Yan-Fang Xian, Siu-Po Ip., Sam-Hip Tsai, and Chun-Tao Che, Protective effects of peony glycosides against corticosterone-induced cell death in PC12 cells through antioxidant action, Journal of Ethnopharmacology, 2011, 133: 1121 – 1125.

McGregor, Neil R., Pueraria lobata (Kudzu root) hangover remedies and acetaldehyde-associated neoplasm risk, Alcohol, 2007, 41: 469 – 478.

MDidea: www.mdidea.com/products/herbextract/kudzu

Meng He, Guoyu Li, Ronghua Dai, Yuepin M, Ke Zhang, Cui Zhang, Li, Xian, and Jinhui Wang, Chemical constituents of Atractylodes chinensis (DC.) Koidz, Biochemical Systematics and Ecology, 2010, 38: 1220 – 1223.

MONA ABDEL TAWAB, UTE BAHR, MICHAEL KARAS, MARIO WURGLICS, AND MANFRED SCHUBERT-ZSILAVECZ, The American Society for Pharmacology and Experimental Therapeutics, 2003, 31(8): 1065 – 1071.

Monograph, Astragulus membranaceus, Alternative Medicine Review, 2003, 8(1): 72 – 77.

Nagabhushan M., Amonkar A. J., and Bhide S. V., Mutagenicity of gingerol and shogoal and antimutagenicity of zingerone in Salmonella/ microsome assay Cancer letters, 1987, 36: 221 – 233.

Nakamura H., and Yamamoto T., Mutagen and anti-mutagen in ginger, Zingiber officinale, Mutation research, 1982, 103: 119 – 126.

Paolini, M., Barillari, J., Broccoli, M., Pozzetti, L., Perocco, P., and Cantelli-Forti, G., Effect of liquorice and glycyrrhizin on rat liver carcinogen metabolizing enzymes, Cancer Lett., 1999, 145: 35 – 42.

Park, S. E., Park, C., Kim, S. H., Hossain, M. A., Kim, M. Y., Chung, H. Y., Son, W. S., Kim, G. Y., Choi, Y. H., and Kim, N. D., Korean red ginseng extract induces apoptosis and decreases telomerase activity in human leukemia cells, J. Ethnopharmacol, 2009, 121: 304 – 312.

PARK, Eun-Kyung, Jieun SHIN, Eun-Ah BAE, Young-Chul LEE and Dong-Hyun KIM, Intestinal Bacteria Activate Estrogenic Effect of Main Constituents Puerarin and Daidzin of Pueraria thunbergiana, Biol. Pharm. Bull., 2006, 29(12): 2432 – 2435.

Qiana, Tianxiu, Zongwei Caia, Ricky NS., Wong, Nai Ki Mak, and Zhi-Hong Jiang. In vivo rat metabolism and pharmacokinetic studies of ginsenoside Rg3, Journal of chromatography B., 2005, 816: 223 – 232.

Qin, Yuann, Xiaohua Wu, Wen Huang., Guohua Gong, Dan Li, Yang He, and Yinlan Zhao, Acute toxicity and sub-chronic toxicity of steroidal saponins from Dioscorea zingiberensis C. H. Wright in rodents, Journal of Ethnopharmacology, 2009, 126: 543 – 550.

Raut, Nishikant A., and Naresh J. Gaikwad, Antidiabetic activity of hydro-ethanolic extract of Cyperus rotundus in alloxan induced diabetes in rats, Fitoterapia, 2006, 77: 585 – 588.

Rohme, D., Evidence for a relationship between longevity of mammalian species and life-spans of normal fibroblasts in vitro and erythrocytes in vivo, Proc. Natl. Acad. Sci. USA, 1981, 78: 5009 – 5013.

Rong, Xianglu, Gang Peng, Takuya Suzuki, Qinglin Yang, Johji Yamahara, and Yuhao Li, A 35 – day gavage safety assessment of ginger in rats, Regulatory Toxicology and Pharmacology, 2009, 54: 118 – 23.

Santosh, Nagwani, Kumar Mohan, Singh Royana, and Tripathi B. Yamini, Hepatotoxicity of tubers of Indian Kudzu (Pueraria tuberosa) in rats, Food and Chemical Toxicology, 2010, 48: 1066 – 1071.

Sekiya, Kouji, Yasuhiro Tezuka, Ken Tanaka, Jeevan Kumar Prasain, Tsuneo Namba, Kazunori Katayama, Tamotsu Koizumi, Masatoshi Maeda, Takashi Kondo, and Shigetoshi Kadota, Distribution, metabolism and excretion of butylidenephthalide of Ligustici chuanxiong Rhizoma in hairless mouse after dermal application, Journal of Ethnopharmacology, 2001, 71: 401 – 409.

Seo, Eun Ji, Dong-Ung Lee, Jong Hwan Kwak, Sun-Mee Lee, Yeong Shik Kim, and Yi-Sook Jung, Antiplatelet effectsof Cyperus rotundus and itscomponent(+)-nootkatone, 2011, 135(1): 48 – 54.

Shammas, Masood A., Hemanta Koley, Ramesh B. Batchu, Robert C. Bertheau, Alexei Protopopov, Nikhil C. Munshi and Raj K. Goyal, Telomerase inhibition by siRNA causes senescence and apoptosis in Barrett's adenocarcinoma cells: mechanism and therapeutic potential, Molecular Cancer, 2005, 4(24): 1 – 14.

Shalaby, M. A., and Hamowieh, A. R., Safety and efficacy of Zingiber officinale roots on fertility of male diabetic rats, Food and Chemical Toxicology, 2010, 48: 2920 – 2924.

Shin M. H., M. C., Kim Y. J., Kim C. J., Kim Y., Kim E. H., Atractylodes japonica suppresses lipopolysaccharide-stimulated expressions of inducible nitric oxide synthase and cyclooxygenase-2 in RAW 264.7 macrophages, Biol Pharm Bull., 2004, 27(3): 324 – 327.

Sohal, R. S., Sohal, B. H., and Brunk, U. T., "Relationship between antioxidant defenses and longevity in different mammalian species," Mech Ageing Dev., 1990, 53(3): 217－227.

Soudamini, K. K., Unnikrishnan, M. C., Sukumaran, K., and Kuttan, R., Mutagenicity and anti-mutagenicity of selected spices, Indian J. Physiol. Pharmacol., 1995, 39: 347－353.

Tada, Yayoi, Naoko Kanda, Akinori Haratake, Megumi Tobiishi, and Hideyo Uchiwa, Shinichi Watanabe, Novel effects of diosgenin on skin aging, Steroids, 2009, 74: 504－511.

Tanahashi, Tetsuya, Tomoatsu Munea, Hiroyuki Morita, Hiromichi Tanahashi, Yukinori Isomura, Tetsuya Suwa, Hisashi Daido, Celso E. Gomez-Sancehz, and Keigo Yasuda, Journal of Steroid Biochemistry & Molecular Biology, 2002, 80: 441－447.

Tang, Jing-cheng Tang, Jin-nan Zhang, Ying-ting Wu and Zhao-xu Li, Effect of the Water Extract and Ethanol Extract from Traditional Chinese Medicines Angelica sinensis (Oliv.) Diels, Ligusticum chuanxiong Hort. and Rheum palmatum L. on Rat Liver Cytochrome P450 Activity, Phytother. Res., 2006, 20: 1046－1051.

Uddin, S. J., K. Mondal, J. A. Shilpi, and M. T. Rahman., Antidiarrhoeal activity of Cyperus rotundus, Fitoterapia, 2006, 77: 134－136.

Von-Zglinicki T., Telomeres: influencing the rate of aging, Ann N Y Acad Sci 1998, 20, 854: 318－27.

Wen, Xiao-Dong, Lian-Wen Qi, Ping Li, Kang-De Bao, Xiao-Wei Yan, Ling Yi, and Chang-Yin Li, Simultaneous determination of calycosin－7-O-d-glucoside, ononin, astragaloside IV, astragaloside I and ferulic acid in rat plasma after oral administration of Danggui Buxue Tang extract for their pharmacokinetic studies by liquid chromatography－ass spectrometry, Journal of Chromatography B., 2008, 865: 99－105.

Weindruch, R., "Caloric restriction and aging," Scientific American, 1996, 274: 46－52.

Wilkinson, J. M., Effect of ginger tea on the fetal development of Sprague－awley rats, Reprod. Toxicol, 2000, 14: 507－12.

Wong, R. and B. Rabie, Effect of puerarin on bone formation, Osteo Arthritis and Cartilage, 2007, 15: 894－899.

Xie, Han-Jing, and U mit Yasar, Mia Sandberg and Anders Rane Paeoniae Radix, a traditional Chinese medicine and CYP2C9 activity, Journal of Clinical Pharmacy and Therapeutics, 2002, 27: 229－230.

Xu, Hong-Mei, Wei Wei, Xiao-Yi Jia, Yan Chang, and Lei Zhang, Effects and mechanisms of total glucosides of paeony on adjuvant arthritis in rats, Journal of Ethnopharmacology, 2007, 109: 442－448.

Xu, X., Zhang, S., Zhang, L., Yan, W., and Zheng, X., The Neuroprotection of puerarin against cerebral ischaemia is associated with the prevention of apoptosis in rats, Planta Medica, 2005, 71: 585－591.

Yamamoto H., Mizutani T., Nomura H., Studies on the mutagenicity of crude drug extracts, Yakugaku zasshi, 1982, 102: 596－601.

Yan, Chong Chao and Ryan J., Effects of Monocrotaline, a Pyrrolizidine Alkaloid, on glutathione Metabolism in the Rat, Huxtable Biochemical Pharmacology, 1996, 51: 375－379.

Yang J., Chang E., Cherry A. M., Bangs C. D., Oei Y., Bodnar A., Bronstein A., Chiu C. P.,

Herron G. S., Human endothelial cell life extension by telomerase expression, J Biol Chem., 1999. 10, 274(37): 26141－16148.

Yang, Hyun Ok, Woo Kyung Ko, Jae Youn Kim, and Hwan Seong Ro, Paeoniflorin: an antihyperlipidemic agent from Paeonia lactiflora, Fitoterapia, 2004, 75: 45－49.

Yang, Min Hye, Kee Dong Yoon, Young-Won Chin, Ju Hyun Park, Seung Hyun Kim, Young Choong Kim, and Jinwoong Kim, Neuroprotective effects of Dioscorea opposita on scopolamine-induced memory impairment in in vivo behavioral tests and in vitro assays, Journal of Ethnopharmacology, 2009, 121: 130－134.

Yi, Lunzhao, Yizeng Liang, HaiWu, and Dalin Yuan, The analysis of Radix Angelicae Sinensis (Danggui), Journal of Chromatography A., 2009, 1216: 1991－2001.

YE, R. X., ZHANG, X., KONG, J., HAN, Q., YANG, Y., ZHANG, Y., CHEN, P., LI, J., LIU, M., SHI, L., XIONG AND G. ZHAO, DYSFUNCTION AND SEQUENTIAL APOPTOSIS AFTER TRANSIENT FOCAL ISCHEMIA, Neuroscience, 2011, 178: 169－180.

Young, H. Y., Liao, J. C., Chang, Y. S., Luo, Y. L., Lu, M. C., and Peng, W. H., Synergistic effect of ginger and nifedipine on human platelet aggregation: a study in hypertensive patients and normal volunteers, Am. J. Chin. Med., 2006, 34: 545－.551.

Zhao, Guohua, Jianquan Kan, Zhixiao Li, and Zongdao Chen, Structural features and immunological activity of a polysaccharide from Dioscorea opposita Thunb roots, Carbohydrate Polymers, 2005, 61: 125－131.

Zhang, R., Guo, H., Wu, H., Cheng, H., and Wang, H., Protective effect of puerarin against calcium overload after focal cerebral ischaemia injury in rats, Nan Fang Yi Ke Da Xue Xue Bao/Journal of Southern Medical University, 2010, 30: 1268－1271.

Zhang, Ru-Xue, Mao-Xing Li, and Zheng-Ping Jia, Rehmannia glutinosa: Review of botany, chemistry and pharmacology, Journal of Ethnopharmacology, 2008, 117: 199－214.

Zhang, Xiuli, Aihong Zhang, Bo Jiang, Yongming Bao, Jingyun Wang, and Lijia An, Further pharmacological evidence of the neuroprotective effect of catalpol from Rehmannia glutinosa, Phytomedicine, 2008, 15: 484－490.

Zhang, Xu, X., Zhang, S., Zhang, L., Yan, W., and Zheng, X., The Neuroprotection of puerarin against cerebral ischaemia is associated with the prevention of apoptosis in rats, Planta Medica, 2005, 71: 585－591.

Zhang Y., Takashina K., Saito H., and Nishyama N., Anti-aging Effect of DX－9386 in Senescence Accelerated Mouse, Biological & pharmaceutical bulletin, 1994, 17(6): 866－868.

Zhou, Shufeng, Yihuai Gao, Wenqi Jiang, Min Huang, Anlong Xu, and James W. Paxton, Interactions of Herbs with Cytochrome P450, DRUG METABOLISM REVIEWS, 2003, 35(1): 35－98.

Zhou, Wei, Liu-qing Di, Jin-jun Shan, Xiao-lin Bi, Le-tian Chen, and Ling-chong Wang, Intestinal absorption of forsythoside A in different compositions of Shuang－Huang－Lian, Fitoterapia, 2011, 82(3): 375－382.

색인

(ㅂ)

반수치사량 52, 54
발암력 65
발암물질 49, 63, 65, 66, 67, 85, 112, 138,
　　154, 207, 208, 311, 313, 331, 446
발암위해성평가 64
발암전구물질 103, 114, 131
배당체 41, 179, 284, 285, 287, 296, 301,
　　302, 306, 310, 399
백출 34, 452, 453, 455, 456, 457, 458
보정계수 62
복어독 55
부자 56, 396, 409, 410, 411, 412, 413,
　　414, 416, 417, 435
부자부자 416
부작용 42, 43, 44, 45, 46, 51, 53, 97,
　　142, 184, 185, 259, 276, 282, 283,
　　300, 303, 304, 309, 318, 321, 324,
　　325, 327, 329, 349, 350, 353, 363,
　　367, 368, 384, 391, 393, 394, 395,
　　396, 397, 407, 408, 417, 435, 447,
　　449, 458
부조화 반응 120, 184, 205
불응기 268, 269
비당골격 39
비발암물질 49, 59, 64, 65, 66

(ㅅ)

산수유 32, 34
산약 23, 32, 332, 333, 334, 335, 336,
　　337, 338, 340, 341, 342, 345, 346,
　　348, 349, 350, 351, 352, 365, 378,
　　432
산화적 스트레스 144, 152, 167, 168, 184,
　　185, 190, 192, 197, 199, 204, 208,
　　224, 247, 252, 299, 311, 312, 316,
　　318, 338, 352, 359, 362, 394, 406,
　　440, 441
산화-환원 대사체 105
상가작용 51, 417, 448, 449
생강 420, 425, 437, 444, 446, 448, 450
생체이용률 75, 78, 79, 80, 81, 82, 87, 89,
　　124, 137, 306, 354, 356
생체전환 39, 49, 50, 52, 63, 67, 68, 74,
　　75, 81, 82, 83, 84, 86, 87, 89, 92, 97,
98, 99, 100, 102, 103, 104, 105, 106,
107, 108, 109, 112, 113, 114, 115,
124, 128, 131, 132, 140, 148, 174,
176, 177, 179, 215, 219, 229, 231,
235, 238, 244, 247, 249, 250, 251,
252, 277, 278, 283, 300, 306, 308,
314, 315, 319, 331, 349, 355, 363,
364, 365, 366, 372, 373, 377, 384,
389, 390, 395, 400, 407, 423, 447,
448
생체청소율 79, 89, 92, 389, 400, 454
생체활성화 49, 50, 95, 97, 103, 104
세네센스 299
세포유지 229, 230
세포자멸 293, 294, 312, 380, 381
세포조절 229, 230, 231
숙지황 283, 284, 289, 299, 302
스테로이드 호르몬 172, 309, 324, 325, 342,
　　343, 347, 437
시스테인 조달 186, 195
식물성천연화학물질 36, 37, 38, 39, 40, 41,
　　47, 52, 111, 115, 129, 224, 278
신농본초경 44
신생항원 185
쌍황연구복액 78

(ㅇ)

아미노산포합 100, 103, 177, 178, 216, 217
아세트아미노펜 185
아세트알데히드 109, 155, 159, 160, 161,
　　162, 163, 164, 385
아세틸화 100, 103, 177, 178, 200, 211,
　　213
안전계수 62, 63, 331
안전용량 53, 54, 64, 331, 398
알르레기성 반응 229
알칼로이드화합물 39, 48
약물상호작용 49, 53, 67, 68, 85, 128, 132,
　　259, 278, 303, 320, 349, 367, 384,
　　396, 407, 417, 448, 458
약인성간독성 176, 185, 332, 350, 352
얌 333
양파 170, 194
어성초 34, 194
에스트로겐 131, 132, 140, 260, 282, 297,

CYP3A43　112, 113, 136, 137
CYP3A5　112, 113, 124, 125, 128, 136, 137
CYP3A7　112, 113, 136, 137
Cyperi Rhizoma　409
cysteine availability　175, 186, 195
cytochrome P450　51, 52, 93, 97, 99, 100, 101, 106, 107, 108, 109, 110, 111, 113, 115, 116, 117, 140, 163, 167, 168, 174, 202, 225, 278, 303, 320, 349, 367, 384, 396, 407, 417, 447, 458, 461, 464, 465

(D)

daidzin　56, 369, 370, 372, 373, 375, 377, 378, 384, 461, 463
degree of ionizations　77
detoxification　75, 176, 199
diamine oxidase　100, 101
Dioscorea Rhizoma　332
dioscorin　333, 337
diosgenin　332, 333, 338, 342, 343, 345, 347, 349, 350, 460, 464
direct-acting toxicants　105, 107
DNA adduct　108, 131, 132, 160, 164, 231, 233, 236, 238, 240, 247, 250, 251, 277, 278
dose-response curve　60
DT-diaphorase　109, 165, 167, 168, 169, 170
dug-drug interaction　53

(E)

electrophilic metabolites　107
epoxide　100, 101, 109, 140, 147, 148, 149, 150, 171, 175, 178, 198, 201, 207, 238, 281, 313, 364, 365
epoxide hydrolase　100, 101, 140, 147, 148, 149, 150, 281
estradiol　108, 131, 132, 137, 139, 140, 194, 267, 343, 377, 378
estrogen　93, 131, 132, 133, 138, 139, 166, 171, 210, 219, 267, 312, 322, 332, 342, 343, 345, 349, 350, 369, 375, 376, 377, 378, 460, 463

extensive metabolizer　88

(F)

fenton pathway　167, 232
first-pass metabolism　82, 108, 136, 137
flavin-mono oxygenase　100, 101, 140
Forsythiae fructus　31, 78, 79
Forsythoside A　78, 94, 465
functionalization　97, 102

(G)

gene-coordinate regulation　208, 219, 223
gingerol　418, 419, 420, 421, 422, 423, 424, 425, 429, 431, 432, 433, 435, 436, 446, 447, 460, 462
Ginseng　24, 263, 460, 462, 463
ginsenoside　24, 41, 83, 84, 462, 463
glabridin　305, 309, 311, 316, 317, 318, 319, 459
glucocorticoid　125, 137, 154, 171, 219, 297, 309, 310, 324, 406
glucuronidation　100, 177, 179, 180, 181, 182, 183, 250, 315, 316
glutathione conjugation　100, 101, 177, 178
glutathione peroxidase　204, 207, 299
glutathione-S-transferase　101, 147, 178, 179, 199, 207, 281, 309, 313, 314, 351
glycosides　39, 41, 284, 370, 371, 462
Glycyrrhizae Radix　305
glycyrrhizic acid　305, 311, 313, 314, 315, 321, 322, 325, 327, 328, 459
glycyrrhizin　28, 83, 305, 306, 307, 308, 309, 310, 312, 315, 316, 318, 320, 327, 328, 329, 330, 331, 332, 460, 462
glycyrrhizinate　305

(H)

hard electrophilic metabolite　247, 249, 250, 251
heme prosthetic group　108, 115
hepatotoxicity　461, 463
human equivalent dose　61, 62
hydrogen peroxide　120, 167, 173, 194

hydroxyl radical 120, 152, 168, 204, 252, 276

(I)

idiosyncratic reaction 229
immediate versus delayed reaction 229
indirect-acting toxicants 105, 107
inducible enzyme 122
intestinal bacteria 463
intoxication 75
Iridoid glycoside 34, 284, 285, 286, 296, 297
ito cell 100

(K)

kaempferol 194, 195

(L)

LD50 49, 52, 53, 54, 55, 56, 57, 58, 69, 283, 304, 327, 328, 350, 352, 368, 385, 398, 408, 450, 452, 458
lethal dose 50% 54
ligustilide 51, 260, 263, 264, 266, 271, 272, 273, 276, 279, 281, 282, 353, 356, 357, 358, 362, 363, 364, 365, 366, 368, 460, 461
lipid peroxidation 207, 232, 247, 252, 253
liver endotherial cell 100
LOAEL 59, 60, 61, 62, 63, 350, 352
local versus systemic reaction 229
Lonicerae japonicae 78, 79
lowest observed adverse effect level 59, 350

(M)

malondialdehyde 207, 232, 255, 299, 317, 406
maximum recommended strating dose 332
metabolic profile 87
metabolic stabilty 86
methylation 39, 100, 101, 129, 130, 135, 175, 177, 178, 196, 198, 212, 213, 214, 215, 238
methyltransferases 101, 198
mineralcorticoid 309, 310, 326

mixed-function oxidation 117
modifying factor 62, 63
monoamine oxidase 100, 101, 140, 150, 299
monocrotaline 58, 464
monooxygenase 94, 108, 116

(N)

N-acetyl-p-bezoquinone imine 279
N-acetylcysteine 199, 200
N-acetyltransferase 101, 130, 175, 178, 179, 211
n-butylidenephthalide 260
n-butylphthalide 260
NAD(P)H:quinone oxidoreductase 167, 169, 260, 279
naphthalene 137, 138, 139, 165
neoantigen 185
nicotine 94, 108, 127, 133, 135
NOAEL 49, 59, 60, 61, 62, 63, 64, 331, 332, 350
Nrf2 93, 175, 188, 189, 190, 191, 192, 194, 220, 222, 223, 224, 280, 281, 459
nuclear receptor 93, 108, 120, 121, 122
nuclear receptor-mediated mechanism 108, 120, 121

(O)

osteoblast 297, 298, 299
ostoclast 297
oxidative stress 204, 247, 252, 256, 316

(P)

Paeonia 58, 398, 400, 405, 460, 461, 464
paeoniflorin 83, 84, 398, 399, 400, 401, 403, 404, 407, 408, 459, 460, 465
paeonimetabolin-I 84, 398, 399, 401
paeonine 399
parenchymal cell 100
Parkinson's disease 152
pharmacological 93, 94, 461, 465
phase II 174, 176
phenolics 39

이선동

원광대학교 한의과대학 한의학사(한의사)
서울대학교 보건대학원 보건학 석·박사
경희대학교 한의과대학 한의학박사
현) 상지대학교 한의과대학 예방 및 양생의학과 교수
　　한국독성학회 한약독성분과위원회 위원장

『예방의학 및 보건학』
『양생학』
독성 관련 논문 다수

e-mail: sdlee@sangji.ac.kr

박영철

영남대학교 생물학 이학사
서울대학교 보건대학원 보건학석사
Oregon State University 독성학박사
현) 대구가톨릭대학교 교수 겸 GLP센터 운영책임자

『독성학의 분자 - 생화학적 원리』
『금연보건학개론』
독성 관련 논문 다수

e-mail: ycpark@cu.ac.kr

한약
독성학 Ⅰ

초판인쇄 | 2012년 4월 2일
초판발행 | 2012년 4월 2일

지 은 이 | 이선동 · 박영철
펴 낸 이 | 채종준
펴 낸 곳 | 한국학술정보㈜
주   소 | 경기도 파주시 문발동 파주출판문화정보산업단지 513-5
전   화 | 031) 908-3181(대표)
팩   스 | 031) 908-3189
홈페이지 | http://ebook.kstudy.com
E-mail | 출판사업부 publish@kstudy.com
등   록 | 제일산-115호(2000. 6. 19)

ISBN   978-89-268-3190-8 93510 (Paper Book)
          978-89-268-3191-5 98510 (e-Book)

내일을여는지식 은 시대와 시대의 지식을 이어 갑니다.